필라테스 교과서

캐딜락 파트 1

캐딜락에 대한 소개
롤 다운 바와 푸쉬 쓰루 바 운동

The Pilates Cadillac

Part 1

Introduction to the Cadillac
The Roll-Down-Bar and Push-Through-Bar Exercises

Reiner Grootenhuis
assisted by Dr. Ingo Barck
and Felicitas Ruthe

영 문 출 판 사

■ 대표역자

송민영
동의과학대학교 물리치료과 교수
대한재활필라테스학회 상임이사
대한물리치료사협회 전 선거관리위원
대한물리치료사협회 부산시회 전 총무이사

■ 역자

백일훈
전, 시드니 대학교 SCI연구소 연구원
전, 부산 bobath협회 회원
현, 동의과학대학교 물리치료과 학과장
현, 대한재활필라테스학회장

김강훈
현, 레드코어 운동센터 대표
현, 동의과학대학교 물리치료과 겸임교수
현, 동주대학교 물리치료과 겸임교수
현, 대한재활필라테스학회 기획이사

최한별
전, 바른몸재활의학과의원 (도수전문) 물리치료사
현, 레드코어 운동센터 센터장
현, 대한재활필라테스학회 교육이사

김경식
전, 센텀 리복 크로스핏 xtm 트레이너
전, 대영 크로스핏 트레이너
현, 좋은삼선병원 스포츠센터 물리치료사
현, 대한재활필라테스학회 총무이사

The Pilates Cadillac Part 1
by Reiner Grootenhuis assisted by Dr. Ingo Barck and Felicitas Ruthe

필라테스 교과서–캐딜락 파트 1

2020년 9월 18일 초판인쇄
2020년 9월 25일 초판발행

지은이 : Reiner Grootenhuis
옮긴이 : 송민영 외
발행인 : 박병조
발행처 : 도서출판 영문출판사
등 록 : 1987년 12월21일 제2-419호
주 소 : 서울시 강남구 삼성동 69-1
전 화 : (02) 514-5590, 776-5590
팩 스 : (02) 756-8943
홈페이지 : www.ymsbook.net
E-mail : yeongmunsa@empas.com
정 가 : 35,000원
ISBN 978-89-7224-486-8

※ 파본은 교환해 드립니다.

목록 1/4

목록 2/4

목록 3/4

목록 4/4

Reiner Grootenhuis의 서문

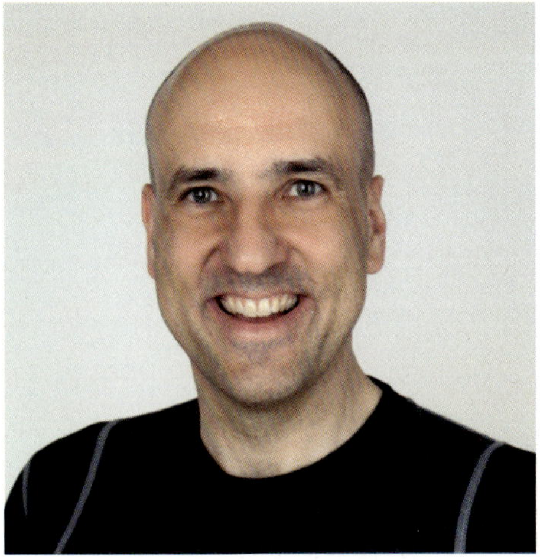

나는 캐딜락과 순조로운 출발을 하지 못했다. 캐딜락 교육을 받을 때, 나는 기분좋게 "분해하고 풀렸다"가 다시 "조립된다"는 느낌을 정기적으로 받았다. 필라테스 스튜디오를 열었을 때, 그룹 수업을 위해 리포머와 캐딜락의 동생 뻘인 월 유닛(wall units)사이에 무엇을 사야 할지 결정을 못 내리고 있었다. 결국에는 캐딜락 운동도 시행할 수 있고 매트 운동과 조합이 가능한 월 유닛을 선택했다. 체조의 아버지인 Friedrich Ludwig Jahn 이런 구절을 언급했다.

"Turne bis zur Urne"-기본적으로 "여러분이 관에 들어가는 그날까지 체조를 하시오." 나의 스튜디오에서 이 의미를 더 문자 그대로 받아들여야만 했다. 왜냐하면 스튜디오가 오래되었고, 관을 만들던 공장에 위치했기 때문이다. 불행히도 벽과 바닥이 오래된 콘크리트로 매우 흐물해서 일반적 필라테스 월 유닛을 설치할 수 없었다. 그래서 벽에 부착할 수 있는 특수한 월 유닛을 만들었다. 주문부터 벽에 설치할 때까지 많은 문제에 대해 결정을 해야했다. 하이 매트는 얼마나 커야하는지, 얼마나 부드러워야 하는지 스프링은 몇 개를 달아야 할지? 푸쉬 쓰루 바의 축은 어느 높이에 있어야 하며, 푸쉬 쓰루 바는 얼마나 넓어야 하는지? 이런 많은 문제는 내가 캐딜락을 더 많이 고민했던 문제들 중에 일부분에 불과했다. 클래식한 월 유닛에 정확한 규격에 대한 각 차이가 대상자에게 어떤 영향을 미칠까? 우리는 Joseph pilates의 스튜디오에서 기구가 모두 동일하지 않기에 '아마도'라는 표현을 사용하였다. 예를 들어, 키가 작은 그의 교사들은 작별 선물로 스튜디오 버전보다 작은 기구를 받았습니다. 이 책에 나와 있는 많은 사진과 우리가 몇 년 동안 월 유닛의 구성을 더욱 최적화하고 초기에 "잘못된 결정"을 수정할 수 있었던 것은 매우 재능있는 금속 세공가와 내 친구들 덕분이었다. 타워 수업을 시작했을 때, 나는 여전히 현명하고 유창하게 가르치는 법에 대해 배워야 할 것이 많다는 것을 쉽게 깨달을 수 있었다. 캐딜락은 매트와 리포머에 비해 Joseph pilates나 다른 사람들이 만들어 놓은 최적화된 운동 시퀀스, 일종의 출발점으로 사용할 수 있는 방법은 없었다. 나는 컨퍼런스와 트레이닝 코스에 참석했고, pilatesology나 pilates anytime에 매번 나오는 새로운 영상을 연구하고, 응용동작들을 실험했다. 매 수업마다, 나는 배우고 또 배웠다.

수년이 지난 오늘날에는 타워와 캐딜락과 매일 함께하면서 나의 운동 레퍼토리와 운동 구성을 완성하기 위한 지식이 엄청나게 확장되었다. 한편으로 나만의 필라테스 교육 프로그램은 전통적인(traditional) 것에서 현대적인 버전까지 다양한 운동으로 나아가고자 하는 나의 바람을 북돋아 주었다. 다른 한편으로, 나는 교육 프로그램에 몇 가지 운동을 응용해서 직접 추가했는데, 그 중에는 다른 필라테스 강사도 비슷한 것을 생각해 냈으리라 확신한다. 더 나은 차별화를 위해 전통적인 운동은 (T)로 표시했으며 현대적인 응용동작은 기원에 관계없이 (M)으로 표시했다. Alan Herdman의 워크샵에서 배운 운동인 경우 그의 허락을 받아 표기하였다.

전체적인 캐딜락 운동은 200개가 넘기 때문에 책(manual)을 두 부분으로 나누어서 출판하기로 결정했다.
나는 이 책을 읽는 사람들이 운동을 해보는 데 많은 즐거움을 느꼈으면 좋겠다. 그리고 언제나 그렇듯이 질문과 제안에 대해서는 매우 감사하게 생각한다.

Tönisvorst (Germany), April 2019 Reiner Grootenhuis

Dr. Ingo Barck의 서문

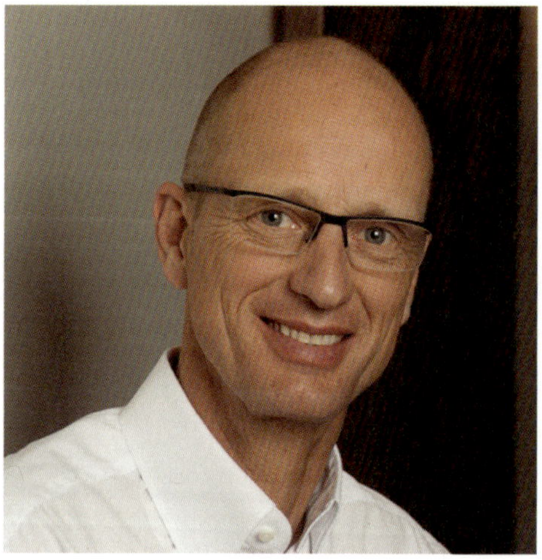

내가 스포츠 의학 치료에서 환자에게 필라테스를 추천했을 때 "이미 알고 있습니다."라고 폄하하는 소리를 자주 듣는다. 그럴 때 내가 구체적으로 질문을 하면 환자들이 내게 말하는 것은 Reiner Grootenhuis의 가르침으로 경험했던 필라테스와는 거리가 멀었다.

필라테스는 전문적인 기구 사용을 통해 다양한 협응력, 가동성 및 힘에 대한 매우 다양한 트레이닝을 제공한다. 운동의 레퍼토리와 가능한 응용동작의 수는 매우 광범위하여 모든 수준의 힘과 퍼포먼스를 요구할 수 있으며 개별적인 필요성을 고려할 수 있다. 하지만 필라테스를 공부하고 이해한 강사가 필요하고, 그 강사가 있을 때 필라테스를 가르칠 수 있다.

Reiner Grootenhuis의 강사 트레이닝을 옆에서 지켜보며 시간이 지남에 따라 트레이너의 일에 대한 존경심이 커졌다. 이 책은 특히 필라테스 방법을 배우고 탐구하고자 하는 사람들을 돕기 위한 것이다. 이 책에서는 너무 많은 해부학적 세부사항을 언급하기보다는 가능한 한 기능해부학적 측면을 다루려고 한다. 근골격계 시스템의 기본적 특성을 이해할 때만이 목표에 맞는 트레이닝과 최적의 가르침이 가능하다.

나는 통증성 근 긴장을 가진 많은 환자에게 필라테스를 추천한다. 초기에 증상 완화는 손상당한 부위(예: 목)를 움직이고 최대 움직임 범위를 사용하는 것이 가장 좋다. 처음에는 힘을 기르는 데 초점을 맞춘 운동과 손상부의 등척성 운동을 피해야만 한다.

나의 경험으로는 필라테스는 근골격계 시스템의 기능부전을 제거하는 데 사용될 수 있다. 이것은 종종 장시간 좌식생활로 인해 발생한다. 필라테스는 많은 통증 환자에게 도움이 될 뿐만 아니라 예방 효과도 가진다.

캐딜락은 매우 폭넓은 운동 레퍼토리와 고도의 정밀한 움직임을 가능하게 하는 환경을 제공해준다. 예를 들어, 암체어는 스프링이 고정되어 있어 동작에 따라 난이도를 조정할 수 있지만, 리포머에서는 4~5개 스프링으로 운동을 더 다양하게 할 수 있다. 게다가 캐딜락은 온갖 종류의 스프링을 사용하고 다른 높이에 매달 수 있을 뿐만 아니라, 몇 센티미터 정도의 거리를 통해 아주 세밀하게 보조나 난이도를 조정할 수 있다.

Kempen (Germany), April 2019　　　　Dr. Ingo Barck

Reiner Grootenhuis의 서문

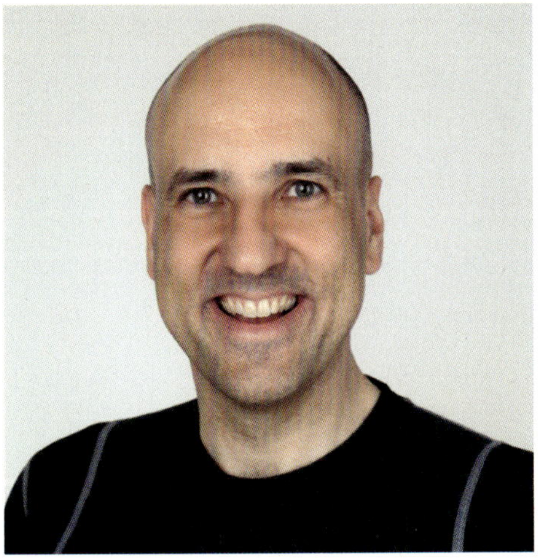

나는 캐딜락과 순조로운 출발을 하지 못했다. 캐딜락 교육을 받을 때, 나는 기분좋게 "분해하고 풀렸다"가 다시 "조립된다"는 느낌을 정기적으로 받았다. 필라테스 스튜디오를 열었을 때, 그룹 수업을 위해 리포머와 캐딜락의 동생 뻘인 월 유닛(wall units)사이에 무엇을 사야 할지 결정을 못 내리고 있었다. 결국에는 캐딜락 운동도 시행할 수 있고 매트 운동과 조합이 가능한 월 유닛을 선택했다. 체조의 아버지인 Friedrich Ludwig Jahn 이런 구절을 언급했다.

"Turne bis zur Urne"-기본적으로 "여러분이 관에 들어가는 그날까지 체조를 하시오." 나의 스튜디오에서 이 의미를 더 문자 그대로 받아들여야만 했다. 왜냐하면 스튜디오가 오래되었고, 관을 만들던 공장에 위치했기 때문이다. 불행히도 벽과 바닥이 오래된 콘크리트로 매우 흐물해서 일반적 필라테스 월 유닛을 설치할 수 없었다. 그래서 벽에 부착할 수 있는 특수한 월 유닛을 만들었다. 주문부터 벽에 설치할 때까지 많은 문제에 대해 결정을 해야했다. 하이 매트는 얼마나 커야하는지, 얼마나 부드러워야 하는지 스프링은 몇 개를 달아야 할지? 푸쉬 쓰루 바의 축은 어느 높이에 있어야 하며, 푸쉬 쓰루 바는 얼마나 넓어야 하는지? 이런 많은 문제는 내가 캐딜락을 더 많이 고민했던 문제들 중에 일부분에 불과했다. 클래식한 월 유닛에 정확한 규격에 대한 각 차이가 대상자에게 어떤 영향을 미칠까? 우리는 Joseph pilates의 스튜디오에서 기구가 모두 동일하지 않기에 '아마도'라는 표현을 사용하였다. 예를 들어, 키가 작은 그의 교사들은 작별 선물로 스튜디오 버전보다 작은 기구를 받았습니다. 이 책에 나와 있는 많은 사진과 우리가 몇 년 동안 월 유닛의 구성을 더욱 최적화하고 초기에 "잘못된 결정"을 수정할 수 있었던 것은 매우 재능있는 금속 세공가와 내 친구들 덕분이었다. 타워 수업을 시작했을 때, 나는 여전히 현명하고 유창하게 가르치는 법에 대해 배워야 할 것이 많다는 것을 쉽게 깨달을 수 있었다. 캐딜락은 매트와 리포머에 비해 Joseph pilates나 다른 사람들이 만들어 놓은 최적화된 운동 시퀀스, 일종의 출발점으로 사용할 수 있는 방법은 없었다. 나는 컨퍼런스와 트레이닝 코스에 참석했고, pilatesology나 pilates anytime에 매번 나오는 새로운 영상을 연구하고, 응용동작들을 실험했다. 매 수업마다, 나는 배우고 또 배웠다.

수년이 지난 오늘날에는 타워와 캐딜락과 매일 함께하면서 나의 운동 레퍼토리와 운동 구성을 완성하기 위한 지식이 엄청나게 확장되었다. 한편으로 나만의 필라테스 교육 프로그램은 전통적인(traditional) 것에서 현대적인 버전까지 다양한 운동으로 나아가고자 하는 나의 바람을 북돋아 주었다. 다른 한편으로, 나는 교육 프로그램에 몇 가지 운동을 응용해서 직접 추가했는데, 그 중에는 다른 필라테스 강사도 비슷한 것을 생각해 냈으리라 확신한다. 더 나은 차별화를 위해 전통적인 운동은 (T)로 표시했으며 현대적인 응용동작은 기원에 관계없이 (M)으로 표시했다. Alan Herdman의 워크샵에서 배운 운동인 경우 그의 허락을 받아 표기하였다.

전체적인 캐딜락 운동은 200개가 넘기 때문에 책(manual)을 두 부분으로 나누어서 출판하기로 결정했다.
나는 이 책을 읽는 사람들이 운동을 해보는 데 많은 즐거움을 느꼈으면 좋겠다. 그리고 언제나 그렇듯이 질문과 제안에 대해서는 매우 감사하게 생각한다.

Tönisvorst (Germany), April 2019 Reiner Grootenhuis

Dr. Ingo Barck의 서문

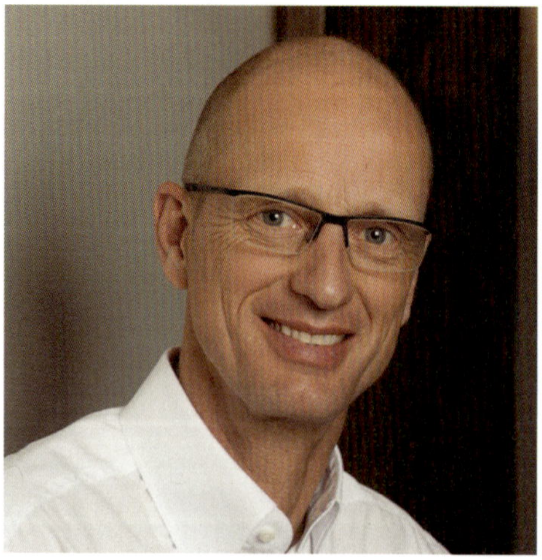

내가 스포츠 의학 치료에서 환자에게 필라테스를 추천했을 때 "이미 알고 있습니다."라고 폄하하는 소리를 자주 듣는다. 그럴 때 내가 구체적으로 질문을 하면 환자들이 내게 말하는 것은 Reiner Grootenhuis의 가르침으로 경험했던 필라테스와는 거리가 멀었다.

필라테스는 전문적인 기구 사용을 통해 다양한 협응력, 가동성 및 힘에 대한 매우 다양한 트레이닝을 제공한다. 운동의 레퍼토리와 가능한 응용동작의 수는 매우 광범위하여 모든 수준의 힘과 퍼포먼스를 요구할 수 있으며 개별적인 필요성을 고려할 수 있다. 하지만 필라테스를 공부하고 이해한 강사가 필요하고, 그 강사가 있을 때 필라테스를 가르칠 수 있다.

Reiner Grootenhuis의 강사 트레이닝을 옆에서 지켜보며 시간이 지남에 따라 트레이너의 일에 대한 존경심이 커졌다. 이 책은 특히 필라테스 방법을 배우고 탐구하고자 하는 사람들을 돕기 위한 것이다. 이 책에서는 너무 많은 해부학적 세부사항을 언급하기보다는 가능한 한 기능해부학적 측면을 다루려고 한다. 근골격계 시스템의 기본적 특성을 이해할 때만이 목표에 맞는 트레이닝과 최적의 가르침이 가능하다.

나는 통증성 근 긴장을 가진 많은 환자에게 필라테스를 추천한다. 초기에 증상 완화는 손상당한 부위(예: 목)를 움직이고 최대 움직임 범위를 사용하는 것이 가장 좋다. 처음에는 힘을 기르는 데 초점을 맞춘 운동과 손상부의 등척성 운동을 피해야만 한다.

나의 경험으로는 필라테스는 근골격계 시스템의 기능부전을 제거하는 데 사용될 수 있다. 이것은 종종 장시간 좌식생활로 인해 발생한다. 필라테스는 많은 통증 환자에게 도움이 될 뿐만 아니라 예방 효과도 가진다.

캐딜락은 매우 폭넓은 운동 레퍼토리와 고도의 정밀한 움직임을 가능하게 하는 환경을 제공해준다. 예를 들어, 암체어는 스프링이 고정되어 있어 동작에 따라 난이도를 조정할 수 있지만, 리포머에서는 4~5개 스프링으로 운동을 더 다양하게 할 수 있다. 게다가 캐딜락은 온갖 종류의 스프링을 사용하고 다른 높이에 매달 수 있을 뿐만 아니라, 몇 센티미터 정도의 거리를 통해 아주 세밀하게 보조나 난이도를 조정할 수 있다.

Kempen (Germany), April 2019 Dr. Ingo Barck

역자 서문 Preface

필라테스 기법은 부상 예방뿐 아니라 체력 향상과 운동 경기력 향상에도 그 이점이 인정되고 있다. 필라테스 기법은 꾸준하게 신체 운동을 하지 않은 사람들에게 좋은 선택이 되었고 일상생활에서의 건강생활감을 위한 출발점을 제공하고 있다. 또한 다른 피트니스 프로그램의 효율성을 극대화 할 수 있는 기능적, 정신적 기반을 제공한다. 본질적으로 필라테스 운동방법은 심층 안정화 근육의 강화와 신체와 신체 부위의 움직임에 대한 마인드 컨트롤 강화라는 두 가지 주요 목표를 달성하는데 초점을 맞추고 있으며 실무자들도 필라테스 운동 시스템에서 몸과 마음 사이의 연결고리를 지속적으로 강조하고 있다. 아마 역자가 몸담고 있는 물리치료 영역에서도 치료적 운동의 세계적인 추세에도 신체적인 부분과 더불어 심리학적, 정신적 접근이 중요하게 고려되어지는 것과 다르지 않을 것이다.

2000년 이전에는 거의 알려지지 않았던 필라테스 기법은 오늘날 세계적으로 인기를 누리고 있으며 우리나라에서도 사회적으로 관심이 집중되고 있다. 그 흐름에 동반하여 필라테스 기법도 학문적 연구를 통한 발전이 점진적으로 이루어지고 있다. 그럼에도 불구하고 우리나라에서는 현재 필라테스에 관한 몇 권의 번역서가 나와 있지만 설명의 미흡한 면에 늘 안타까움을 느껴왔으며, 그 고민은 이 책을 번역하면서 어느 정도 해소될 수 있었다.

조셉 필라테스(Joseph Pilates)의 트레이닝 룸에서도 볼 수 있었던 캐딜락 기구의 전신은 치료용 테이블이다. 다양한 실용적 캐딜락 기구들이 개발되어 오늘날의 기구들로 진화했다. 이 책에서는 캐딜락 기구를 사용하여 필라테스의 전통적인 것과 현대적인 운동 프로그램들을 구체적으로 시작자세, 운동목적, 운동실행, 흔한 실수, 응용동작, 금기증/주의점 등으로 구별하여 설명하고 있다. 그 중 운동 설명은 매우 주의 깊게 작성되어 있어 이 책을 접하게 될 필라테스 실무가, 일반인, 학생들도 만족할 수 있으시리라 생각된다.

마지막으로, 이 책의 번역을 위해 힘써주신 고마운 분들에게 감사의 마음을 전하고자 한다. 항상 마음속으로 고맙게 생각하는 백일훈 교수님, 김강훈 교수님, 최한별 선생님, 김경식 선생님께 감사의 말씀을 드린다. 또한 이 책의 출간을 위해 노력해 준 영문출판사의 박병조 사장님과 직원 분들에게 감사의 마음을 전한다.

역자대표 송 민 영

필라테스 컨셉 Pilates Concepts

필라테스는 뭔가 특별하다. 필라테스처럼 비슷한 방식으로 움직임과 집중을 함께 하는 운동 형태는 별로 없다.

일생 동안 Joseph Pilates는 기구와 운동을 발전시켰으며 항상 고객의 요구에 부응했다. 필라테스는 자신의 운동을 어떻게 수행해야 하는지에 대한 명확한 철학을 가지고 있었으며, 공동 저자의 도움을 받아 그가 "조절학"이라고 부르는 운동 시스템의 넓은 맥락을 3권의 책을 통해 설명하려고 했다. 불행히도, 필라테스는 자신의 시스템을 광고하는 수준에 머물렀다. 그는 스튜디오에서도 과묵할 때가 많았고 운동의 수행을 향상시키는 방법을 설명하지 않고 그냥 "아니오"라고 말하는 사람이었다. Joseph pilates의 제자들을 위하여 그의 통찰력을 글로 표현하여 남겼다.

Joseph Pilates는 "원칙(Principles)"이라는 용어를 사용하지 않았는데, 소위 말하는 "필라테스 원칙(Pilates principles)"은 나중에 필라테스 방법에서 추가되었거나 발췌된 것임을 의미한다. 이 용어는 Philip Friedman과 Gail Eisen에 의해 처음 사용되었다. 둘 다 Romana Kryzanowska의 제자였다. 1980년 그들은 필라테스에 관한 첫 번째 저서인 "신체와 정신 컨디셔닝의 필라테스 방법(The pilates method of physical and mental conditioning)"을 출판했다. Romana Kryzanowska에 따르면 그녀가 Friedman과 Gail에게 이 책에 대해 조언을 아끼지 않았다고 하였다. Sean P. Gallagher와 Romana Kryzanowska(1999)는 "바디 컨디셔닝의 필라테스 방법(The pilates method of body conditioning)"에 똑같은 6대 원칙을 넣어 책을 출판하였다. 6대 원칙는 다음과 같다:

1. 집중(Concentration)
2. 중심화(Centering)
3. 조절(Control)
4. 호흡(Breathing)
5. 정확성(Precision)
6. 흐름(Flowing Movement)

6대 원칙에 대한 나의 해석은 다음과 같다:

집중 Concentration

Joseph Pilates는 "조절학은 육체, 마음 그리고 정신의 완전한 조화"라고 말했다. 이것을 이루기 위해서는 집중이 필수적이다. 필라테스에서는 동작이 자동으로나 무의식적으로 나오지 않으며, 텔레비전이나 대화나 음악을 통해 자신의 주의를 산만하게 하지 않는다. 여러분이 무엇을 하고 어떻게 하는지에 집중함으로써, 동작을 하는 동안 머릿속에 움직임과 순서를 깨닫게 된다.

중심화 Centering

중심화는 집중을 통해 얻은 의식을 지속시킨다. 따라서 중심화는 몸을 움직이기 전에 정신을 가다듬는 것을 말한다. "내적 이완"과 "자신에 대한 집중"이 그것이다. 필라테스는 경쟁이 아니다. 동시에 중심화는 예를 들어, 코어를 활성화하여 수행할 동작에 대한 몸의 준비다. 이렇게 하면 모든 동작은 중심에서 시작에서 양쪽 사지로 수행할 수 있다. 특히 필라테스가 전형적인 매트에서 하는 "배, 엉덩이 그리고 허벅지" 운동에서 유사한 동작과 구별되는 것이 바로 이 중심화이다.

조절 Control

Joseph Pilates가 그의 움직임 행위를 "조절학"이라고 불렀기 때문에 필수적인 용어다. 필라테스 운동을 수행할 때 운에 맡기는 것은 없다. 여러분은 어떤 환경 안에서 어떤 운동을 할지 결정하고 그리고 나서 그 운동을 수행한다. 그리고 해당하는 반복 횟수만큼 그렇게 운동을 한다. 그 동안에 여러분은 끊임없이 자신의 몸과 필라테스 기구와 스프링을 조절해야 한다. Romana Kryzanowska는 이렇게 말했다:

"필라테스가 무엇인지 이러한 단어로 표현할 수 있다: 근력과 조절을 동반한 스트레칭이다. 조절은 여러분의 마음을 동원하여 몸과 마음을 일치시켜(집중시켜서) 정확한 동작을 할 수 있게끔 하기에 가장 중요하다."

호흡 Breathing

Joseph Pilates는 매트 운동에 관한 그의 저서에서 각 운동에 대한 정확한 호흡 패턴을 제시하였지만, 그는 운동에서 전체적인 호흡 경향을 추론할 수 있는 호흡의 주제에 대해 충분히 언급하지 않았다. 그의 스튜디오에 있던 강사와 고객들은 그가 보통 "공기를 빼세요."로 설명했다고 전하고 있다. 그는 가끔 이렇게 말하기도 했는데:

"젖은 수건을 짜서 말리는 것처럼 여러분의 폐를 짜내라."

그래서 그의 주된 생각은 폐를 완전히 비우고 신선한 공기로 다시 채우는 것이었다. 이런 과정이 그에게는 너무나 중요했기에 호흡을 훈련할 수 있는 자신의 도구인 Breath-a-cizer을 개발하였다.

Philip Friedman과 Gail Eisen가 쓴 책에서 필라테스의 제자인 Romana Kryzanowska가 제시한 일반적인 호흡 규칙을 인용하는데:

"들이쉬며 힘을 줘서 시행하고, 내쉬며 시작 자세로 돌아오거나 이완하라."

변형도 마찬가지로:

"여러분의 몸을 긴장시키기 위해 짜내는 어떤 행동을 하고 있다면, 여러분의 폐에서 공기를 짜내면서 동작을 수행한 다음 시작 자세로 돌아올 때 들이쉰다."

그녀의 DVD 시리즈인 "Romana on Pilates: The Legacy Edition"에서 그녀는 특정 "호흡 운동",
즉, 특정한 호흡 패턴을 사용해야 하는 호흡에 중점을 둔 운동과 호흡이 쉽게 되는 운동을 구분했다.

확실한 것은 필라테스를 하는 동안 호흡을 참지 말아야 하는데 이는 횡격막의 압력이 배를 바깥쪽으로 불룩하게 나오는 것을 막기 위한 것이다.

호흡은 심장 박동의 규칙성 그리고 뇌의 능력과 이해력에 영향을 미친다는 것이 입증되었다. 중요: 호흡이 불규칙하면, 공황은 몸과 뇌에 퍼지는 경향이 있다. '내가 호흡 곤란에 빠진 이유가 있을 거야.'라는 논리에 부합한다. 여러분이 집중적으로 운동하고 싶을 때, 동시에 신중하게 운동을 하고 싶다면 고르게 호흡하는 리듬을 찾는 것이 바람직하다. 이러한 리듬은 움직임 패턴에 적응하여 조화로운 연결을 만들어 낼 수 있다. 그런데 얼마나 들이쉬거나 내쉬는지는 중요하지 않고, 들이쉬기와 내쉬기 시간이 반드시 같아야 하는 것도 아니다. 그러나 호흡은 매끄럽고 부드럽게 유지하는 것이 중요하다.

사람들은 각자의 속도로 숨을 쉬고 움직인다. 이는 호흡과 움직임의 적응도 어느 정도는 개인적이라는 것이다. 그러므로 나는 이 책에서 각 운동에 숨을 마시고 내쉬는 정확한 지시를 내리는 것을 자제했다. 하지만, 나는 일단 각 운동의 동작 순서를 내면화하면 여러분 자신과 고객을 위해 위의 정보를 바탕으로 다른 호흡 패턴을 시도해보는 것을 제안한다. 이것들이 도움이 된다고 생각되면, 나는 이것을 논리에 얽매이지 말고 사용할 것을 추천하고 싶다.

코로 호흡해야 할까? 아니면 입으로 호흡을 해야 할까? 클래식 필라테스에서는 코로 하는 호흡을 선호한다. 위에 인용한 Romana Kryzanowska는 다음과 같이 말했다:

"코는 숨을 쉬기 위한 곳이고 입은 키스를 위한 곳이다."

모던 필라테스 스타일에서는 코로 들이쉬고 입으로 내쉬는 것을 권장한다.

정확성 Precision

정확한 움직임은 집중, 중심화, 조절 그리고 침착한 호흡의 결과이다. 모든 몸은 다르며, 같은 체중이라도 다른 뼈대를 가질 수 있다. 따라서 다른 사람에게 하는 것처럼 따라 하지 말아야 한다. 정확성은 개개인의 수행능력과 관계가 있다. 필라테스에서 부정확하게 움직인다면 운동의 실제 목표가 될 근육 그룹의 특정한 상호 작용을 얻지 못한다. 그러므로 운동을 어떻게 수행하고 목표가 무엇인지 정확하게 아는 것이 중요하다. 다음 단계에서는 여러분도 그것을 느끼려고 노력할 것이다. 이러한 실행 방식으로 운동을 정확하게 수행할 수 있다.

흐름 Flowing Movement

필라테스 운동은 흐름이 있다. 필라테스는 동작에 흐름을 가지고 있어야 하고 가능하다면 한 동작에서 다른 동작으로 전환할 때도 흐름을 가져야 있다.

이러한 방식은 운동 내내 그리고 전체 운동 시간 동안 집중을 유지할 수 있다. 집중을 할 수 없으면 흐름을 잃어버리고 운동을 계속하기 위해서는 다시 중심으로 모아야만 한다. 기구나 기구 사이에서 흐름을 유지하는 문제는 매트보다 더 어렵다. 따라서 매트 운동은 운동 사이에 깔끔한 전환을 통해 동작 흐름의 유지를 연습하는 데 매우 적합하다.

추가적인 컨셉 Additional Concepts

남소림사의 무예인 영춘권은 소림사 승려들에게 소위 내부적인 싸움 원칙을 가르친다. 이 원칙들은 필라테스를 배우고 가르치는 데도 도움이 될 수 있다. 이런 개인적인 원칙은 지켜야 할 4가지 요소와 피해야 할 3가지 요소로 나뉜다. 특히 필라테스에서 관심을 가지는 것은 피해야 할 3가지 요소이다.

탐욕 피하기 Avoid TAM-Greed

필라테스는 과정이고 여정이다. 필라테스는 운동에 관한 것이 아니라 여정에 관계된 것이다. 아직 나에게 맞지 않는 너무 빠른 어떤 것을 하려고 하면, 나는 스스로 해를 입을 수 있고 나의 필라테스 여정이 퇴보될 수도 있다. 기대하는 결과도 마찬가지로 적용된다. 몸은 하루아침에 달리지는 것이 아니라 매일 조금씩 변한다. 하루 만에 10kg의 몸무게가 늘거나 줄지 않는 것처럼 몸은 즉시 바뀌지 않고 작은 단계로만 바뀐다. 너무 많은 것을 원한다면 자신을 좌절시킬 뿐이다.

두려움 피하기 Avoid PA-Fear

살면서 통증을 오랫동안 겪고 있는 사람들은 이런 통증과 관련된 무력감을 다시 경험하는 것을 두려워한다. 그들이 움직일 때 걱정스럽게 반응하는 경우가 많으며, 약간 늘어남이나 아픔이나 불쾌한 감정은 통증이 재발되는 징조로 간주한다. 하지만 긴장되고 영양 공급이 되지 않는 근육군에 움직임을 주는 것은 통증 완화와 예방의 장기적 효과가 있다.

두려움은 통증 환자에게만 흔한 것은 아니다. 필라테스 운동의 상급 단계로 갈수록 서커스 공연을 하는 것처럼 보인다. 이런 이유로 사람들은 금방 불안해질 수 있다. 너무 많은 것을 동시에 원하지 않고 두려움에 끊임없이 맞서면서 필라테스를 시행한다면 많은 이점이 있다는 것을 알아야 한다.

혼동 피하기 Avoid MONG-Confusion

필라테스를 시행할 때, 어떤 사람들은 더 복잡한 운동 순서를 기억하는 데 어려움을 겪는다. 이 순간 혼동이 일어나고 운동 흐름이 깨진다. 이런 경우에는 가능한 한 빨리 혼란을 극복하기 위해 운동을 보다 간단한 하위 동작으로 내려가는 것이 중요하다. 필라테스를 배우고 연습할 때 사람들은 수많은 운동과 많은 조작이 가능한 기구에 압도당하는 느낌을 가질 수 있다. 시스템을 더 많이 이해하면 할수록 모든 운동이 서로 밀접하게 연관되어 있고 운동은 어떤 양상이나 느낌을 연마할 수 있는 또 다른 가능성이라는 것이 더 명확해진다. 이 새로운 관점을 통해 다음 동작을 보다 쉽게 수행할 수 있게 한다.

한 가지 덧붙이고 싶은 말은 영춘권 마스터인 Andreas Hoffman이 훈련을 할 때 반복적으로 사용하는 단어이다:

"Wohlspannung"-균형 잡힌 긴장

근육에 많은 긴장이 있다면, 여러분은 다른 방향으로 동작을 만들기 위해 먼저 근육을 이완시켜야 한다. 특히 근육의 많은 긴장은 싸움을 할 때 매우 비실용적이며 싸우는 사람을 너무 느리게 만든다. 많은 사람들은 신체의 나머지 부분을 잊어버리고 움직이는 신체 부위에 너무 집중하는 경향이 있다. 균형잡힌 긴장감이라는 개념은 우리에게 전신을 의식하고, 비록 이것이 동작을 하는데 필요 없어 보일지라도 계속 운동에 관여하도록 한다. Joseph Pilates는 "조절학을 통한 삶의 회귀"에서는 다음과 같이 말하고 있다:

> "그러나 모든 근육을 지속적으로 운동시키는 또 다른 중요한 이유가 있다:
> 즉, 각 근육이 전체 근육의 균일한 발달에 협력적이고 충실하게 도움을 줄 수 있다.
> 작은 근육을 발달시키는 것은 자연스레 주요 근육 강화에 도움이 된다.
> 작은 벽돌이 큰 건물을 짓기 위해 사용되는 것처럼 작은 근육의 발달도 큰 근육의 발달에 도움이 된다.
> 그러므로 모든 근육이 적절하게 발달하면 최소한의 노력과 최대의 즐거움으로 동작을 수행하게 될 것이다."

양방향 스트레치 2 way stretch

기본적인 필라테스 원칙에서는 중심에서 적어도 양방향으로 몸을 신장시키려고 한다.
한쪽 방향의 움직임은 다른 방향 움직임에 필요한 준비다. 어떤 외적인 움직임도 보이지 않아야 한다.

박스 Box

박스는 몸을 정렬하는 데 도움을 주는 개념이다. 어깨에서 다른 쪽 어깨까지, 엉덩이에서 다른 쪽 엉덩이까지 상상의 선을 그린다. 두 선은 서로 평행하다. 동시에 양쪽 엉덩이와 어깨까지 가상선을 그릴 수 있는데 이것 역시 평행하다. 네 개의 선이 박스를 이룬다. 박스 안에는 또 다른 작은 박스가 있는데, 갈비뼈 아래에서 엉덩뼈 능선까지를 말한다.

C 커브 C-Curve

필라테스의 반복적인 기본자세는 측면에서 보았을 때 골반, 척추, 머리가 커다란 "C"를 형성하는 것이다. 이 모양은 골반이 뒤기울임되어 있고 배가로근이 배벽 안쪽으로 움푹 패여 있고, 갈비뼈는 서로 가까워져 있으며, 가슴뼈는 약간 움푹 들어가 있고, 머리는 척추 선을 따라 기울어져 있게 된다. 동시에 등은 늘어나야 한다.

캐딜락의 구성 The Cadillac's Components

1. 롤 다운 바(Roll-Down-Bar나 Roll-Back-Bar)와 스프링
2. 푸쉬 쓰루 바(also Push Thru Bar or Tower Bar)와 스프링
3. 세이프티 스트랩(Safety Strap or Safety Chains)
4. 트라페즈 바와 스프링 그리고 스트랩
   Trapeze Bar with springs and Trapeze Strap (or Foot Strap)
5. 퍼지(Fuzzies)
6. 암 스프링 핸들(Arm Springs with handles)
7. 루프 스트랩을 포함한 레그 스프링(Leg Springs with Loops Straps)
8. 매트 스트랩(Mat Strap)

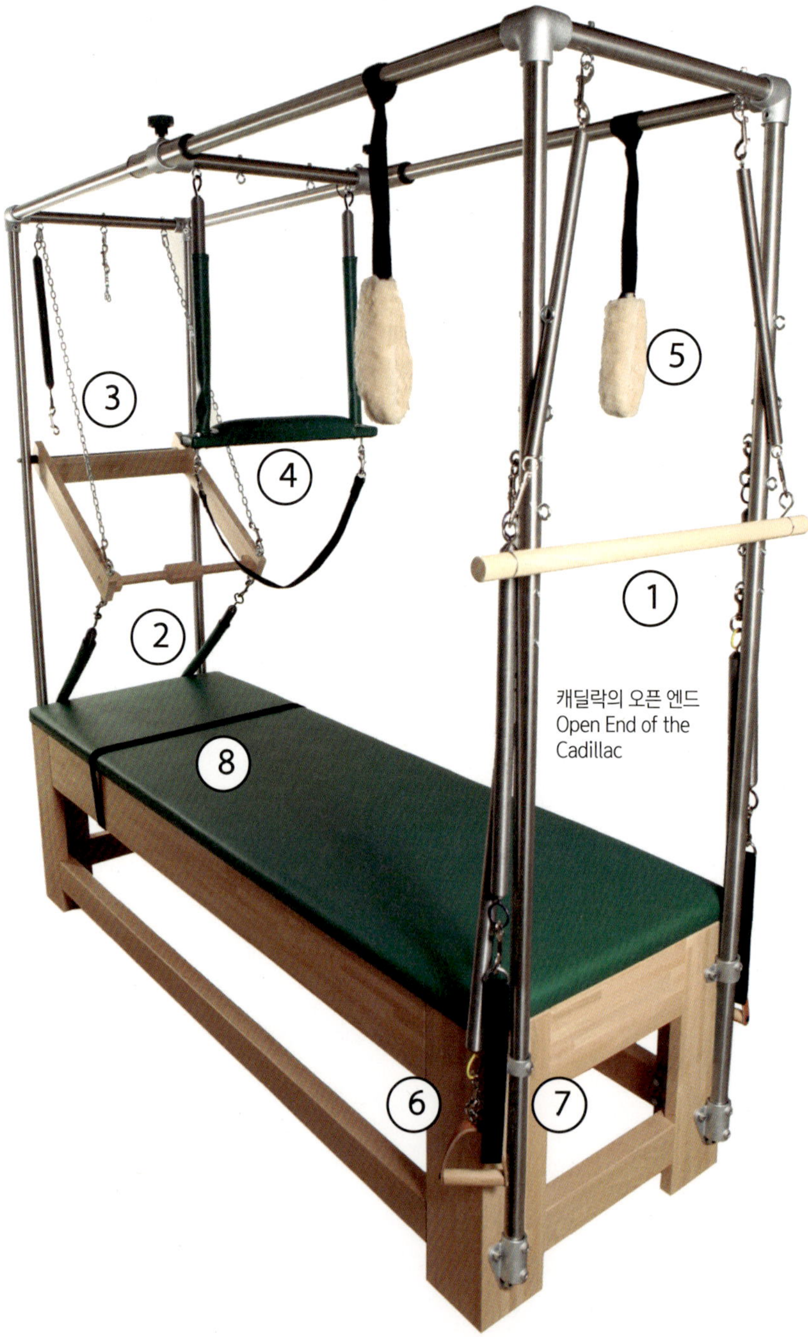

Photo courtesy of TecnoPilates

9. 쿠나 보드(Kuna Board or Spread Eagle Board)

쿠나 보드는 제조사에 따라 크기가 다르다. 첫 번째 보드는 원래 그라츠 쿠나 보드(Gratz Kuna Board)이다.

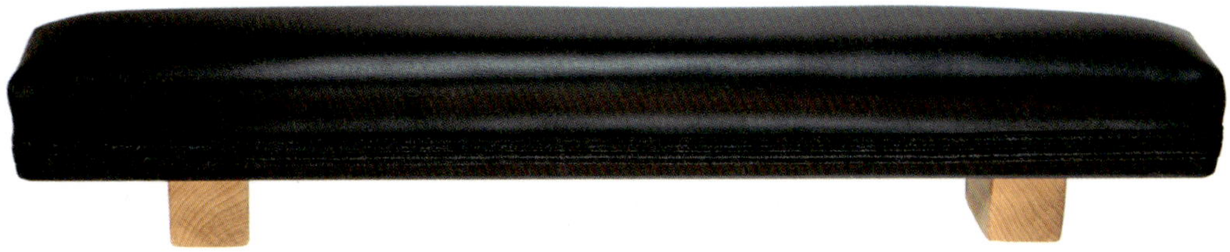

위의 보드와 직접 비교했을 때, 이들 판에는 더는 보드의 안정성을 높이는 매우 실용적인 받침이 없다는 것이 눈에 띈다. 게다가 현재 나오는 쿠나 보드도 얇다.

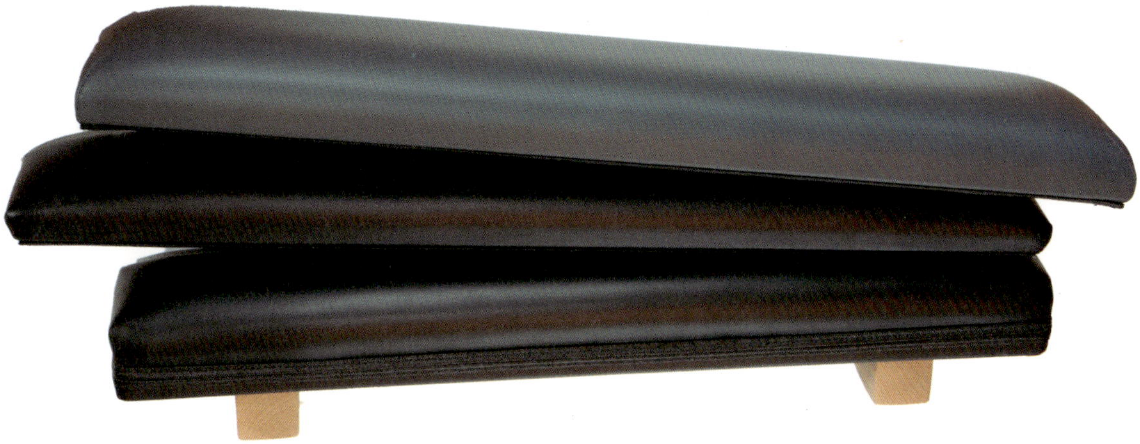

캐딜락의 역사 The Cadillac's History

Joseph Pilates의 스튜디오에는 메인룸 외에도 특별한 문제를 가진 개인 고객을 위한 예약방이 있었다. "마사지 테이블"이나 "재활 테이블"과 같은 캐딜락 기구의 전신은 Joseph Pilates의 오래된 기록 보관소에서 볼 수 있다. 기본적으로 마사지 테이블이었는데, 그 끝에는 금속 프레임이 붙어있었다. 이 금속 프레임은 지면에서 보았을 때 머리 높이보다 높았고 팔과 다리 스프링뿐만 아니라 롤 다운 바도 여러 높이로 부착할 수 있었다. "테이블" 또는 "트라페즈로 된 테이블"외에도 특실에 "테이블"이라고 불리는 리포머도 있었다.[1]

Romana Kryzanowska에 따르면 1940년대에 Joseph Pilates의 고객이 "테이블"에 "캐딜락"이라는 이름을 붙였다고 한다.[2] 제너럴 모터스(General Motors) 자동차의 브랜드인 캐딜락(Cadillac)은 20세기 상반기에 최고의 럭셔리 브랜드였다. 실제 캐딜락처럼 편안하고 특별한 Joseph pilates의 캐딜락은 높은 매트와 앉는 위치 때문에 이미 낮은 매트에 앉는 데 문제가 있는 노인들에게 적합했다. 또한 트레이너가 운동 중에 고객을 보조하는 것이 더 쉬웠다.

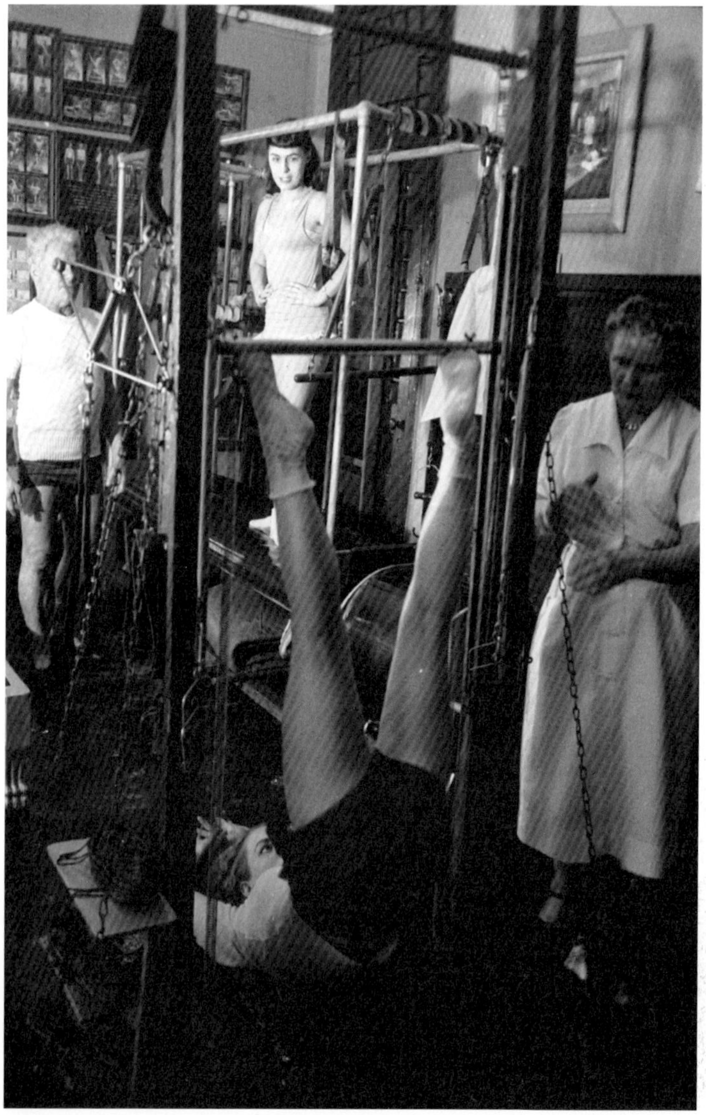

어느 순간부터 캐딜락은 Joseph Pilates의 개인 고객만을 위한 것이 아니었기 때문에, 1951년에 찍은 왼쪽 사진에서 볼 수 있듯이 메인 트레이닝 룸에도 캐딜락이 있었던 것 같다. 앞쪽에는 "출입구의 체육관(Gym in a Doorway)"라고 불리는 "길루틴(Guillotine)"도 보인다.

이 사진은 LIFE 매거진 화보 촬영 중 찍은 것으로, Joseph Pilates와 Clara Pilates, 이름 모를 고객, 오페라 가수인 Roberta Peters가 등장한다.

길루틴과 캐딜락은 몇 가지 공통점을 가지고 있기 때문에 두 기구를 한 사진에서 보는 것은 흥미진진하다. 이 두 기구는 여러분이 스스로 정렬할 수 있는 방향과 반대 방향으로 사용할 수 있는 오버헤드 훈련에 대한 저항력을 제공한다. 두 기구 모두 여러 가지 스프링을 부착할 수 있도록 만들어졌다.

[1] "Hubertus Joseph Pilates-The Biography" by Javier Pérez Pont & Esperanza Aparicio Romero; HakaBooks; 2013
[2] DVD Box, ROMANA on PILATES The Legacy Edition, 2006

스몰 길루틴 The small Guillotine

Joseph Pilates는 방금 언급된 길루틴의 작은 버전을 개발했는데, 이 길루틴은 오늘날에는 전해지지 않고 I.C. Rapoport를 통해서만 볼 수 있다.

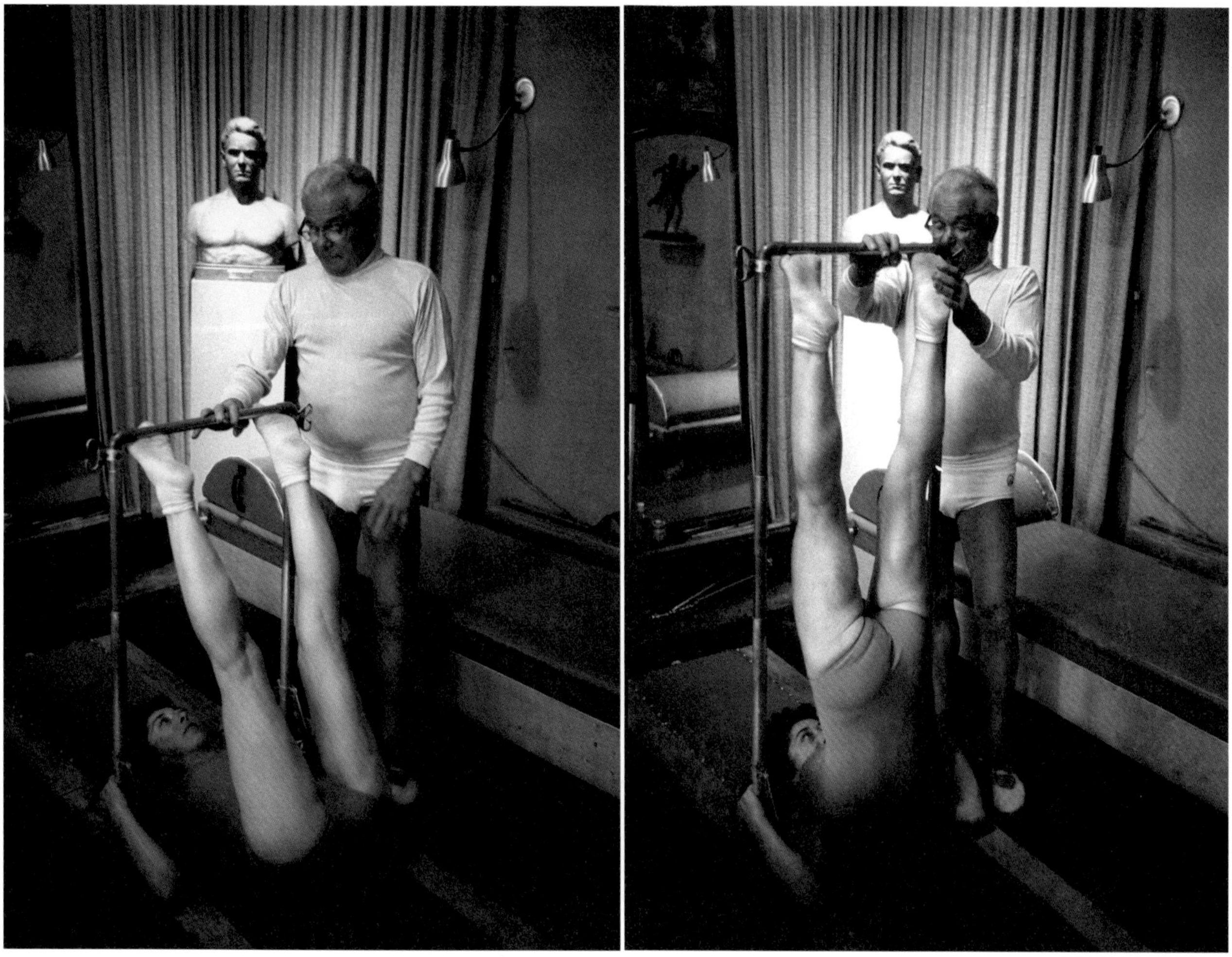

이 사진에 배경에는 "데바나(Devana)"라는 기구가 있는데, 잠시 후에 설명하겠다.

캐딜락-병원 침대의 혼합체 The Cadillac-Hospital Bed Hybrid

이미 언급한 이전 것 외에도 개조된 병원 침대처럼 보이는 디자인도 있었다. 아카이브 사진들을 바탕으로 일러스트레이터인 Pearl Stanislaus에게 이 매뉴얼에 대한 병원 침대와 캐딜락 하이브리드의 3D 모델을 만들어 보다 면밀하게 연구할 수 있도록 의뢰하였다.

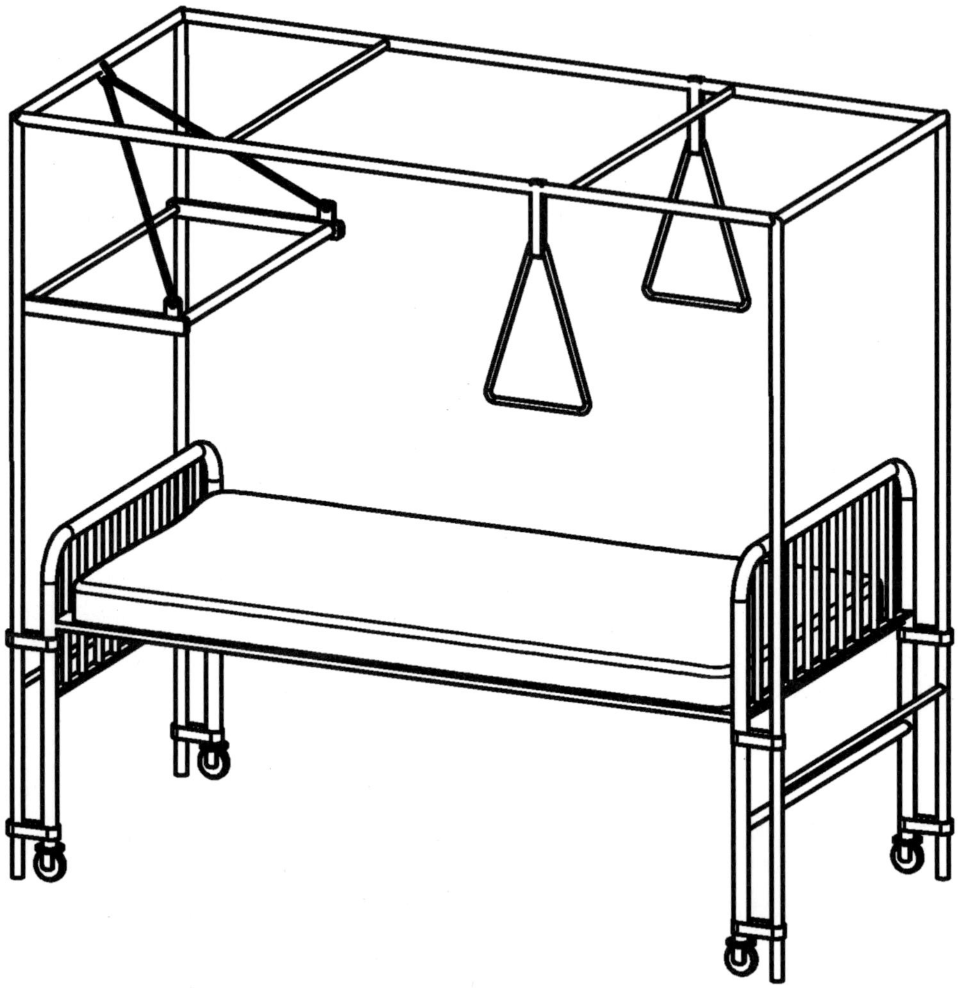

꼭대기에 달려있는 크로스 바는 스프링이 달려있는 트라페즈 바와 다리를 걸 수 있는 트라페즈 스트랩에 연결해 사용할 수 있었을 뿐만 아니라 트라페즈 스트랩이 있는 트라페즈 바를 가지고 있었는데, 이것은 침대까지 거의 닿은 정도였고, 그 안에서 부드럽게 머리를 걸 수 있었다. Steve Sudell Jr. 박사가 "The Neck Hammock"이라는 매우 성공적인 킥스타터 프로젝트를 시작하면서 이 원칙은 오늘날에도 여전히 매력적이라는 것을 보여준다.[1]

푸쉬 쓰루 바 스프링은 오늘날의 표준과는 달리 위쪽 중앙에 달려있다. 스프링 아래쪽은 푸쉬 쓰루 바 바깥쪽에 붙어있다. 기술도면에서 볼 수 있듯이 캐딜락은 이동식 병원 침대에 연결하여 트레이닝 기구로 바꾸는 것이 상대적으로 쉬웠다. 불행히도, 우리는 Joseph Pilates가 이 기구를 만든 이유에 대해 대부분 알지 못한다. 그는 병상이 캐딜락으로 개조될 수 있다는 것을 증명하고 싶었을까? 아니면 노칼로이(Knockaloe, 1915년 9월~1919년

[1] https://www.kickstarter.com/projects/neckhammock/the-neck-hammock-best-neck-pain-relief/description (last visited: 03.03.2019 at 17:48)

3월)에 있는 맨 섬에 수용되었다는 끊임없는 소문은 사실일까? Joseph Pilates는 이 기간 동안 수용소의 다섯 개의 "병원" 중 한 곳에서 아프고 다친 사람들과 함께 일하고 캐딜락을 그때부터 디자인하고 만든 것일까?

이동식 병원 침대에 Javier Pérez Pont와 Esperanza Aparicio Romero가 그들의 전기에서 반복적으로 언급한 것처럼, Joseph Pilates 자신은 병원 중 한 곳에서 일했다고 말하지 않았으면, 수용소 문서에도 이런 증거가 전혀 없다.[1]

베드나시스 The Bednasium

마지막 가능성으로, 이 모델은 아마도 "V 베드"라고 불리는 Joseph Pilates의 "베드나시스(Bednasium)"의 전신이었을 것이다. 밤에 잘 수 있도록 Joseph Pilates가 선호하는 V 자 모양을 가진 침대인데 아침에는 레버를 사용해 평평하게 만들 수 있었다. 침대 끝에서 마사지 테이블과 마찬가지로 스프링을 위한 행거가 달려 있어 아침에 일어나자마자 훈련을 시작할 수 있었다.

1961년 10월 4일에 뉴욕의 오리지널 필라테스 스튜디오에서 촬영된 Chuck Rapoport의 사진에서 Joseph Pilates는 넥 스트레쳐(neck stretcher)를 베드나시스에서 시행하는 것이 나와 있다. 이 사진은 77세 때 Joseph Pilates가 얼마나 인상적인 모습으로 잘 어울렸는지를 보여준다.

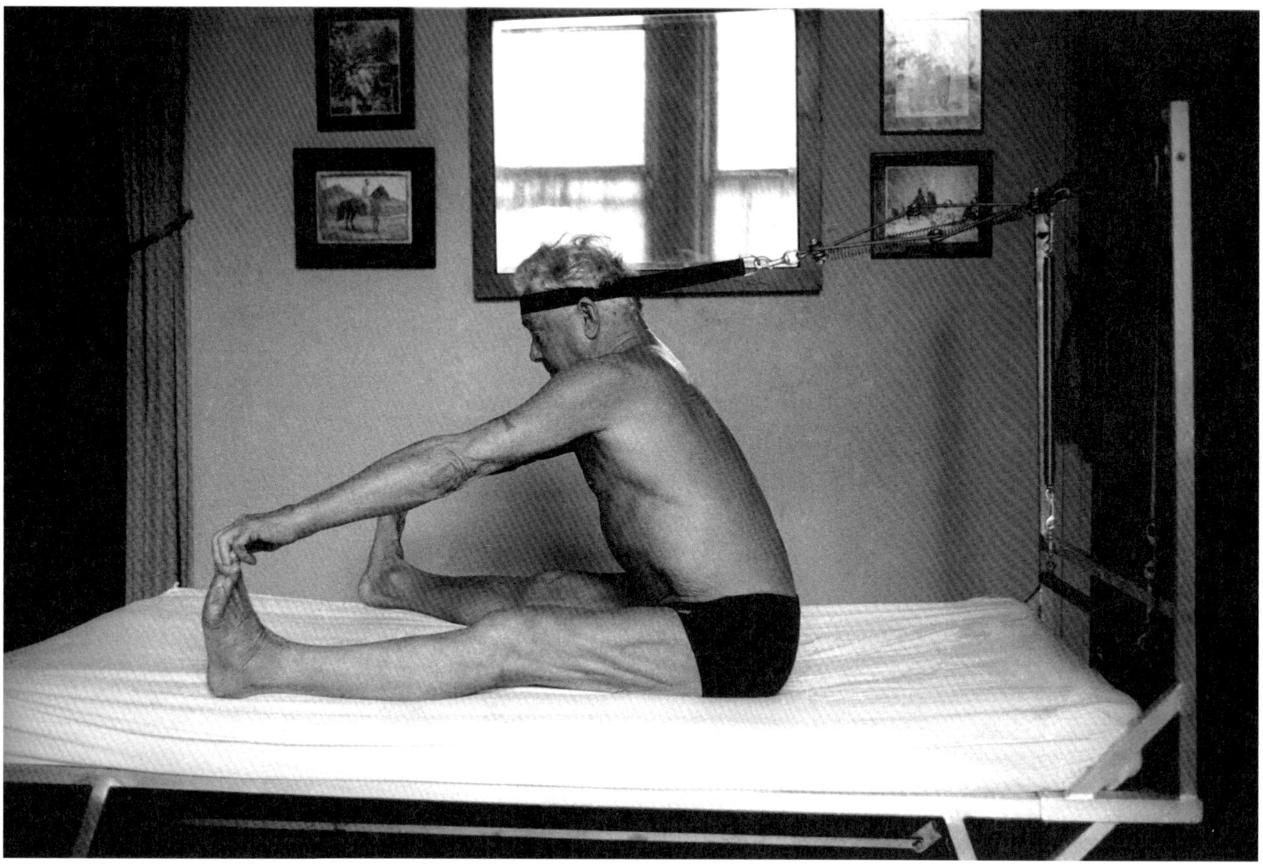

© I C Rapoport/icrapoport.com

[1] Hubertus Joseph Pilates The Biography by Javier Pérez Pont & Esperanza Aparicio Romero

데바나 The Devana

나중에 개발된 기구인 “데바나”는 소형 배럴이 같이 있는 매트, 리포머, 그리고 타워를 결합한 기구이다. 흥미롭게도 리포머는 위쪽 박스 밑에 숨겨져 있다. 박스를 뒤집으면 리포머가 그 아래에 있다. 불행하게도 소형 배럴이 없는 다른 형태의 이 조합은 오늘날에도 여전히 인기가 있다. 그러나 모던 버전은 매트를 옆으로 접지 않고 보통은 큰 판을 추가해야 한다. 이 점에서 Joseph Pilates의 기구는 훨씬 더 실용적이었다.

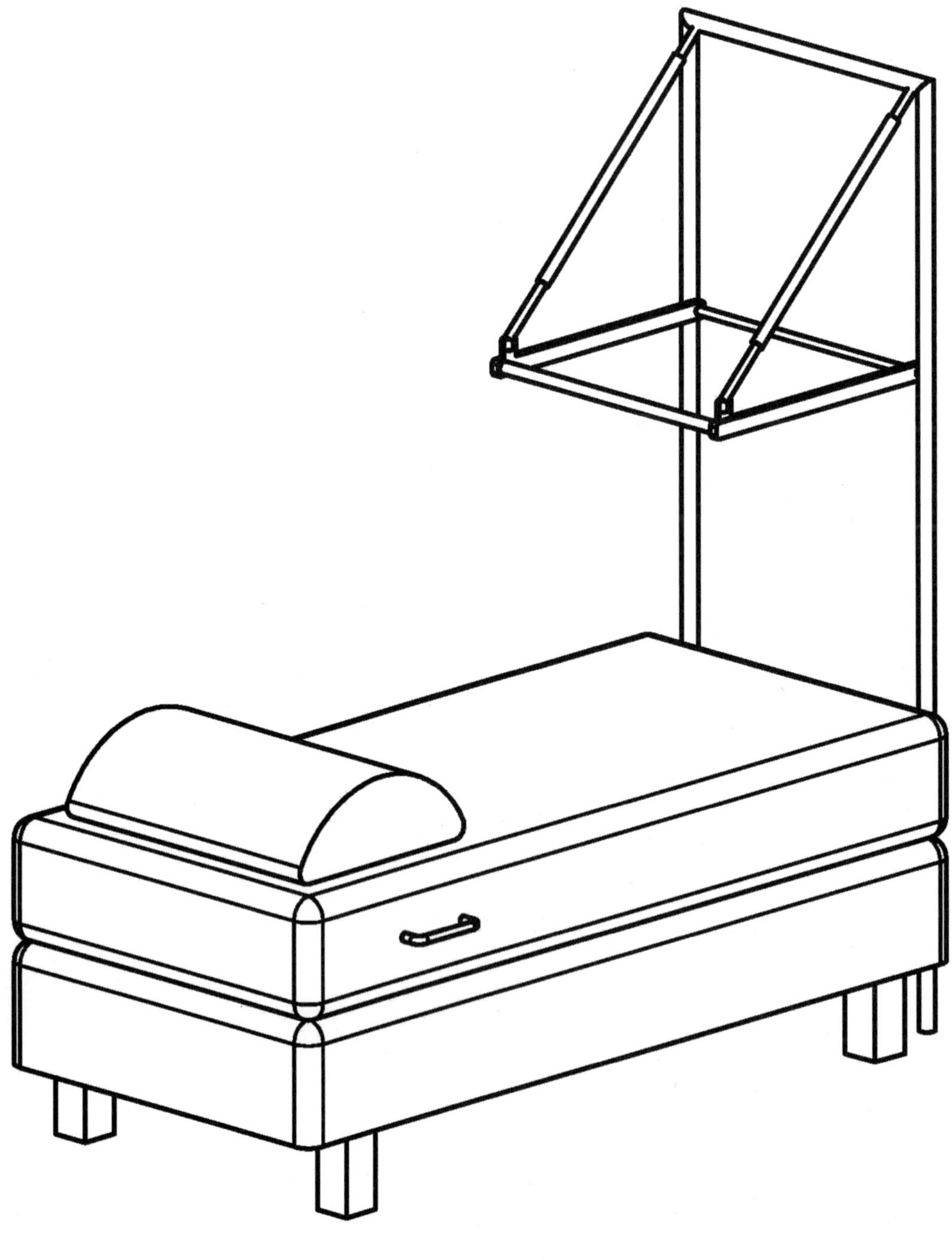

Carola Trier의 캐딜락 Carola Trier's Cadillac

캐딜락의 또 다른 버전은 Joseph Pilates가 Carola Trier를 위해 만든 것이다. Carola Trier의 학생인 Jilian Hessel는 Trier의 스튜디오에서 오래된 캐딜락 중 하나를 인수했으며 Balanced body(역자 주: 필라테스 기구를 만드는 회사)는 원상태의 베드나시스의 하위 프레임을 개조했다.

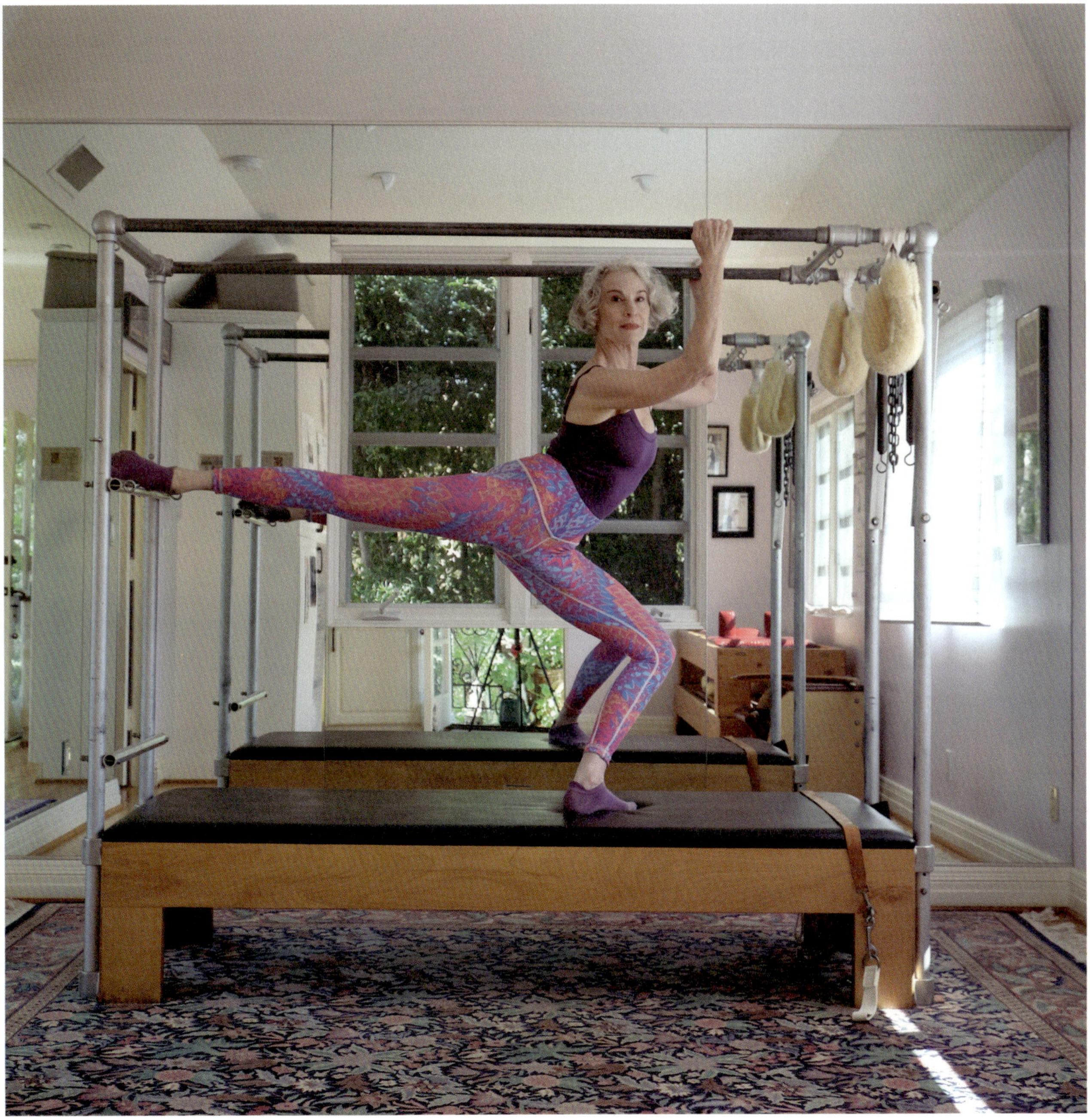

Photo courtesy of Jillian Hessel

여러분이 알다시피 캐딜락의 오픈 엔드에 두 개의 크로스바가 있는 특징이 있다. 중앙에 있는 하나의 크로스바는 스프링을 달기 위해 있고, 다른 하나는 바의 안정성을 위해 발 높이에 달려있다. 반면에 캐딜락 면에는 풋 스트랩이 달려있는데, 다른 한쪽 다리를 캐딜락에 고정시키기 위한 것으로, 예를 들어, 원 레그드 레그 써클을 위한 것이다.

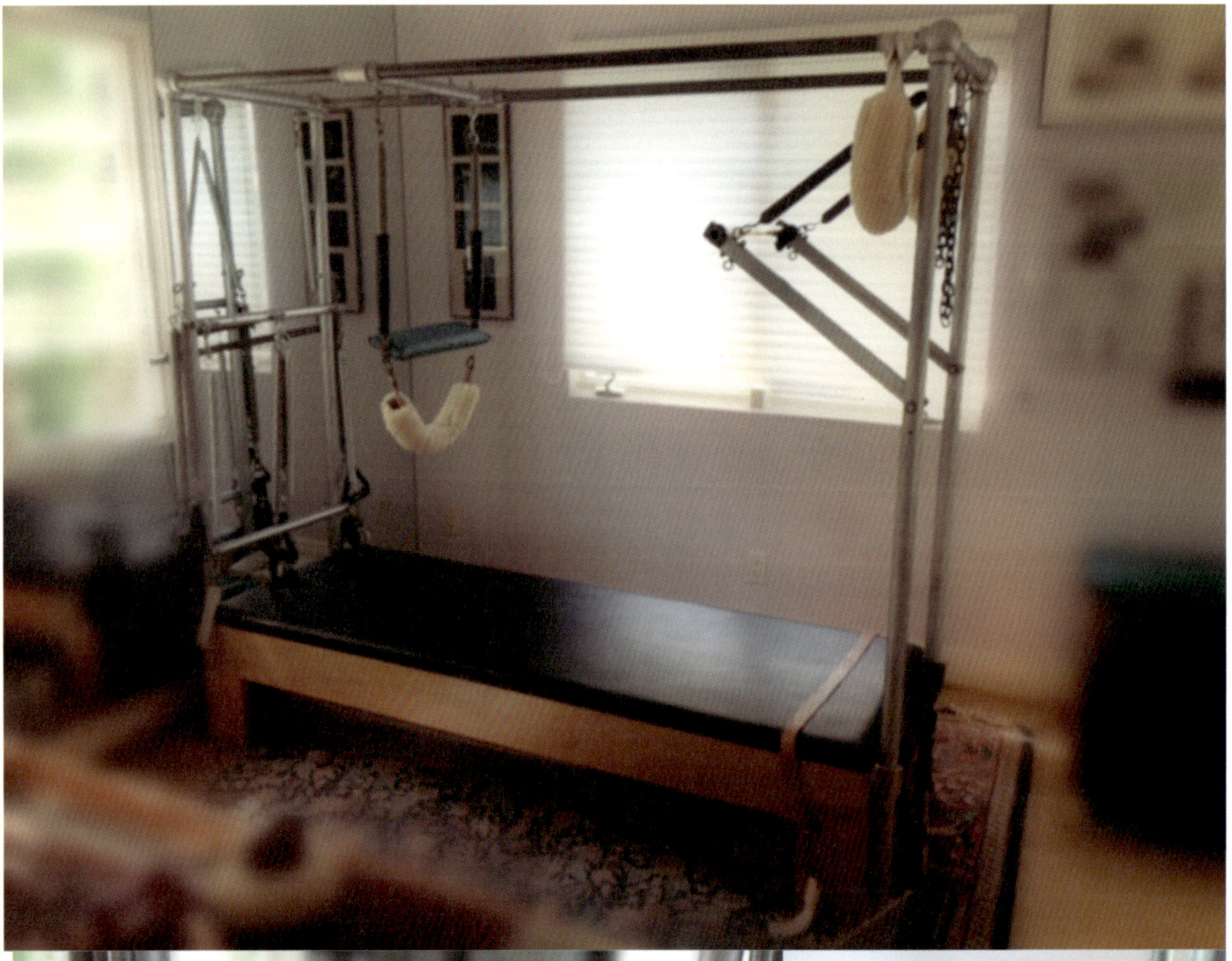

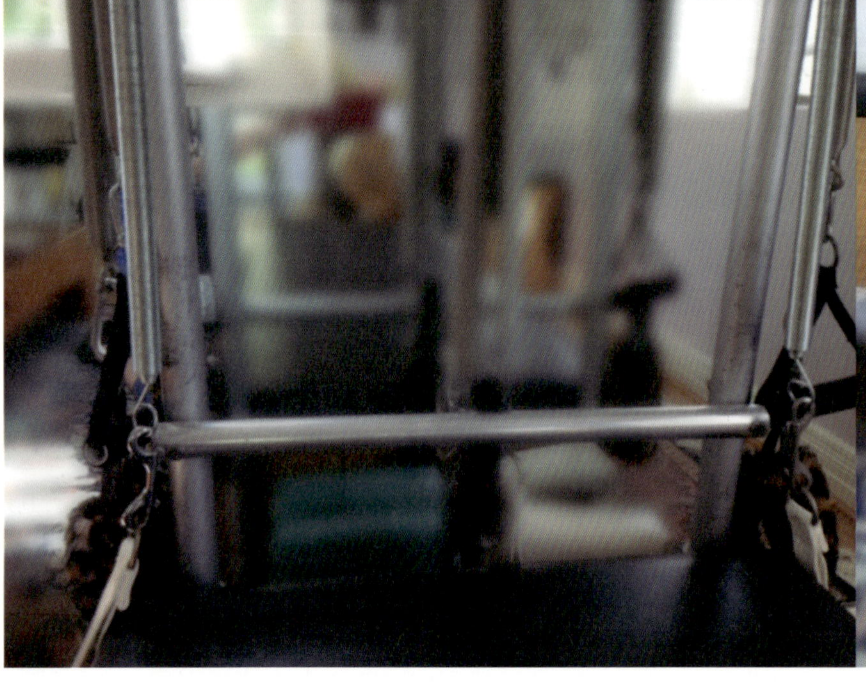

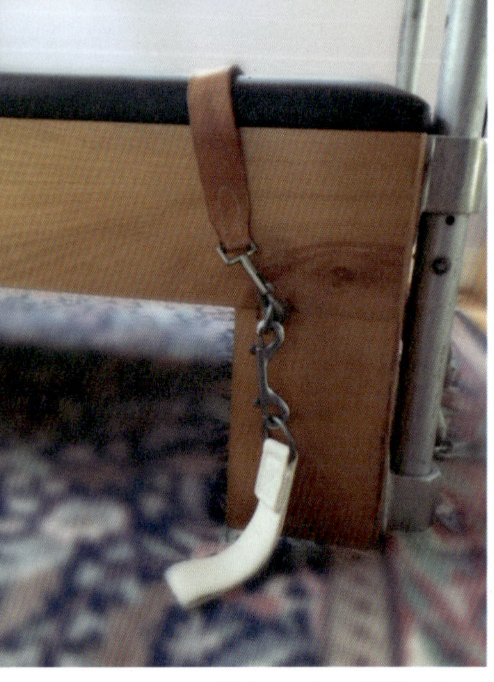

Photo courtesy of Jillian Hessel

오늘날의 캐딜락-클래식과 모던
Cadillacs nowadays-classic and modern

오늘날에 사용되는 캐딜락은 IC Rapoport의 이 사진과 같은 모습을 종종 볼 수 있다. 여기 테크노필라테스의 클래식 캐딜락이 있다.

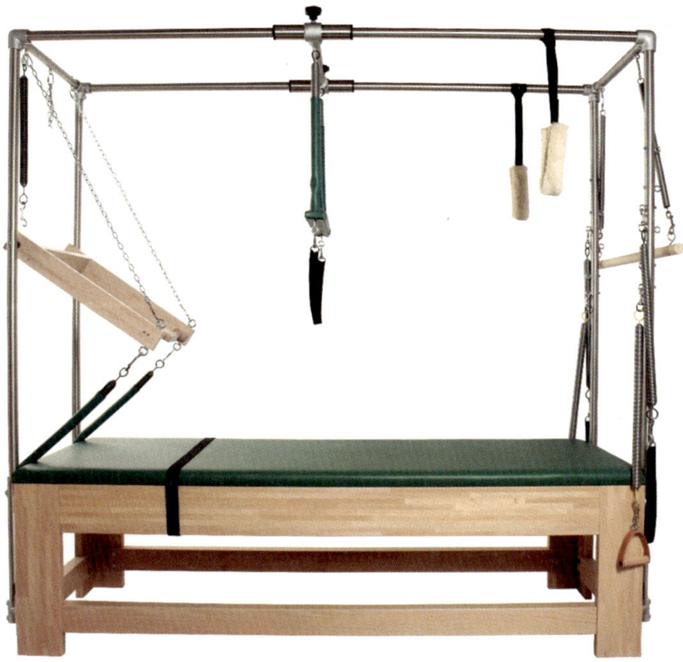

Photo courtesy of TecnoPilates

오늘날 일부 제조업체들은 모던 버전의 캐딜락을 만든다. 여기에 밸런스드 바디사의 좀 더 현대적인 캐딜락의 예가 있다.

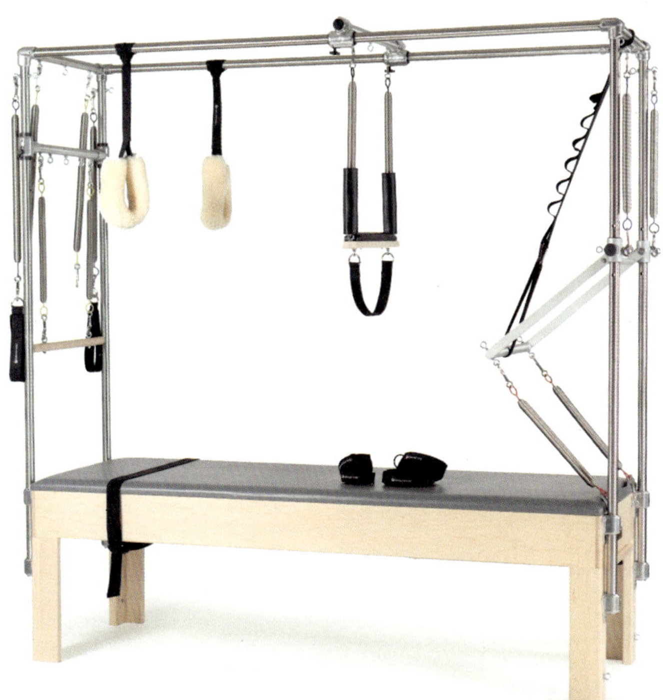

Photo courtesy of Balanced Body

클래식 모델에 비해 모던 버전의 가장 두드러진 특징은 다음과 같다:

- 푸쉬 쓰루 바는 높이 조절이 가능한 경우가 많으며 축 외부에 스프링을 위한 작은 구멍이 있다.
- 푸쉬 쓰루 바는 알루미늄으로 만들어져 있어 클래식에 있는 나무 푸쉬 쓰루 바보다 훨씬 가볍다.
- 롤 다운 바, 팔, 다리 스프링의 장착도 높이 조절이 가능하며 중앙에 다양한 구멍들이 있다. 그런데, 이것은 Joseph Pilates가 만든 것으로 생각되며 Carola Trier 스튜디오에 있는 캐딜락도 갖고 있었던 특징이다.

오늘날에는 하이 매트와 "월 유닛"이나 "타워"로 불리는 캐딜락 헤드 엔드와의 조합이 특히 인기다. 하지만 여기에서는 캐딜락에 매달려서 하는 운동은 더 이상 할 수 없다. 그래서 일부 필라테스 강사는 이 월 유닛은 "캐딜락의 반"도 아니라고 말한다. 솔직히 나는 이런 의견에 동의하지 않는다.

외관상 새롭고 훨씬 더 줄인 신제품은 롤 다운 바, 암과 레그 스프링을 부착할 수 있는 여러 높이에 거는 구멍을 가진 스프링 보드라고 불리는 나무로 된 판자이다. 월 유닛은 Joseph Pilates 자신이 '타워' 또는 문 프레임 안쪽에 반쯤 올려서 고정한 폴과 롤 다운 바와 레그 스프링 운동에 사용될 수 있는 '출입구의 체육관' 이라고 부르는 길루틴의 홈 버전(home-version)으로 디자인 한 새로운 외관을 가진 것이었다. 사진작가 I.C. Rapoport가 1961년 스포츠 일러스트레이드을 대신해 Joseph Pilates의 "체육관(gymnasium)"을 방문했을 때 캐딜락은 리포머의 맨 끝에 창쪽 좌석에 위치했다.[1] 본 교재는 필라테스 트레이닝에서 충분한 자격이 있는 "창쪽 좌석"을 위한 것이다.

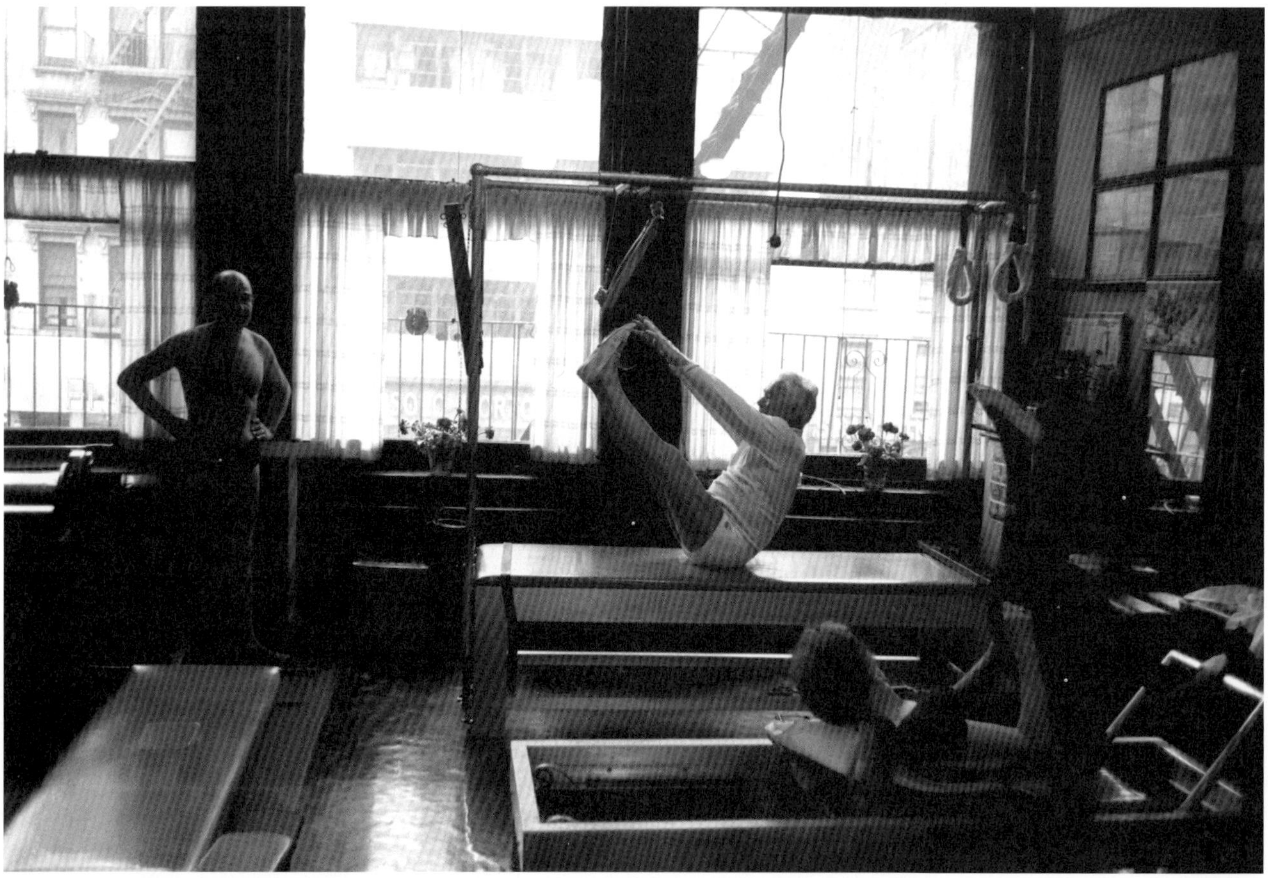

© I C Rapoport/icrapoport.com

[1] http://icrapoport.com/a-day-with-joseph-pilates/ (last visited: 14.10.2017 at 23:24)

스프링 사용 시 일반적인 위험 요소
General risks while working with springs

스프링은 오래되고 잘못된 사용의 결과로 파손될 수 있다. 구식의 스프링을 사용하거나 이미 피로 징후를 보이는 경우 상당한 안전상의 위험이 발생한다. 따라서 매일 스프링을 점검하고 안전성의 위험이 있을 경우, 가능한 빨리 교체하는 것이 중요하다.

여기에 손상 정도가 다른 두 개의 밸런스드 바디사의 스프링을 예로 들 수 있다. 이 경우에는 스프링 코일 사이의 거리가 달라져 어느 순간 스프링이 부서질 수 있다.

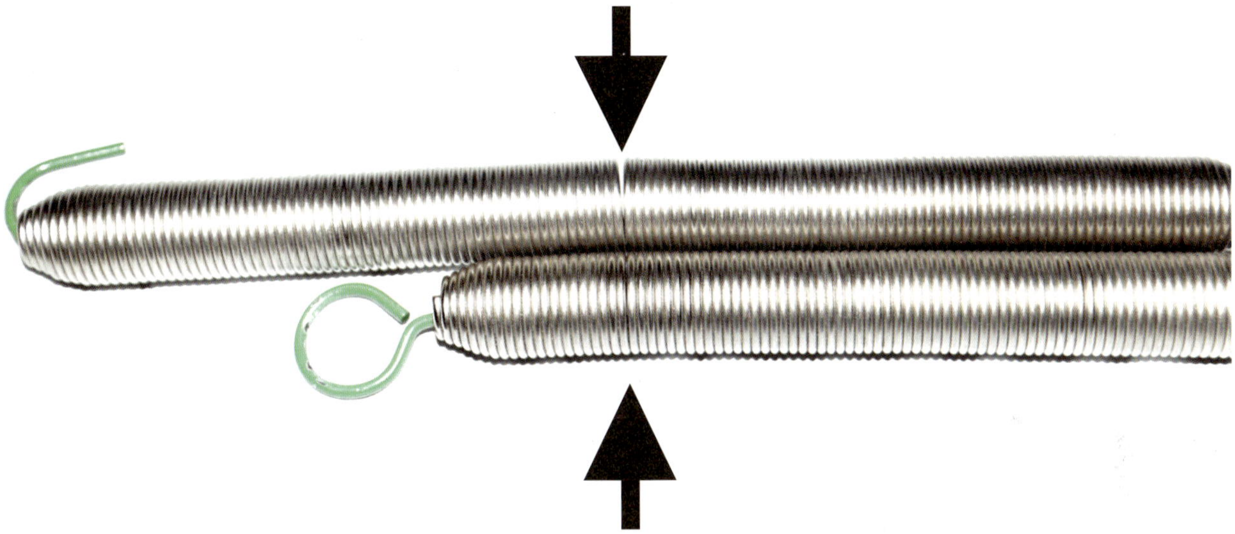

이는 위쪽 스프링에서 특히 눈에 띄게 나타난다. 즉시 교체해야 한다. 6년 동안 사용한 무명 제조사의 팔/다리 스프링의 예이다. 여기 스프링은 물결 모양의 선으로 이어져 부식의 징후를 보이고 있다. 이것 역시 심한 마모의 징조이다. 붉은 선은 스프링의 곡선이 더 잘 보이게 한다.

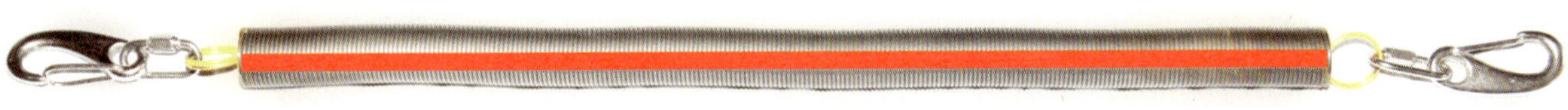

Top Gun Pilates Engineering의 Regina Arras는 스프링 교체시기를 보여주는 표를 개발하였다. 기구 사용량은 주당 사용시간(HRS/WK)으로 측정한다. 주당 스프링을 사용하는 시간을 줄일수록 스프링의 수명은 오래간다.

그라츠/바질 교체 계획 Gratz/Basil Replacement Plan						
주당 사용시간 Usage in HRS/WK	5	10	15	20	30	40
년 Years	5	4	2	2	1	1
피크 교체 계획 Peak Replacement Plan						
주당 사용시간 Usage in HRS/WK	5	10	15	20	30	40
년 Years	5	5	4	3	2	1
밸런스드 바디 교체 계획 Balanced Body Replacement Plan						
주당 사용시간 Usage in HRS/WK	5	10	15	20	30	40
년 Years	5	5	4	3	2	1

출처: Regina Arras, Top Gun Pilates Engineering[1]

물론 위의 자료와 관계없이 기구의 사용, 유지보수, 부품 교체에 대해 제조업체의 지침을 준수하는 것이 당연하다.

스프링은 과도한 늘어남으로 인해 원래 수명보다 짧은 시간에 망가지거나 손상될 수 있다. 예를 들어, 타워에서 너무 멀리 떨어진 곳에 스프링을 과도하게 스트레치 시키면 이런 일이 발생할 수 있다.

또한, 스프링이 반복적으로 갑자기 줄어드는 경우도 그렇다. 예를 들어, 월 유닛에 레그 스프링을 이용한 사이클 동작을 할 때 시간이 지남에 따라 스프링이 손상될 수 있다.[1]

[1] This table is for reference only and may not be copied or quoted without the written consent of Regina Arras, Top Gun Pilates Engineering.

캐딜락의 특정 위험 요소 Specific Risks of the Cadillac

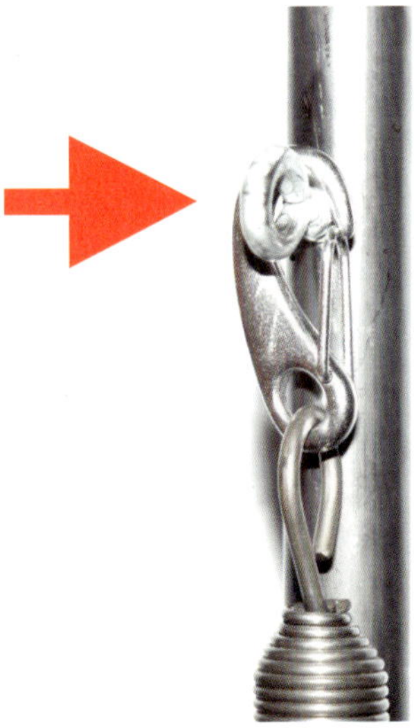

카라비너(역자 주:등산할 때 사용하는 타원 또는 D자형의 강철 고리)는 정확하게 금속 구멍에 보이는 것처럼 보이지만, 실제로는 구멍 뒤쪽에 걸리거나, 카라비너가 완전히 닫히지 않는 상태다. 스프링이 하중을 받게 되면 카라비너가 헐거워질 수 있다. 이것은 특히 푸쉬 쓰루 바에서 문제를 일으키는 경우가 많다.

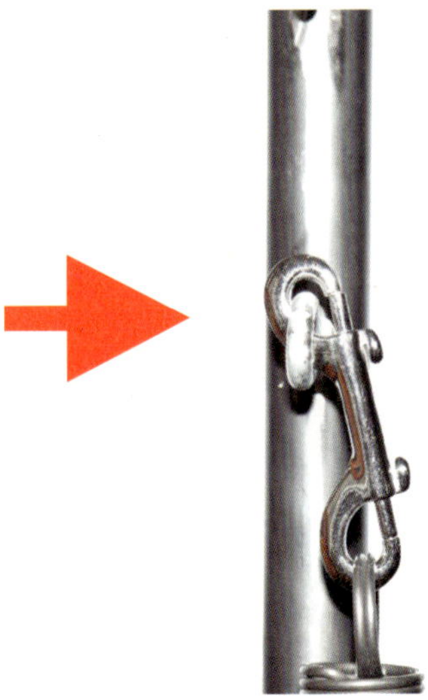

카라비너로 인한 다른 위험은 금속 구멍에서 분리되거나 이중 카라비너 사용 시 가이드 핀이 분리될 수 있는 운동을 수행한다면 월 유닉의 금속 구멍에서 꼬일 수 있다는 것이다.

따라서 이런 동작을 시행할 때 카라비너를 스스로 모니터링을 위해 고객의 관심을 유도하는 것이 필수적이다. 게다가, 여러분은 카라비너가 월 유닛과 롤 다운 바와 같은 다른 부분에도 잘 걸려 있는지를 확인해야 한다.

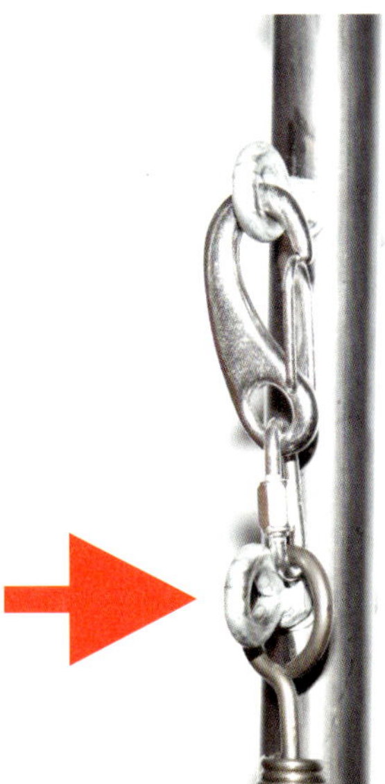

타워/캐딜락에 부착을 위한 여러 개의 구멍이 있는 경우 스프링의 구멍의 일부도 고정될 수 있다(왼쪽 그림 참조). 이를 방지하기 위해 여러분은 사용된 기구에서 일어나지 않도록 카라비너를 활용하거나, 이런 일이 일어날 수 없는 다른 구멍을 찾을 수 있다.

카라비너는 스프링에 안전하지 않게 연결될 수도 있다. 스프링의 구멍이 너무 넓어서 카라비너가 풀릴 수 있고, 나사로 연결된 카라비너도 풀릴 수 있다.

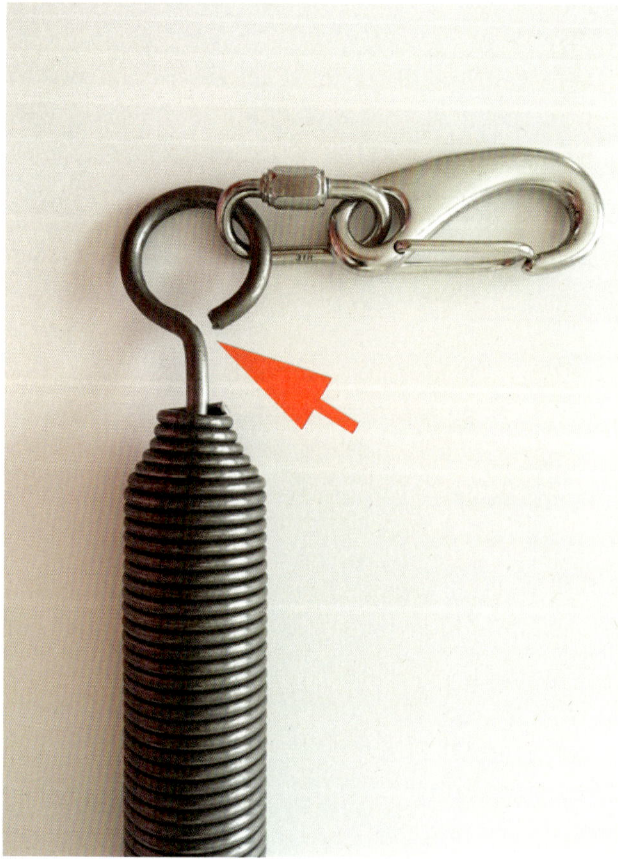

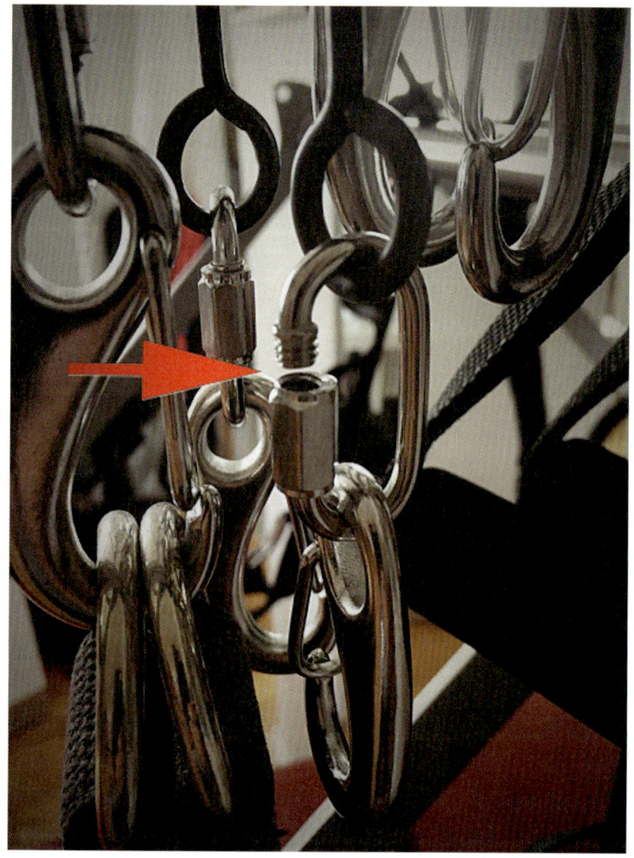

일반적으로 장력이 증가된 스프링을 놓을 때 방을 가로질러 날아갈 위험은 예상만큼 높지 않다. 어린 시절의 고무줄을 튕길 때 경험처럼 스프링으로 전이되지 않는다. 필라테스 스튜디오의 스프링은 멀리 날아가지 않고 그 자리에서 에너지를 더 많이 방출한다. 예를 들어, 스프링이 월 유닛에 붙어있다면, 스프링은 속도가 떨어지지 않은 상태에서 큰 소음을 일으키면서 떨어진 다음 뒤쪽으로 흔들릴 것이다. 비록 위험이 예상했던 것보다는 낮지만, 이런 일이 고객을 쉽게 놀라게 할 수 있으며, 운동 중의 정신적 이완에 부정적인 영향을 미치게 된다. 또한 이는 스프링에 나쁘고 손상을 일으킬 수 있다.

월 유닛은 벽에 고정되어 있고 보통 나사로 바닥에도 고정되어 있다. 접착의 질과 공사의 전반적인 안정성에 따라 월 유닛을 벽면에서 뜯기거나 구부려 질 수 있다. 이런 이유로 전신 무게를 걸어서 하는 운동을 시행하기 전에 월 유닛의 종류와 품질을 숙지하는 것이 중요하다.

이 책 사용법 Using this Manual

매트, 리포머, 운다 체어 운동은 필라테스 업계에서 비교적 일관된 명칭을 가지고 있지만, 캐딜락의 경우는 항상 그렇지 않다.

Jay Grimes에 따르면, 캐딜락은 완전한 운동을 위해 고안된 것이 아니라고 한다. 반면 그는 Romana Kryzanowska가 리포머 시퀀스에 근거한 광범위한 프로그램을 개발했다고 말했다.[1]

전통과 현대 Traditional and Modern

Joseph Pilates의 제자들이 전해주는 전통 레퍼토리는 "전통(traditional)"인 (T)라고 표기했다.
반면에 나중에 추가된 동작은 "현대(modern)"라는 뜻으로 (M)으로 표시했다.

설명은 그림과 더불어 운동을 위한 통찰력과 지침을 제공한다.

다음과 같은 요소가 기술되어 있다.

1. 시작 자세
2. 운동 목적
3. 운동 실행
4. 흔한 실수
5. 변형 또는 응용 동작
6. 금기증/주의점

원칙적으로, 나는 자주 반복되더라도 각 운동의 모든 단계를 설명해왔기 때문에 각 운동의 모든 단계를 서술했다. 운동을 스크롤하여 철저한 설명을 찾을 수 있을 것이다.

아래는 운동 설명의 개별적인 구성 요소에 대한 언급이다.

1. 시작 자세 Setup

여기서는 운동의 시작 자세를 설명한다. 운동의 시작 자세가 잘 선택되어야만 운동을 성공적으로 시행할 수 있다. 시작 자세에서는 편안함을 느끼고 다음 동작을 위해 스스로가 마음으로 준비하는 것이 중요하다. 편안한 자세를 만들 수 없다면 "응용동작"을 취해보는 것이 가치가 있을 수 있다. 응용 자세를 취해서도 좋은 시작 자세를 달성하지 못하다면 일단 그 동작은 뛰어넘는 것이 좋다.

2. 운동 목적 Purpose of the exercise

Joseph Pilates는 스스로 항상 개별 동작의 의미에 대한 질문을 피하는 것으로 알려져 있었고 종종 "몸에 좋다"라는 짤막한 대답만 했다.[2] 현재의 근막 연구에서는 몸이 내부적으로 너무 네트워크화 되어 있기 때문에 가능한

---

[1] https://pilatesology.com/classes/jays-cadillac-workshop/

[2] Ph. D. Peter Fiasca: "Discovering Pure Classical Pilates" (2009), p. 47

한 전인적으로 관점에서 훈련되어야 한다는 그의 의견에 동의한다. 필라테스와 근막의 연관성을 탐구하고 하는 사람들을 위해 Marie-José Blom의 필라테스와 근막: '내부에서 작용하는' 기술[3] 편을 강력 추천한다.

Joseph Pilates가 운동의 목적을 밝히지 않았을 때도, 그는 촉각적 지시를 통해 동작에서 원하는 의도에 대한 피드백을 주는 것이 매우 명확했다. 불행히도 촉각적 전달은 책을 통해 불행히도, 촉각적 전달은 책을 통해 가능하지 않기 때문에 우리는 여러분이 사용하고 느끼는 근육 그룹을 설명한다. 또한 운동이 어떤 영향을 미치거나 강화하는지를 규정하려 한다. 운동 목적은 이 운동이 이 순간에 적합하지 여부에 대한 방향성을 제공할 수 있다.

게다가 동작의 시퀀스는 보통 다른 방법으로 수행될 수 있다. 우리 몸은 생소하거나 어려운 동작을 직감적으로 피하는 데 달인이다. 동시에 회피적인 동작을 만들고 이미 강한 근육계를 사용함으로써 유사한 일련의 움직임을 직관적으로 연출할 수 있다. 운동의 목적을 시각화함으로써 이러한 회피 경향을 더 잘 인식하려고 노력할 수 있다.

3. 운동 실행 Execution

여기서 우리는 먼저 반복 횟수를 제안한다. 전통적으로 필라테스 운동은 더 적은 반복으로 시행한다. 불행히도 일부 운동에서는 시작 자세와 운동 실행에 사용된 시간이 균형이 맞지 않는다. 따라서 때때로 4~5회 반복을 더 권장한다. 반복에 대한 사양은 고객의 운동 능력 향상을 위해 하향과 상향을 모두 벗어나야 한다는 것을 의미한다. 근육 그룹이 눈에 띄게 약한 경우에는 세트로 시행하는 것이 좋다. 예를 들어, 운동을 시행할 때 5회 반복을 하고 아주 짧은 휴식 후에 두 세트를 더 수행한다. 그러나 반복을 시행할 때 집중할 수 없거나 산만한 상태가 되기 때문에 반복 횟수를 너무 높게 설정하지 않는다.

운동에 대한 서술은 올바른 운동 실행을 위해 필요한 단계를 설명하려고 한다. 언어는 항상 어느 정도는 모호할 수 있고, 우리는 다른 필라테스 단체에서 사용하는 용어와 다른 용어를 사용할 수도 있다. 가능한 한 우리가 사용하는 각 용어를 여러분의 운동 상황에 넣고 그것을 완전히 이해하도록 노력하라. 운동 사진과 운동 묘사 사이에 명백한 모순이 있다면, 예를 들어, 텍스트에서 뒤로 스트레칭 되는 상황을 언급했지만, 해당 사진에서는 뒤로 뻗은 부분이 완벽하게 펴져 있지 않은 경우에는 텍스트가 더욱 적절한 참조 및 올바른 방향으로 안내를 제시한다.

4. 흔한 실수 Common Mistakes

흔한 실수는 연습의 목적과는 정반대되는 이야기이다. 여기서 나는 일하는 동안 자주 관찰되는 회피 패턴을 설명한다. 물론 이것은 작은 지적일 뿐이고, 매 순간 고객이 왜 움직임을 회피하는지를 관찰하는 것이 합리적이다. 여기에 언급되지 않은 운동을 가르칠 때 다른 흔한 실수가 있다면, 이 책 개정판에 의견을 보내주었으면 좋겠다.

---

[3] R. Schleip, T.W. Findley, L. Chaitow, P.A. Huijing: The Tensional Network of the Human Body-The science and clinical applications in manual and movement therapy, (2012), p. 449 ff.

5. 변형 또는 응용 동작 Modifications or Variations

Kathy Grant 이렇게 말한 적이 있다:

"나는 응용을 하지 않는다. 나는 적용을 한다."

이런 의미에서 응용은 다가오는 지루함을 해결하는 것이 아니라, 필요할 때와 응용할 때마다 필라테스를 수행하는 사람의 필요에 맞춰 운동을 적응시키는 것이다. 때로는 운동을 좀 더 쉽게 또는 더 어렵게 만들기도 한다.

내가 Kathy Corey로부터 채택한 일반적 규칙은 다음과 같다 :

"사람들에게 맞게 운동을 바꾼다. 몸에 맞는 동작을 찾는다."

6. 금기증/주의점 Contraindications/Risks

일반적으로 모든 운동이 모든 사람에게 적합한 것은 아니다. 올바른 운동을 선택하고 이것을 고객에게 적용시키는 것이 필라테스를 기술로 만드는 것이다. 운동이 어떤 주의점을 가지고 있다면, 우리는 가능한 한 철저하게 그것에 대해 말할 것이다. 하지만, 운동을 수행하거나 가르치는 것은 여러분 자신의 책임이다.

통증은 몸이 아플 때 의학적으로 검사해야 하는 신체로부터의 경고이다. 의학적으로 검사가 끝나지 않는 한 통증이 있는 한 운동하지 마라. 긴장을 느끼는 것은 괜찮다. 그러나 통증은 훈련의 유용성을 방해할 수 있는 방어적인 긴장을 만든다.

책은 개인적인 가르침을 대신할 수 없다. 만약 여러분이 운동하는 동안 의심스럽다면 모든 필라테스 기구에 대해 충분히 훈련된 필라테스 강사에게 물어보라.

운동 설명은 아주 꼼꼼히 기술했다. 하지만 저자들조차도 실수를 저지르는 것에 면책이 되지 않는다.
따라서 우리가 제공하는 지침의 정확성을 확인하고 이에 따라 사용하는 것은 독자와 사용자의 책임이다.

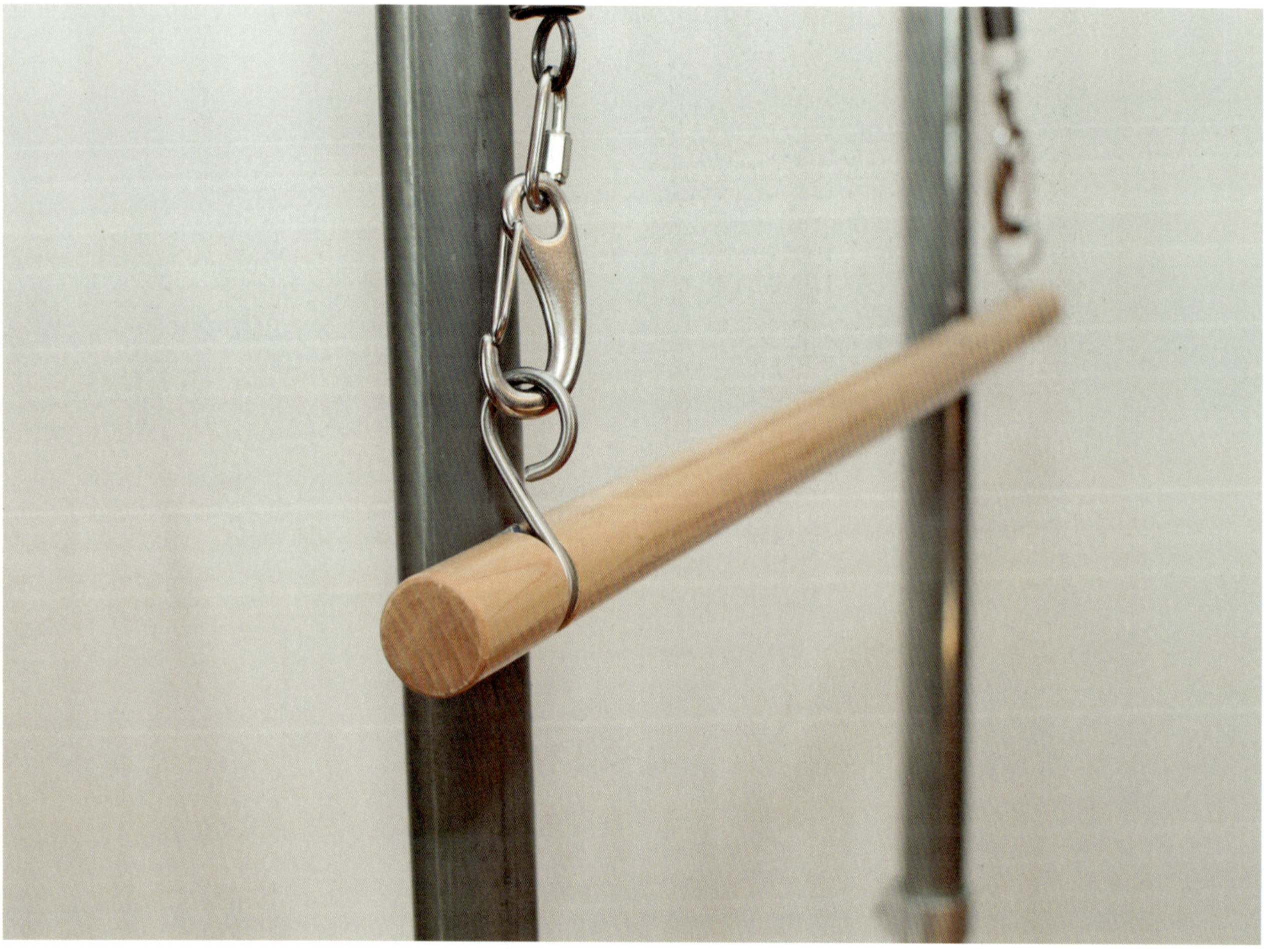

Roll-Down-Bar

롤 다운 바 소개 Roll-Down-Bar Introduction

롤 다운 바(롤 다운 바)는 필라테스 작품의 훌륭한 도구이다. 롤 다운 바는 신체의 부정렬과 비틀림을 감지할 수 있는 시각적 표준(optical reference)을 제공한다. 이것은 신체의 부정렬뿐만 아니라 롤 다운 바 자체에서 왼쪽과 오른쪽 또는 부적절한 수평이 아닌 위치를 보여줄 수 있다. 그러나 스프링과 롤 다운 바도 일정한 안정성을 제공하므로 신체는 자가 교정을 위한 도움을 받을 수 있다. 운동은 롤 다운 바를 사용함으로써 부족한 근육의 힘과 유연성을 보상하기 때문에 더 쉽게 수행할 수 있다. 그러나 저항의 수단으로 사용한다면 운동을 더욱 어렵게 만들 수도 있다.

푸쉬 쓰루 바의 스프링은 전통적으로 암 스프링보다 가볍고 페디 폴(Pedi-Pole)의 스프링과 동일하다. 하지만 같은 전통적 제조업체의 제품들도 서로 상당히 다를 수 있다. 따라서 각 동작에 가장 적합한 거리와 스프링 걸이 부위를 시험해 봐야 한다.

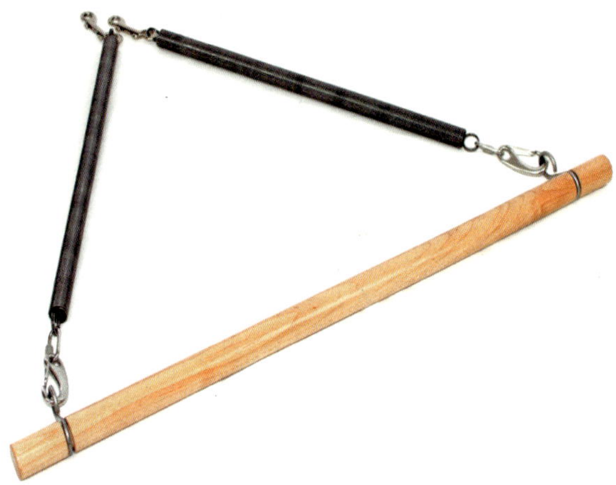

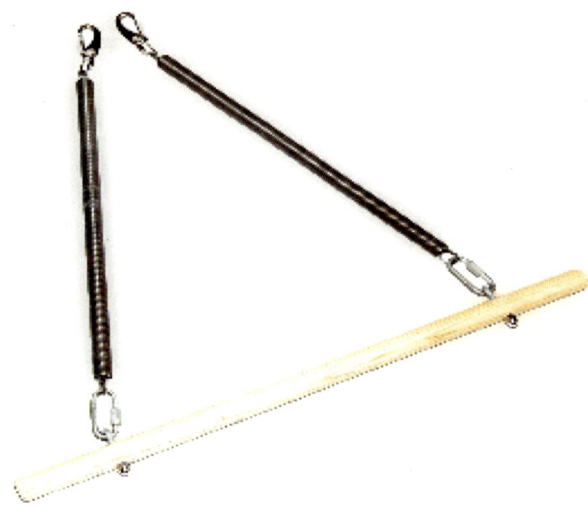

전통적인 롤 다운 바(왼쪽)의 너비는 79.5cm/31.3inch이며 스프링 걸이 사이의 그립 면적은 67cm/26.4inch이다. 롤 다운 바의 지름은 전통적으로 3.2cm/126inch이다. 모던 롤 다운 바(오른쪽)는 다양한 너비로 사용하고 있다(58cm/22.85inch와 75cm/29.55inch 사이로). 스프링은 조금 더 중앙에 고정되어 있다.

리포머의 풋바와는 다르게 롤 다운 바는 엄지손가락과 반대편에는 나머지 손가락으로 고정한다
(사람이 잡는 방식 대 원숭이 잡는 방식). 확실하게 손목이 꼬이거나 비틀리지 않도록 해라.

롤 백 운동에 대한 머리말
Preliminary Remarks for the Roll Back Exercises

캐딜락에서 "롤 백"운동은 롤 다운 바의 사용을 통해 운동을 더 쉽게 진행할 수 있다.
롤 다운 바는 경험이 적거나 장애가 있는 사람들을 위해 매트에서 "롤 업(Roll Up)" 운동을 용이하게 한다.

아래 운동의 응용은 다음 페이지에 자세히 설명되어 있다.

- 롤 백(Roll back) - 밴드 니(Bend Knees)
- 롤 백(Roll back) - 레그 스트레이트, 핏 인 브이(Legs Straight, Feet in V)
- 롤 백(Roll back) - 레그 스트레이트, 핏 앳 폴(Legs Straight, Feet at Pole)
- 롤 백(Roll back) - 스파인 아치(Spine Arch)
- 롤 백(Roll back) - 로잉(Rowing)
- 롤 백(Roll back) - 원 암 크로스드(One Arm Crossed)
- 롤 백(Roll back) - 원 암 허그(One Arm Hug)

이 일곱 가지 운동은 롤 백 운동의 가장 일반적인 응용 동작이다. 처음에 3가지 응용동작은 다리와 발 위치가 다르기 때문에 운동을 상당히 쉽게 하거나 어렵게 할 수 있다. 무릎을 구부리는 첫 번째 응용 동작은 특히 노인층과 다리 뒤쪽의 유연성이 낮은 고객에게 권장된다.

다리를 뻗고 발을 V자로 만들어 진행하는 두 번째 응용동작은 약간 더 까다롭지만, 바깥쪽으로 회전된 다리(발의 V자 자세) 엉덩 관절 굽힘근(넙다리 곧은근)을 적게 활성화하는 결과를 가져오고 이런 자세는 특히 초보자에게 근 경련을 일으킬 수도 있다. 게다가 발의 불완전한 고정은 응용 운동 3(레그 스트레이트, 핏 앳 폴)에서 약간의 보상 작용을 허용하여 롤 다운을 시행하는 동안 바와 뒤꿈치를 더 쉽게 유지할 수 있다.

발을 가능한 기둥에 가깝게 유지한다는 개념은 골반을 뒤기울임으로 두덩뼈는 전방으로 보내면서 동작을 시작한다는 것이다. 부가적인 설명 없이 운동을 하는 많은 사람은 오히려 상체를 스프링 힘에 의존하여 몸이 뒤쪽으로 넘어가면서 다리는 바에서 떨어진다. 올바른 운동 실행만이 어떻게 척추가 완전히 분절화되는지를 가르쳐 준다. 롤 다운 바 스프링으로 배와 엉덩관절 굽힘근을 도와줌으로써 운동은 천천히 그리고 조절된 방식으로 수행할 수 있다. 그 후에 "롤 업" 또는 "넥 풀(Neck Pull)" 동작을 매트에서 완벽하게 하기 위해 양방향(위-아래)으로 척추 분절화가 요구된다.

3번째 응용 동작에서 발이 기둥에 계속 유지하려면, 골반이 캐딜락의 매트에서 비교적 자유롭게 움직일 수 있어야 한다. 예를 들어, 캐딜락 덮개나 스포츠 팬츠의 재질에 의해 자유롭게 움직이는 것이 더 어려워지면 올바르게 동작을 수행하더라도 성공하지 못할 수 있다.

"롤 백(Roll Back)" 운동의 다른 많은 응용 동작은 측면 스트레치와 "쏘우(Saw)" 운동 일부의 조합과 함께 실전에서 사용된다. 필라테스 학파에 따라, 운동은 다리를 붙이고 발을 뻗거나 굽힌 채로 시행된다.

1. 롤 백-밴드 니 (T) Roll back-Bend Knees (T)
1/3

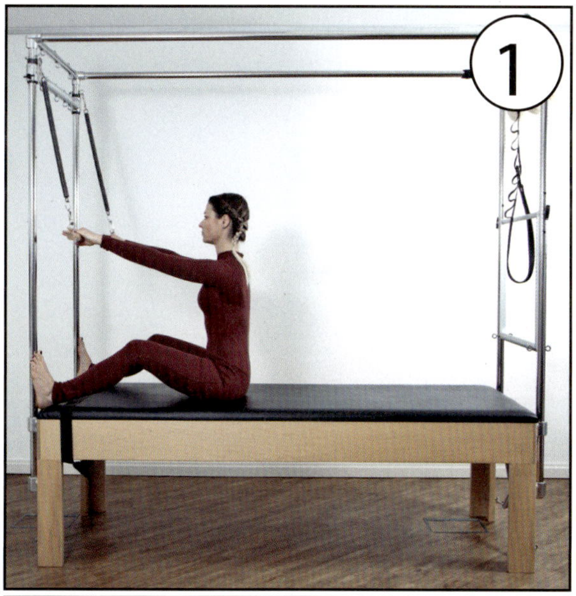

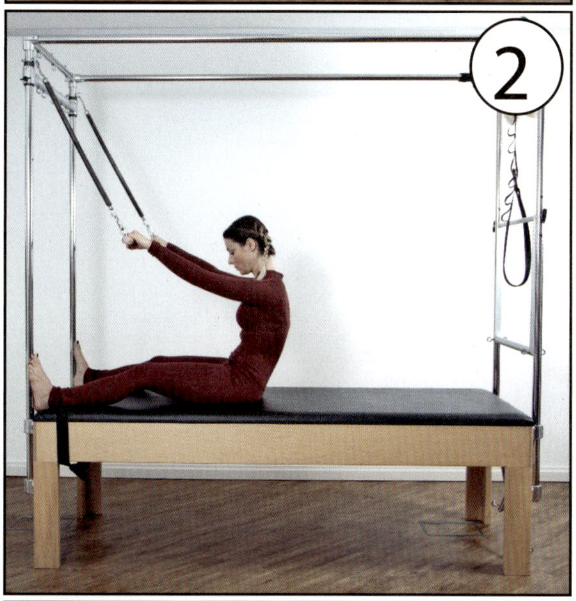

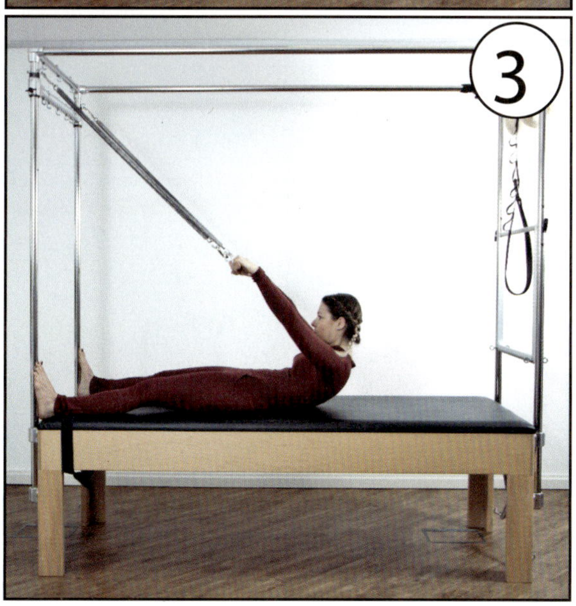

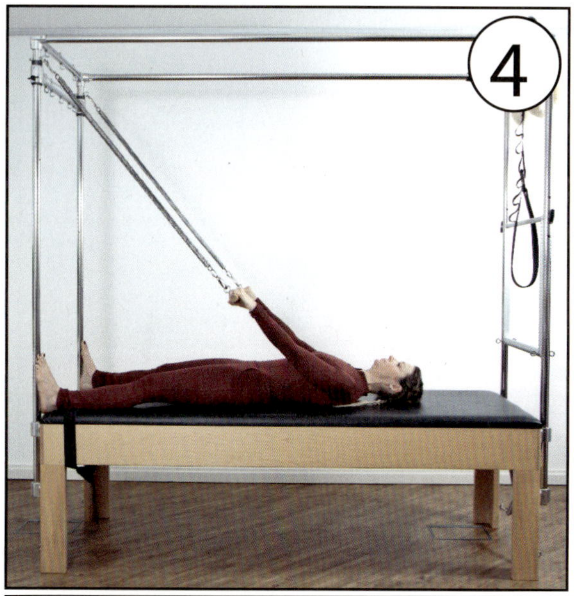

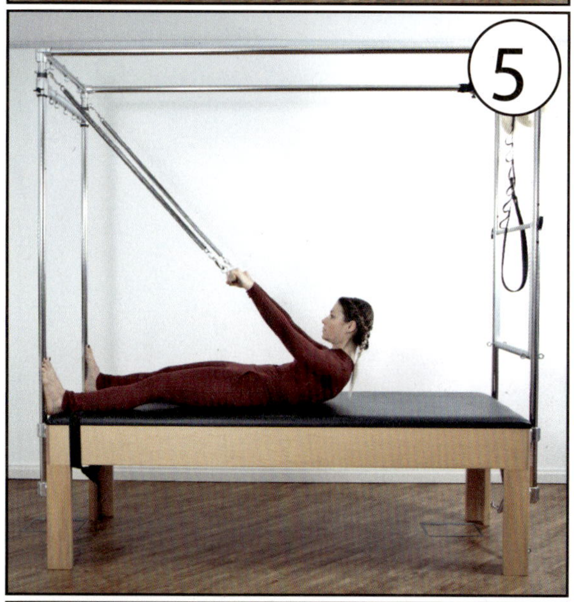

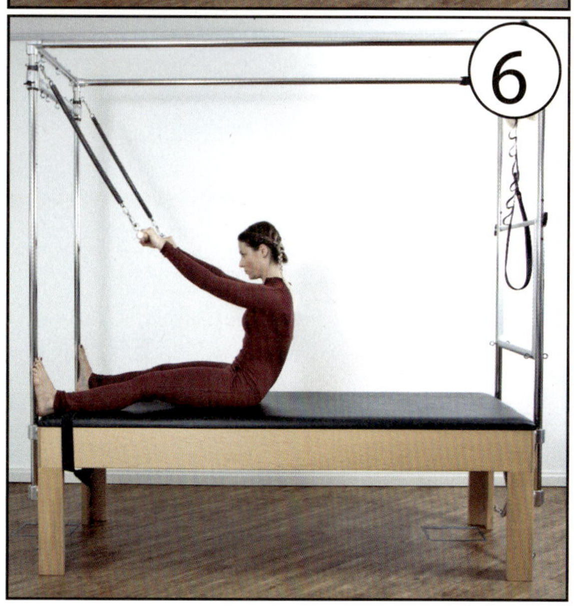

1. 롤 백-밴드 니 (T) Roll back-Bend Knees (T) 2/3

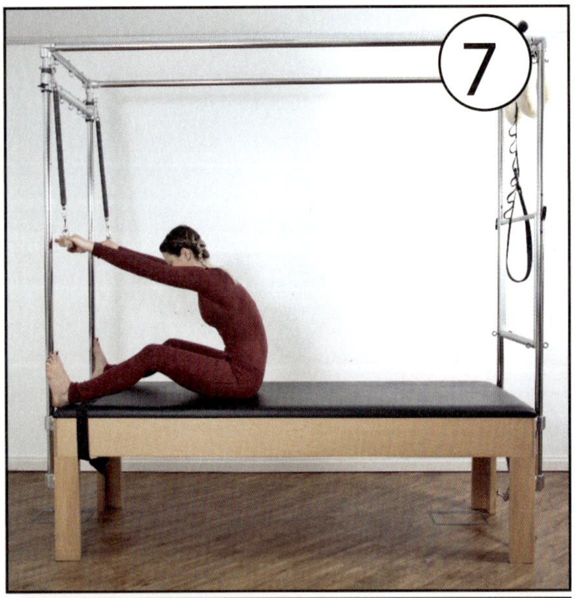

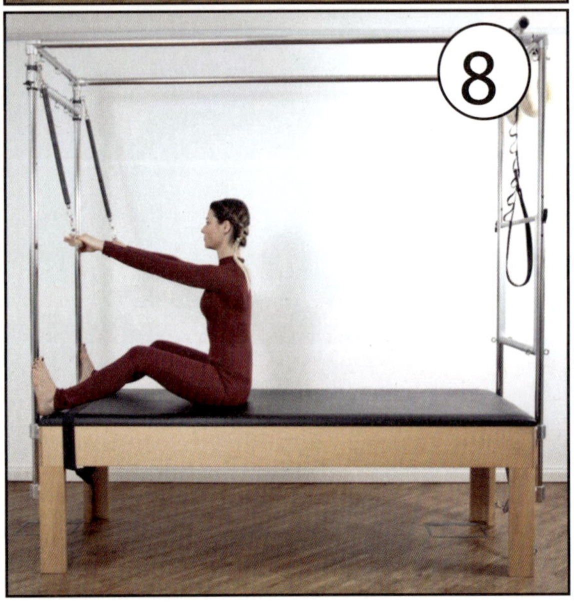

1. 롤 백-밴드 니 (T) Roll back-Bend Knees (T) 3/3

시작 자세:

보상 작용 없이 운동을 완전하게 수행하기 위해서 스프링의 위치를 선택한다. 스프링 높이는 운동 효과에 영향을 미친다. 발뒤꿈치는 수직 기둥에 닿는다. 다리는 약간 구부리고 똑바로 앉아라. 손은 어깨 너비보다 약간 넓게 한 *상태에서 롤 다운 바(롤 다운 바)를 잡는다. 팔은 앞으로 뻗어주고 체중의 일부는 롤 다운 바에 싣는다. 스프링을 아직 늘리지 않는다.*

운동 목적:

목뼈를 포함한 전체 척추에 대한 가동.
롤 다운 바의 부착부가 낮을수록 배 근육의 강화는 증가된다.
스프링이 강하고 롤 다운 바를 높게 부착할수록 등근육의 더 강화된다.
날개어깨뼈(wining scapula)를 방지하기 위해 마름근의 강화.
앞쪽 목 근육의 강화.
완전히 누웠을 때 위등세모근의 약간 스트레칭.

운동 실행: 3-10회

그림 2: 골반 뒤기울임으로 배 근육을 당기면서 시작한다. **그림 3:** 엉치뼈를 가능한 한 바닥과 평평하게 하고 척추 한마디씩 말아 내린다. 날개어깨뼈가 되지 않게 하고 스프링의 힘으로 앞으로 당겨지지 않도록 한다. 다리는 한 번에 완전히 뻗지 않고 점진적으로 늘려준다. 목 근육이 가능한 긴장을 적게 만들기 위해 머리는 최대한 오랫동안 똑바로 쳐다봐야 한다. **그림 4:** 마지막으로 머리를 눕힌다. 완전히 몸을 말아 내린 후 잠깐 반듯하게 눕는다. 무릎은 이완된 상태를 유지하고 필요한 경우 폴과 캐딜락 상단 프레임의 기준점에 있는 발의 도움을 받아 다시 대각선 쪽으로 몸을 정렬한다. **그림 5:** 머리를 들어 롤업을 시작한다. 들어올리는 동안 동작의 많은 부분이 배 근육의 상부로 일어나고 등뼈가 잘 구부러져 있는지 확인한다.
그림 6-7: 그 후에 척추를 하나씩 차례대로 매트에서 들어올려 점차 커다란 C자 곡선을 만든다.
그림 8: 어깨가 엉덩이 위에 있을 때 똑바로 앉는다.

흔한 실수:

골반과 아래 허리쪽에서 몸을 말아 내리는 것 시작하지 않고 척추 분절화 없이 단순히 편안하게 등뒤로 눕는다.
말아 내리는 동작 중에 한쪽으로 몸이 기우는 것이다.
이는 실수가 아니라 불균형에 의한 결과이다. "실수"는 고객이 기울어지는 것을 교정하기 위한 창의적인 방법을 찾는 대신에 이렇게 계속적으로 연습을 시키는 것이다.
어깨뼈는 마름근에 의해 유지되지 않고 스프링의 힘에 의해 앞으로 당겨진다.

변형 또는 응용 동작:

롤 다운 바를 잡는 폭은 가슴근 동원에 영향을 준다. 앞가슴 근육이 너무 많은 힘이 들어온다면 약간 더 넓게 롤 다운 바를 잡아준다. 허리 쿠션을 지지대로 사용하면 허리뼈의 움직임을 보다 빠르고 뚜렷하게 느낄 수 있다.

금기증/주의점: -

2. 롤 백-레그 스트레이트, 핏 인 브이 (T) Roll back-Legs Straight, Feet in V (T) 1/3

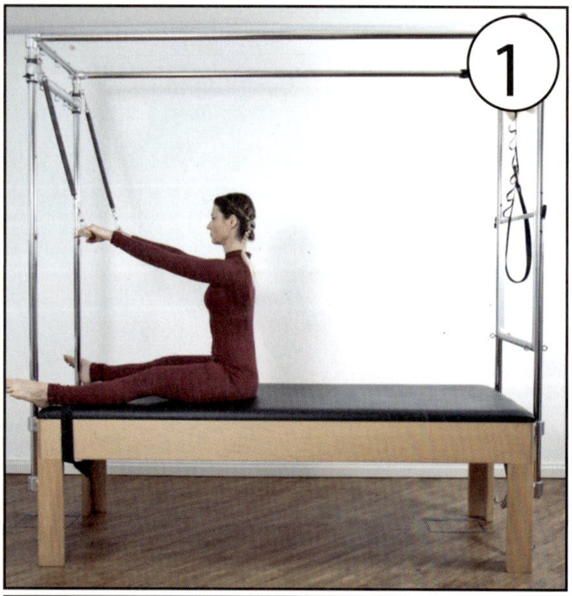

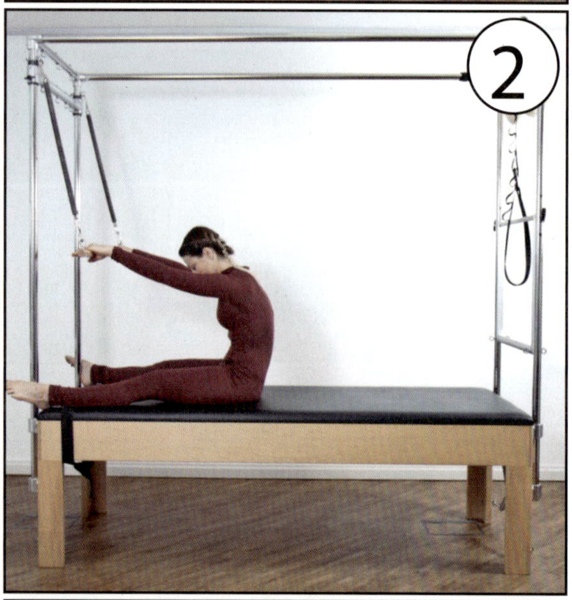

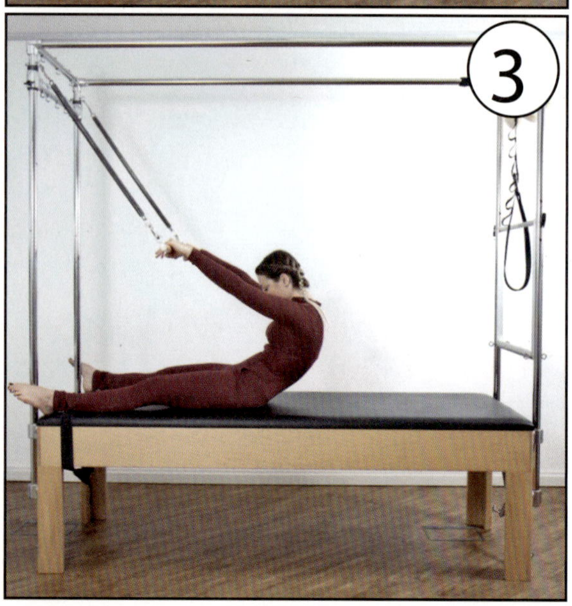

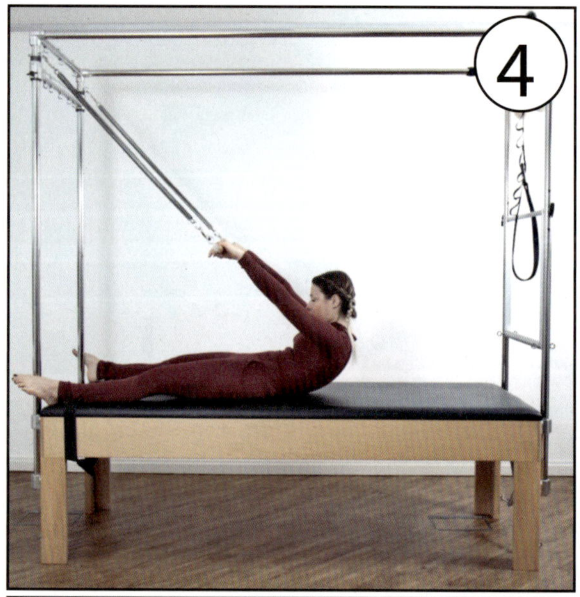

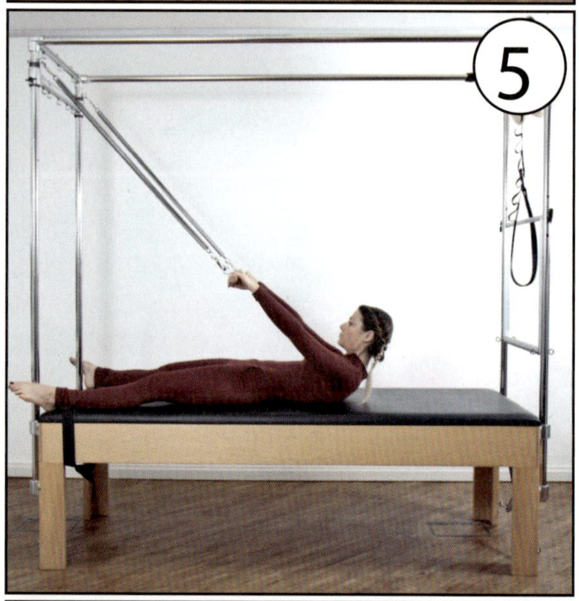

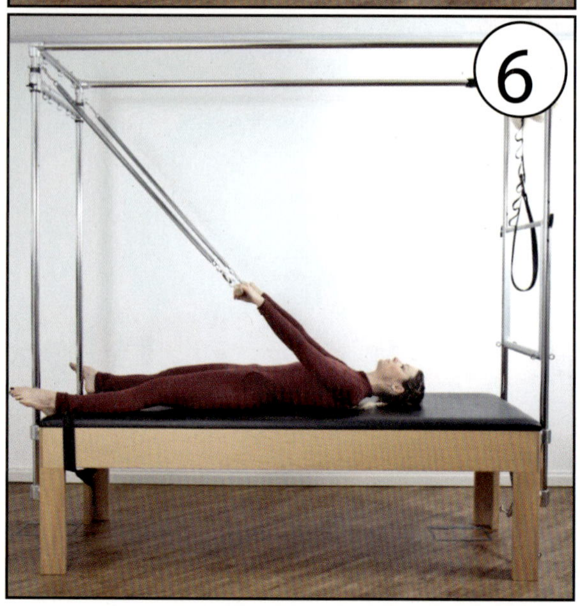

2. 롤 백-레그 스트레이트, 핏 인 브이 (T) Roll back-Legs Straight, Feet in V (T) 2/3

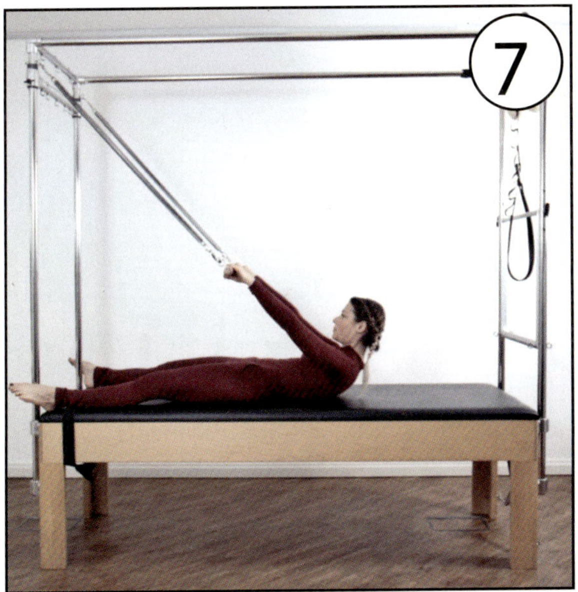

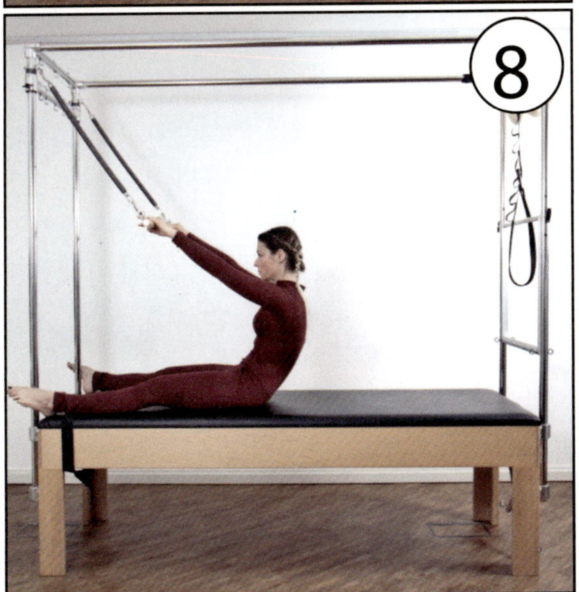

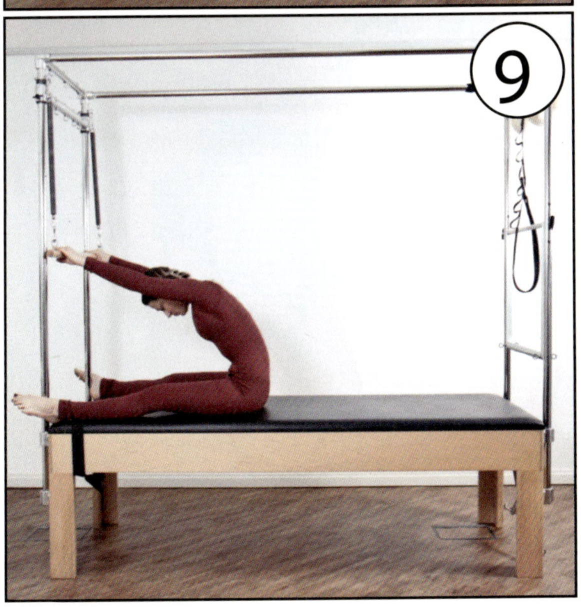

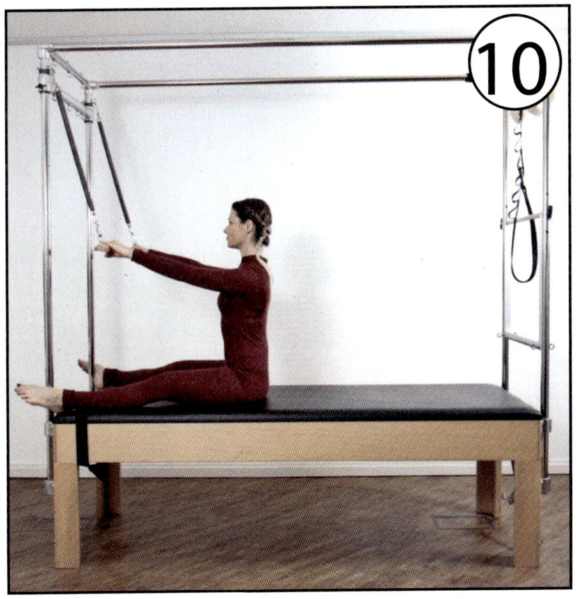

2. 롤 백-레그 스트레이트, 핏 인 브이 (T) Roll back-Legs Straight, Feet in V (T) 3/3

시작 자세:

보상 작용 없이 운동을 완전하게 수행하기 위해서 스프링의 위치를 선택한다. 스프링 높이는 운동 효과에 영향을 미친다. 발뒤꿈치는 수직 기둥에 닿는다. 발볼이 수직 기둥 옆으로 향하도록 다리는 바깥쪽으로 약간 회전시킨다. 발은 이완시키고 똑바로 앉는다. 손은 어깨 너비보다 약간 넓게 한 상태에서 롤 다운 바(롤 다운 바)를 잡는다. 팔은 앞으로 뻗어주고 체중의 일부는 롤 다운 바에 싣는다. 스프링을 아직 늘리지 않는다.

운동 목적:

추가적으로:
똑바로 앉은 자세에서 허벅지 뒤쪽 스트레칭.
발등굽힘근의 능동적 스트레칭.
넙다리 근막 긴장근의 강화.
엉덩관절 굽힘근이 짧다면 아래 배와 허리 근육을 동시 수축시켜서 누워야 하고 수직 바에 뒤꿈치를 유지해야 한다.

운동 실행: 3-10회

그림 2: 골반 뒤기울임으로 배 근육을 당기면서 시작한다.
그림 3-5: 엉치뼈를 가능한 한 바닥과 평평하게 하고 척추 한마디씩 몸을 말아 내린다. 날개어깨뼈가 되지 않게 하고 스프링의 힘으로 앞으로 당겨지지 않도록 한다. 다리는 한 번에 완전히 뻗지 않고 점진적으로 늘려준다.
목 근육이 가능한 긴장을 덜 하기 위해 머리는 최대한 오랫동안 똑바로 쳐다봐야 한다. **그림 6:** 몸을 말아 내린 후에 잠깐 반듯하게 눕고, 무릎은 이완된 상태를 유지하고 필요하다면 기둥에 있는 발의 도움을 받아 캐딜락 상단 프레임의 기준점에 맞춰 다시 무릎이 대각선이 되도록 정렬한다. **그림 7:** 머리를 들어 롤업을 시작한다. 들어올리는 동안 동작의 많은 부분이 배 근육의 상부로 일어나고 등뼈가 잘 구부러져 있는지 확인한다.
그림 8-9: 그 후에 척추를 하나씩 차례대로 매트에서 들어올려 점차 커다란 C자 곡선을 만든다.
팔은 수직 기둥까지 쭉 뻗는다. **그림 10:** 그 후에 어깨가 엉덩이 위에 오면 똑바로 앉는다.

흔한 실수:

골반과 아래 허리쪽을 시작으로 몸을 말아 내리지 않고, 척추 하나하나의 움직임 없이 그냥 편안하게 등을 대고 눕는다. 말아 내리는 동작 시 몸이 한쪽으로 기운다.
이는 실수가 아니라 불균형에 의한 결과이다. "실수"는 배운 대로 수정할 수 있도록 살펴봐 주지 않고 고객이 계속 그렇게 동작을 하도록 그냥 내버려 두는 것이다.
어깨뼈는 마름근에 의해 유지되지 않고 스프링의 힘에 의해 앞으로 당겨진다.

변형 또는 응용 동작:

롤 다운 바를 잡는 폭은 가슴근 활성화에 영향을 준다. 앞가슴 근육이 너무 많은 힘이 들어온다면 약간 더 넓게 롤 다운 바를 잡아준다. 허리 쿠션을 지지대로 사용하면 허리뼈의 움직임을 보다 빠르고 뚜렷하게 느낄 수 있다.

금기증/주의점:

엉덩관절 전치환술을 한 사람은 다리를 바깥쪽으로 회전하면 탈구가 될 위험이 있다.

3. 롤 백-레그 스트레이트, 핏 앳 폴 (T) Roll Back-Legs Straight, Feet at Pole (T) 1/3

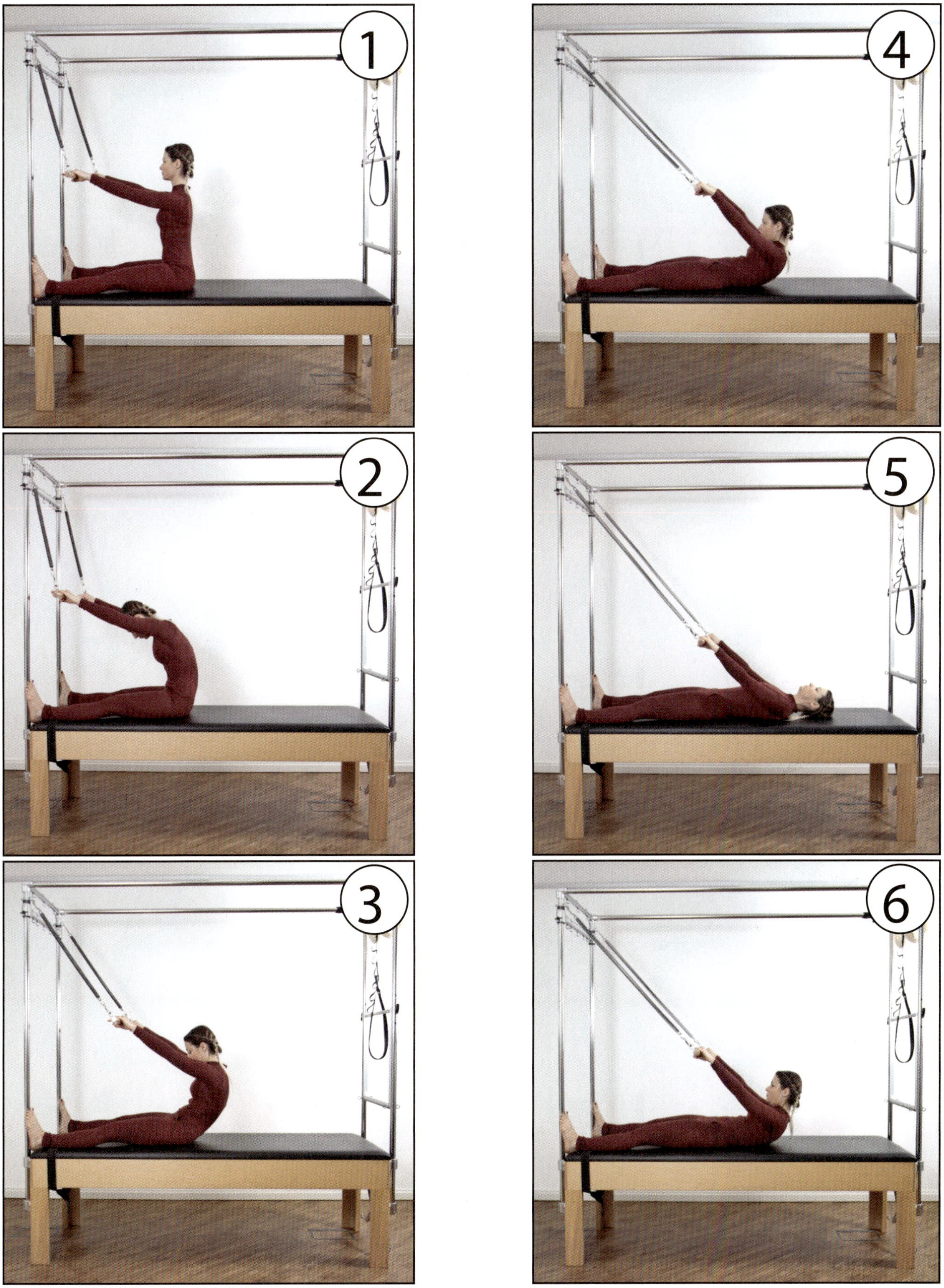

3. 롤 백-레그 스트레이트, 핏 앳 폴 (T) Roll Back-Legs Straight, Feet at Pole (T) 2/3

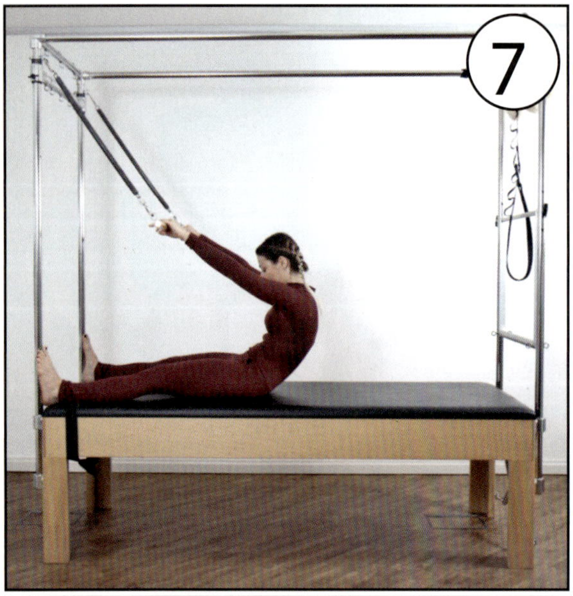

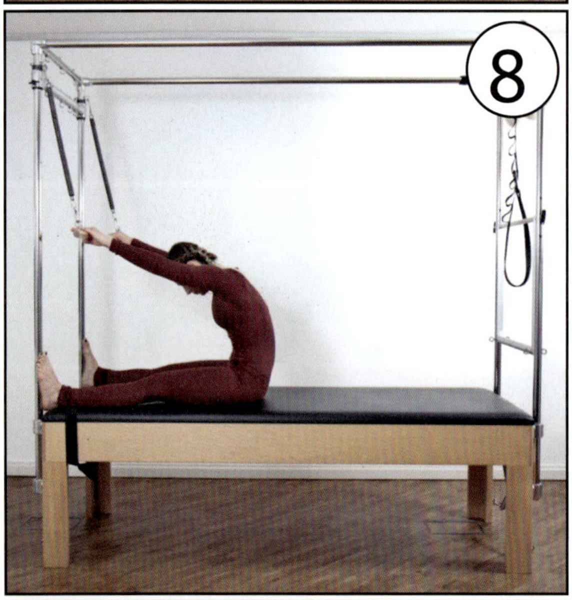

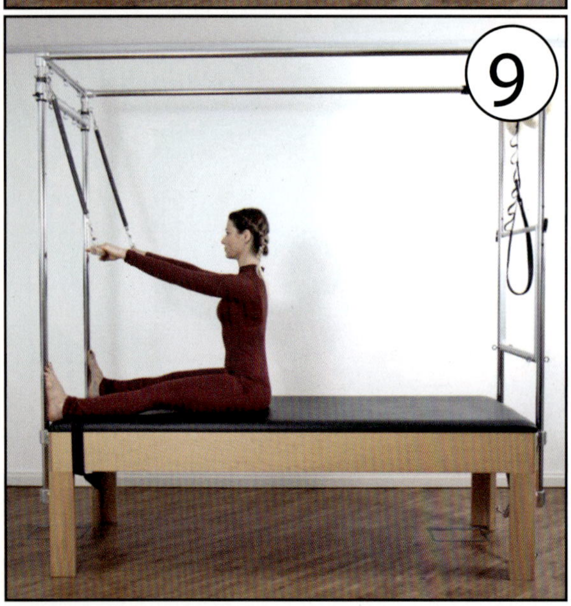

3. 롤 백-레그 스트레이트, 핏 앳 폴 (T) Roll Back-Legs Straight, Feet at Pole (T) 3/3

시작 자세:

보상 작용 없이 운동을 완전하게 수행하기 위해서 스프링의 위치를 선택한다. 스프링 높이는 운동 효과에 영향을 미친다. 발뒤꿈치는 수직 기둥에 닿는다. 다리는 펴고 발은 굽히고 발볼과 수직 기둥 사이에는 공간이 좀 남아있게 한다. 동시에 발의 바깥쪽을 몸쪽으로 당긴다. *똑바로 앉는다. 손은 어깨 너비보다 약간 넓게 한 상태에서 롤 다운 바(롤 다운 바)를 잡는다. 팔은 앞으로 뻗어주고 체중의 일부는 롤 다운 바에 싣는다. 스프링을 아직 늘리지 않는다.*

운동 목적:

추가적으로:
똑바로 앉은 자세에서 허벅지 뒤쪽 스트레칭.
발등굽힘근과 종아리근의 강화.
장딴지근의 스트레칭.
넙다리 근막 긴장근 강화가 더 이상 되지 않도록 함.

운동 실행: 3-10회

그림 2: 골반 뒤기울임으로 배 근육을 당기면서 시작한다.
그림 3-4: 엉치뼈를 가능한 한 바닥과 평평하게 하고 척추 한마디씩 몸을 말아 내린다. 날개어깨뼈가 되지 않게 하고 스프링의 힘으로 앞으로 당겨지지 않도록 한다. 목 근육이 가능한 긴장을 덜 하기 위해 머리는 최대한 오랫동안 똑바로 쳐다봐야 한다. 이상적으로 발뒤꿈치는 수직 기둥에 붙인 상태를 유지해야한다.
그림 5: 마지막으로 머리를 눕힌다. 완전히 몸을 말아 내린 후에 잠깐 반듯하게 눕는다. 무릎은 이완된 상태를 유지하고 필요하다면 기둥에 있는 발의 도움을 받아 캐딜락 상단 프레임의 기준점에 맞춰 다시 다리가 대각선이 되도록 정렬한다.
그림 6: 머리를 들어 몸을 말아 올리기 시작한다. 들어올리는 동안 동작의 많은 부분이 배 근육의 상부에서 일어나고 등뼈가 잘 구부러져 있는지 확인한다.
그림 7-8: 그 후에 척추를 하나씩 차례대로 매트에서 들어올려 점차 커다란 C자 곡선을 만든다.
그림 9: 어깨가 엉덩이 위에 오면 똑바로 앉는다.

흔한 실수:

골반과 허리쪽을 시작으로 몸을 말아 내리지 않고, 척추 하나하나의 움직임 없이 그냥 편안하게 등을 대고 눕는다.
말아 내리는 동작 시 몸이 한쪽으로 기운다.
이는 실수가 아니라 불균형에 의한 결과이다. "실수"는 배운대로 수정할 수 있도록 살펴봐 주지 않고 고객이 계속 그렇게 동작을 하도록 그냥 내버려 두는 것이다.
어깨뼈는 마름근에 의해 유지되지 않고 스프링의 힘에 의해 앞으로 당겨진다.

변형 또는 응용 동작:

롤 다운 바를 잡는 폭은 가슴근 활성화에 영향을 준다. 앞가슴 근육이 너무 많은 힘이 들어온다면 약간 더 넓게 롤 다운 바를 잡아준다. 허리 쿠션을 지지대로 사용하면 허리뼈의 움직임을 보다 빠르고 뚜렷하게 느낄 수 있다.

금기증/주의점: -

4. 롤 백-스파인 아치 (T) Roll Back-Spine Arch (T)
1/5

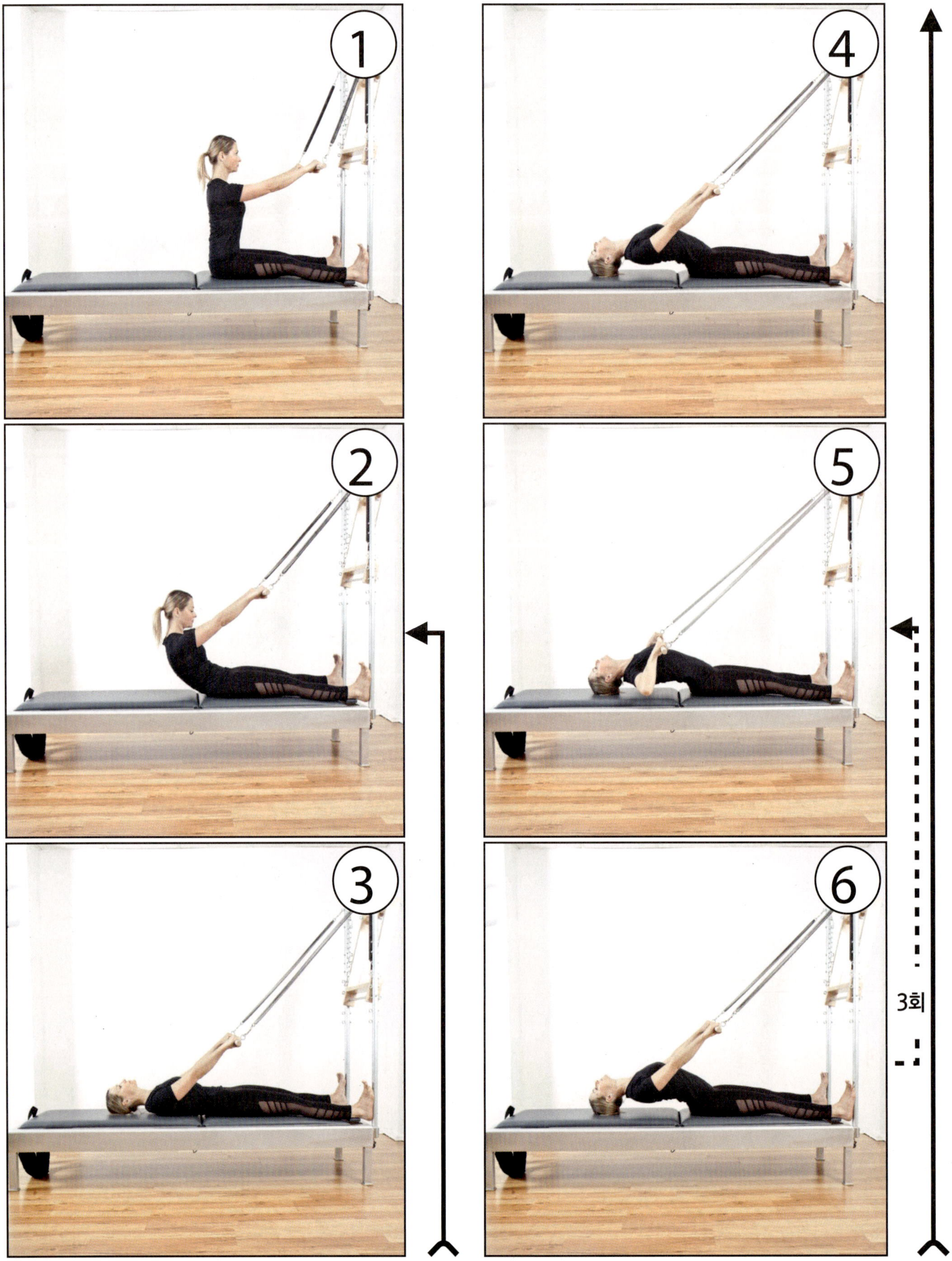

4. 롤 백-스파인 아치 (T) Roll Back-Spine Arch (T)
2/5

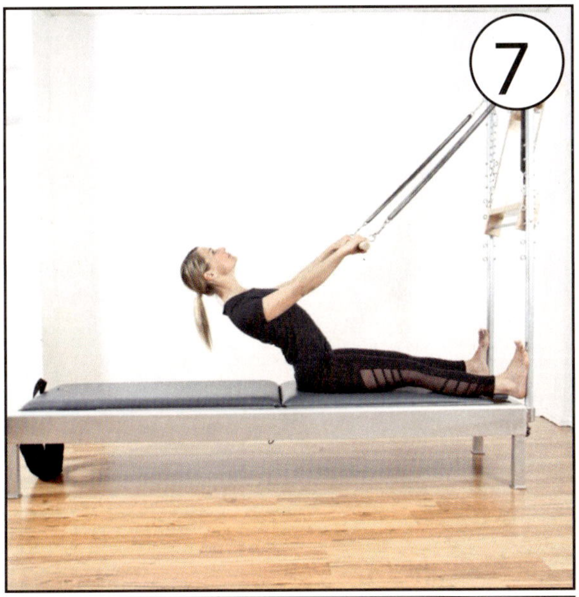

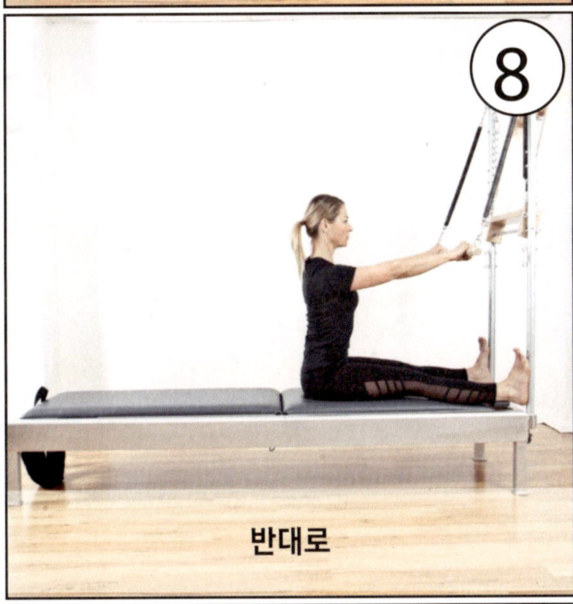

2회

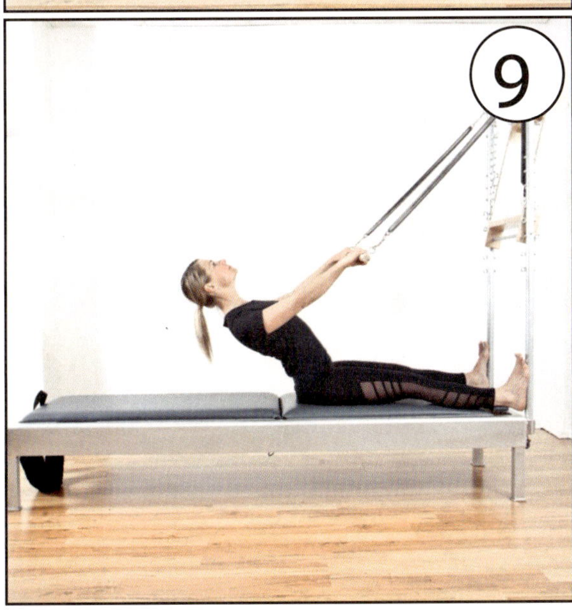

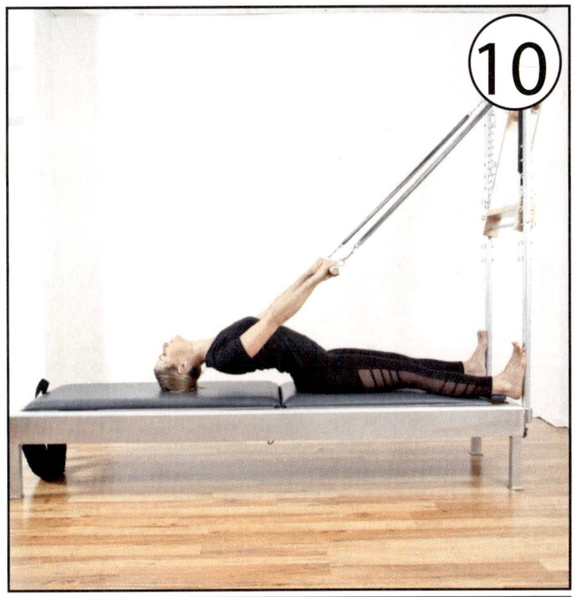

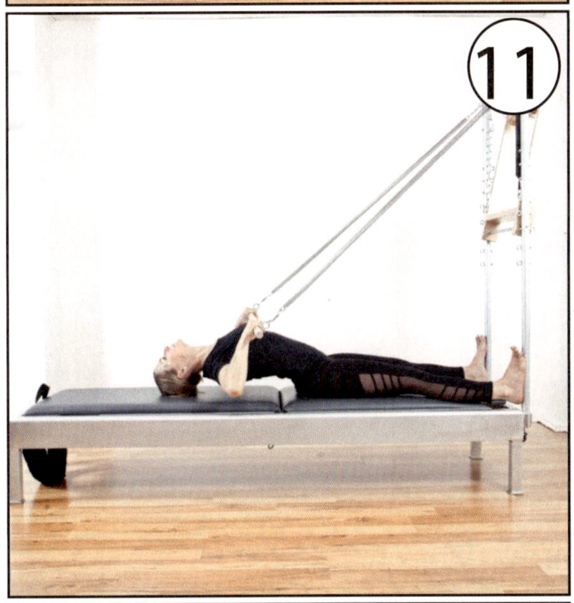

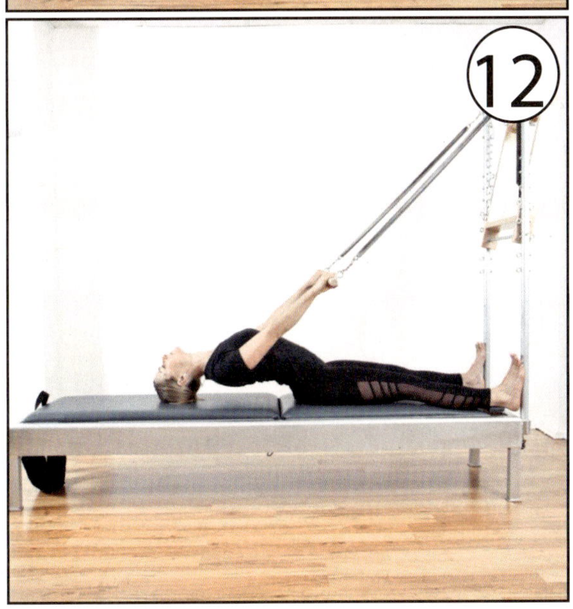

3회

4. 롤 백-스파인 아치 (T) Roll Back-Spine Arch (T)
3/5

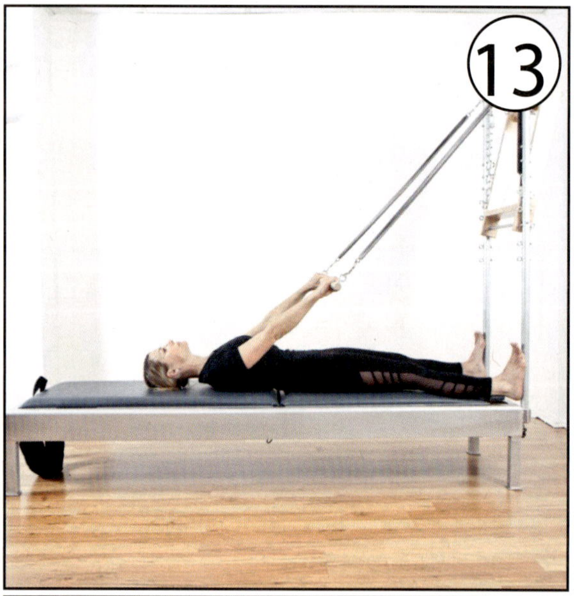

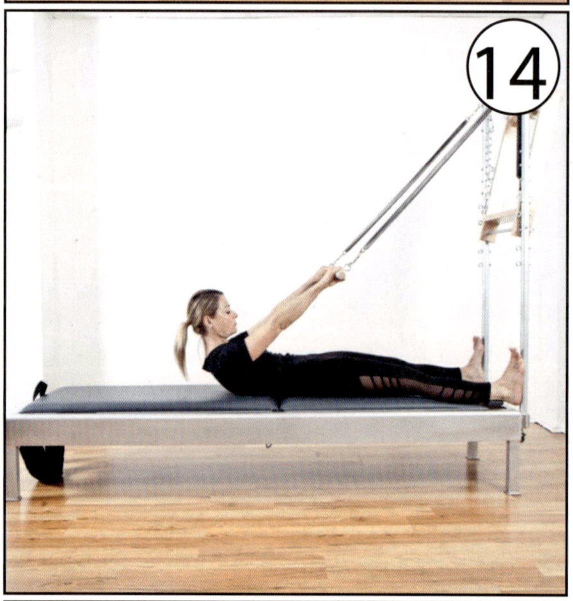

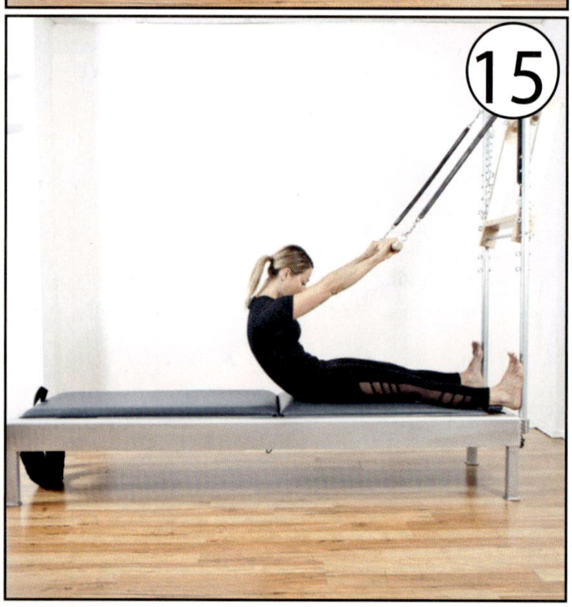

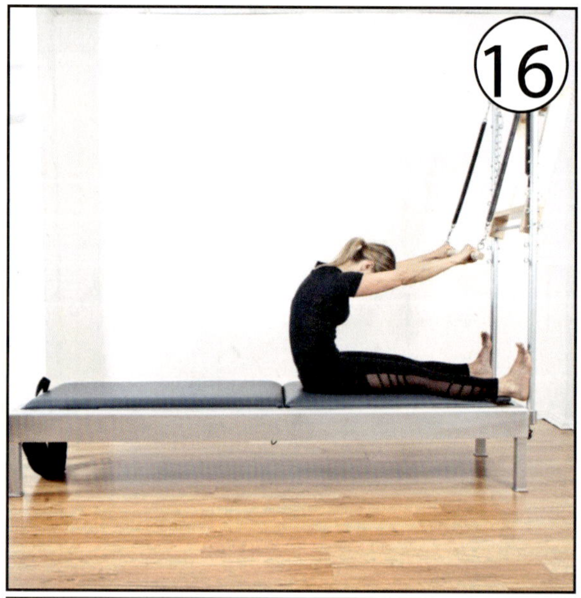

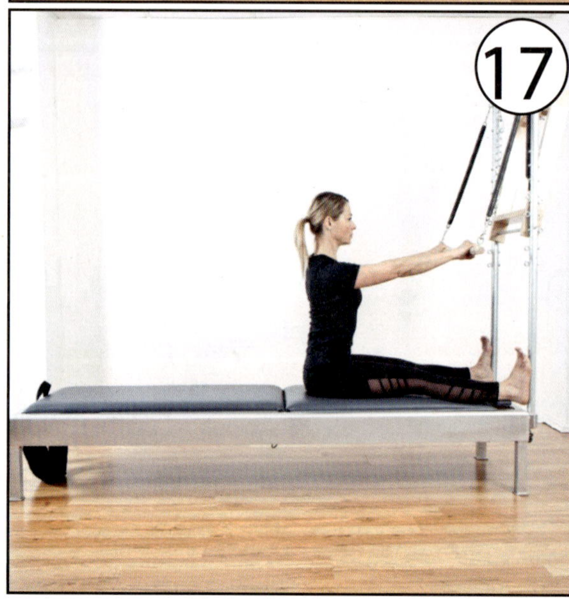

2회

4. 롤 백-스파인 아치 (T) Roll Back-Spine Arch (T) 4/5

시작 자세:

보상 작용 없이 운동을 완전하게 수행하기 위해서 스프링의 위치를 선택한다. 스프링 높이는 운동 효과에 영향을 미친다. 발뒤꿈치는 수직 기둥에 닿는다. 다리는 펴고 발은 굽히고 발볼과 수직 기둥 사이에는 공간이 좀 남아있게 한다. 동시에 발의 바깥쪽을 몸쪽으로 당긴다. *똑바로 앉는다. 손은 어깨 너비보다 약간 넓게 한 상태에서 롤 다운 바(롤 다운 바)를 잡는다. 팔은 앞으로 뻗어주고 체중의 일부는 롤 다운 바에 싣는다. 스프링을 아직 늘리지 않는다.*

운동 목적:

똑바로 앉은 자세에서 전체 허벅지 뒤쪽 스트레칭.
발등굽힘근과 종아리근의 강화. 장딴지근의 스트레칭.
엉덩관절 굽힘근이 짧다면 아래 배와 허리 근육을 동시 수축시켜서 누워야 하고 수직 바에 뒤꿈치를 유지해야 한다.
과다 폄과 목뼈를 포함한 전체 척추에 대한 가동(이전의 롤 백 응용동작와 다르게).
롤 다운 바의 부착부가 낮을수록 배 근육의 강화는 증가된다.
스프링이 강하고 롤 다운 바를 높게 부착할수록 등근육의 더 강화된다.
날개어깨뼈(wining scapula)를 방지하기 위해 마름근의 강화.
앞쪽 목 근육의 강화와 스트레칭.
롤 다운 바를 몸쪽으로 당기면 뒤어깨세모근, 팔꿈치 굽힘근, 앞톱니근, 위등세모근 그리고 배빗근이 강화됨.
또한, 척추 과다 폄으로 똑바로 세우고 누웠을 때는 중간과 위등세모근이 강화됨.
파트 2에서는 허리 폄근에서 특히 아래쪽 부분이 추가로 강화된다.

운동 실행: 그림에 표시된 대로 섹션당 2회

<u>파트 1:</u> **그림 2-3:** 골반 뒤기울임으로 배 근육을 당기면서 시작한다. 엉치뼈를 가능한 한 바닥과 평평하게 하고 척추를 하나씩 차례대로 몸을 말아 내린다. 날개어깨뼈가 되지 않게 하고 스프링의 힘으로 앞으로 당겨지지 않도록 한다. 이상적으로 발뒤꿈치는 수직 기둥에 붙인 상태를 유지한다.
그림 4: 몸을 말아 내린 후에 등뼈와 허리뼈를 아치 모양으로 만들어 바닥에서 든다. 머리 뒤쪽은 매트와 붙어있어야 한다.
그림 5-6: 팔꿈치를 넓게 만들어서 롤 다운 바를 가슴 쪽으로 세 번 당긴다. 동시에 아래 앞쪽 가슴우리를 당긴다.
그림 7-8: 그 후에 가슴을 잔뜩 펴고 팔을 쭉 뻗은 채로 다시 시작 자세로 돌아온다. 다시 똑바로 앉아라.
이 부분의 동작을 반복한다. 첫 번째 섹션은 끝이다.
<u>파트 2:</u> **그림 9-10:** 등을 과하게 펴고 골반 기울임을 통해 허리를 뒤로 젖혀서 골반부터 머리까지 이 자세를 유지한다.
그림 11-12: 뒤통수가 매트에 부드럽게 닿으면 다시 롤 다운 바를 가슴쪽으로 세 번 당긴다.
그림 13-14: 그 후에 척추를 매트에 평평하게 놓고 머리를 들어 앞으로 본다.
그림 15-16: 척추를 하나씩 차례대로 말아 올리면서 큰 C자 만곡을 만든다.
그림 17: 어깨가 엉덩이 위에 오면 똑바로 앉아라. 이 부분의 동작을 반복한다.

4. 롤 백-스파인 아치 (T) Roll Back-Spine Arch (T) 5/5

흔한 실수:

골반과 허리쪽을 시작으로 몸을 말아 내리지 않고, 척추 하나하나의 움직임 없이 그냥 편안하게 등을 대고 눕는다.
말아 내리는 동작 시 몸이 한쪽으로 기운다.
이는 실수가 아니라 불균형에 의한 결과이다. "실수"는 배운대로 수정할 수 있도록 살펴봐 주지 않고 고객이 계속 그렇게 동작을 하도록 그냥 내버려 두는 것이다.
등뼈를 최대한 뻗어 가슴을 열지 못하고 머리가 강하게 과신장이 된다.

변형 또는 응용 동작:

롤 다운 바를 잡는 폭은 가슴근 활성화에 영향을 준다. 앞가슴 근육이 너무 많은 힘이 들어온다면 약간 더 넓게 롤 다운 바를 잡아준다.

금기증/주의점:

너무 심한 목 긴장과 목뼈의 퇴행성 변화가 있는 경우에는 목뼈는 아주 조심스럽게 가동시켜야 한다. 그렇지 않으면 구토가 날 정도로 어지럼과 머리/목 통증이 생길 수 있다. 머리의 잘못된 스트레칭으로 인해 목동맥 중 하나가 막히면 집힘 현상이 생길 수가 있고 이는 실신을 발생시킬 수도 있다.

5. 롤 백-로잉 (T) Roll Back-Rowing (T)

1/4

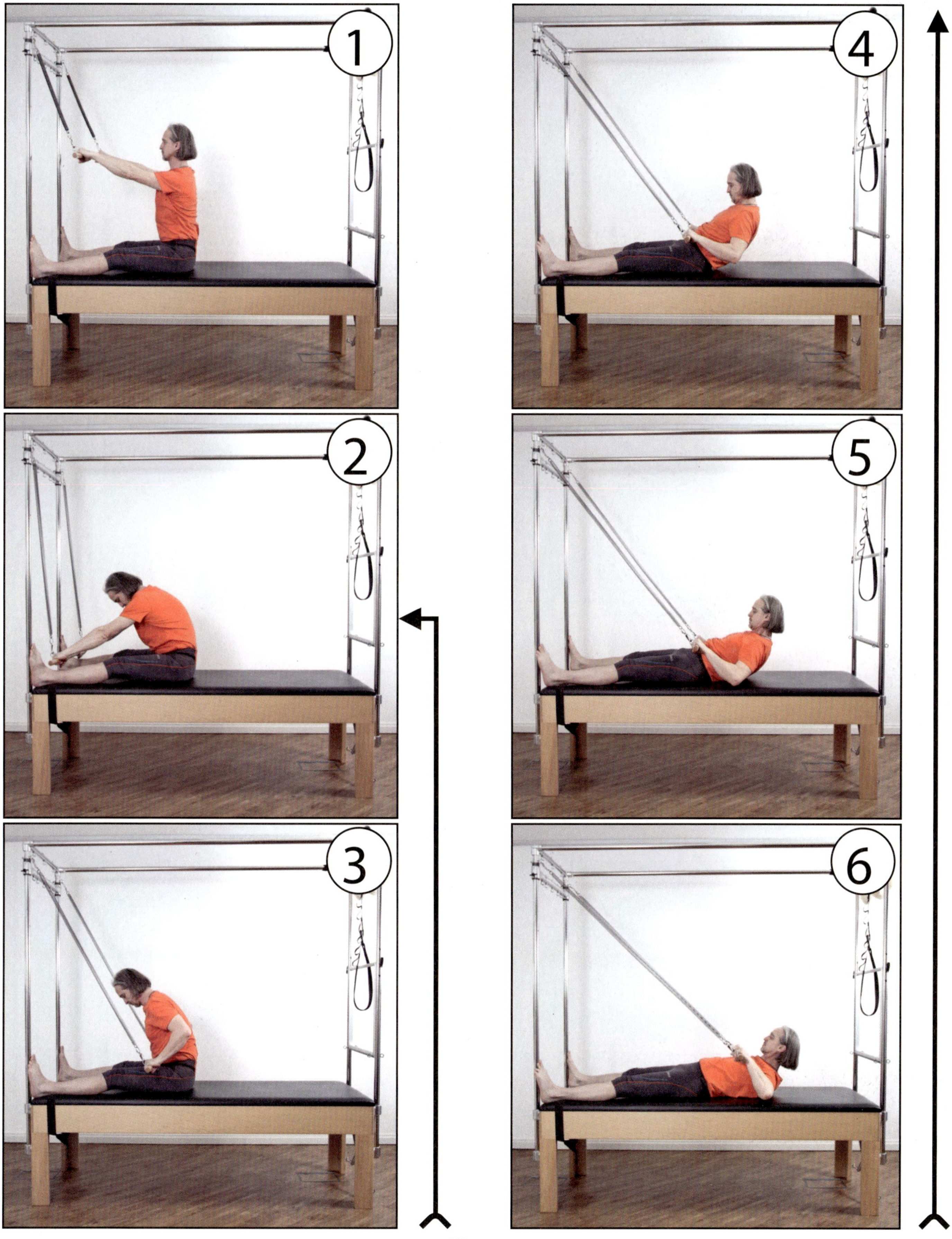

5. 롤 백-로잉 (T) Roll Back-Rowing (T)
2/4

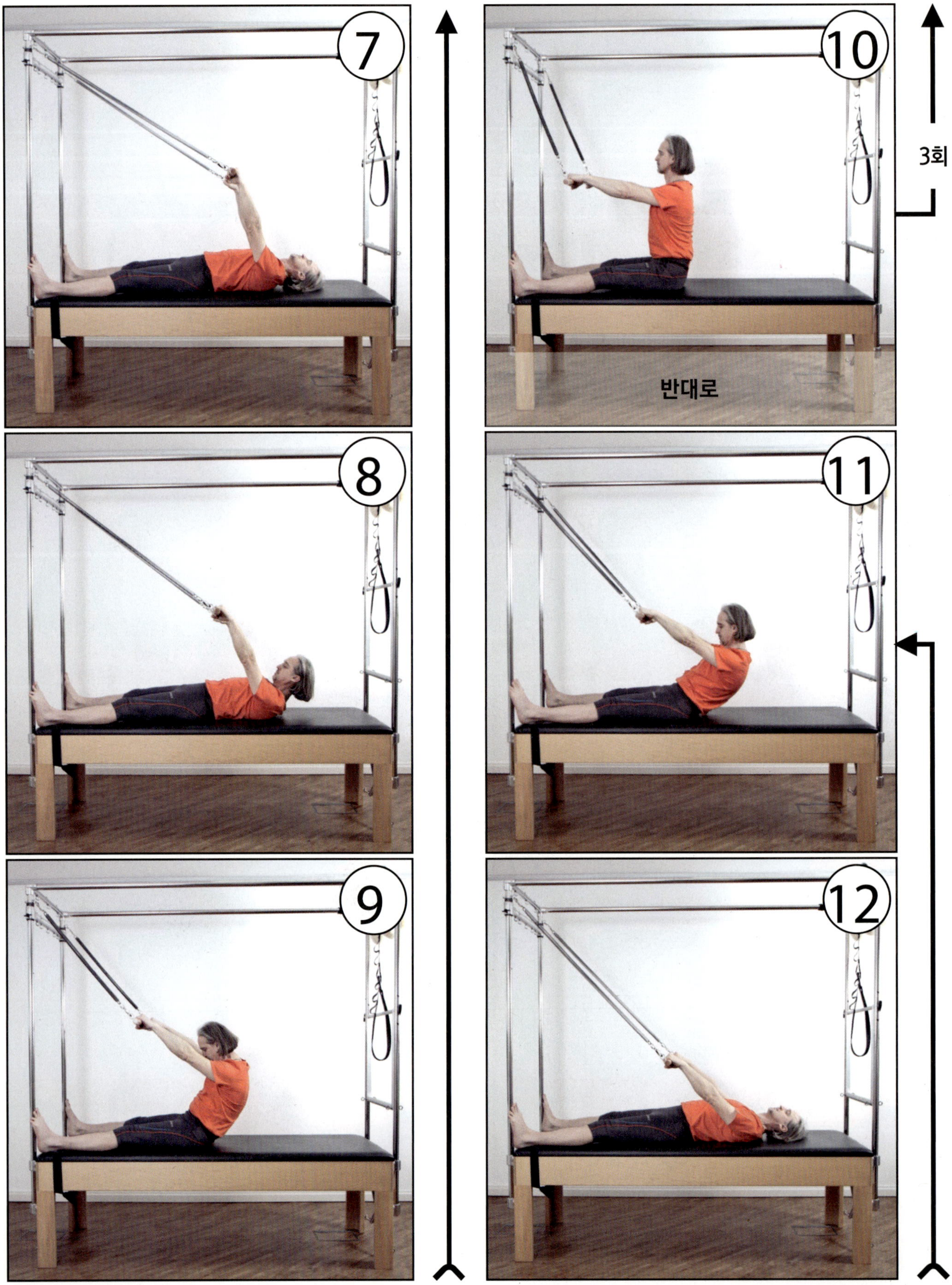

5. 롤 백-로잉 (T) Roll Back-Rowing (T) 3/4

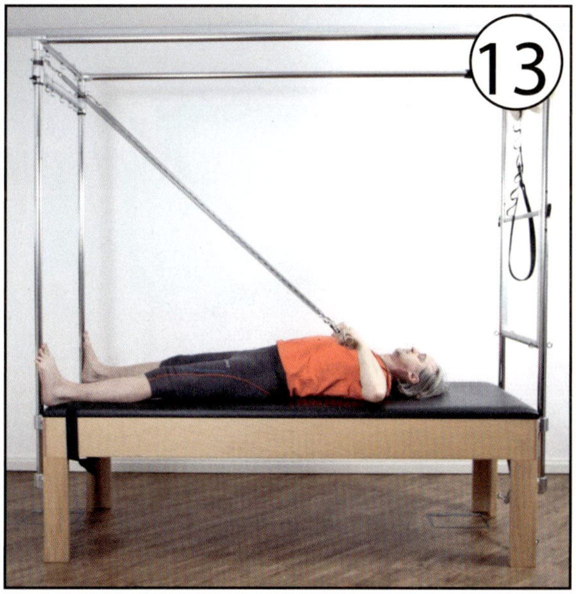

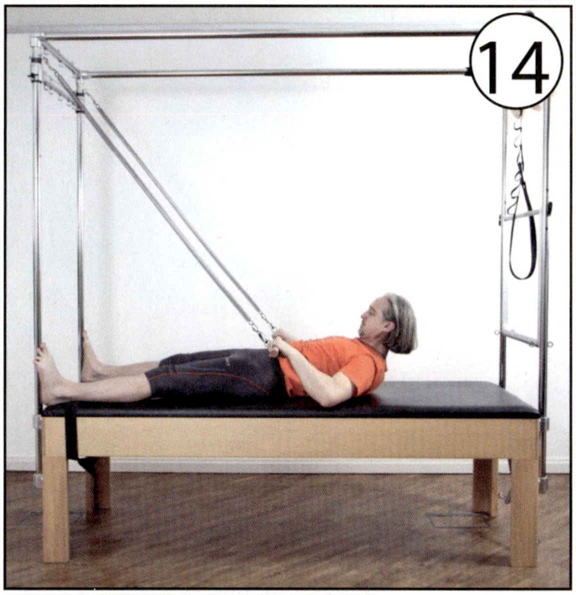

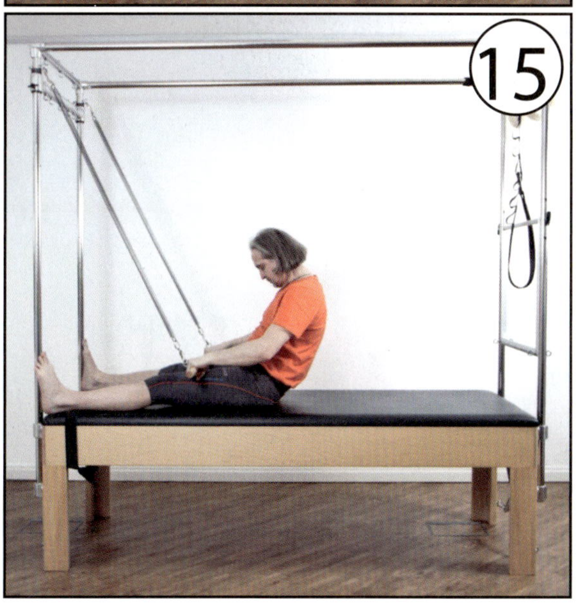

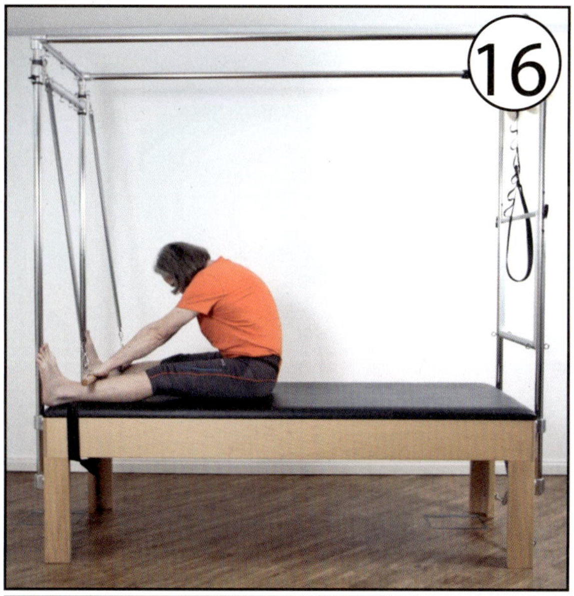

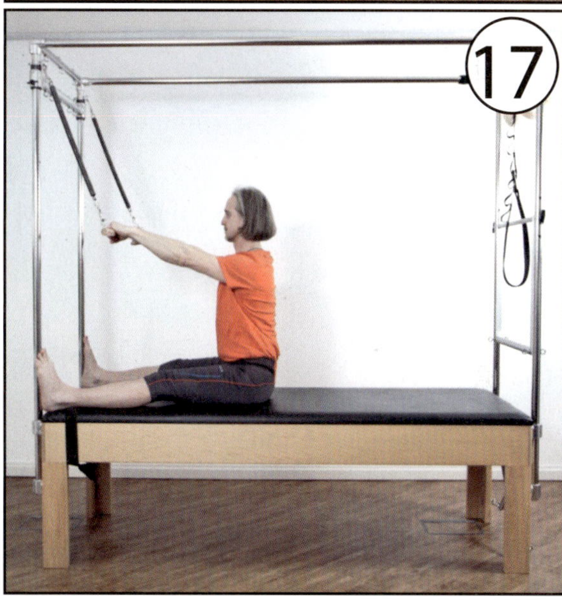

3회

5. 롤 백-로잉 (T) Roll Back-Rowing (T) 4/4

시작 자세:

보상 작용 없이 운동을 완전하게 수행하기 위해서 스프링의 위치를 선택한다. 스프링 높이는 운동 효과에 영향을 미친다. 발뒤꿈치는 수직기둥위에 놓는다. 다리는 펴고 발은 굽히고 발볼과 수직 기둥 사이에는 공간이 좀 남아있게 한다. 동시에 발의 바깥쪽을 몸쪽으로 당긴다. *똑바로 앉는다. 손은 어깨 너비보다 약간 넓게 한 상태에서 롤 다운 바를 잡는다. 팔은 앞으로 뻗어주고 체중의 일부는 롤 다운 바에 싣는다. 스프링을 아직 늘리지 않는다.*

운동 목적:

목뼈를 포함한 전체 척추의 움직임.
몸통 앞쪽의 근육(배근육, 가슴근, 목의 근육), 넓은등근, 위팔세갈래근, 팔꿉관절 굽힘근, 어깨뼈 근육, 그리고 엉덩관절 굽힘근의 강화.

운동 실행: 한쪽 당 3회

<u>파트 1:</u> **그림 2:** 먼저 등 근육(넓은등근)에서 부터 팔을 가볍게 밀어내 롤 다운 바를 약간 눌러 배 근육을 사용하여 발목으로 가져간다. 이 운동에서는 상부 가슴과 팔의 각도가 변하지 않게 하며, 배 근육을 사용한다. **그림 3:** 그 후 롤 다운 바를 자세의 변화 없이 펴져 있는 다리를 가로질러 엉덩이 쪽으로 당긴다. **그림 4-5:** 롤 다운 바의 흔들림 없이 척추를 하나씩 차례대로 중간까지 말아서 내린다. **그림 6:** 이 상태에서 롤 다운 바를 가슴 쪽으로 올리고 상체를 완전히 눕힌다. 발꿈치는 수직 기둥에 붙여 유지해야 한다. **그림 7:** 팔은 위쪽으로 뻗는다. **그림 8-9:** 머리를 들어 올려 앞쪽을 바라보며, 척추를 하나씩 차례대로 말아서 올린다. 큰 C-만곡은 유지한다. **그림 10:** 어깨가 엉덩이 위에 오면 척추를 똑바로 펴서 앉는다. 이 부분의 동작을 반복한다. 첫 세션의 마지막 부분이다. 이제는 반대로 실시한다.
<u>파트 2:</u> **그림 11-12:** 골반기울임과 함께 완전하게 척추를 천천히 말아서 내린다. **그림 13:** 그 후 팔꿈치를 벌리면서 롤 다운 바를 가슴쪽으로 당긴다. **그림 14:** 머리를 들어올림과 동시에 롤 다운 바를 상체로부터 엉덩이 쪽으로 밀기 시작한다. **그림 15:** 위앞엉덩뼈 가시의 돌출부위에 도달했을 때 C-만곡을 유지하며 척추를 굽히고 롤 다운 바는 다리위로 민다. **그림 16:** 동시에 팔은 서서히 펴고 롤 다운 바를 발목 쪽으로 움직인다. **그림 17:** 동작이 한계에 다다르게 되면 척추를 하나씩 차례대로 말아 올려서 상체를 완전히 펴고 시작 자세로 돌아간다. 척추를 펴는 동안 가슴의 위 부분과 팔의 각도는 변하지 않아야 한다.
이 부분의 동작을 반복한다.

흔한 실수:

배근육으로 롤 다운바를 잡은 팔을 발목 쪽으로 누를 때 넙다리 뒤쪽의 유연성 부족 때문에 어깨를 내밈하게 되고 마름근은 신장된다. 운동을 하는 동안 손목은 충분히 안정되지 않아 불필요하게 손등 쪽으로 폄된다.
배근육을 사용하는 대신 엉덩관절 굽힘근을 과도하게 사용한다.

변형 또는 응용 동작:

이 운동은 그림에서 보여준 것과 같이 스프링 위치에 따라 상당한 힘을 필요로 할 수 있다. 미리 언급된 자세에서와 같이 스프링 위치는 운동이 효율적으로 실행될 수 있도록 선택해야 한다.
롤 다운 바가 매우 낮게 부착된 경우, 수직 기둥을 중심으로 발의 안쪽에서 고정시키는 것이 바람직하다.

금기증/주의점:

넓적다리 경련의 위험(넙다리곧은근)

6. 롤 백-원 암 크로스드 (T) Roll back-One Arm Crossed (T) 1/3

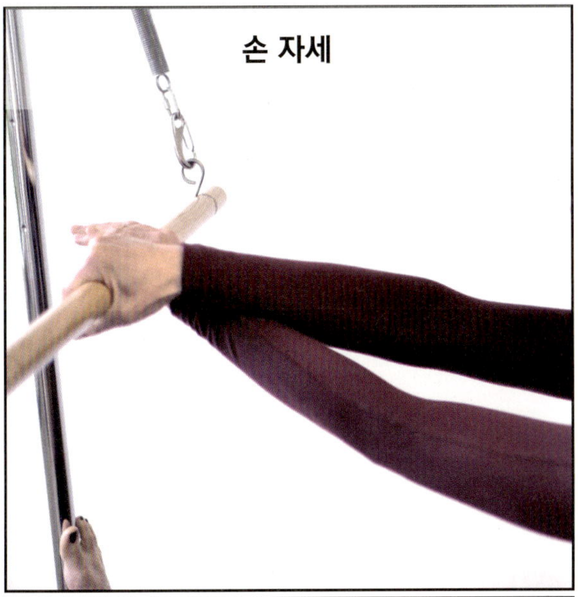

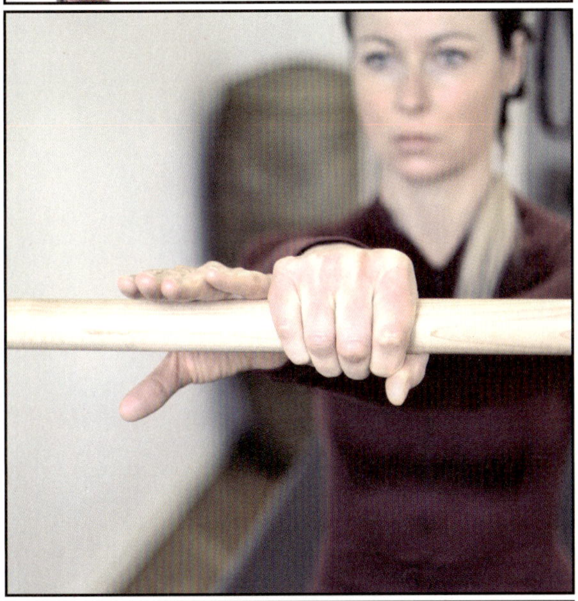

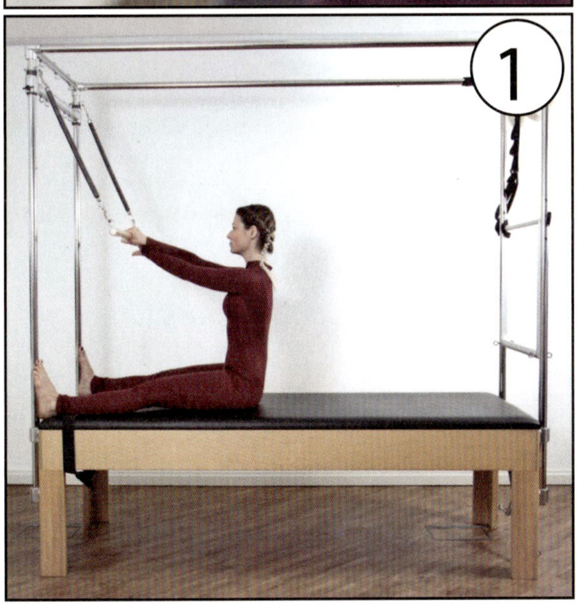

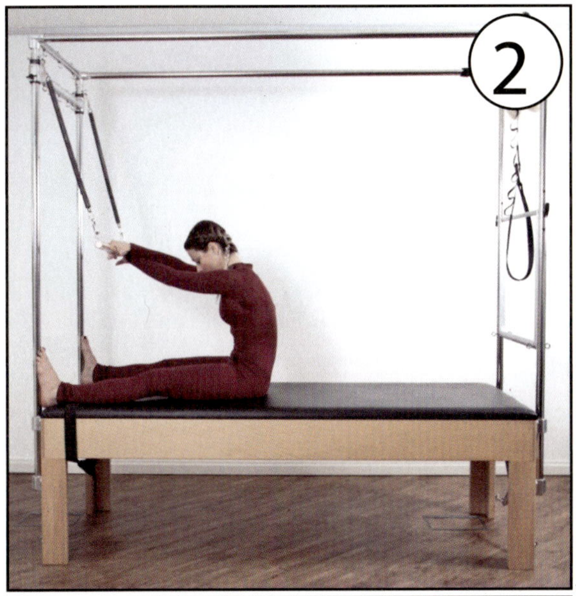

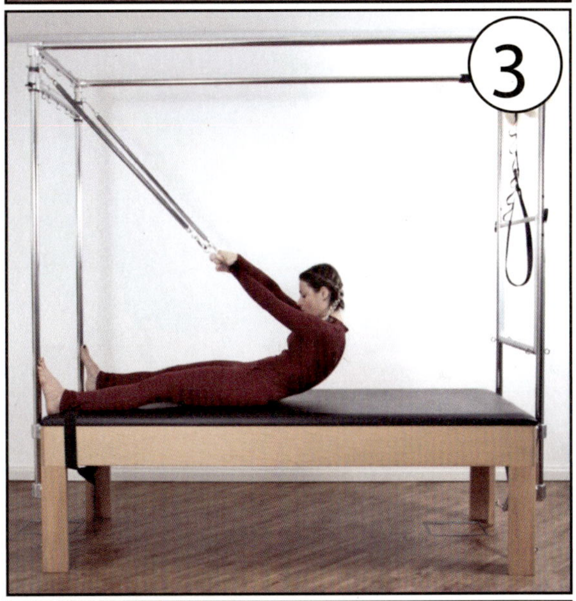

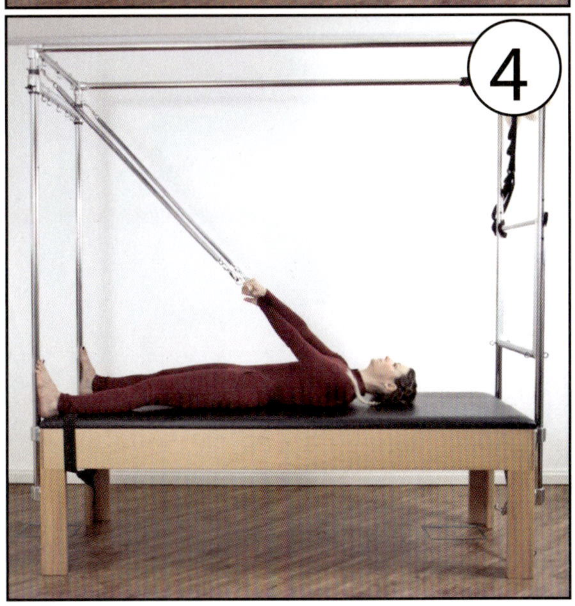

6. 롤 백-원 암 크로스드 (T) Roll back-One Arm Crossed (T) 2/3

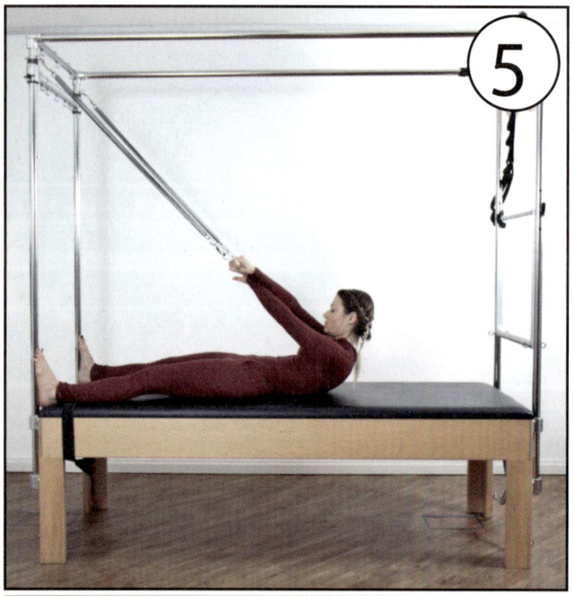

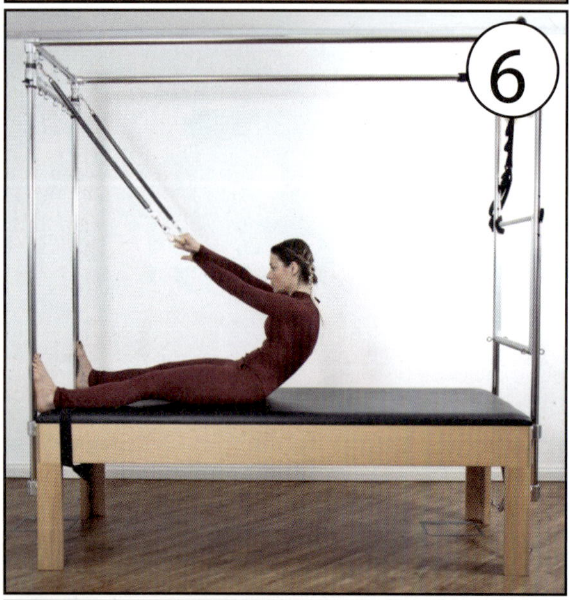

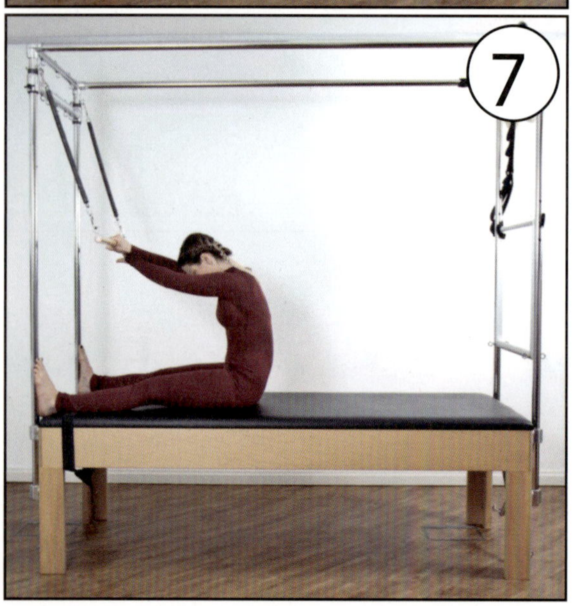

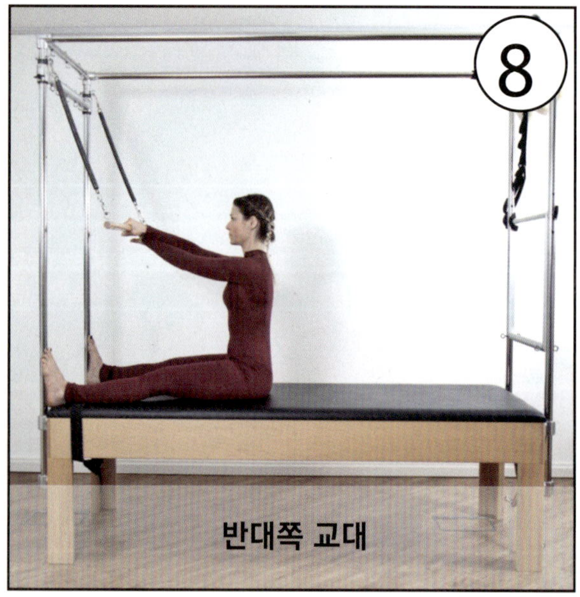

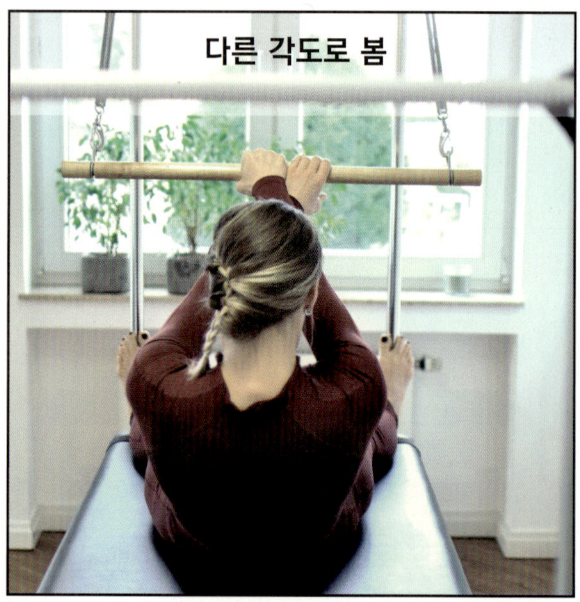

6. 롤 백-원 암 크로스드 (T) Roll back-One Arm Crossed (T) 3/3

시작 자세:

보상 작용 없이 운동을 완전하게 수행하기 위해서 스프링의 위치를 선택한다. 스프링 높이는 운동 효과에 영향을 미친다. 발뒤꿈치는 수직기둥위에 놓는다. 다리는 펴고 발은 굽히고 발볼과 수직 기둥 사이에는 공간이 좀 남아있게 한다. 동시에 발의 바깥쪽을 몸쪽으로 당긴다. *똑바로 앉는다.* 오른손은 롤 다운 바의 중간을 잡는다(잡은 손). 왼쪽 손은 오른쪽 손목/아래팔 아래로 뻗어 롤 다운 바 중심의 약간 오른쪽에서 잡지 않고 정지한다. *팔은 앞으로 뻗어주고 체중의 일부는 롤 다운 바에 싣는다. 스프링을 아직 늘리지 않는다.*

운동 목적:

잡은 손과 아래팔 근육의 강화.
롤 다운 시 회전을 방지하기 위한 배빗근들의 강화.
목뼈를 포함한 전체 척추의 움직임.
롤 다운 바가 낮을수록 배근육이 더 강화된다.
스프링이 강하고 롤 다운 바 장치가 높을수록 등 근육이 더 강화된다.
양팔을 사용한 롤 백 운동과 비교했을 때 "날개어깨뼈"를 예방하기 위한 마름근이 보다 더 강화된다.
앞쪽 목근육의 강화.
완전히 누웠을 때 위등세모근의 가벼운 신장.

운동 실행: 3-5회

그림 2-3: 골반 뒤기울임 상태로 배 근육을 당기면서 시작한다. 엉치뼈를 가능한 한 바닥과 평평하게 하고 척추를 하나씩 움직여 몸을 말아 내린다. 날개어깨뼈가 되지 않게 하고 스프링의 힘으로 앞으로 당겨지지 않도록 한다. 상체를 안정되게 유지하고 왼쪽으로 돌아가지 않도록 한다.
그림 4: 발꿈치는 수직 기둥에 붙여 유지되어야 한다. 최종적으로 머리를 내려놓는다. 머리는 될 수 있는 한 정면을 향하게 하여 목의 근육들이 거의 긴장되지 않게 한다.
그림 5: 머리를 들어 올림과 동시에 척추를 말아 올리기 시작한다. 머리를 들어 올릴 때 많은 부하가 상부 배 근육에 가해지면서 등뼈가 잘 굽혀지도록 한다.
그림 6-7: 그 후 매트로부터 척추를 차례대로 하나씩 들어올려 점차적으로 큰 C-만곡을 형성한다.
그림 8: 어깨가 엉덩이 위에 오면 똑바로 앉는다. 한 방향당 동작을 3회 반복한다.

세 번째 반복에는 사이드 스트레치가 포함될 수 있다(운동 6. 사이드 스트레치 참고). 반대편으로 실시한다.

흔한 실수:

오른손으로 잡을 때 왼쪽의 상체가 약간 쳐지게 되어 매트에 왼쪽 어깨가 너무 빨리 닿게 된다. 왼손을 반대로 한다.

변형 또는 응용 동작:

원 암 크로스드와 사이드 스트레치의 결합

금기증/주의점: -

7. 롤 백-원 암 허그 (T) Roll back-One Arm Hug (T)
1/3

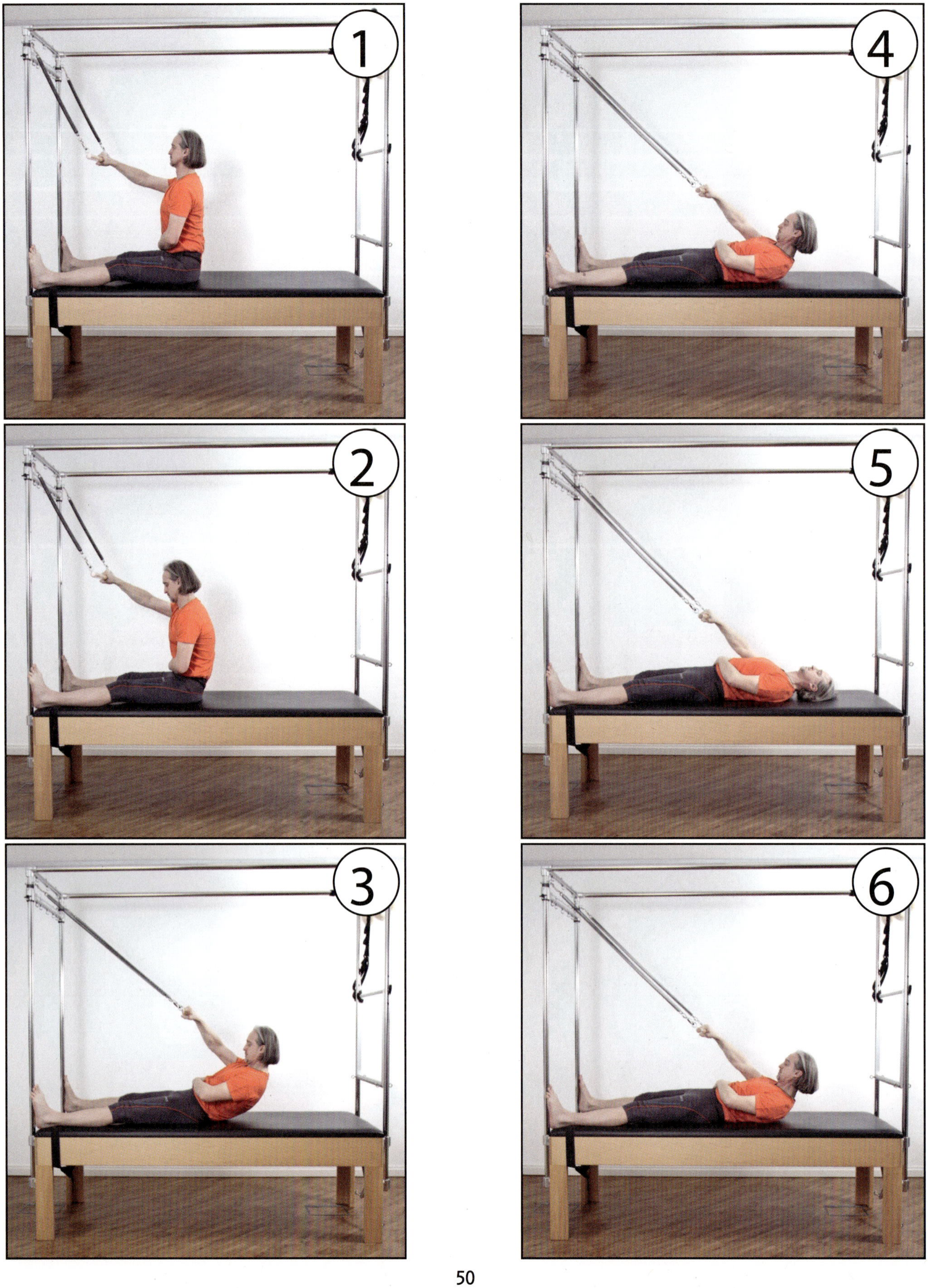

7. 롤 백-원 암 허그 (T) Roll back-One Arm Hug (T) 2/3

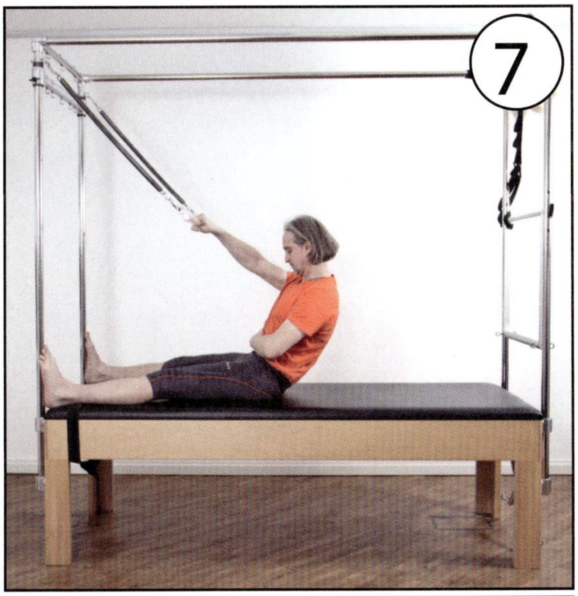

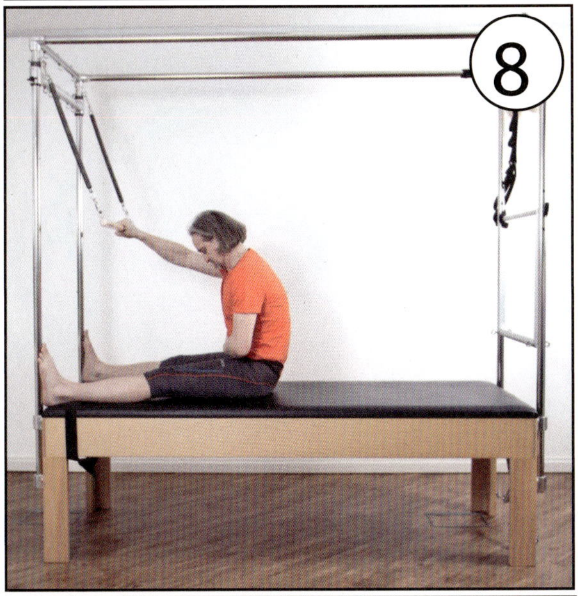

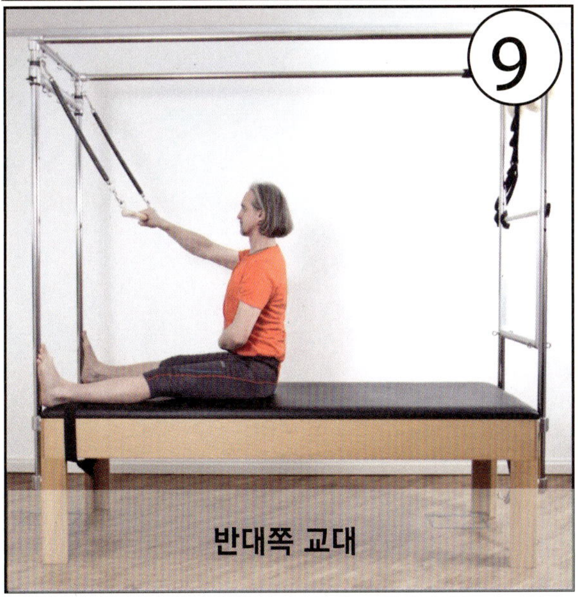

7. 롤 백-원 암 허그 (T) Roll back-One Arm Hug (T) 3/3

시작 자세:

보상 작용 없이 운동을 완전하게 수행하기 위해서 스프링의 위치를 선택한다. 스프링 높이는 운동 효과에 영향을 미친다. 발뒤꿈치는 수직기둥위에 놓는다. 다리는 펴고 발은 굽히고 발볼과 수직 기둥 사이에는 공간이 좀 남아있게 한다. 동시에 발의 바깥쪽을 몸쪽으로 당긴다. *똑바로 앉는다.* 오른손은 롤 다운 바의 중간을 잡는다(잡은 손). 왼손은 반대쪽 상부 배 위에 놓는다. 잡고 있는 *팔은 앞으로 뻗어주고 체중의 일부는 롤 다운 바에 싣는다. 스프링을 아직 늘리지 않는다.*

운동 목적:

"원 암 크로스드"보다 복잡한 협응이 요구된다.
잡은 손과 아래팔 근육의 강화.
롤 다운 시 회전을 피하기 위한 배빗근들의 강화.
목뼈를 포함한 전체 척추의 움직임.
롤 다운 바의 높이가 낮을수록 배근육이 더 강화된다.
스프링이 강하고 롤 다운 바의 높이가 높을수록 등 근육이 더 강화된다.
양팔을 사용한 롤 백 운동과 비교했을 때 날개어깨뼈를 예방하기 위한 마름근이 보다 더 강화된다.
앞쪽 목근육의 강화.
완전히 누웠을 때 위등세모근의 가벼운 신장.

운동 실행: 3-5회

그림 2-4: 골반 뒤기울임 상태로 배 근육을 당기면서 시작한다. 엉치뼈를 가능한 한 바닥과 평평하게 하고 척추를 하나씩 움직여 몸을 말아 내린다. 날개어깨뼈가 되지 않게 하고 스프링의 힘으로 앞으로 당겨지지 않도록 한다. 상체를 안정되게 유지하고 왼쪽으로 회전되지 않도록 한다.
그림 5: 발꿈치는 수직 기둥에 붙여 유지되어야 한다. 머리를 마지막에 내려놓는다. 머리는 될 수 있는 한 정면을 향하게 하여 목의 근육들이 거의 긴장되지 않게 한다.
그림 6: 머리를 들어 올림과 동시에 척추를 말아 올리기 시작한다. 머리를 들어 올리는 동안 등뼈가 잘 굽혀질 수 있도록 위쪽 배 근육을 많이 사용한다.
그림 7-8: 그 후 매트로부터 척추를 차례대로 하나씩 들어올려 점차적으로 큰 C-만곡을 형성한다.
그림 9: 어깨가 엉덩이 위에 오면 똑바로 앉는다.
한 방향당 동작을 3회 반복한다. 세 번째 반복에는 사이드 스트레치가 포함될 수 있다(운동 6. 사이드 스트레치 참고). 반대편으로 실시한다.

흔한 실수:

오른손으로 잡을 때 왼쪽의 상체가 약간 쳐지게 되어 매트에 왼쪽 어깨가 너무 빨리 닿게 된다. 왼손을 반대로 한다.

변형 또는 응용 동작:

원 암 크로스드와 사이드 스트레치의 결합

금기증/주의점: -

8. 사이드 스트레치 (T) Sidestretch (T)
1/3

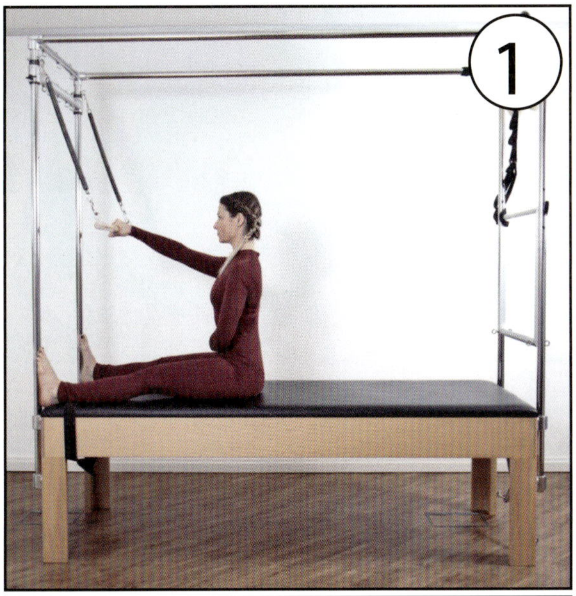

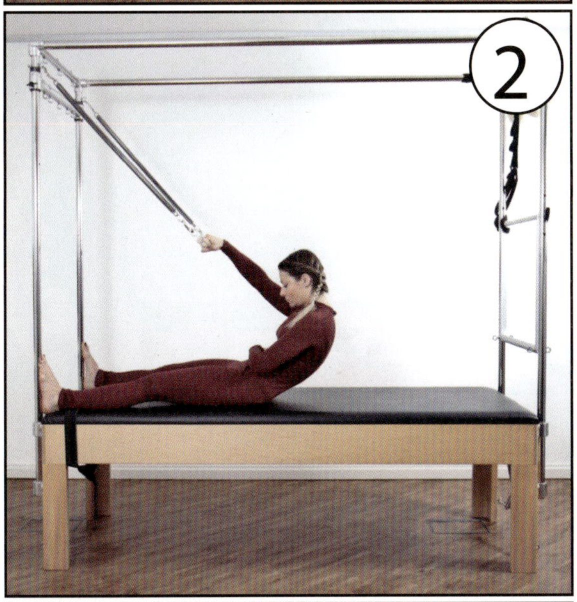

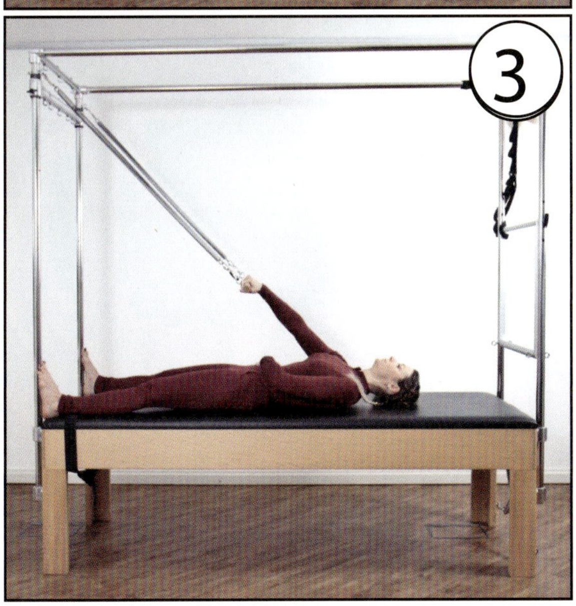

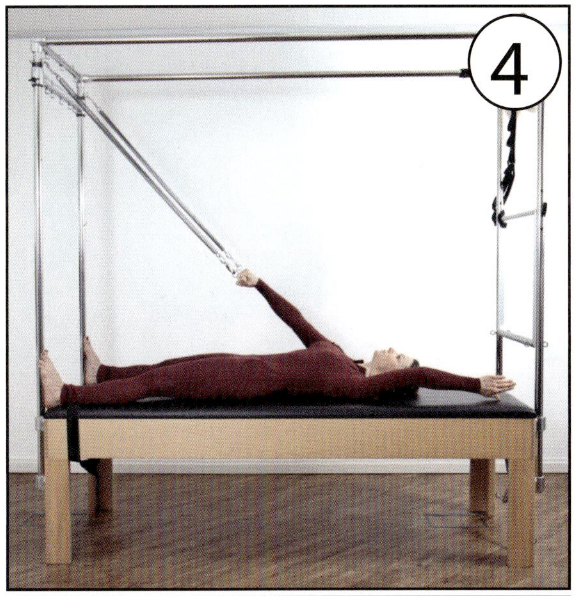

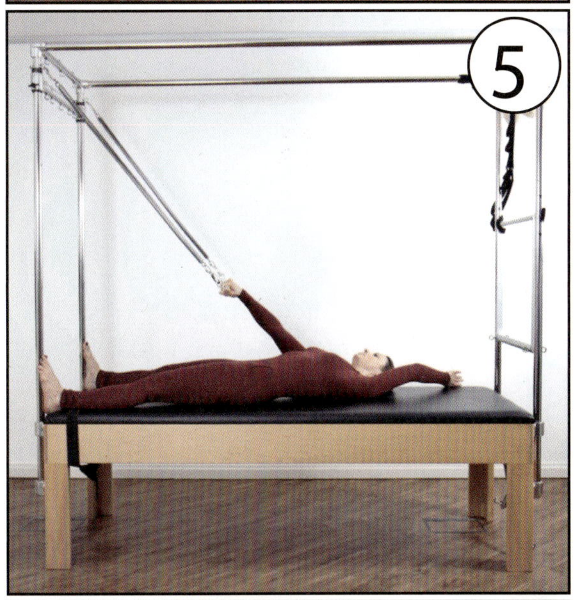

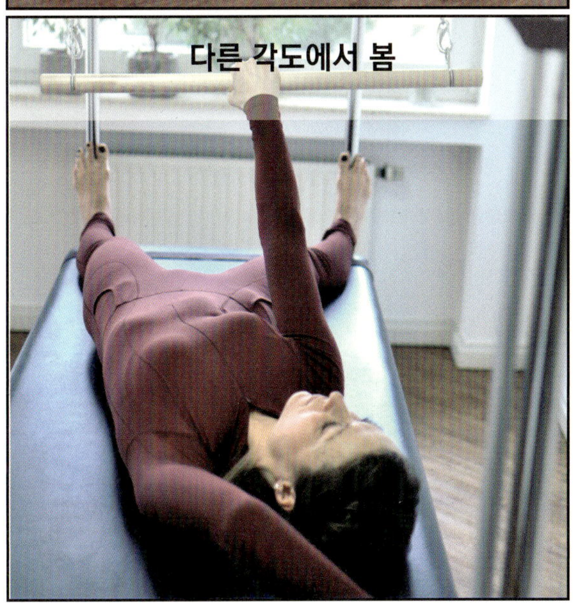

8. 사이드 스트레치 (T) Sidestretch (T) 2/3

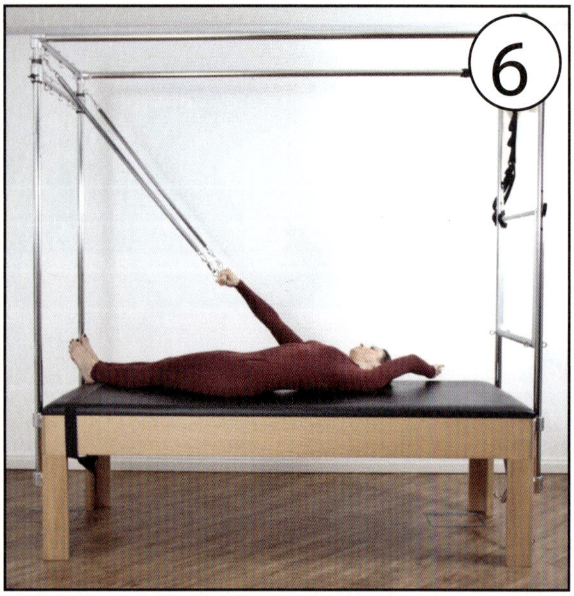

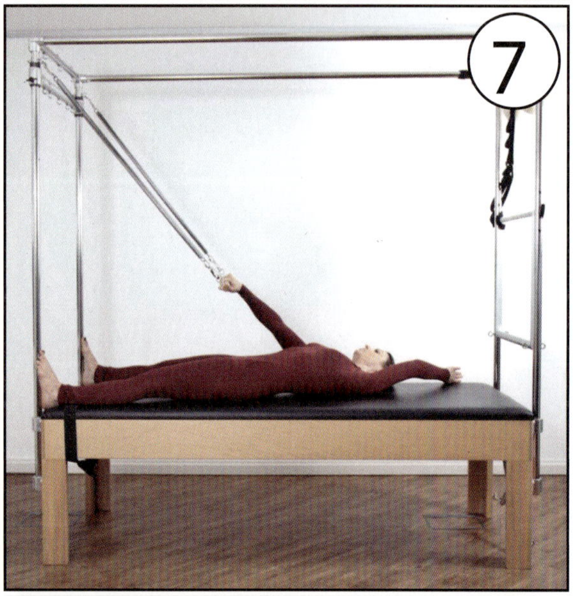

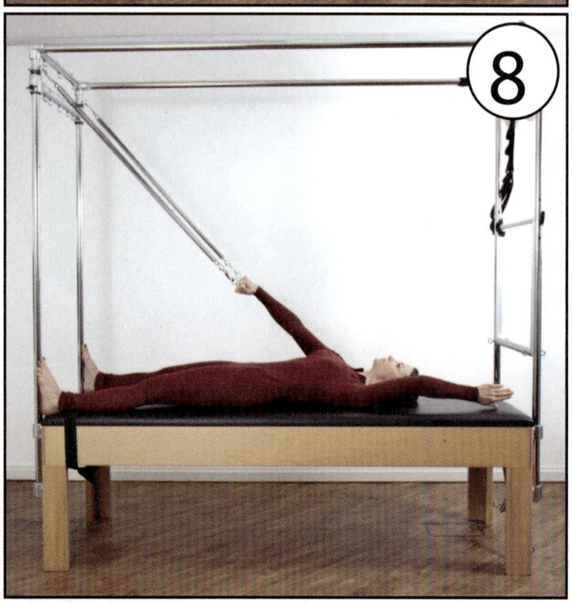

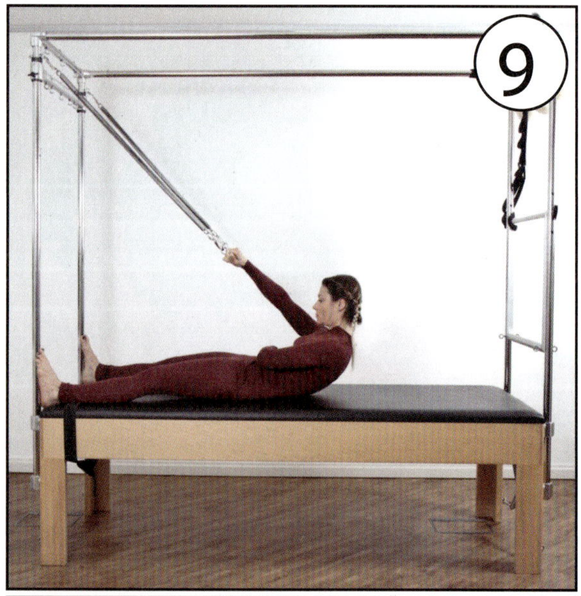

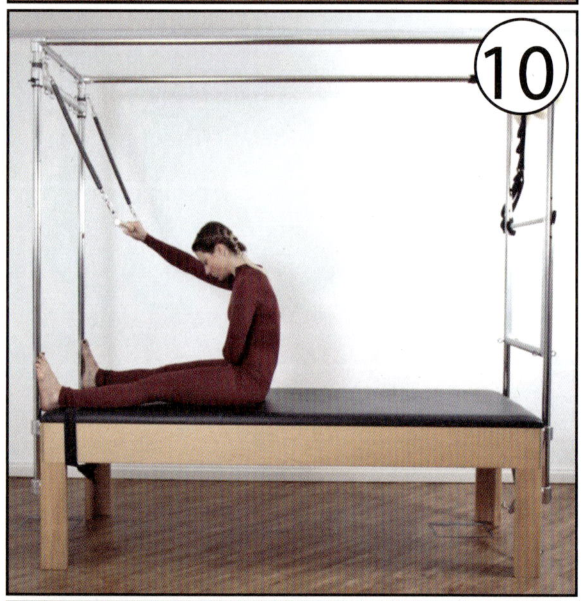

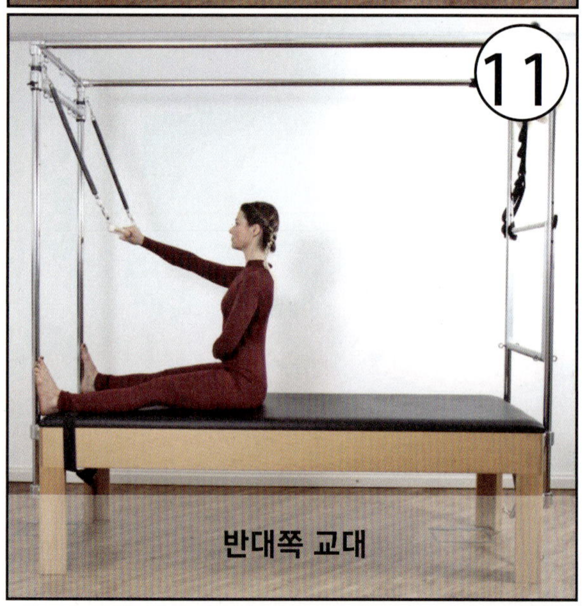

8. 사이드 스트레치 (T) Sidestretch (T) 3/3

시작 자세:

보상 작용 없이 운동을 완전하게 수행하기 위해서 스프링의 위치를 선택한다. 스프링 높이는 운동 효과에 영향을 미친다. 발뒤꿈치는 수직기둥위에 놓는다. 다리는 펴고 발은 굽히고 발볼과 수직 기둥 사이에는 공간이 좀 남아있게 한다. 동시에 발의 바깥쪽을 몸쪽으로 당긴다. *똑바로 앉는다.* 오른손은 롤 다운 바의 중간을 잡는다(잡은 손). 왼손은 반대쪽 상부 배 위에 놓는다. 잡은 쪽 팔은 이완된 상태로 *앞으로 뻗어주고 체중의 일부는 롤 다운 바에 싣는다. 스프링을 아직 늘리지 않는다.*

운동 목적:

잡은 손과 아래팔 근육조직의 강화.
롤 다운 시 회전을 피하기 위한 배빗근들의 강화.
배근육과 가쪽 근육들(배가로근, 배속빗근, 배바깥빗근, 갈비사이근), 등 근육, 넓은등근, 넙다리근막긴장근과 아래뒤톱니근의 신장 반대쪽 가쪽근육의 강화.
목뼈를 포함한 전체 척추의 움직임.
롤 다운 바 장치가 낮을수록 배근육이 더 강화된다.
스프링이 강하고 롤 다운 바 장치가 높을수록 등 근육이 더 강화된다.
양팔을 사용한 롤 백 운동과 비교하여 날개어깨뼈를 예방하기 위한 마름근이 보다 더 강화된다.
앞쪽 목근육의 강화.
완전히 누웠을 때 위등세모근의 가벼운 신장.

운동 실행: 방향당 1회

그림 2-3: 골반 뒤기울임 상태로 배 근육을 당기면서 시작한다. 엉치뼈를 가능한 한 바닥과 평평하게 하고 척추를 하나씩 움직여 몸을 말아 내린다. 날개어깨뼈가 되지 않게 하고 스프링의 힘으로 앞으로 당겨지지 않도록 한다. 상체를 안정되게 유지하고 왼쪽으로 회전되지 않도록 한다. 발꿈치는 수직 기둥에 접촉하여 유지되어야 한다. 최종적으로 머리를 내려놓는다. 머리는 될 수 있는 한 앞쪽으로 향하게 한다. **그림 4:** 배로부터 팔을 들어 올려 뒤쪽방향으로 곧게 하여 신장하는 동안 귀 옆에 위치하게 한다. **그림 5:** 바로 천장 쪽을 바라보면서 잡은 손 방향으로 상체를 기울인다. **그림 6:** 그 후 왼쪽 다리를 매트와 최대한 가깝게 유지하며 오른쪽으로 당긴다. 만약 신장의 강도를 증가시키고 싶다면, 왼쪽 다리와 닿아있는 오른쪽 다리의 가쪽굽힘을 약간 증가시킨다. **그림 7-8:** 상체와 더불어 다리를 시작 자세로 되돌린다. **그림 9:** 그리고 뒤로 뻗은 팔을 배 위에 다시 위치하게 하고 머리를 들어 몸을 말아 올리기 시작한다. 머리를 들어 올리는 동안 등뼈가 잘 굽혀질 수 있도록 위쪽 배 근육을 많이 사용한다.
그림 10: 그 후 매트로부터 척추를 하나씩 들어올려 점차적으로 큰 C-만곡을 형성한다. **그림 11:** 어깨가 엉덩이 위에 오면 똑바로 앉는다. 반대편으로 실시한다.

흔한 실수:

신장되는 쪽의 골반을 들어올린다. 다리를 교차한다.

변형 또는 응용 동작:

원 암 크로스드와 사이드 스트레치의 결합

금기증/주의점:

엉덩관절내 인공삽입물이 있을 경우, 탈구의 원인이 된다.

9. 써클 쏘우 (M) Circle Saw (M)
1/5

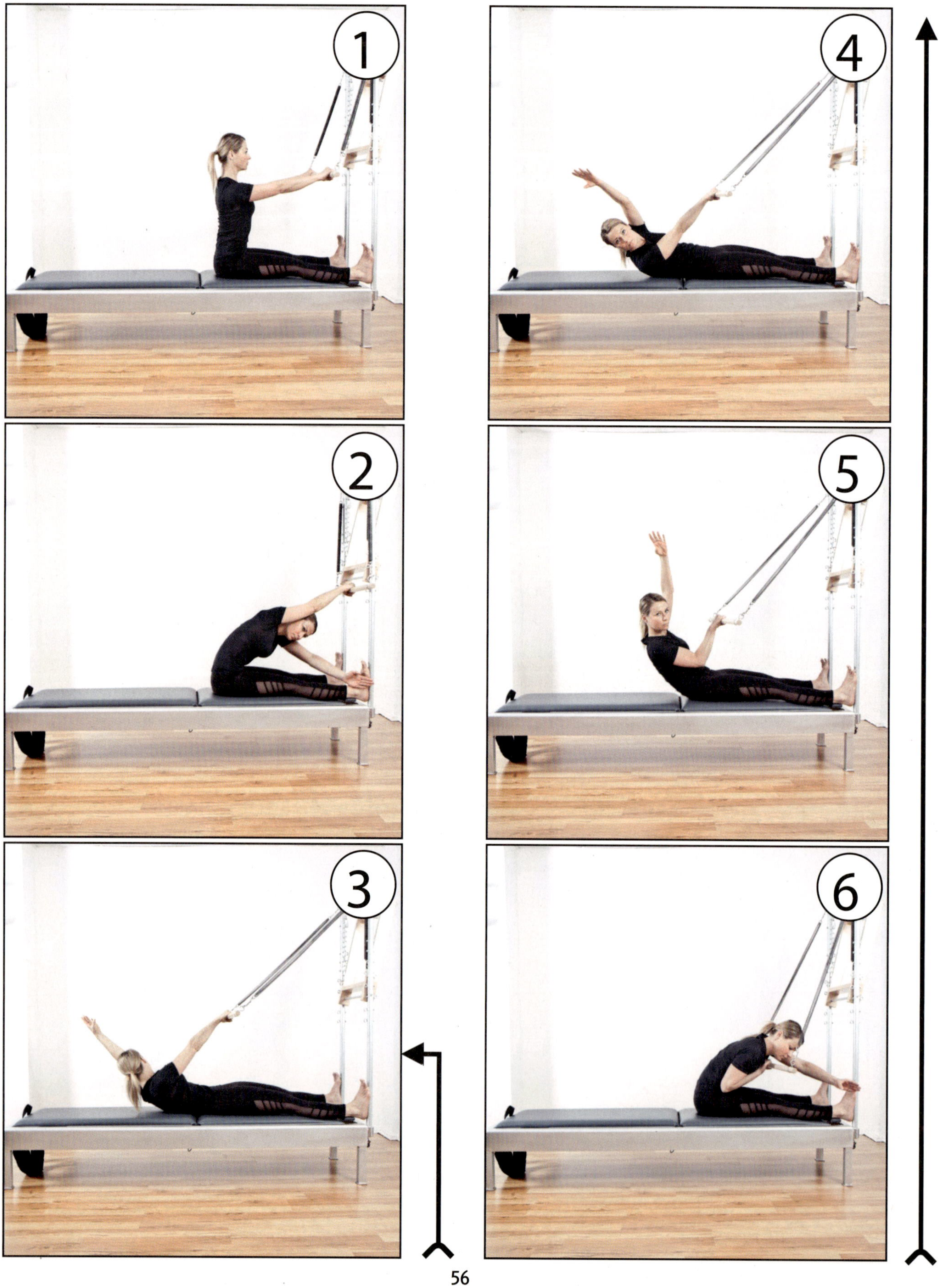

9. 써클 쏘우 (M) Circle Saw (M)
2/5

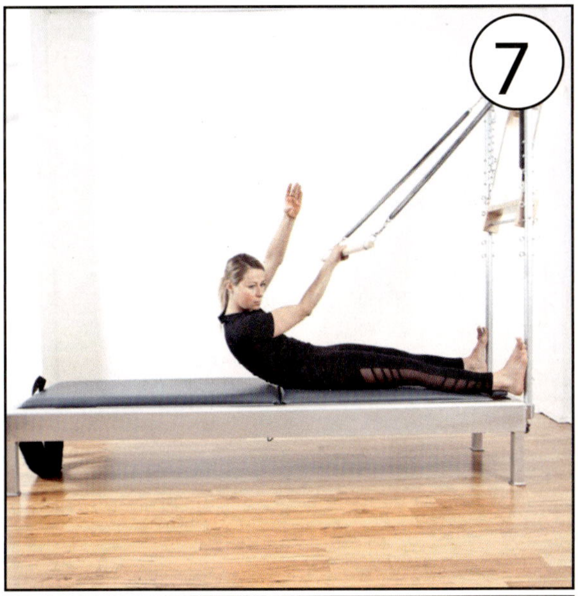

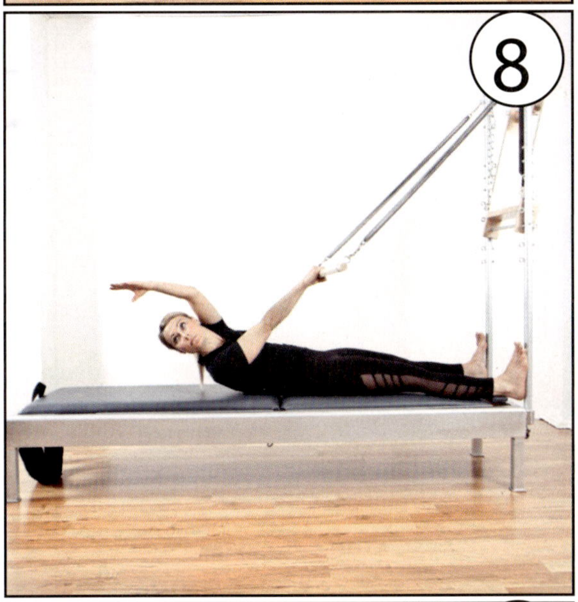

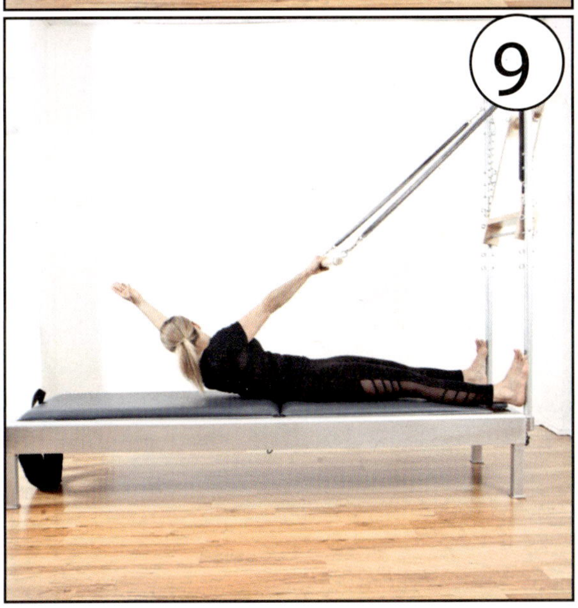

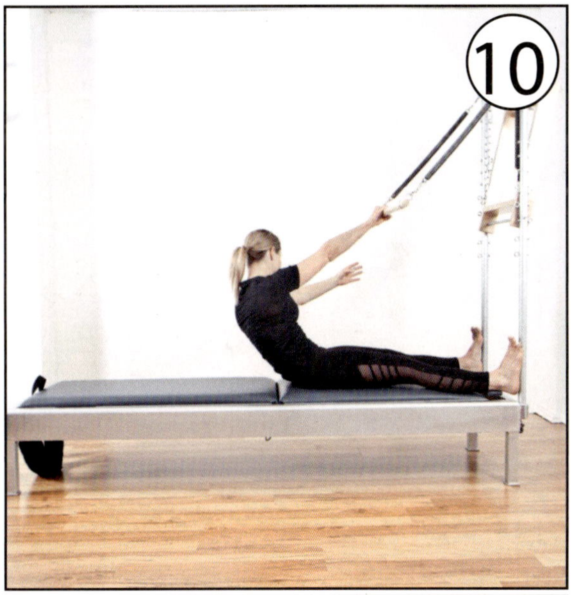

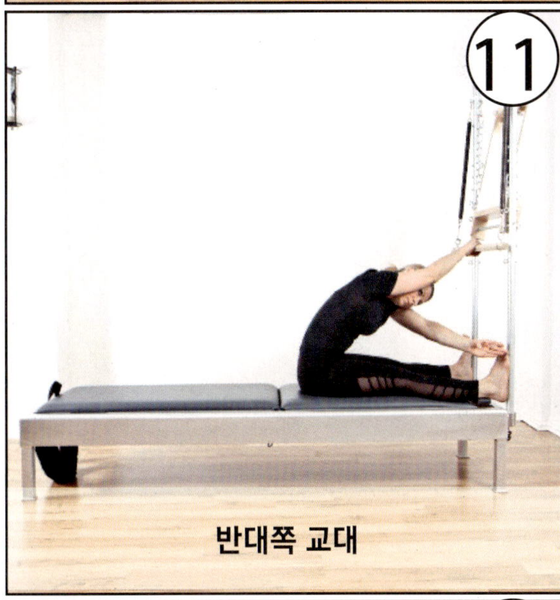

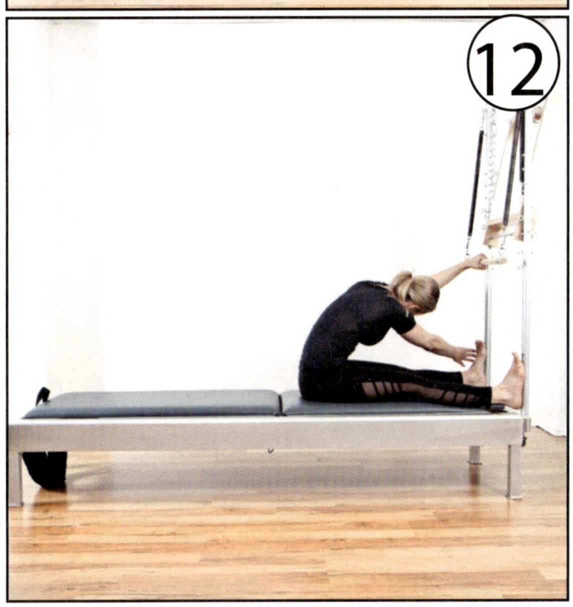

5회

9. 써클 쏘우 (M) Circle Saw (M)
3/5

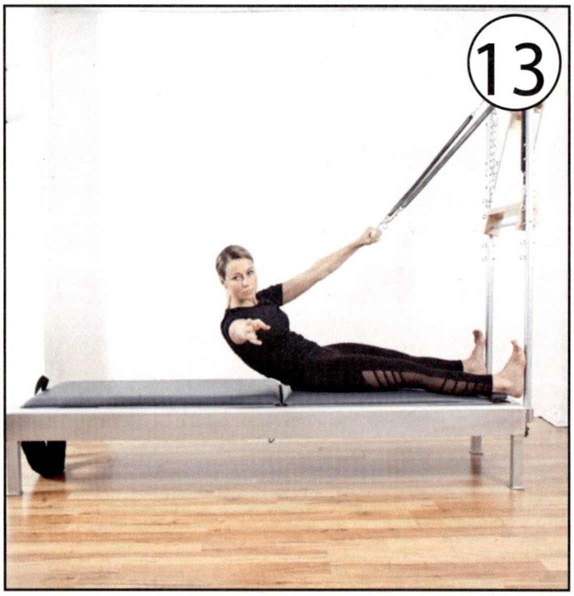

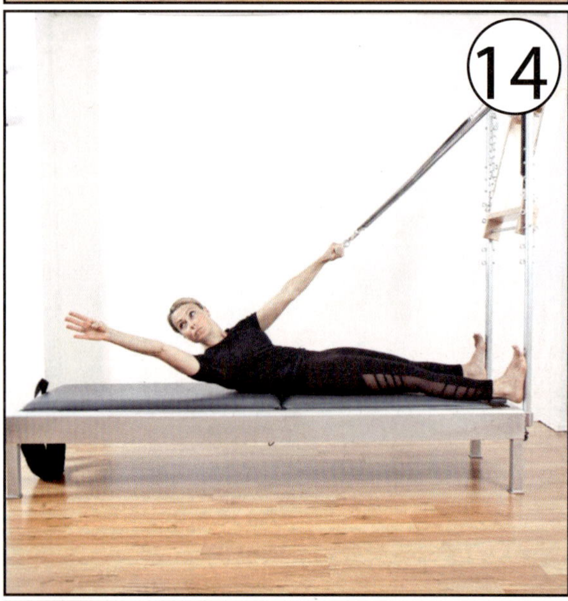

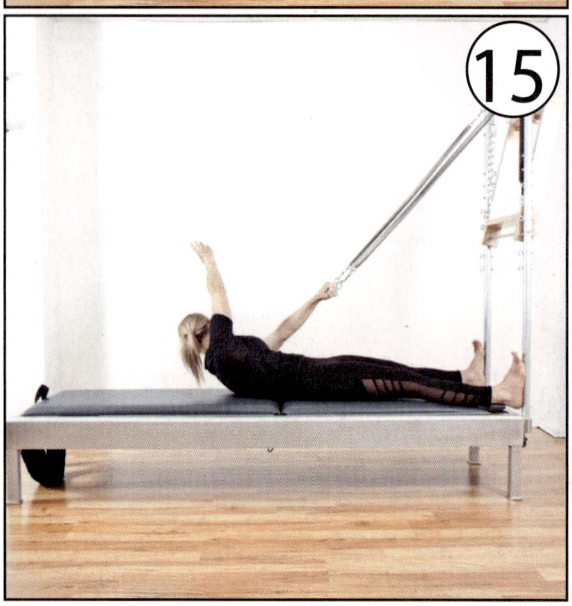

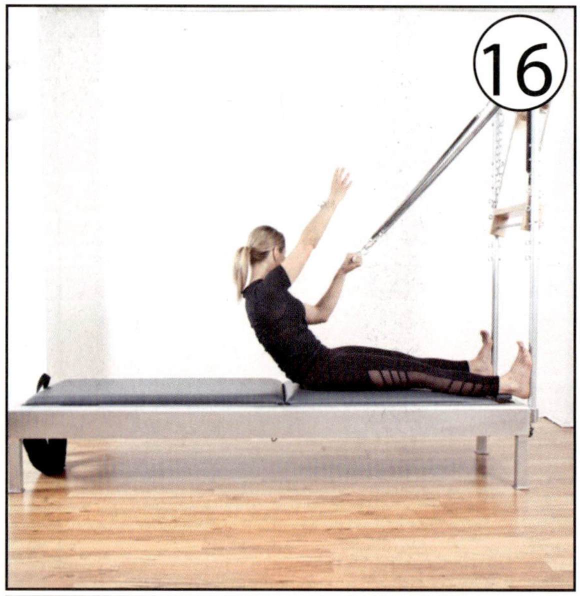

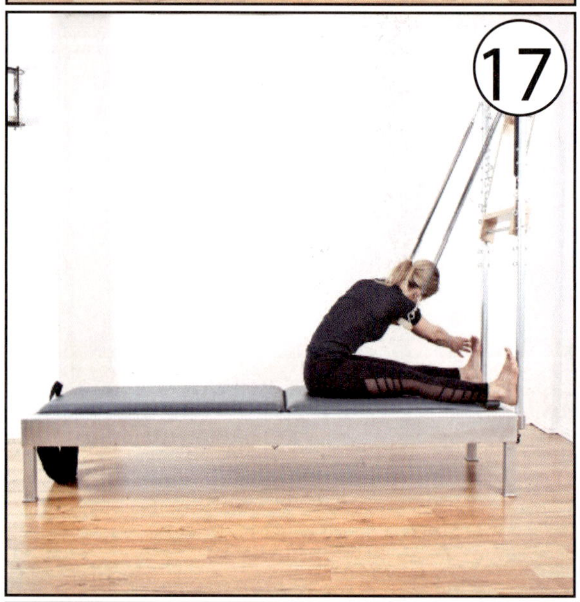

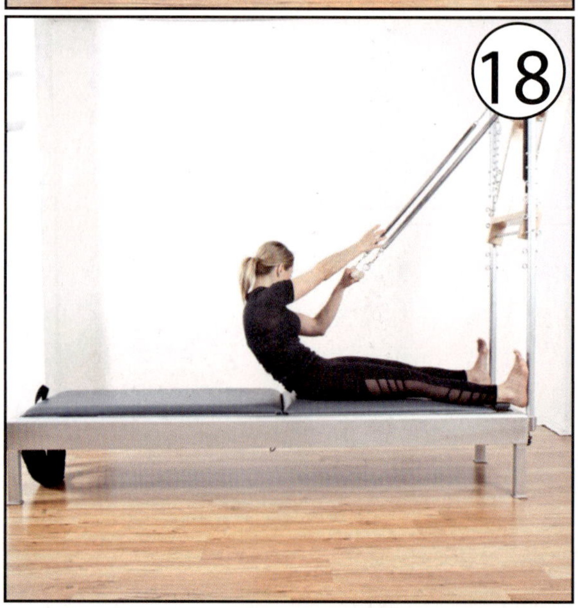

9. 써클 쏘우 (M) Circle Saw (M)
4/5

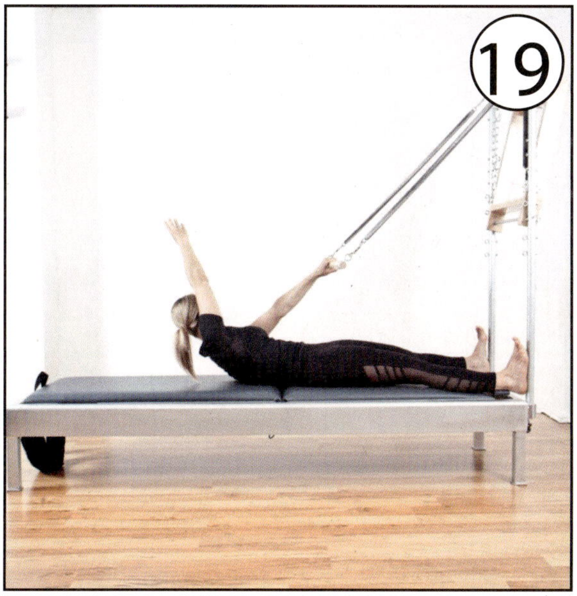

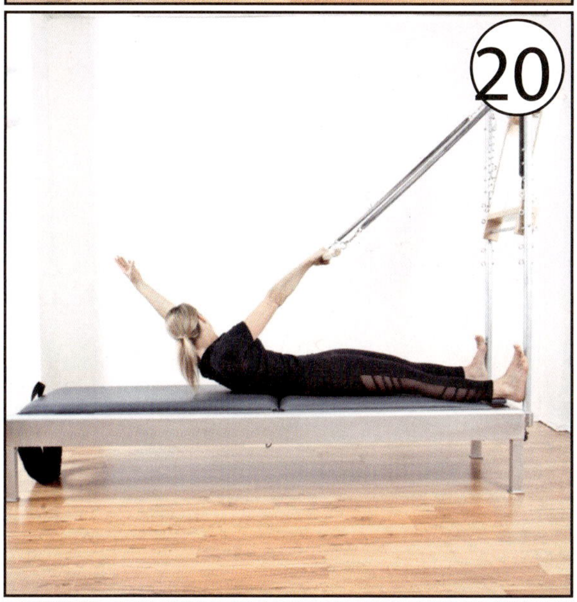

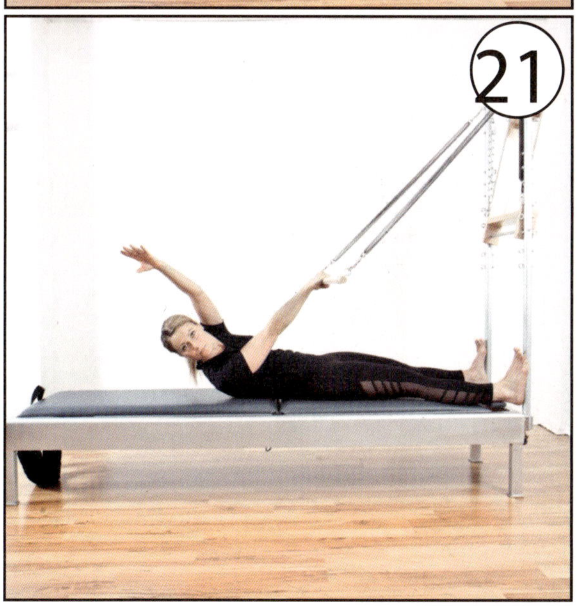

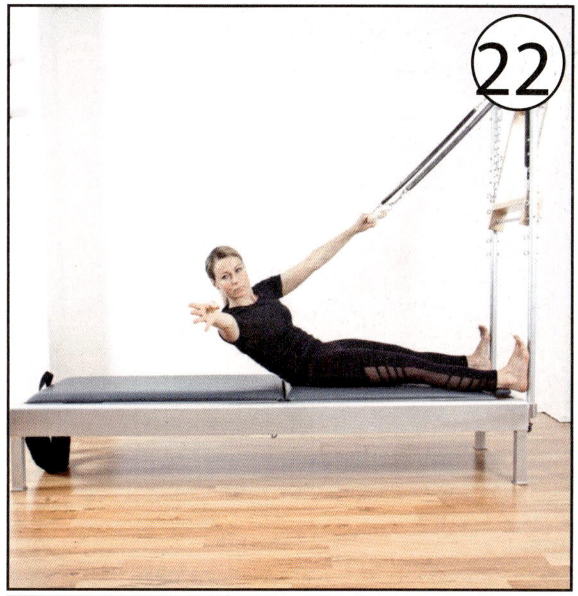

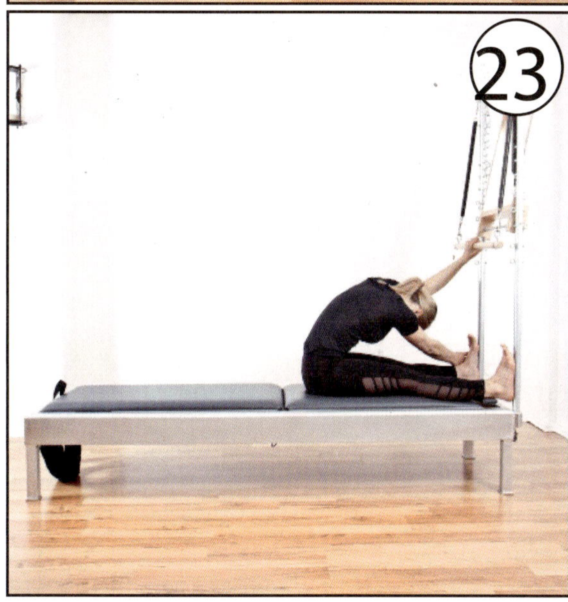

5회

9. 써클 쏘우 (M) Circle Saw (M)
5/5

시작 자세:

보상 작용 없이 운동을 완전하게 수행하기 위해서 스프링의 위치를 선택한다. 스프링 높이는 운동 효과에 영향을 미친다. 위치가 높다면 더 어려워지게 된다. 롤 다운 바가 매우 높게 부착되어있다면, 운동은 정확하게 수행되어질 수 없다. *양발뒤꿈치는 수직기둥위에 놓는다.* 다리는 펴고 발은 굽히고 발볼과 수직 기둥 사이에는 공간이 좀 남아있게 한다. 동시에 발의 바깥쪽을 몸쪽으로 당긴다. *똑바로 앉는다. 손은 어깨 너비보다 약간 넓게 한 상태에서 롤 다운 바를 잡는다. 팔은 앞으로 뻗어주고 체중의 일부는 롤 다운 바에 싣는다. 스프링을 아직 늘리지 않는다.* 롤 다운 바의 중심에 오른쪽 손을 놓는다. 왼쪽 손은 오른 발 바깥쪽으로 움직인다. "쏘우" 자세이다.

운동 목적:

전체 배근육(특히, 배빗근)과 가슴근과 넓은등근에 중점을 둔 어깨뼈 안정화 근육의 강화.

운동 실행: 3회

그림 2: 상체는 큰 C-만곡을 형성하여 앞으로 기울인 자세로부터 왼팔은 어깨가 엉덩이 위를 지나감과 동시에 왼쪽의 바깥쪽으로 움직인다.
그림 3: 그리고 등의 왼쪽 편으로 말아 내린다. 왼쪽 팔은 팔의 상부가 왼쪽 귀 옆에 올 때까지 원운동을 계속한다.
그림 4-5: 머리를 내려놓지 않고 등뼈를 통하여 오른쪽으로 회전하고 오른편 등으로 다시 말아 올린다. 그 동안 오른쪽 팔을 구부려 롤 다운 바를 가슴 가까이 가져온다.
그림 6: 어깨가 엉덩이 위를 지나자마자 왼쪽 팔은 롤 다운 바를 지나 스프링과 오른쪽 발 사이로 다시 내린다.
그림 7-8: 왼쪽 팔을 다시 들어올려 왼쪽 귀 가까이에 위치하게 한다. 오른쪽 등으로 말아 올린다.
그림 9: 머리는 내려놓지 않고 등뼈를 통해서 왼쪽으로 회전한다.
그림 10-11: 왼팔은 같은 편의 바깥쪽에서 롤 다운 바의 아래를 지나 다시 오른쪽 발로 움직인다.
반대편으로 실시한다(그림 12-23).

흔한 실수:

높은 스프링 위치에서 운동이 수행되어질 때 상당한 배근육과 상체의 근력이 요구된다. 그러나 이 둘 다 잘 훈련된 경우가 드물기 때문에 운동은 잘 훈련된 근육에 한해서만 수행되어지는 경우가 많다. 배근육이 강하다면, 팔은 덜 사용되게 된다. 강한 어깨와 팔에 의해 움직임이 수행되어진다면, 배근육으로 하는 앞쪽 굽힘과 회전은 없어진다.

변형 또는 응용 동작:

운동을 준비하고 학습하기 위해서는 오직 그림 1~3을 수행한다. 팔을 바깥쪽으로 움직이면서 같은 쪽 몸을 말아 내리는 동시에 팔을 귀 쪽으로 오게 한다. 거기서 다시 같은 쪽으로 몸을 말아 올리면서 손을 반대편 발로 가져간다. 그림 5 에서의 롤 다운 바를 잡은 팔을 굽히고 다른 쪽 팔을 대각선 아래 반대편 발쪽으로 움직이는(그림 6) 대신에 팔과 몸의 원운동은 계속한다. 이런 식으로 팔은 롤 다운 바를 잡은 팔을 가로질러 발의 바깥으로부터 닿는다.
이 변형은 또한 푸쉬-쓰루-바와 함께 수행되어질 수 있다.

금기증/주의점: -

10. 플랫 백 (T) Flat Back (T)
1/2

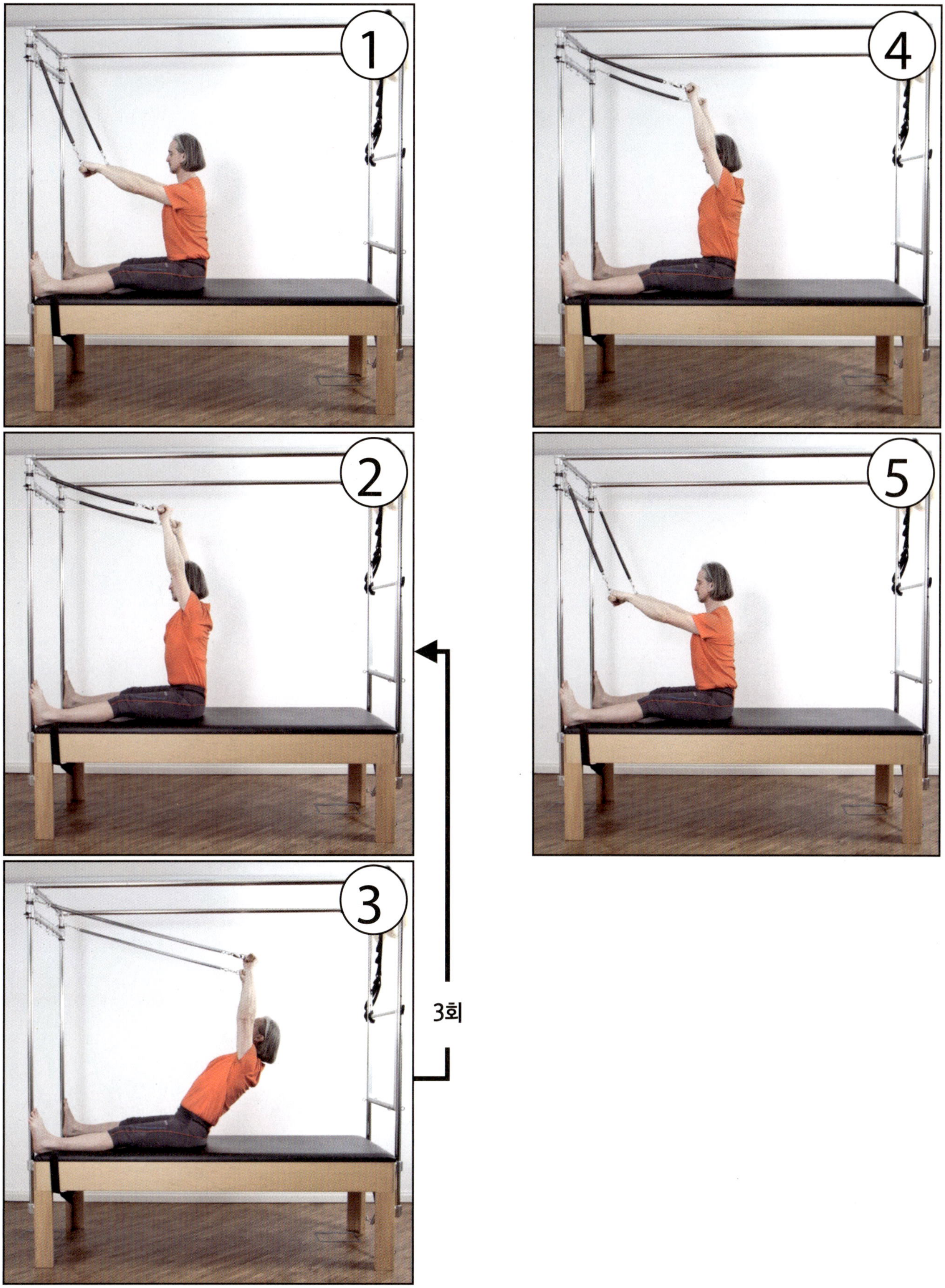

10. 플랫 백 (T) Flat Back (T) 2/2

시작 자세:

보상 작용 없이 운동을 완전하게 수행하기 위해서 스프링의 위치를 선택한다. 스프링 높이는 운동 효과에 영향을 미친다. 발뒤꿈치는 수직기둥위에 놓는다. 다리는 펴고 발은 굽히고 발볼과 수직 기둥 사이에는 공간이 좀 남아있게 한다. 동시에 발의 바깥쪽을 몸쪽으로 당긴다. *똑바로 앉는다. 양손은 어깨 너비보다 약간 넓게 한 상태에서 롤 다운 바를 잡는다. 팔은 앞으로 뻗어주고 체중의 일부는 롤 다운 바에 싣는다. 스프링을 아직 늘리지 않는다.*

운동 목적:

어깨세모근, 근육둘레띠, 앞톱니근, 전체 등세모근의 강화.
협력수축에 의한 등근육과 배근육의 강화.

운동 실행: 3-5회

그림 2: 팔의 상부가 귀에 다다를 때까지 가능한 한 양팔을 쭉 뻗어 롤 다운 바를 머리 위로 올린다.
그림 3: 이 자세에서 등을 쭉 펴고 뒤로 기울인다. 팔은 가능한 한 귀에 가깝게 유지한다. 스프링 위치에 따라 팔은 자동적으로 이상적인 위치에서 벗어나게 된다.
그림 4-5: 시작 자세로 되돌아간다.

흔한 실수:

어깨가 귀까지 당겨진다.

변형 또는 응용 동작:

이 운동은 스프링 위치에 따라 사진과 같이 시행하기 위해서는 상당한 근력이 요구된다.
미리 셋업에서 언급된 바와 같이 스프링 위치는 실행 가능한 방식으로 선택되어져야 한다.

금기증/주의점:

운동은 등근육의 준비운동 후에 실행하라. 그렇지 않으면 근막통증증후군의 원인이 된다.

11. 드렁크 드라이브/어라운드 더 월드 (T) Drunken Driver/Around the world (T) 1/3

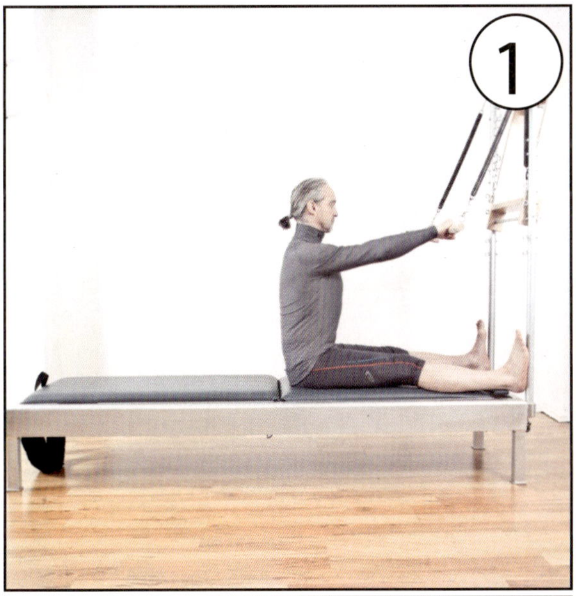

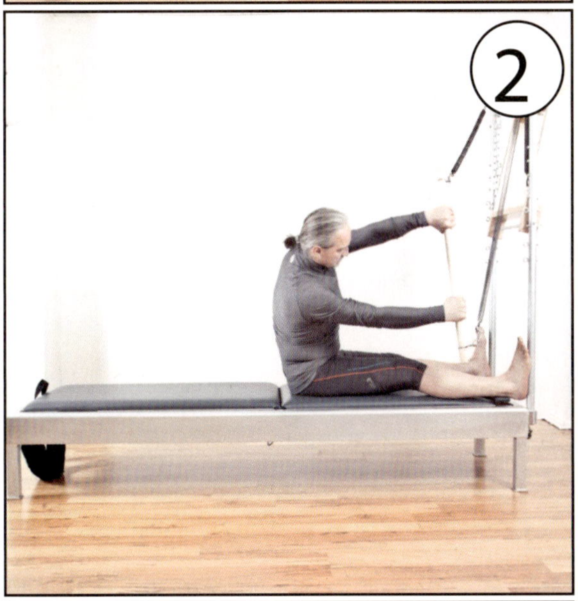

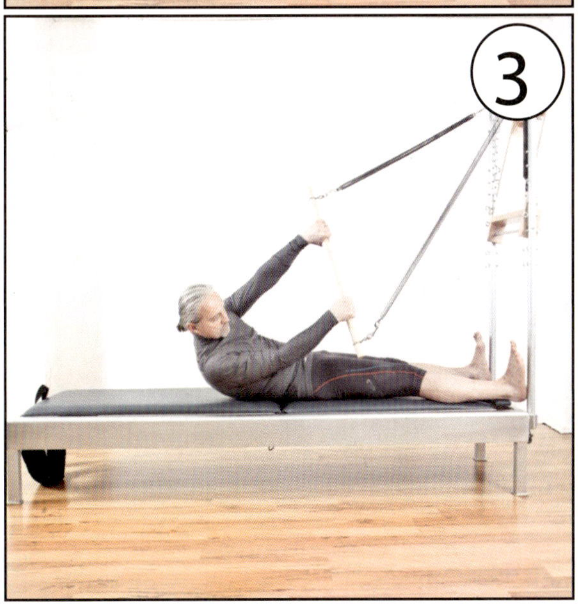

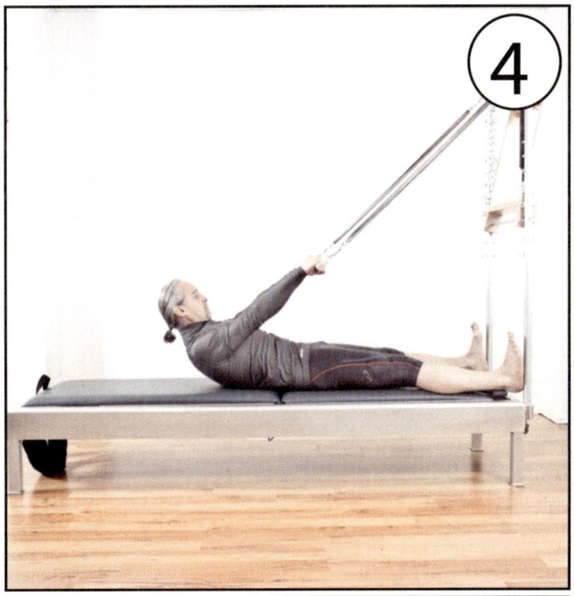

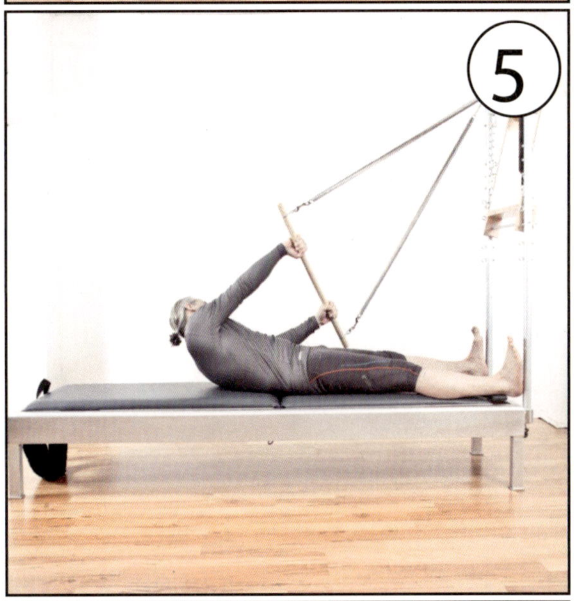

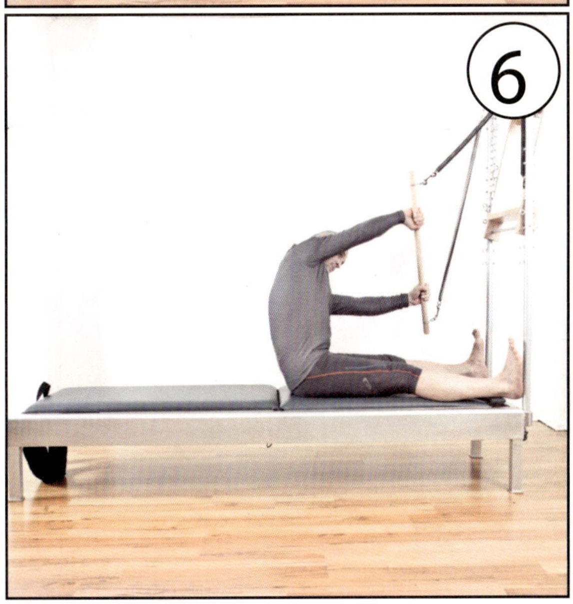

11. 드렁큰 드라이브/어라운드 더 월드 (T) Drunken Driver/Around the world (T) 2/3

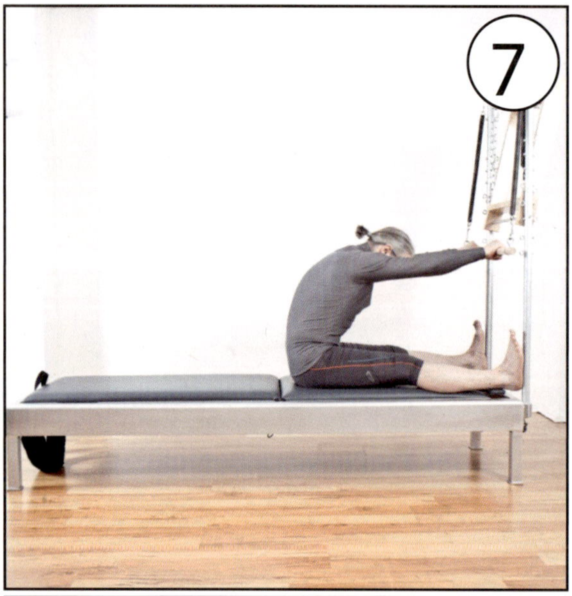

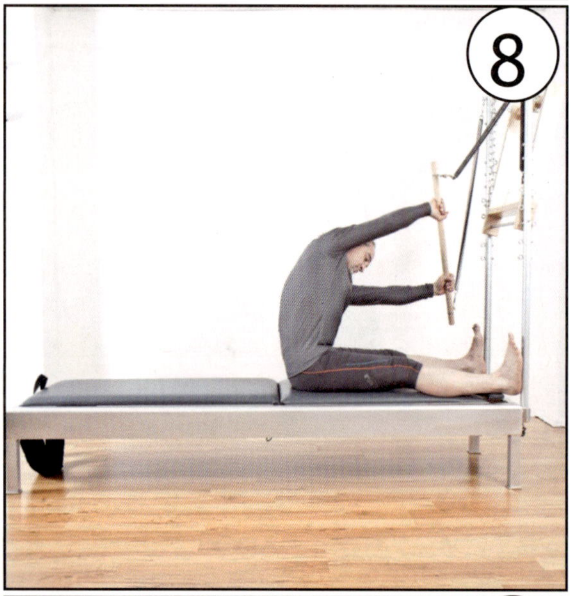

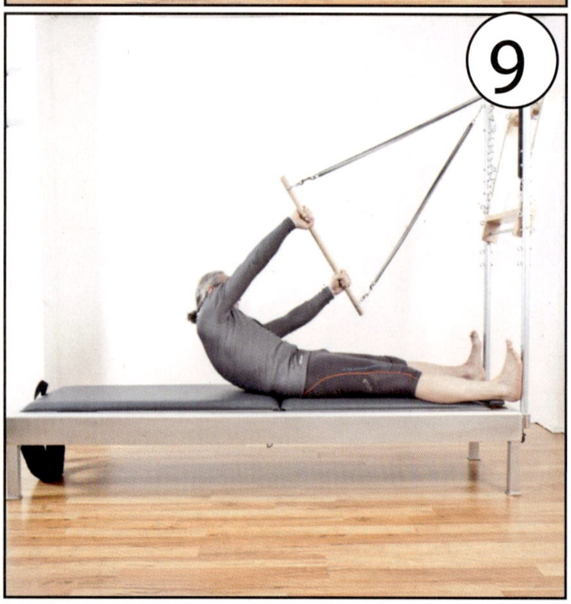

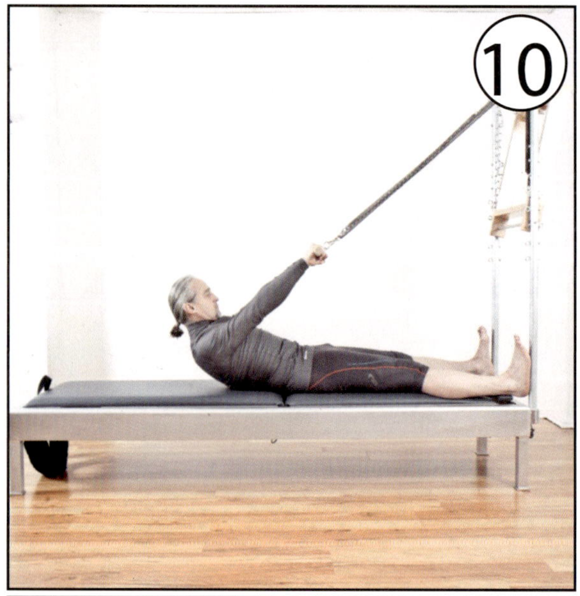

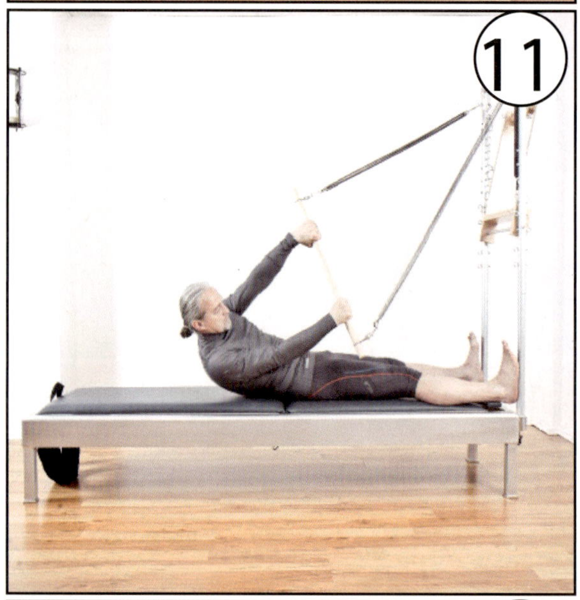

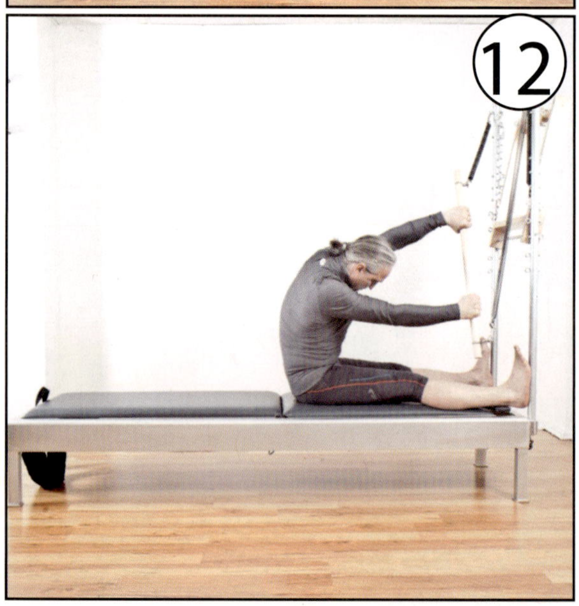

11. 드렁큰 드라이브/어라운드 더 월드 (T) Drunken Driver/Around the world (T) 3/3

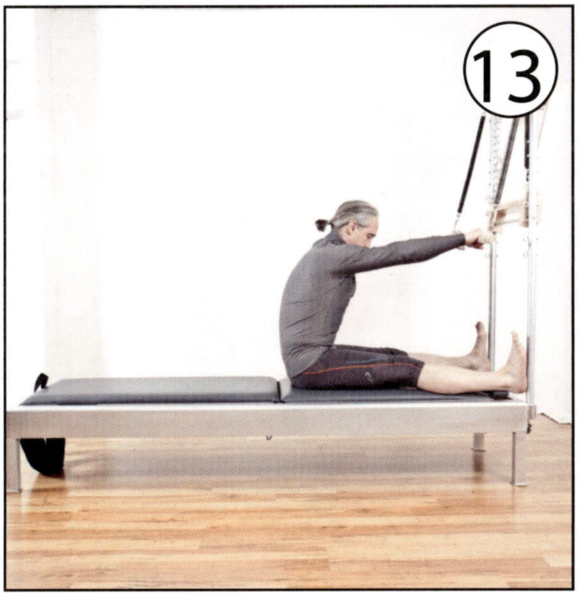

시작 자세:

보상 작용 없이 운동을 완전하게 수행하기 위해서 스프링의 위치를 선택한다. 스프링 높이는 운동 효과에 영향을 미친다. 발뒤꿈치는 수직기둥위에 놓는다. 다리는 펴고 발은 굽히고 발볼과 수직 기둥 사이에는 공간이 좀 남아있게 한다. 동시에 발의 바깥쪽을 몸쪽으로 당긴다. *똑바로 앉는다. 양손은 어깨 너비보다 약간 넓게 한 상태에서 롤 다운 바를 잡는다. 팔은 앞으로 뻗어주고 체중의 일부는 롤 다운 바에 싣는다. 스프링을 아직 늘리지 않는다.*

운동 목적:

중점: 허리 척추의 가동성.

운동 실행: 3세트

필라테스의 거의 모든 운동들은 운동수준에 상응하는 속도와 고도의 정밀도로 수행된다. 드렁큰 드라이버는 정밀도에 초점을 맞췄을 뿐만 아니라 모멘텀(momentum)과 힘뺌(effortlessness)을 활용한다. 그러므로 운동의 지시와 꼭 맞게 하는 것이 아니라 흔들리는 느낌을 즐기는 것이 좋다.

그림 2: 롤 다운 바를 잡고 오른쪽으로 기울인다. 롤 다운 바는 대각선이다. **그림 3:** 상체를 뒤로 젖히고 동적으로 흔들리는 힘을 사용하여 오른쪽으로 말아 내린다. **그림 4:** 머리를 든 채로 척추는 눕힌다. **그림 5–6:** 왼쪽으로 흔들면서 왼쪽 방향으로 기울여 올라온다. **그림 7:** 이어 아래를 내려다보면서 앞으로 기울인다.
그림 8–13: 왼쪽으로 기울이면서 같은 방식으로 되돌아간다.

이것이 첫 번째 세트이다. 전체적으로 세 번 반복한다.

흔한 실수:

너무 통제된 방식으로 운동이 수행된다.

변형 또는 응용 동작: -

금기증/주의점: -

12. 리버스 콕스크류 (T) Reverse Corkscrew (T)
1/4

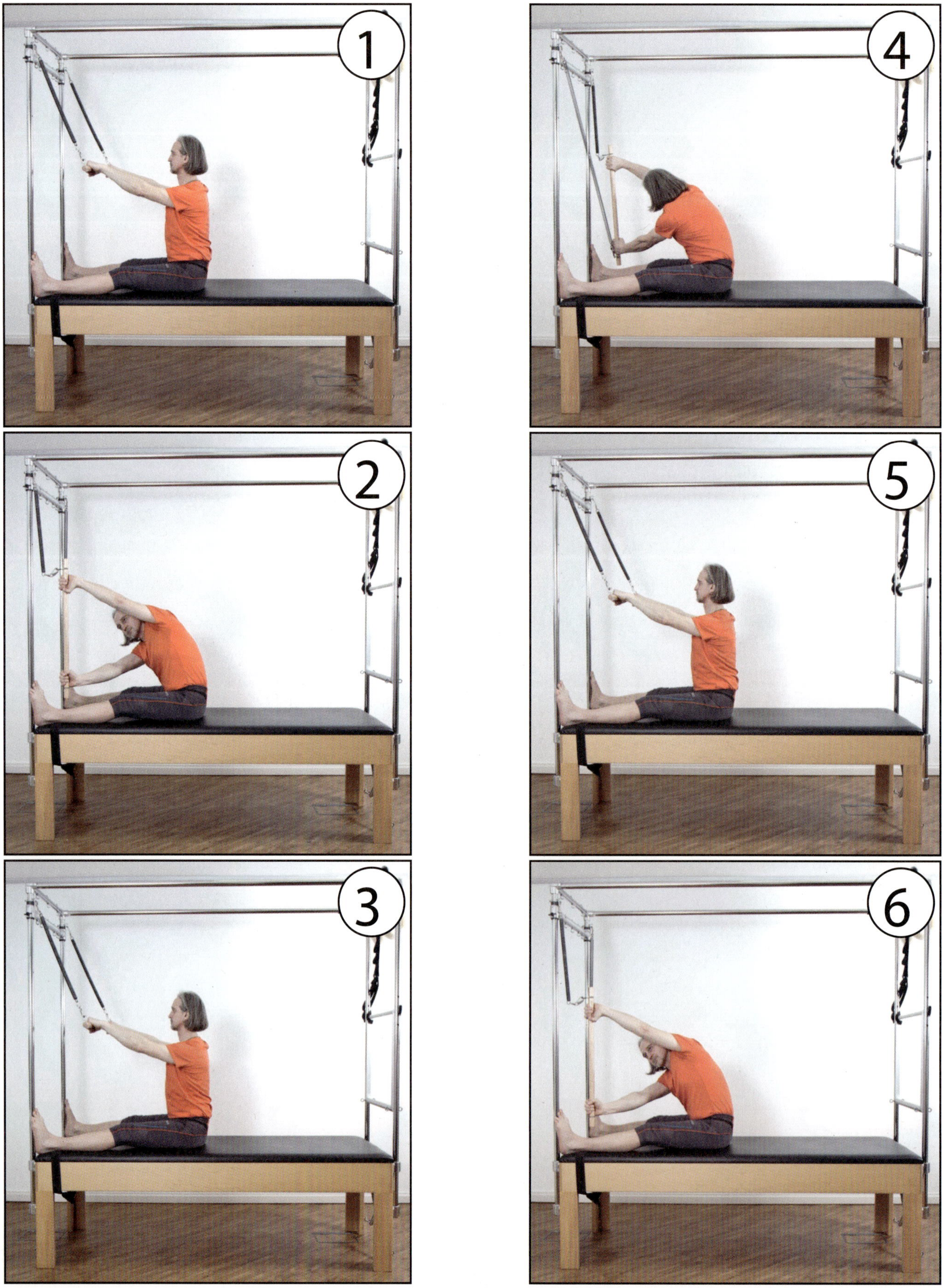

12. 리버스 콕스크류 (T) Reverse Corkscrew (T)
2/4

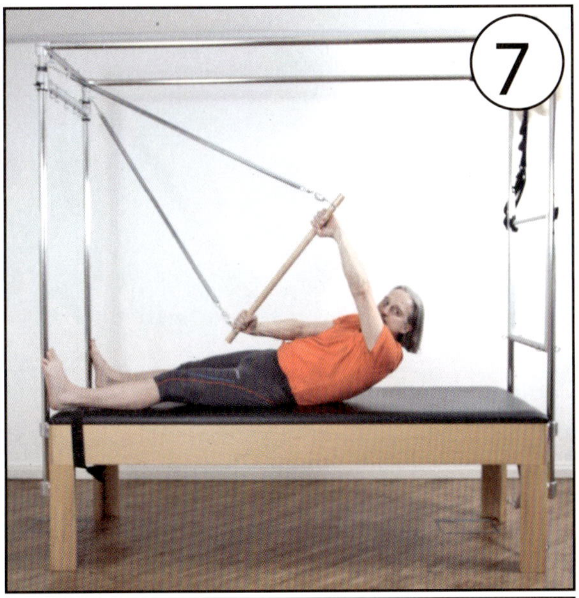

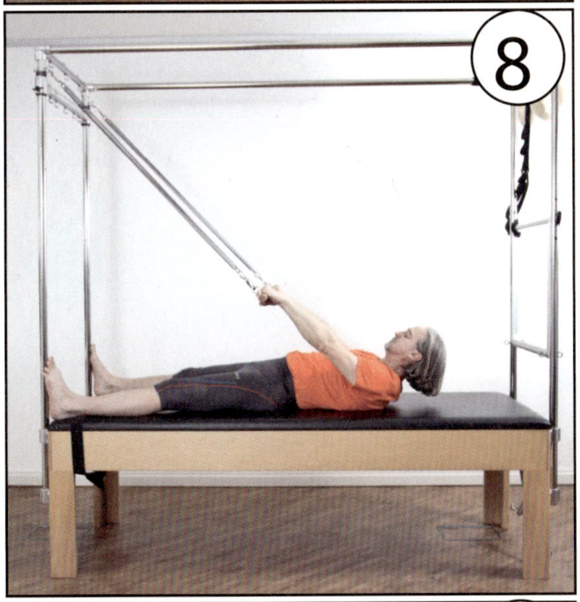

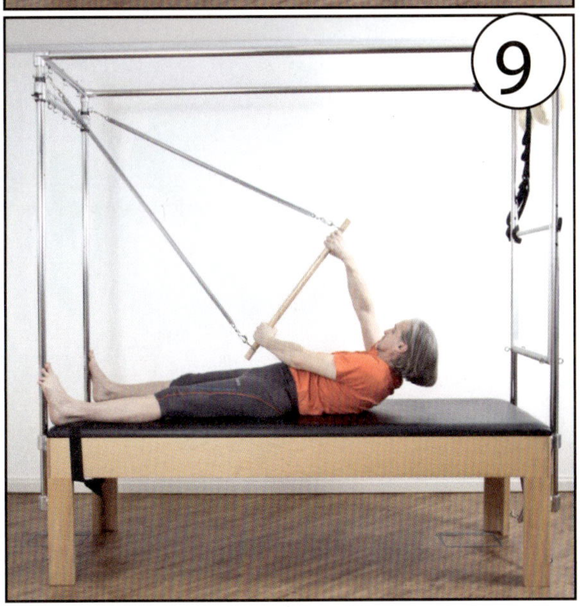

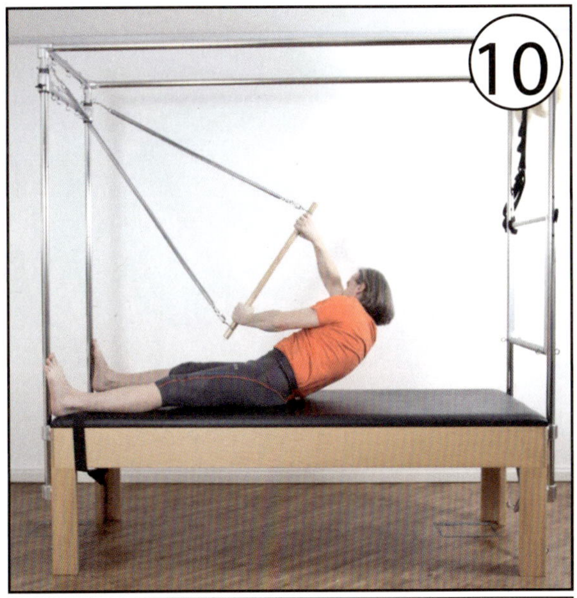

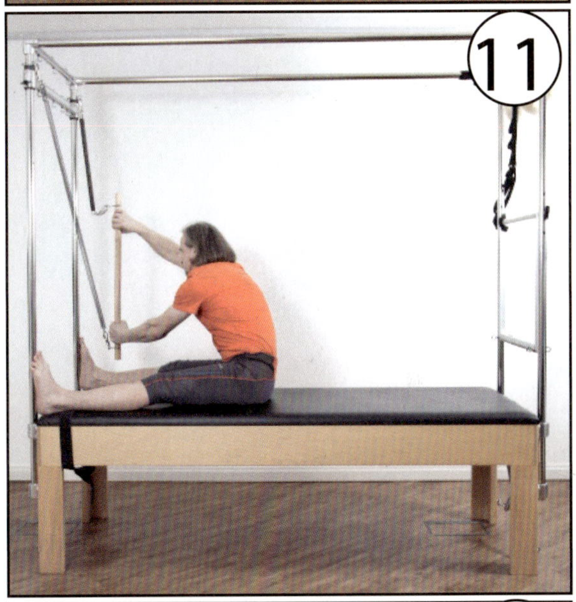

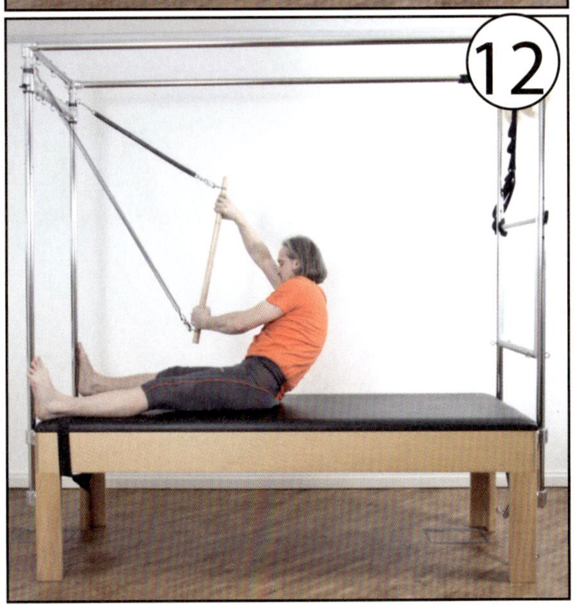

12. 리버스 콕스크류 (T) Reverse Corkscrew (T)
3/4

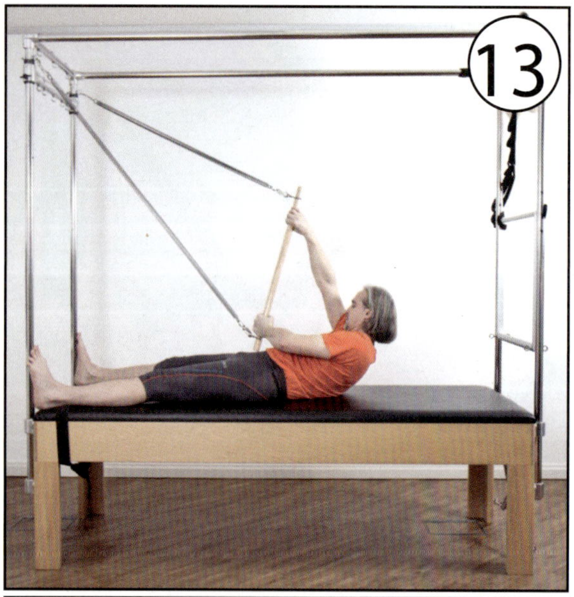

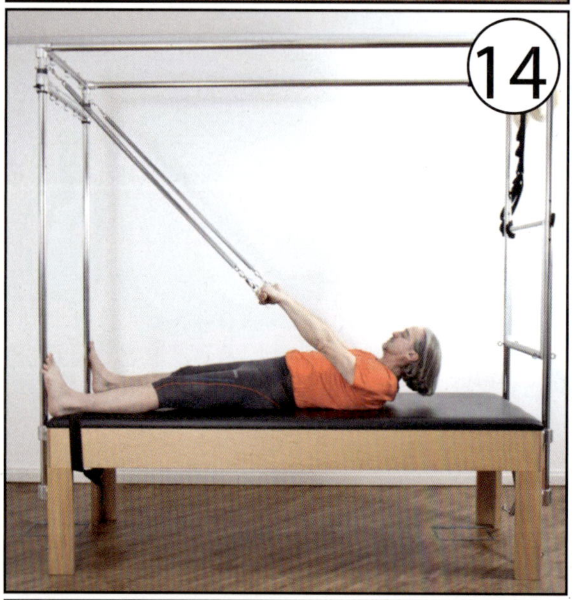

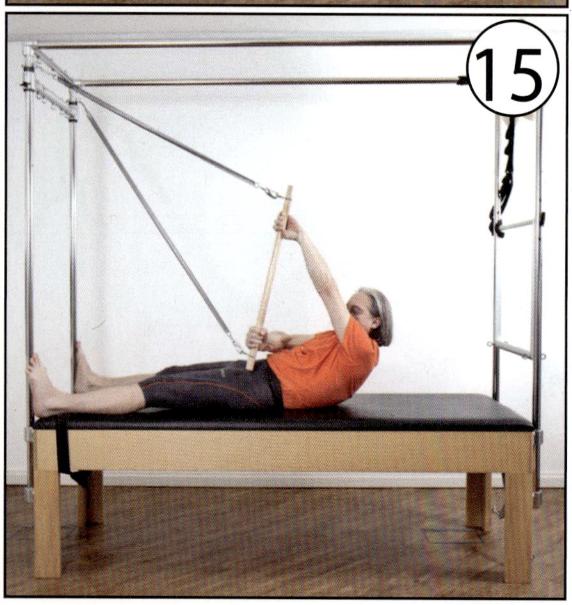

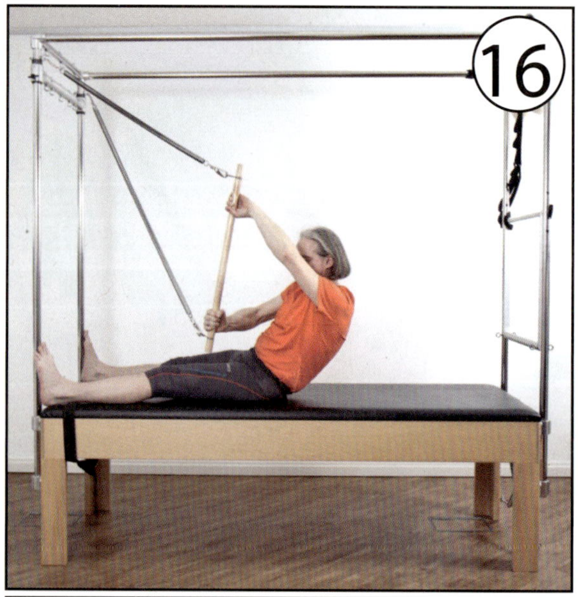

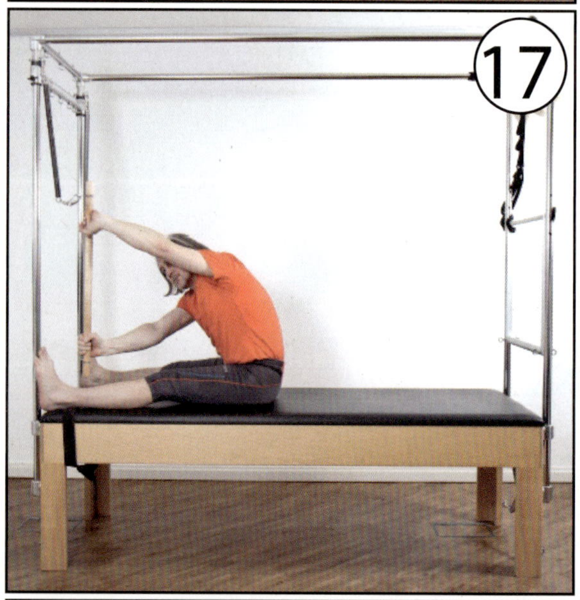

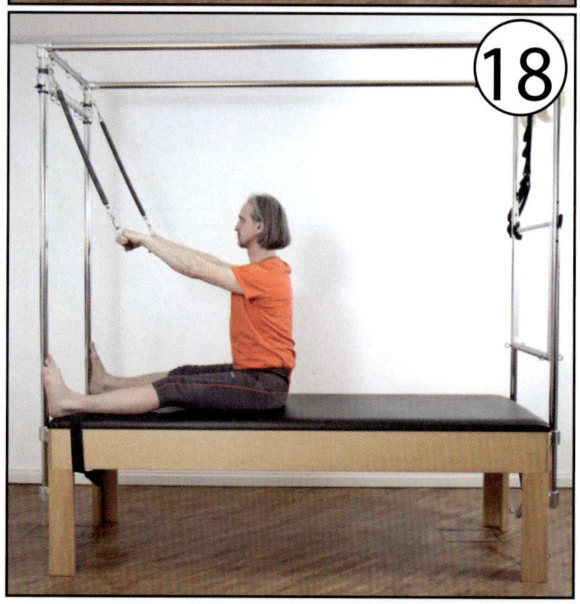

12. 리버스 콕스크류 (T) Reverse Corkscrew (T) 4/4

시작 자세:

보상 작용 없이 운동을 완전하게 수행하기 위해서 스프링의 위치를 선택한다. 스프링 높이는 운동 효과에 영향을 미친다. 위치가 높다면 더 어려워지게 된다. 롤 다운 바가 매우 높게 부착되어있다면, 운동은 정확하게 수행되어질 수 없다. *양발뒤꿈치는 수직기둥위에 놓는다.* 다리는 펴고 발은 굽히고 발볼과 수직 기둥 사이에는 공간이 좀 남아있게 한다. 동시에 발의 바깥쪽을 몸쪽으로 당긴다. *똑바로 앉는다. 손은 어깨 너비보다 약간 넓게 한 상태에서 롤 다운 바를 잡는다. 양팔은 앞으로 뻗어주고 체중의 일부는 롤 다운 바에 싣는다. 스프링을 아직 늘리지 않는다.*

운동 목적:

전체 배근육(특히 배빗근)과 가슴근과 넓은등근에 중점을 둔 어깨뼈 안정화 근육의 강화.

운동 실행: 3회

그림 1–3: 매트 운동 "쏘우"와 비슷하게 오른쪽 손은 롤 다운 바를 왼쪽 새끼발가락 방향으로 움직인다. 왼쪽 손은 오른쪽 손의 위에 수직으로 놓이면서 롤 다운 바는 수직이 된다. 양쪽 팔은 완전히 뻗은 채로 손바닥 면은 왼쪽을 향한다. 상체는 앞쪽으로 둥글게 하는 것과 동시에 왼쪽으로 회전한다. 시작 자세로 되돌아간다. **그림 3–5:** 왼쪽 손은 오른쪽 새끼발가락 방향으로 롤 다운 바를 움직인다. 오른쪽 손은 왼쪽 손의 위에 수직으로 놓이면서 롤 다운 바는 수직이 된다. 양쪽 팔은 완전히 뻗은 채로 손바닥 면은 오른쪽을 향한다. 상체는 앞쪽으로 둥글게 하는 것과 동시에 오른쪽으로 회전한다. 시작 자세로 되돌아간다. **그림 5 – 8:** 다시 한 번 오른쪽 손은 왼쪽 새끼발가락 방향으로 롤 다운 바를 움직인다. 왼쪽 손은 오른쪽 손의 위에 수직으로 놓이면서 롤 다운 바는 수직이 된다. 양쪽 팔은 완전히 뻗은 채로 손바닥 면은 왼쪽을 향한다. 상체는 앞쪽으로 둥글게 하는 것과 동시에 왼쪽으로 회전한다. 이와 동시에 왼쪽으로 몸을 뒤로 말아준다. 롤 다운 바는 캐딜락의 가장자리에서 가능한 한 몸으로부터 멀리 떨어지도록 유지한다. 왼쪽으로 몸통을 말아 내리면서 중앙으로 눕는다. 머리는 든 채로 유지한다(그림 8). **그림 9–11:** 이어 롤 다운 바를 오른쪽으로 움직이면서 오른 편으로 기울여 몸을 말아 올리고, 롤 다운 바를 잡은 왼손은 오른쪽 새끼발가락으로 향하도록 유도한다. **그림 12 – 17:** 오른쪽으로 몸을 뒤로 말아준다. 롤 다운 바는 캐딜락의 가장자리에서 가능한 한 몸으로부터 멀리 떨어지도록 유지한다. 오른쪽으로 몸통을 말아 내리면서 중앙으로 눕는다. 머리는 든 채로 유지한다(그림 14). 이어 롤 다운 바를 왼쪽으로 움직이면서 왼 편으로 기울여 몸을 말아 올리고, 롤 다운 바를 잡은 오른손은 왼쪽 새끼발가락으로 향하도록 유도한다. **그림 18:** 시작 자세로 되돌아간다. 이번에는 그림 5번에서부터 오른쪽으로 다시 운동을 시작한다.

흔한 실수:

배근육이 강하다면 팔은 덜 사용되게 된다. 강한 어깨와 팔에 의해 움직임이 수행가능하다면 배근육으로 하는 앞쪽 굽힘과 회전은 없어진다.

변형 또는 응용 동작:

롤 다운 바를 상당히 낮게 매달아 놓았다면, 롤링 단계에서 롤 다운 바를 수직으로 누른 상태에서 운동이 수행될 수 있다. 그때 팔은 굽혀진다.

또한 그림 1~4는 별도의 준비운동으로 사용될 수 있다.

금기증/주의점:

스프링의 강도와 위치가 너무 높다면, 배빗근의 기능부전이 일어날 수 있다.

13. 하프 롤 다운 온 롤러 (M-앨런 헤드만) Half Roll Down on Roller (M-Alan Herdman) 1/4

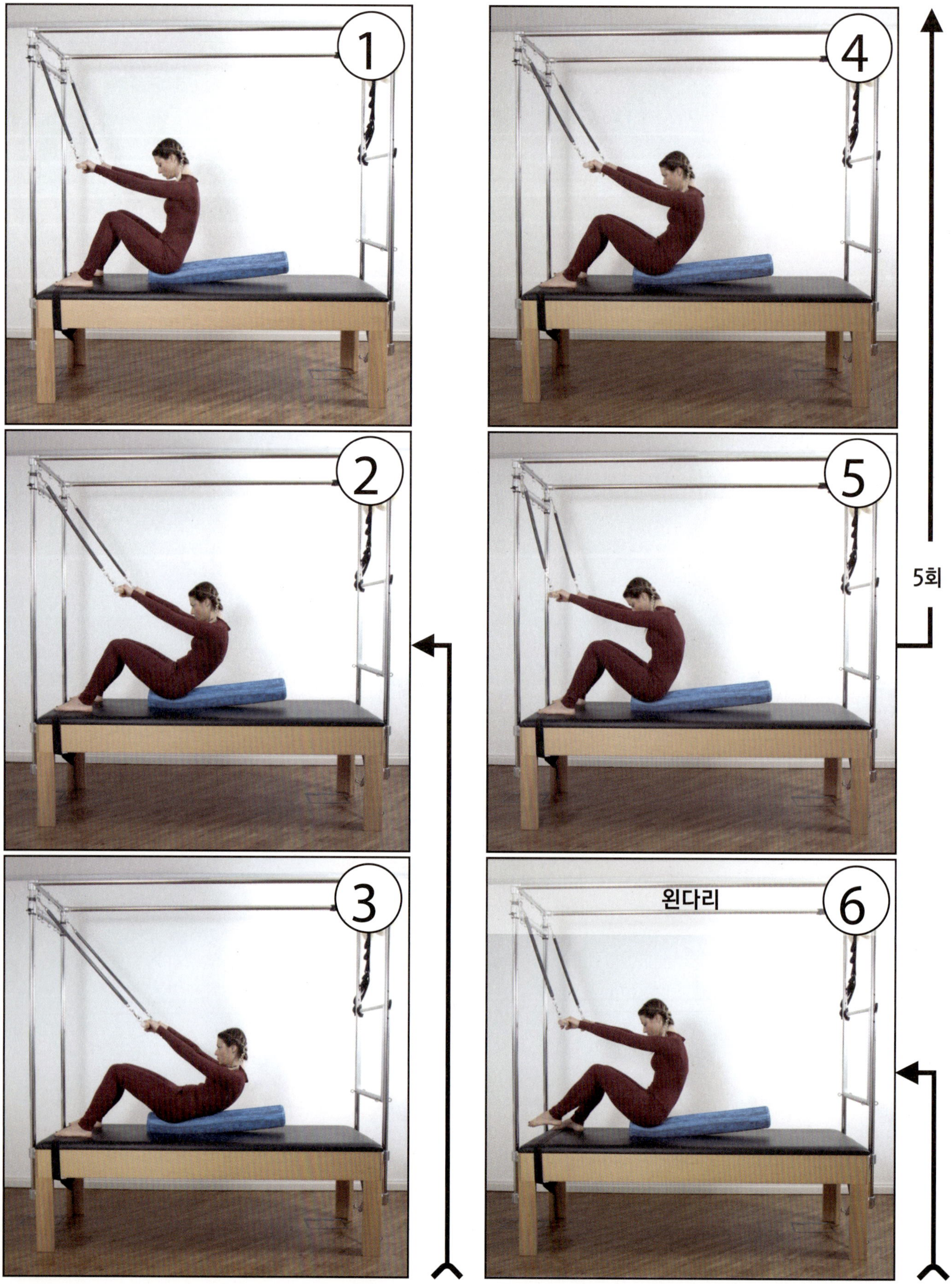

13. 하프 롤 다운 온 롤러 (M-앨런 헤드만) Half Roll Down on Roller (M-Alan Herdman) 2/4

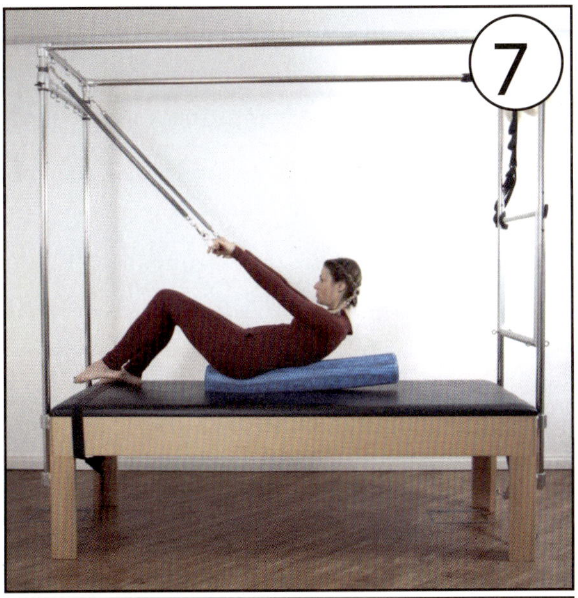

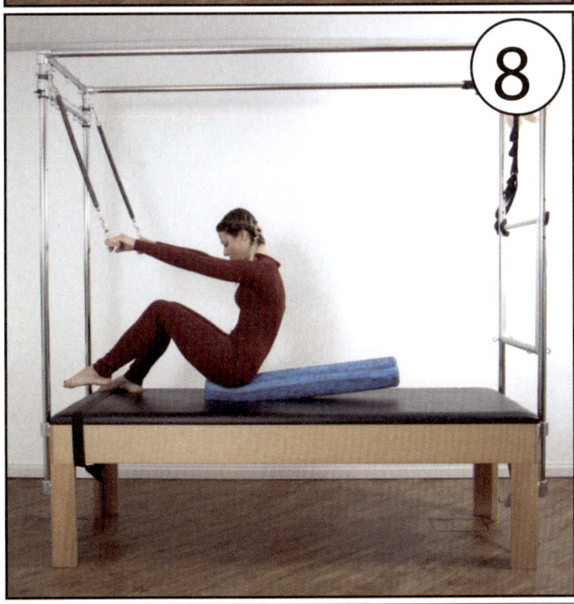

5회

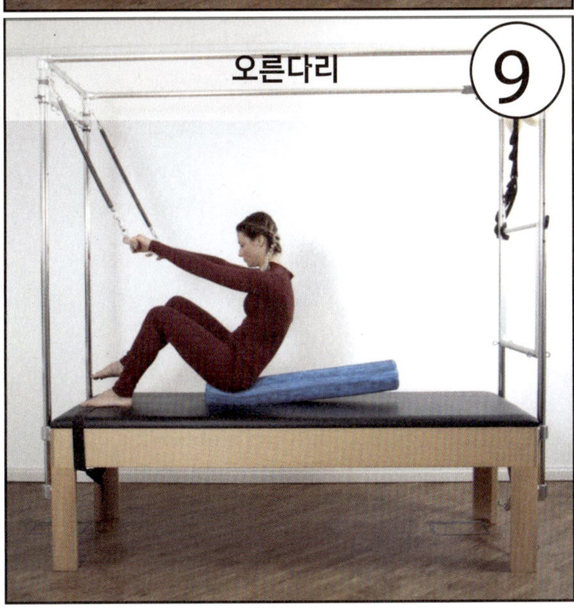

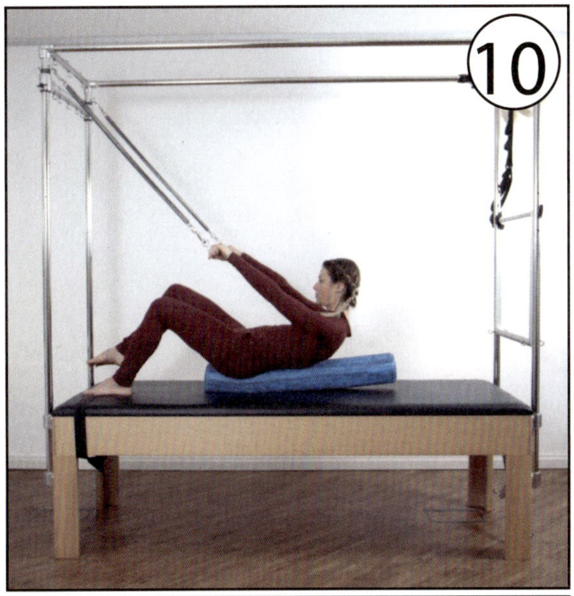

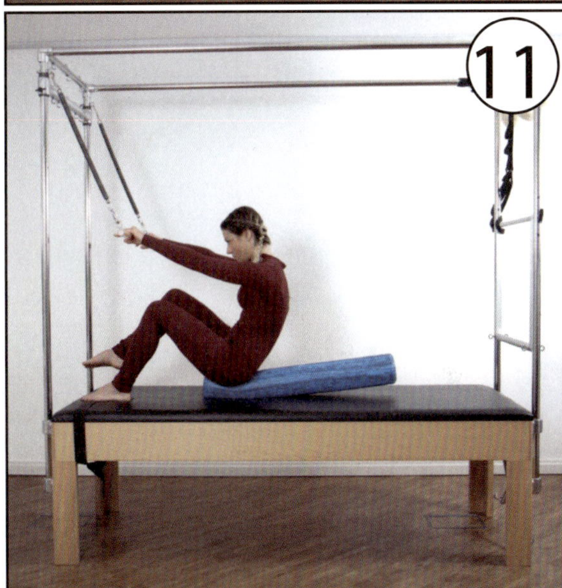

5회

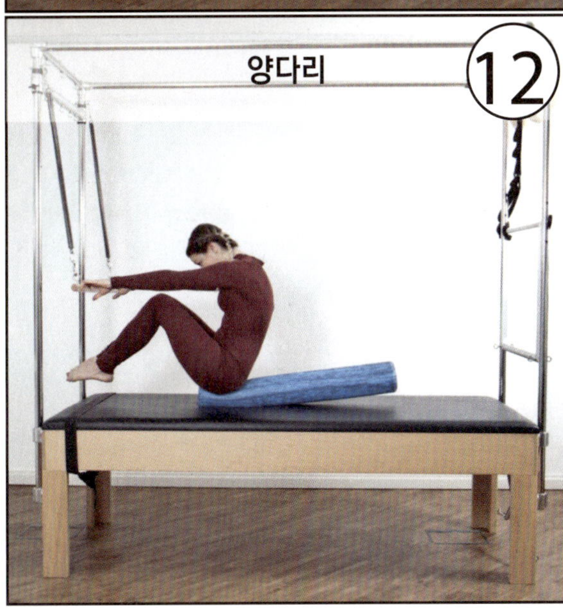

13. 하프 롤 다운 온 롤러 (M-앨런 헤드만) Half Roll Down on Roller (M-Alan Herdman) 3/4

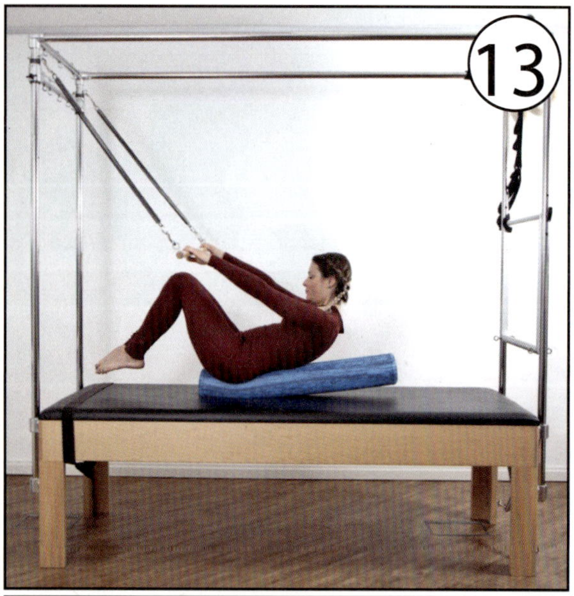

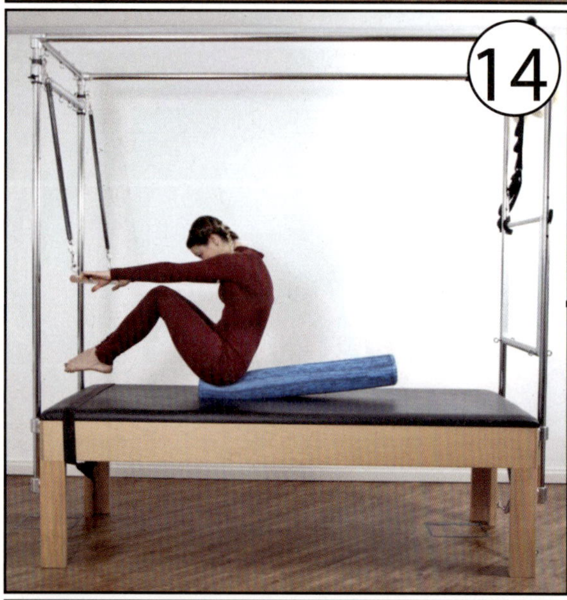

5회

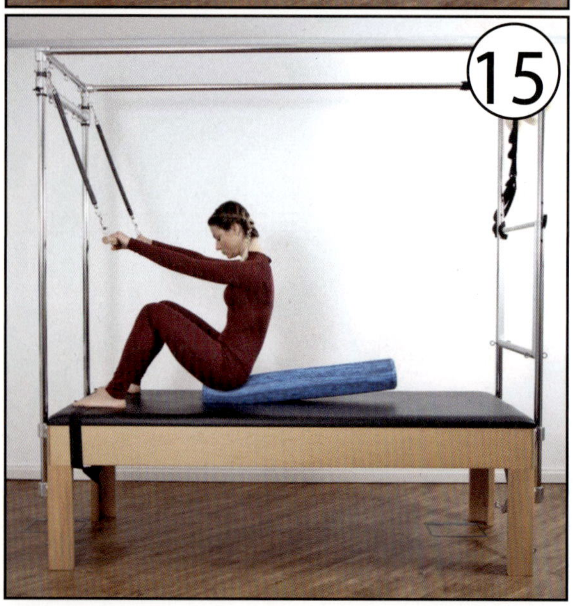

13. 하프 롤 다운 온 롤러 (M-앨런 헤드만) Half Roll Down on Roller (M-Alan Herdman) 4/4

시작 자세:

보상 작용 없이 운동을 완전하게 수행하기 위해서 스프링의 위치를 선택한다. 스프링 높이는 운동 효과에 영향을 미친다. 일반적으로 높으면 높을수록 쉽다. 스프링 걸이를 마주보면서 캐딜락 위에 수직으로 눕힌 견고하게 고안된 필라테스 롤의 앞쪽 가장자리에 앉는다. 롤이 스프링의 시작점에 가까울수록 운동은 더 힘들어지고 멀어질수록 쉬워진다. 너무 멀리 떨어져 있으면 운동하는 것이 손에 너무 부담이 되고, 특히 두 다리를 공중에 두고는 수행할 수 없게 된다. 캐딜락 매트위에 양발을 세운다. *양손은 어깨 너비보다 약간 넓게 한 상태에서 롤 다운 바를 잡는다. 양팔은 앞으로 뻗어주고 체중의 일부는 롤 다운 바에 싣는다. 스프링을 아직 늘리지 않는다.* 이미 큰 C-만곡에서 시작한다.

운동 목적:

균형훈련. 척추의 관절, 전체 배근육의 강화.
한쪽 다리를 들어 올리는 것에 의한 배빗근의 증가된 강화.
엉덩관절 굽힘근의 가벼운 강화, 엉치뼈/ 골반의 근육 정지부위의 마사지(큰볼기근, 등근).

운동 실행: 5-10회

그림 2 - 5: 허리뼈가 완전히 눕혀지면서 등뼈는 아직 롤에 닿지 않을 정도로 필라테스 롤 위에서 척추를 하나씩 차례대로 말아 내린다. 그 후 어깨가 엉덩이 위쪽으로 올 때까지 척추를 하나씩 차례대로 말아 올린다. 5~10회 반복한다. 굽힘 상태를 유지한다. **그림 6-8:** 왼쪽 다리를 든다. 다리를 높이 들수록 운동이 힘들고 엉덩관절 굽힘근과 배근육의 요구가 증가된다. 다시 허리뼈가 완전히 눕혀지면서 등뼈는 아직 롤에 닿지 않을 정도로 필라테스 롤 위에서 척추를 하나씩 차례대로 말아 내린다. 그 후 어깨가 엉덩이 위쪽으로 올 때까지 척추를 하나씩 차례대로 말아 올린다. 굽힘 상태를 유지한다. 거의 5회 정도 반복한다. **그림 9-11:** 오른쪽 다리를 든다. 다리를 높이 들수록 운동이 힘들고 엉덩관절 굽힘근과 배근육의 활성도가 증가된다. 다시 허리뼈가 완전히 눕혀지면서 등뼈는 아직 롤에 닿지 않을 정도로 필라테스 롤 위에서 척추를 하나씩 차례대로 말아 내린다. 그 후 어깨가 엉덩이 위쪽으로 올 때까지 척추를 하나씩 차례대로 말아 올린다. 굽힘 상태를 유지한다. 거의 5회 정도 반복한다. **그림 12 - 15:** 양쪽 다리를 든다. 다리를 높이 들수록 운동이 힘들고 엉덩관절 굽힘근과 배근육의 활성도가 증가된다. 다시 허리뼈가 완전히 눕혀지면서 등뼈는 아직 롤에 닿지 않을 정도로 필라테스 롤 위에서 척추를 하나씩 차례대로 말아 내린다. 그 후 어깨가 엉덩이 위쪽으로 올 때까지 척추를 하나씩 차례대로 말아 올린다. 굽힘 상태를 유지한다. 거의 5회 정도 반복하고 다리를 내려놓는다.

흔한 실수:

양쪽 다리를 들어 올렸을 때 균형을 유지하는 것은 매우 힘들다. 그러므로 롤 다운 바를 잡은 상태에서 왼쪽/오른쪽의 균형을 잡는 움직임이 증가한다. 이것은 실수가 아니라 움직임의 질을 나타내는 지표이다.

변형 또는 응용 동작:

개인적으로 연습을 할 때 양다리를 들어 올리는 운동은 생략하고 단지 상급자만 시행한다.
골반의 가쪽 이동과 함께 굽힘, 회전하는 동안 깊은 허리통증 또는 엉치뼈의 근육 정지부에 통증이 나타날 경우 최대 통증 부위를 찾아 작은 마사지 동작을 수행한다.

금기증/주의점:

캐딜락 위에서 필라테스 롤을 사용할 때 넘어지는 것과 같이 항상 기본적인 위험이 있다. 그렇기 때문에 항시 고객과 가까이에 머물러야 한다. 꼬리뼈에 문제가 있는 경우 운동을 생략하라.

14. 어시스티드 펠빅 컬 (M) Assisted Pelvic Curl (M)

1/3 Alternatively: Assisted Bridging

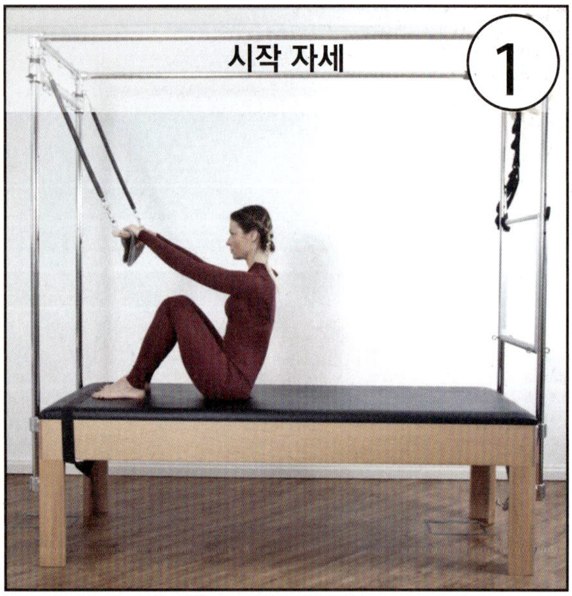

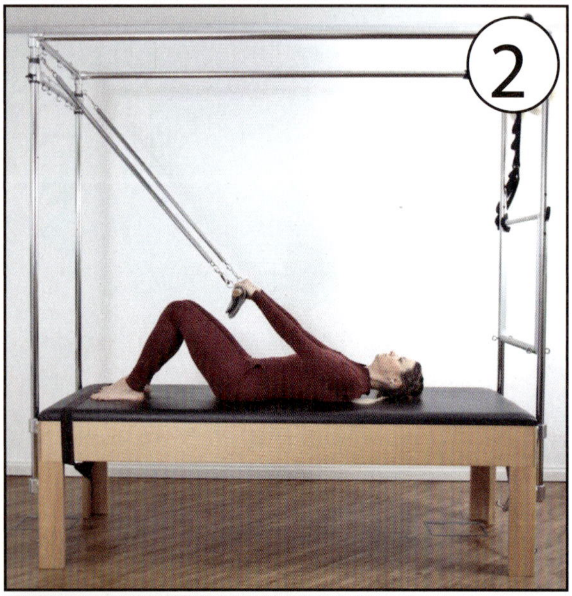

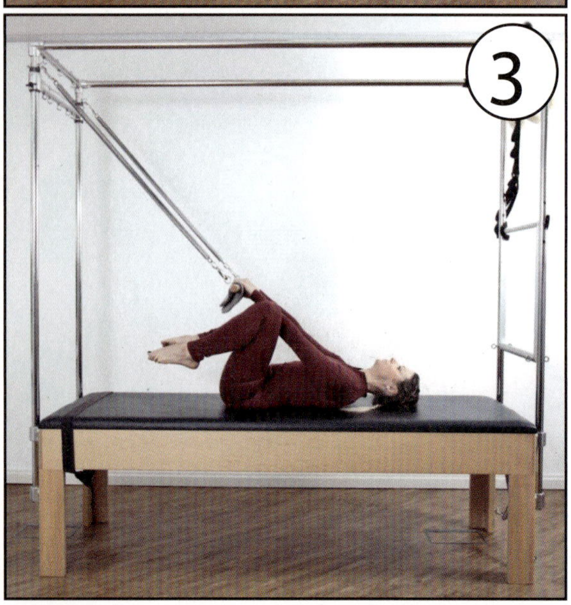

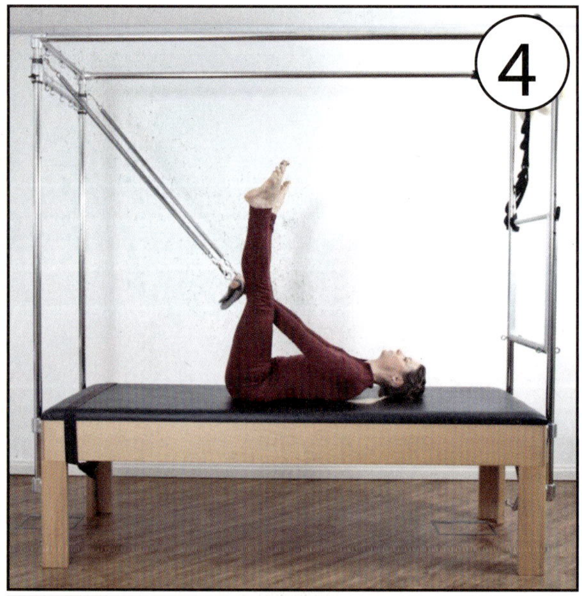

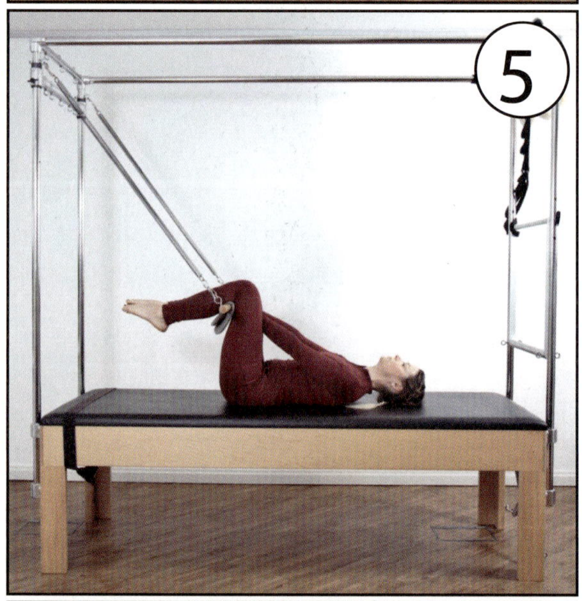

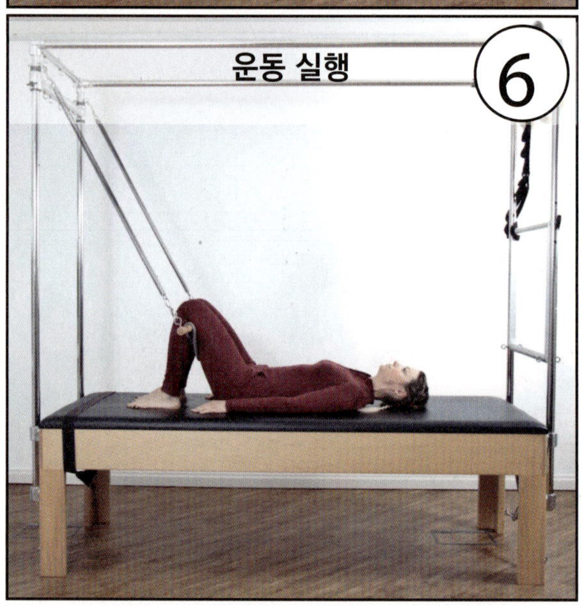

14. 어시스티드 펠빅 컬 (M) Assisted Pelvic Curl (M)

2/3 Alternatively: Assisted Bridging

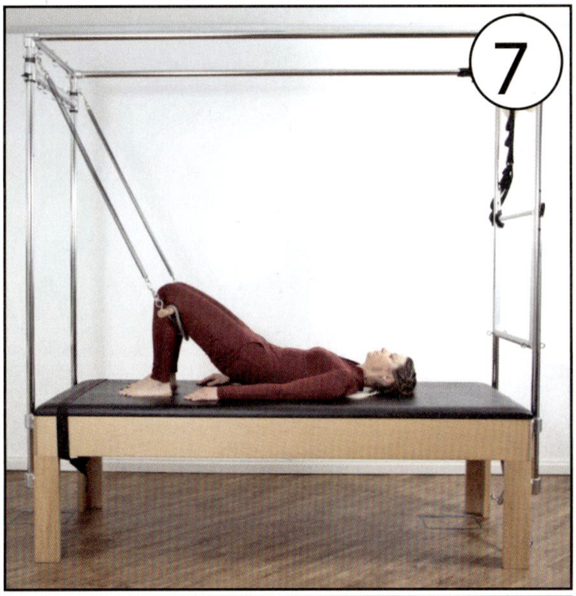

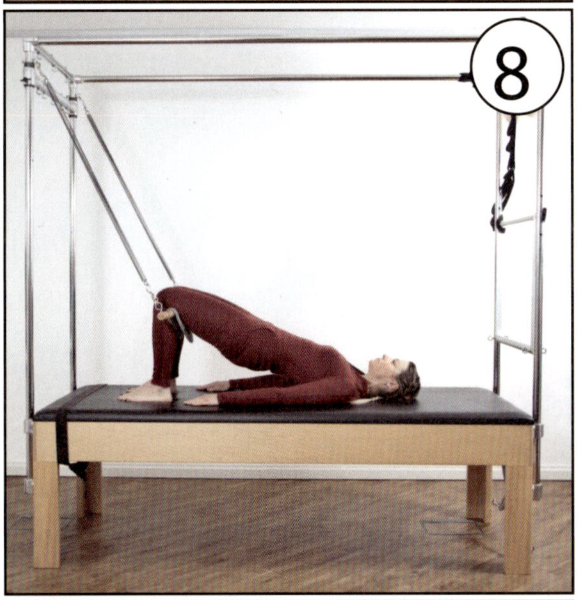

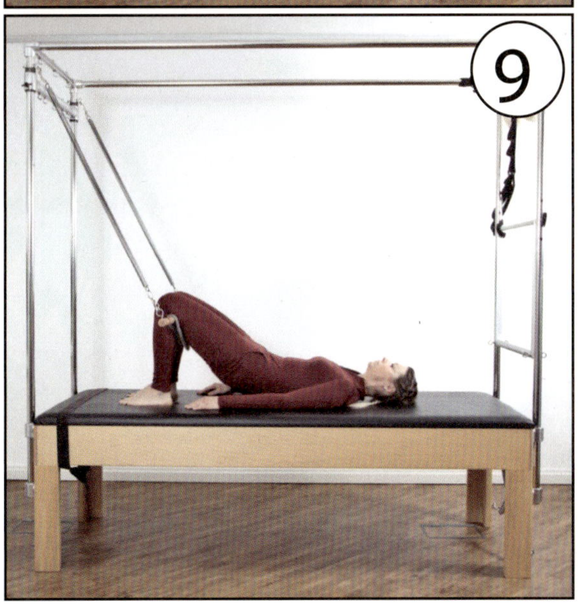

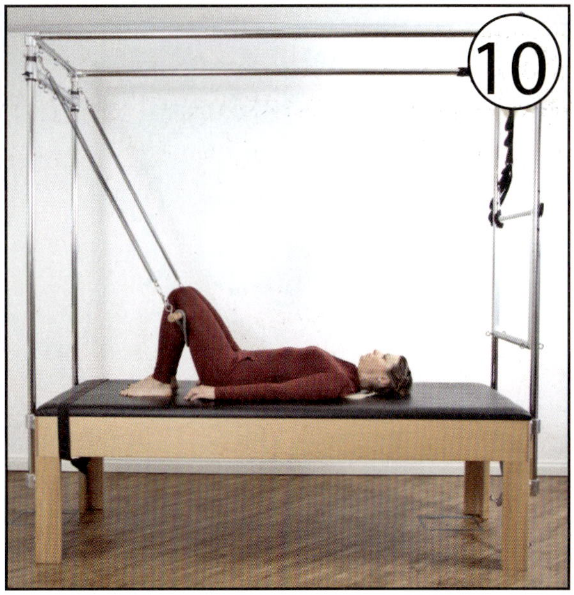

14. 어시스티드 펠빅 컬 (M) Assisted Pelvic Curl (M)
3/3 Alternatively: Assisted Bridging

시작 자세:

운동 시 롤 다운 바가 잘 느껴져서 몸을 잘 받쳐줄 수 있도록 스프링 위치와 거리를 선택한다.
그림 1-5: 양쪽 손으로 롤 다운 바를 꽉 잡고 캐딜락의 매트위에 다리를 구부려 양발을 세운다. 완전한 몸을 뒤로 말아준 후 양쪽 무릎을 가쪽으로 벌리면서 몸쪽으로 당긴다. 다리를 위쪽으로 쭉 편 후 무릎의 뒷면을 롤 다운 바 위의 공간에 걸쳐 발은 엉덩이 아래에 놓는다. 만약 롤 다운 바에 의해 무릎의 뒷면에서 불편함을 느끼면, 부드러운 패드나 방석을 사용하여 보호한다. 발과 엉덩이 사이의 적절한 거리는 가슴을 들어 올리는 것(허리뼈는 매트위에 유지한다)에 의하여 결정된다. 그 때 양쪽 발뒤꿈치를 동시에 손끝으로 만질 수 있어야 한다. 그에 따라 발의 위치를 조정한다. 발은 거의 한 발 간격을 유지하고 이 간격은 무릎 위치에 따라서 조정한다. 운동을 시작하기 전 발끝부터 발뒤꿈치까지 발에 동일한 압력을 가한다. 손을 매트 위의 발쪽으로 살짝 당기고 어깨가 약간 내려오게 한다.

운동 목적:

무릎을 앞과 위쪽으로 당겨서 매트 위에서 골반 컬을 정확하게 실행할 수 있는 방법을 보여준다.
척추의 가동성.
다리의 뒷부분 뿐만 아니라 등과 배근육의 강화.
엉덩관절 굽힘근의 가벼운 신장.
팔 근력의 사용, 어깨뼈 안정화 근육, 넓은등근, 위팔세갈래근의 강화.

운동 실행: 5-10회

그림 6-7: 배를 안쪽과 위쪽으로 당겨 골반을 뒤쪽으로 기울인다.
그림 8: 어깨에서 무릎까지 긴 선이 형성될 때까지 척추를 하나씩 차례대로 말아 올린다. 롤 다운 바의 끄는 힘을 따라 무릎을 대각선 방향으로 밀어 올린다. 팔 위부분, 아래팔의 뒷면, 손을 사용하여 캐딜락 매트를 가볍게 누른다.
그림 9-10: 그리고 다시 시작 자세에 도달할 때까지 척추를 하나씩 차례대로 말아 내린 후 골반을 중립자세로 오게 한다.

흔한 실수:

무릎은 위쪽으로 움직일 때 옆으로 벌어지는데, 이것은 엉덩관절 굽힘근육의 단축과 다리 안쪽 근육의 약화의 징후이다.
몸이 늘어나는 대신에 어깨 사이로 눌려지면 무릎은 앞쪽으로 움직인다.
흔하게 보는 잘못된 자세처럼 어깨가 받쳐져서 올라가거나 이완된다.

변형 또는 응용 동작:

시작 자세로 돌아가지 말고 골반을 더 앞쪽 기울임으로 가져온다. 이 운동을 가슴을 들어 올리는 것과 결합한다. 시작 자세와 같이 먼저 손을 머리 뒤로하여 팔꿈치는 약간 들어올린다. 첫 번째 반복 후 무릎을 가슴까지 당기고 (주의: 롤 다운 바를 놓지 말 것) 동시에 가슴을 들어 올린다. 다시 발을 내려놓고 다음 골반 컬 움직임을 시작한다.

금기증/주의점: -

15. 헌드레드 프렙 (M) Hundred Prep (M)
1/3

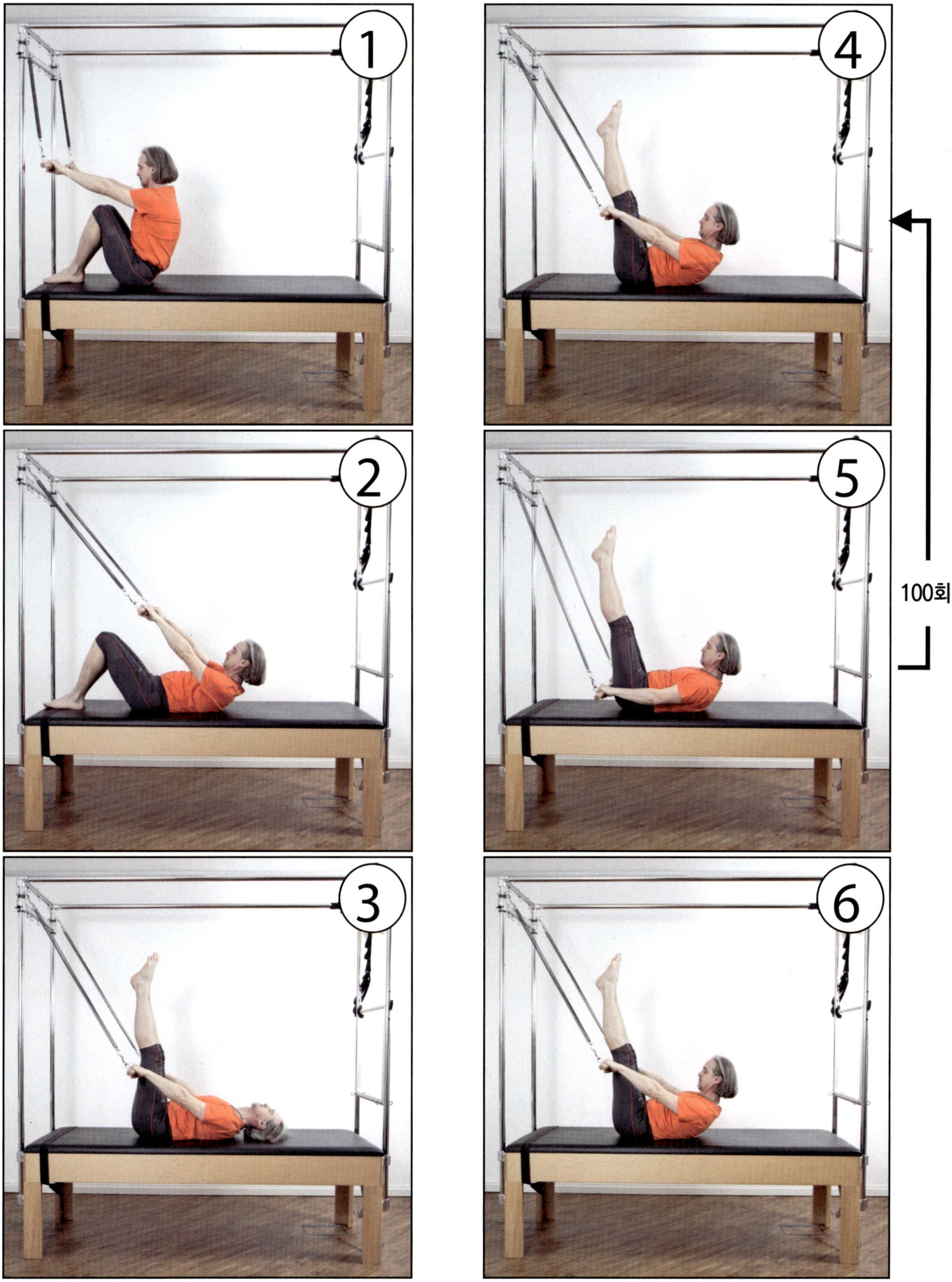

15. 헌드레드 프렙 (M) Hundred Prep (M)
2/3

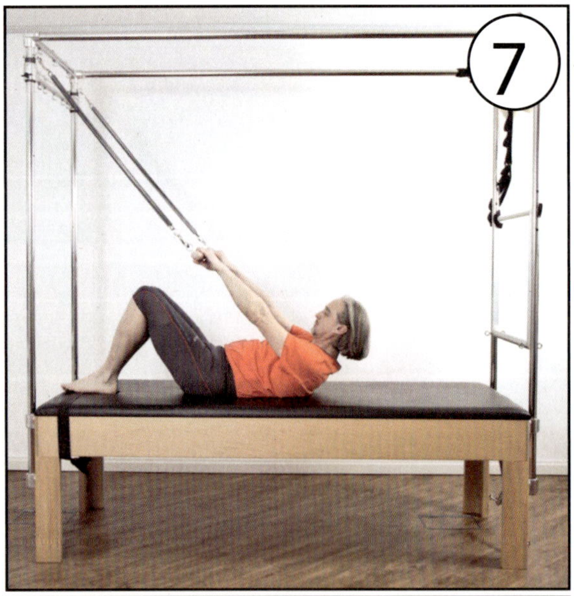

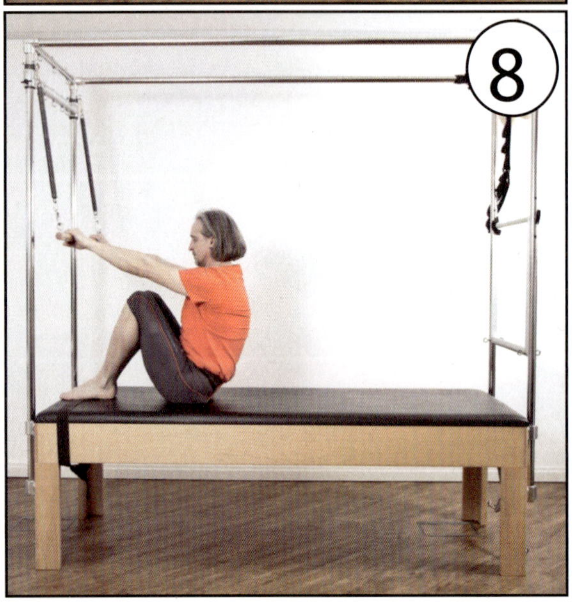

15. 헌드레드 프렙 (M) Hundred Prep (M) 3/3

시작 자세:

운동을 하는 동안이나 심지어 펌핑 운동 시에도 롤 다운 바가 가슴 들어 올리는 자세를 지지할 수 있도록 스프링 위치와 거리를 선택한다. 운동 시 롤 다운 바가 잘 느껴져서 몸을 잘 받쳐줄 수 있도록 스프링 위치와 거리를 선택한다.

그림 1-3: 양쪽 손으로 롤 다운 바를 넓게 잡고 다리를 굽혀 발을 매트위에 세운다. 완전히 몸을 뒤로 말아준 후 양쪽 무릎을 자신쪽으로 당겨 두 팔 사이로 다리를 편다. 넓적다리 안쪽은 긴장을 유지한 채 발은 작은 V자를 만든다.

그림 4: 배근육을 안쪽과 위쪽으로 당긴다. 머리를 들고 어깨뼈가 매트위에서 떨어질 때까지 등뼈를 서서히 말아 올린다. 수직 다리에서 롤 다운 바는 더 이상 다리와 접촉하지 않는다.

운동 목적:

배곧은근의 강화.

깊은 엉덩관절 굽힘근의 강화.

넓은등근, 위팔세갈래근, 뒤어깨세모근과 어깨뼈 안정화근육의 강화.

운동 실행: 100회

그림 4-5: 이 자세에서 고르게 규칙적으로 호흡하며 팔을 쭉 뻗은 상태에서 계속 펌핑한다. 머릿속으로 5까지 세는 동안 숨을 천천히 내쉬면서 팔로 5회 펌핑한다. 머릿속으로 5까지 세는 동안 숨을 천천히 들이쉬면서 팔로 5회 펌핑한다. 전체적으로 100회의 펌핑동작이 수행될 때까지 반복한다. 작은 진폭과 높은 빈도의 팔 움직임을 통하여 몸통근육을 활성화시킬 수 있다.

그림 6-8: 다시 다리를 내려서 놓는다.

흔한 실수:

운동이 진행됨에 따라 상체가 내려앉는다.

가슴을 말아 올리거나 머리를 비교적 곧게 유지하지 못하는 상체 굽힘의 부재 시 강한 머리 굽힘에 의해 보상된다. 이것은 턱이 거의 가슴에 닿아있는 것으로 보일 수 있다. 이 자세는 앞쪽 목뼈를 지나치게 압박하고 부분적으로 기도를 막는다. 머리가 너무 앞쪽으로 밀려서 목빗근이 과도하게 사용된다. 이것은 귀 뒤 근육의 시작 부분에서 느낄 수 있다.

팔을 뻗은 채 펌핑하지 못하고 반복적으로 굽혀진다.

날개어깨로 인해 가슴근이 지나치게 강조된다.

운동 시 손목이 충분히 안정되지 못해 불필요하게 등쪽 폄이 나타난다.

변형 또는 응용 동작: -

금기증/주의점:

목뼈에 문제가 있는 사람에게 지속적인 굽힘은 문제를 더 심화시킬 수 있다.

16. 헌드레드 (T) Hundred (T) 1/2

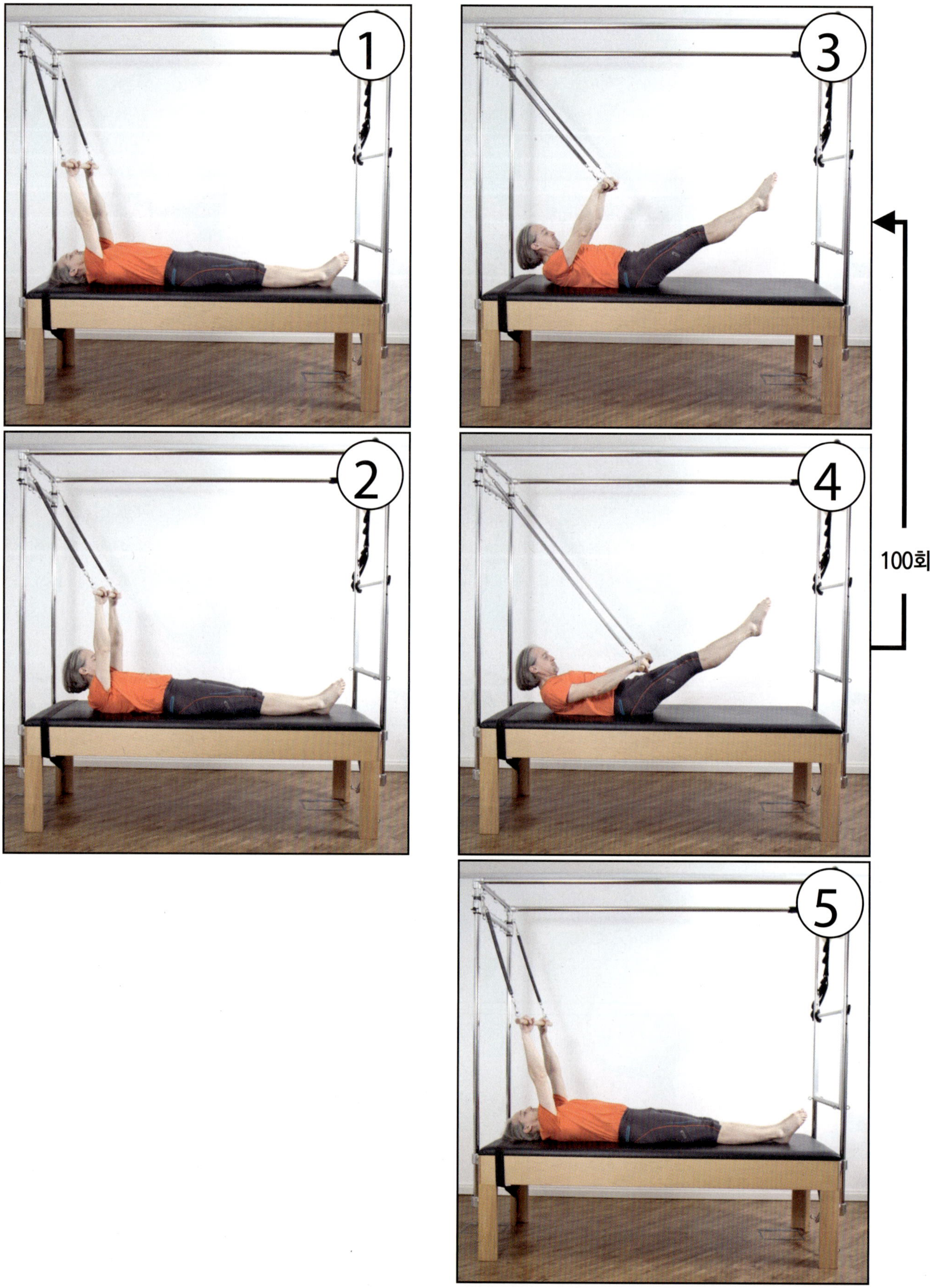

16. 헌드레드 (T) Hundred (T) 2/2

시작 자세:

가슴 들어 올리는 자세와 고른 펌핑동작이 가능하도록 스프링 위치와 거리를 선택한다. 바로 누운 자세에서 머리를 스프링 걸이 방향으로 놓는다.

그림 1: 양쪽 손으로 롤 다운 바를 넓게 잡고 다리는 쭉 뻗어 놓는다. 발은 작은 V자가 되도록 뻗고 넓적다리의 안쪽은 긴장을 유지한다.

그림 2: 머리를 들고 가슴을 약간 들어올린다. 허리뼈가 매트 위에서 편평하게 될 때까지 다리를 들어올린다.

운동 목적:

배곧은근의 강화.

깊은 엉덩관절 굽힘근의 강화.

운동 실행: 100회

그림 3-4: 이 자세에서 고르게 규칙적으로 호흡하며 팔을 쭉 뻗은 상태에서 계속 펌핑한다. 머릿속으로 5까지 세는 동안 숨을 천천히 내쉬면서 팔로 5회 펌핑한다. 머릿속으로 5까지 세는 동안 숨을 천천히 들이쉬면서 팔로 5회 펌핑한다. 전체적으로 100회의 펌핑동작이 수행될 때까지 반복한다.

그림 5: 다리와 상체를 동시에 내려놓는다.

흔한 실수:

등이 움푹 들어가는 위험 때문에 다리를 충분이 높이 들어 올려야 한다.

운동이 진행됨에 따라 상체가 내려앉는다.

가슴을 말아 올리거나 머리를 비교적 곧게 유지하지 못하는 상체 굽힘의 부재 시 강한 머리 굽힘에 의해 보상된다. 이것은 턱이 거의 가슴에 닿아있는 것으로 보일 수 있다. 이 자세는 앞쪽 목뼈를 지나치게 압박하고 부분적으로 기도를 막는다. 머리가 너무 앞쪽으로 밀려서 목빗근이 과도하게 사용된다. 이것은 귀 뒤 근육의 시작 부분에서 느낄 수 있다.

팔을 뻗은 채 펌핑하지 못하고 반복적으로 굽혀진다.

날개어깨로 인해 가슴근이 지나치게 강조된다.

운동 시 손목이 충분히 안정되지 못해 불필요하게 등쪽 폄이 나타난다.

변형 또는 응용 동작:

롤 다운 바를 잡는 대신 손가락을 뻗는다.

다리를 들어올리지 않고 운동을 실시한다.

먼저 다리를 테이블의 윗면 안에 위치하게 하여 90°까지 위쪽으로 뻗는다. 거기에서 매트에 허리가 닿아있는 상태에서 조절된 방식으로 다리를 내린다.

금기증/주의점:

목뼈에 문제가 있는 사람에게 지속적인 굽힘은 문제를 더 심화시킬 수 있다.

매트 위에 고정할 수 없다면 허리뼈에 과부하의 위험이 있다.

17. 헌드레드 리버스 (M) Hundreds Reverse (M)
1/2

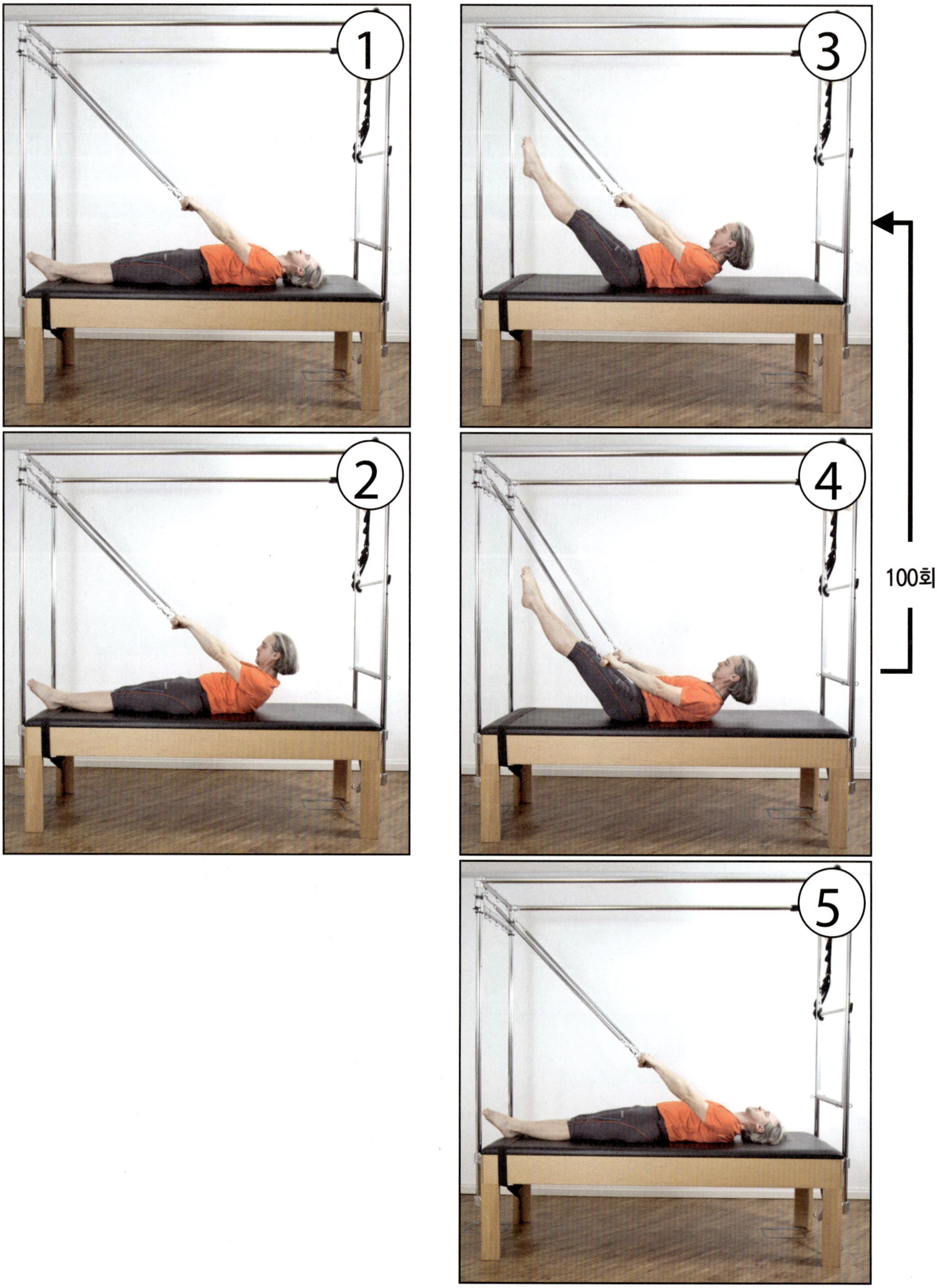

17. 헌드레드 리버스 (M) Hundreds Reverse (M) 2/2

시작 자세:

주의: 사진에서와 같이 실행되는 운동의 형태는 소수의 사람들에게만 가능하다.
다리를 들어 올릴 때 허리가 매트에서 떨어지지 않도록 스프링 위치와 거리를 선택한다. 바로 누운 자세에서 머리를 스프링 걸이 방향으로 놓는다.
그림 1: 양쪽 손으로 롤 다운 바를 넓게 잡고 다리는 쭉 뻗어 놓는다. 발은 작은 V자가 되도록 뻗고 넓적다리의 안쪽은 긴장을 유지한다.
그림 2: 배근육을 안쪽과 위쪽으로 당긴다. 머리를 들고 어깨뼈가 매트위에서 떨어질 때까지 등뼈를 서서히 말아 올린다. 허리뼈가 매트에 접촉을 유지한 채로 다리를 들어올린다.

운동 목적:

배곧은근의 강화.
깊은 엉덩관절 굽힘근의 강화.

운동 실행: 100회

그림 3-4: 이 자세에서 고르게 규칙적으로 호흡하며 팔을 쭉 뻗은 상태에서 계속 펌핑한다. 머릿속으로 5까지 세는 동안 숨을 천천히 내쉬면서 팔로 5회 펌핑한다. 머릿속으로 5까지 세는 동안 숨을 천천히 들이쉬면서 팔로 5회 펌핑한다. 전체적으로 100회의 펌핑동작이 수행될 때까지 반복한다.
그림 5: 다리와 상체를 동시에 내려놓는다.

흔한 실수:

운동이 진행됨에 따라 상체가 내려앉는다.
가슴을 말아 올리거나 머리를 비교적 곧게 유지하지 못하는 상체 굽힘의 부재 시 강한 머리 굽힘에 의해 보상된다. 이것은 턱이 거의 가슴에 닿아있는 것으로 보일 수 있다. 이 자세는 앞쪽 목뼈를 지나치게 압박하고 부분적으로 기도를 막는다. 팔을 뻗은 채 펌핑하지 못하고 반복적으로 굽혀진다. 펌핑이 넓은등근 대신에 앞쪽 어깨근육사슬에 의해 강하게 수행된다.

변형 또는 응용 동작:

매트위에 다리를 뻗고 운동을 실행한다.

금기증/주의점:

목뼈에 문제가 있는 사람에게 지속적인 굽힘은 문제를 더 심화시킬 수 있다.

18. 리버스 스파인 스트레치 (M) Reverse Spine Stretch (M)
1/3

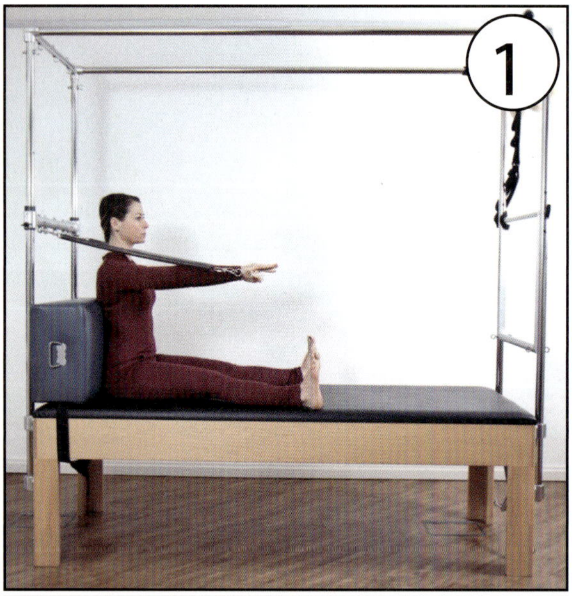

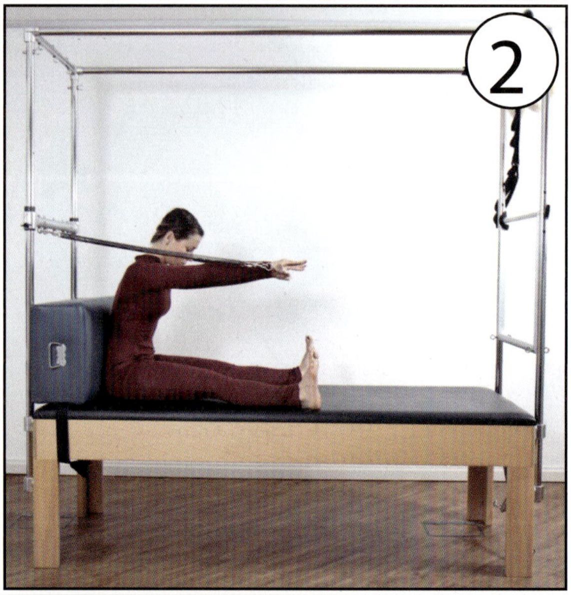

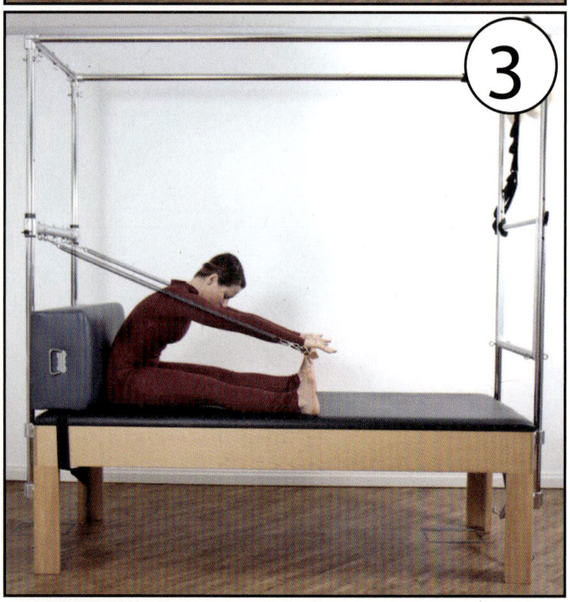

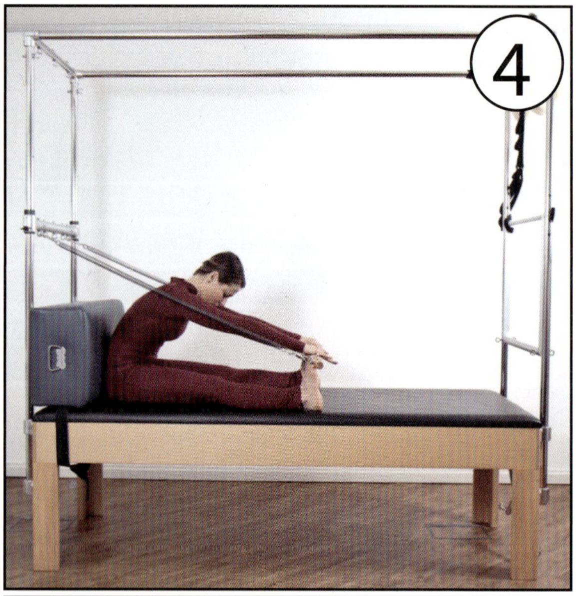

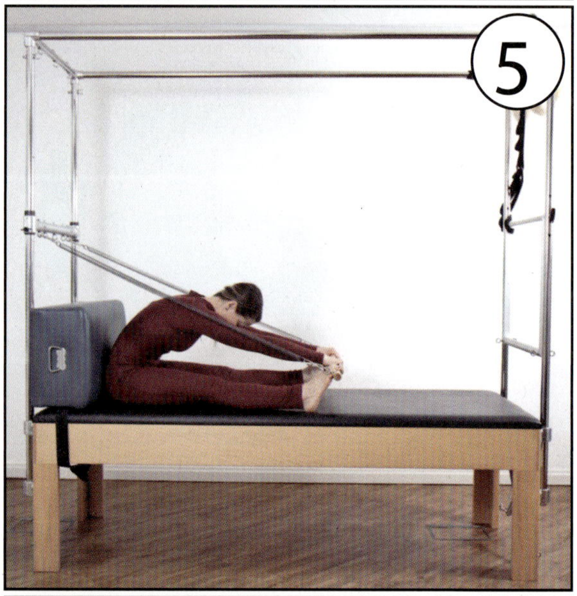

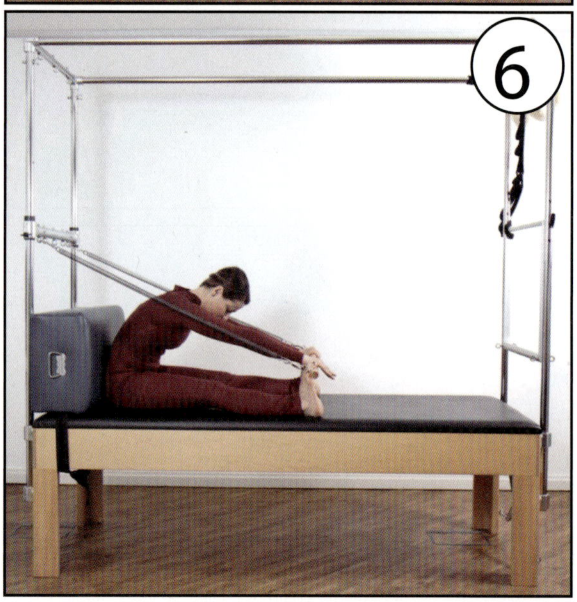

18. 리버스 스파인 스트레치 (M) Reverse Spine Stretch (M) 2/3

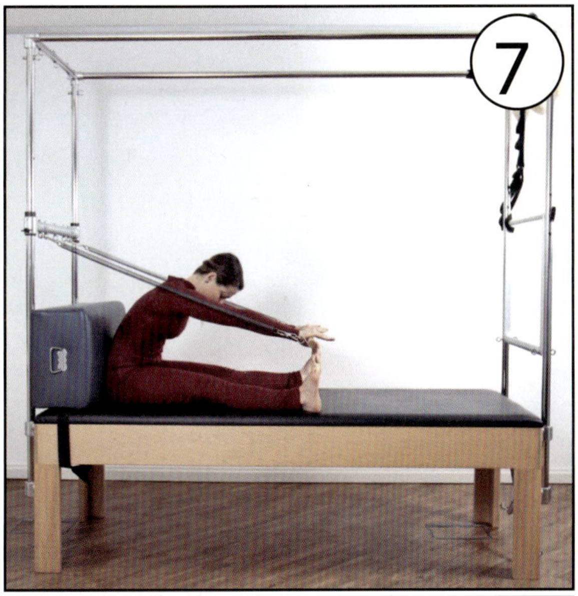

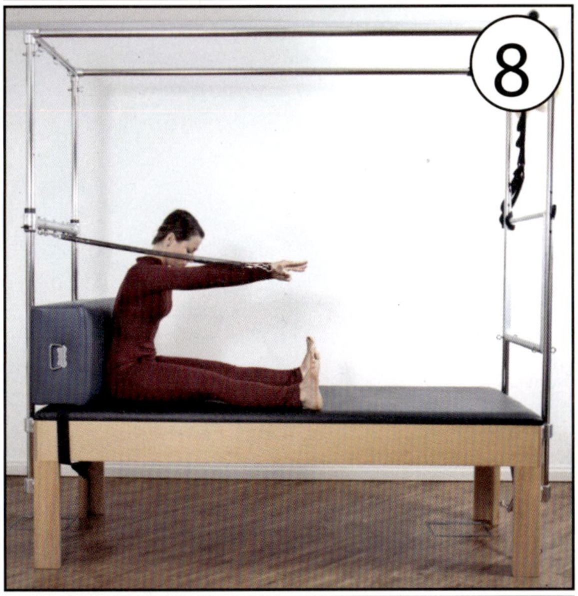

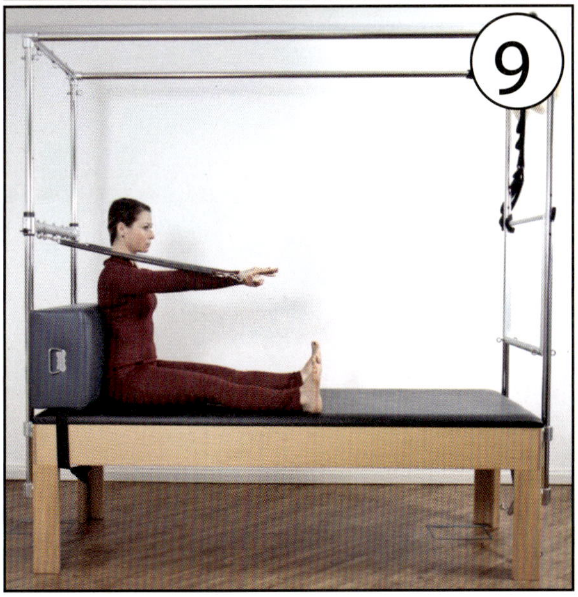

18. 리버스 스파인 스트레치 (M) Reverse Spine Stretch (M) 3/3

시작 자세:

보상 작용 없이 운동을 완전하게 수행하기 위해서 스프링의 위치를 선택한다. 스프링 높이는 운동 효과에 영향을 미친다. 위치가 높다면 더 어려워지게 된다.
리포머 박스 밑쪽을 스프링 걸이쪽으로 캐딜락 기둥 맞닿게 놓는다. 엉덩이와 허리를 리포머 박스의 윗면에 기대어 밀착한 후 똑바로 앉는다. 다리를 넓게 벌리고 발을 굽힌다. 손은 어깨너비 정도로 롤 다운 바를 잡는다. 양손과 발 사이에는 충분한 공간을 남긴다. 손가락은 편다. 손목을 안정화 시킨다. 팔은 매트와 스프링에 평행하게 미리 뻗는다.

운동 목적:

배곧은근의 강화.
깊은 엉덩관절 굽힘근의 강화.
다리와 등 뒷면의 신장.

운동 실행: 5-7회

그림 1-3: 배를 안쪽과 위쪽으로 당긴다. 위쪽에서 앞쪽으로 구르면서 롤 다운 바를 계속 아래쪽으로 내린다. 매트를 내려다본다.
그림 4: 손이 발가락에 닿자마자 발을 롤 다운 바 위에 놓는다.
그림 5-6: 발을 구부려 신장한다.
그림 7-9: 롤 다운 바를 발위로 들어 올리면서 척추를 하나씩 차례대로 곧게 편다.

흔한 실수:

발이나 발위로 가기위한 갑작스러운 움직임
팔과 상체가 하나의 단위를 형성하지 않는다.
한쪽으로 강하게 기울어짐
특히 위에서 볼 수 있다(변형동작 참조).

변형 또는 응용 동작:

상체가 한쪽으로 기울어진다면 한쪽이 다른 쪽보다 강하므로 한쪽 손은 중간에 두고 다른 쪽 손은 가쪽에 두는 것과 같이 손의 다른 위치를 적용해야 한다. 아니면 한손은 위에서 잡고 한손은 아래에서 잡는다. 움직임이 중앙으로 배치될 때까지 다양한 변형을 시도한다.

금기증/주의점:

손상 요소: 스프링이 늘어나거나 발이 바를 잡고 있는 경우에는 손을 떼지 마시오(그림 4-6).

19. 시팅 스토먹 마사지 (M) Sitting Stomach Massage (M) 1/2

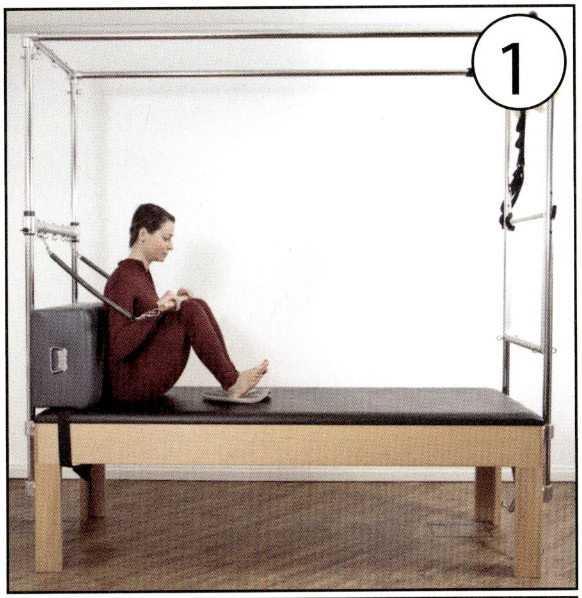

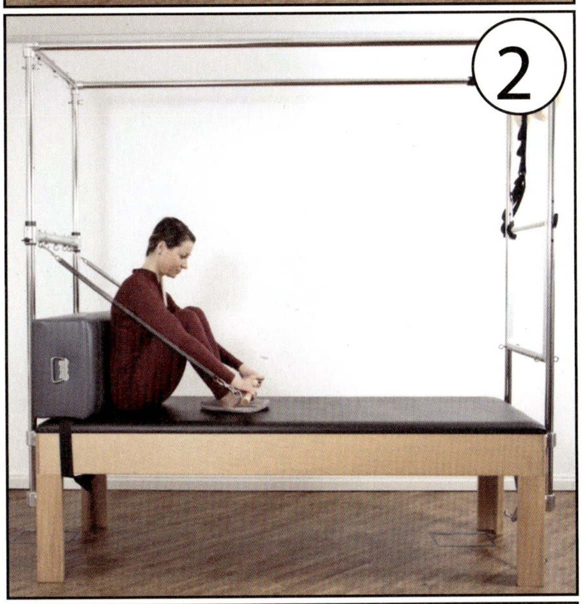

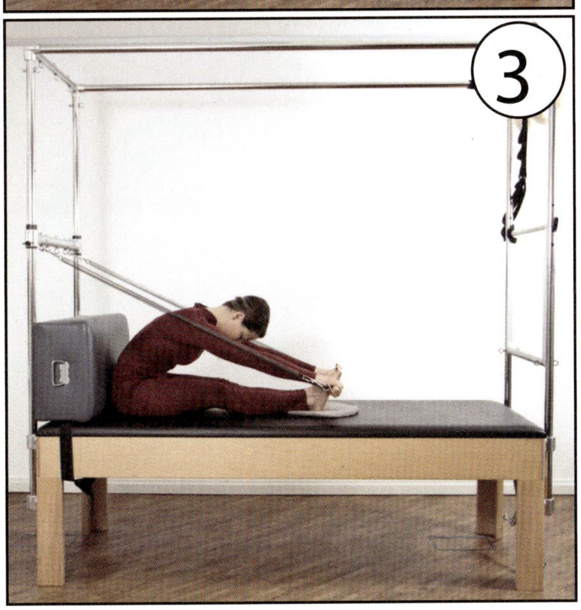

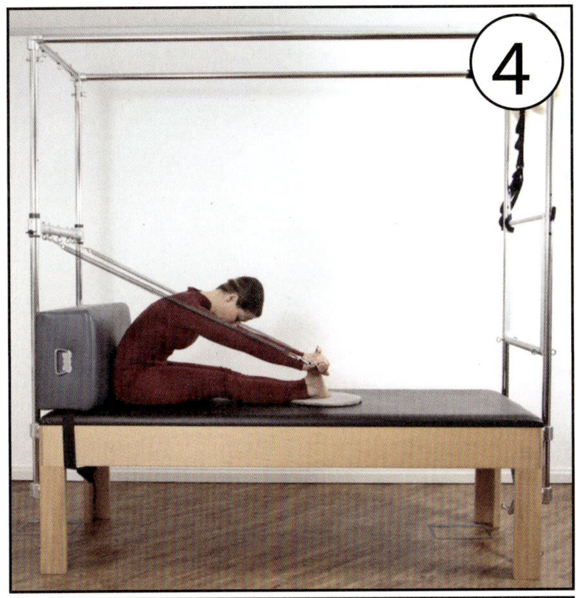

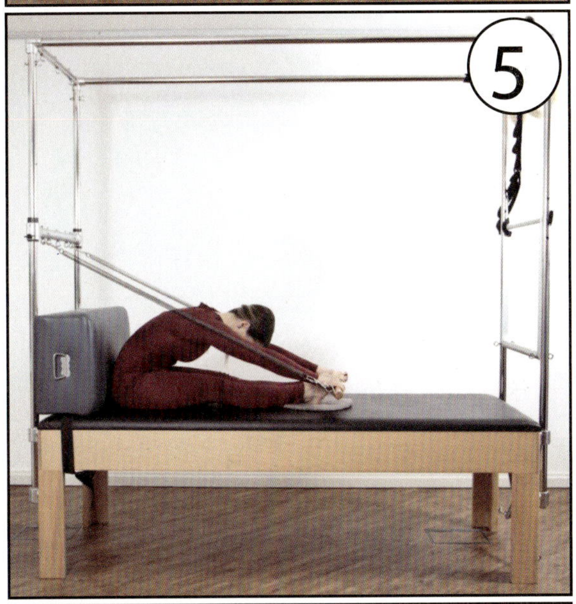

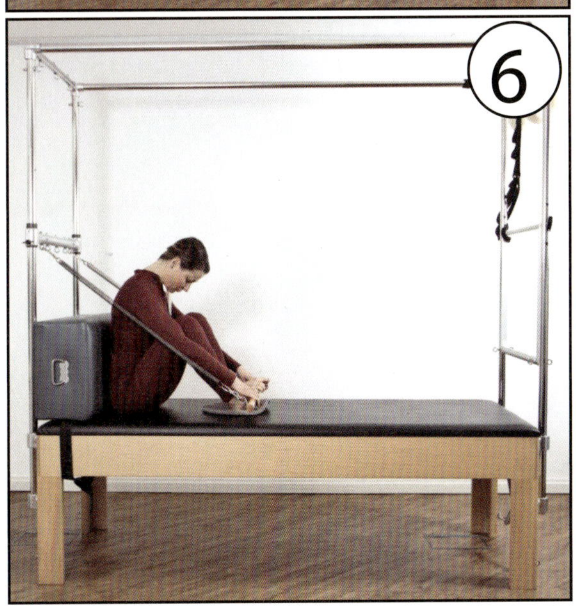

19. 시팅 스토먹 마사지 (M) Sitting Stomach Massage (M) 2/2

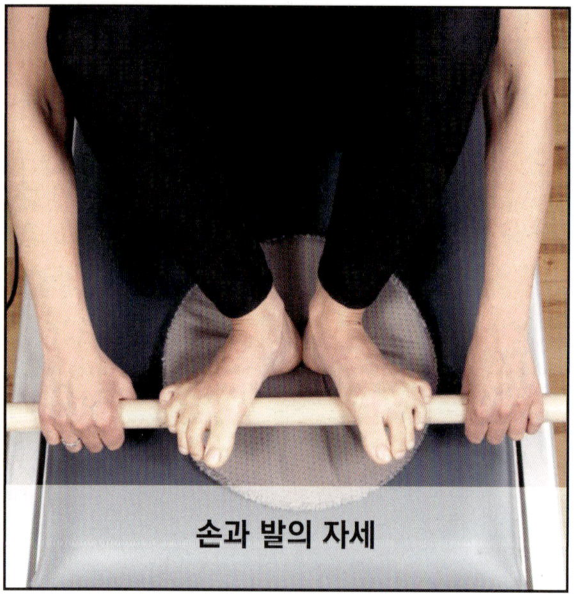

시작 자세:

운동이 어떠한 보상적인 움직임도 없이 완전히 수행될 수 있도록 스프링 위치를 선택한다. 스프링 위치에서 높이는 운동의 효과에 상당한 영향을 미친다. 위치가 높다면 더 어려워지게 된다.
리포머 박스의 아래쪽을 스프링 걸이쪽으로 캐딜락 기둥과 맞닿게 놓는다. 엉덩이와 허리를 리포머 박스의 윗면에 기대어 밀착한 후 똑바로 앉는다.
다리를 자신쪽으로 당긴다. 손은 어깨너비 정도로 롤 다운 바를 잡는다. 발은 작은 V자 모양으로 미끄럼 패드나 수건위에 놓는다. 운동은 발로 무게가 거의 전해지지 않는 한 패드 없이 수행할 수 있다. 발은 작은 V자 모양으로 롤 다운 바의 중심에 놓는다. 발가락과 볼은 롤 다운 바와 닿게 한다. 손은 오른쪽과 왼쪽에서 롤 다운 바를 잡는다.

운동 목적:

다리와 등 뒷면의 신장.

운동 실행: 5-7회

그림 2-3: 다리를 앞쪽으로 쭉 뻗고 동시에 가능한 한 발을 최대한 뻗는다. 매트를 내려다본다.
그림 4-5: 다시 발을 구부려 신장한다.
그림 6: 무릎을 굽혀 시작 자세로 돌아온다.

흔한 실수:

발이 직선보다 한쪽으로 더 치우쳐져 움직인다.
특히 동작이 끝날 무렵 유연성에 따라 등 뒤에서 상당한 견인력이 작용한다. 그렇기 때문에 매우 천천히 진행해야 한다.

변형 또는 응용 동작:

상체가 한쪽으로 기울어진다면 한쪽이 다른 쪽보다 강하므로 한쪽 손은 중간에 두고 다른 쪽 손은 가쪽에 두는 것과 같이 손의 다른 위치를 적용해야 한다. 교대로 한손은 위에서 잡고 한손은 아래에서 잡는다.
움직임이 중앙으로 배치될 때까지 다양한 변형을 시도한다.

금기증/주의점:

손상 요소: 스프링이 늘어나거나 발이 바를 잡고 있는 경우에는 손을 떼지 않는다(그림 3-5).

20. 체스트 익스팬션 닐링 (T) Chest Expansion Kneeling (T) 1/2

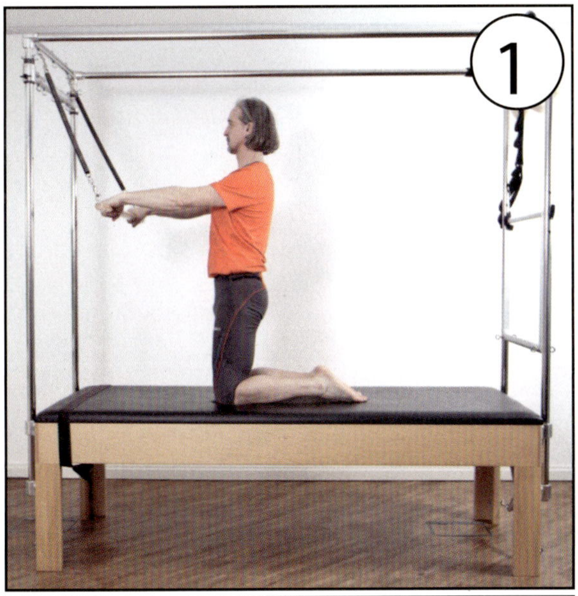

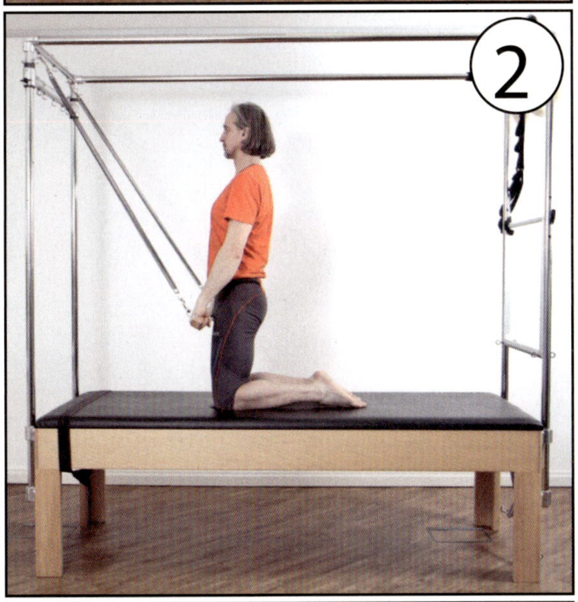

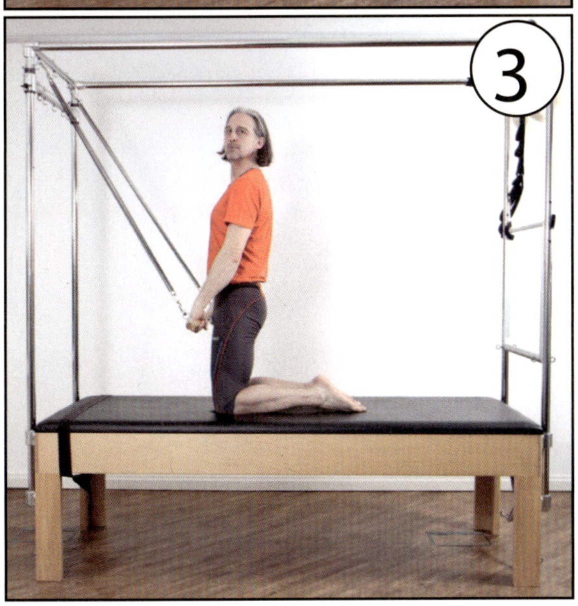

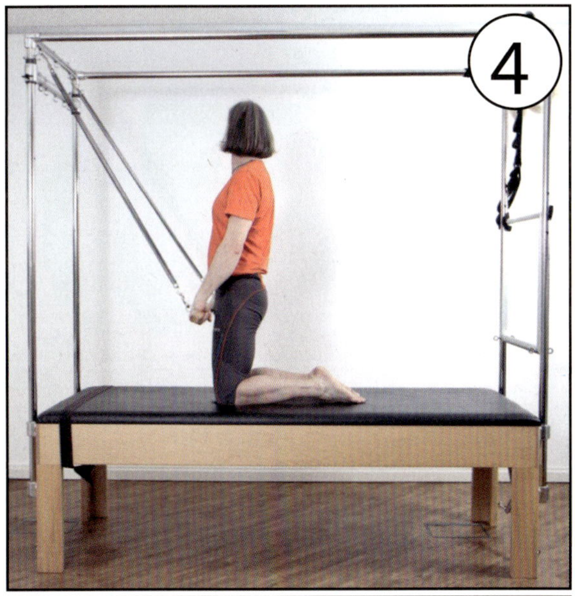

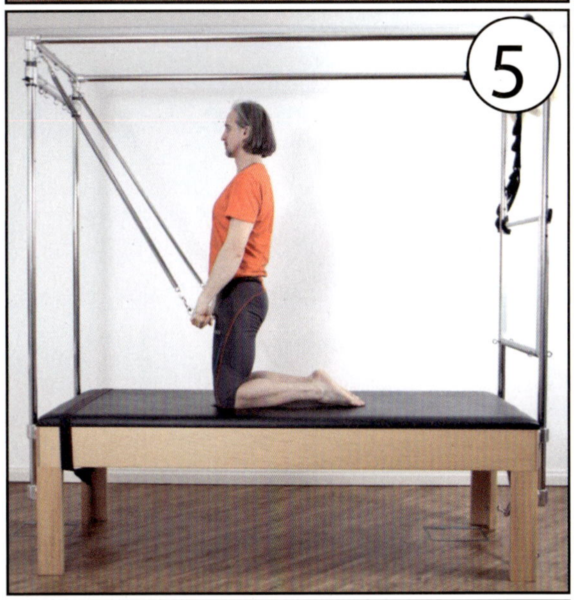

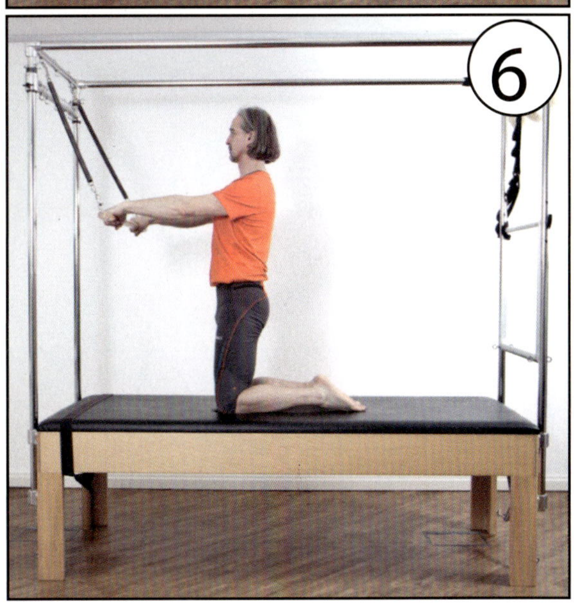

20. 체스트 익스팬션 닐링 (T) Chest Expansion Kneeling (T) 2/2

시작 자세:

보상 작용 없이 운동을 완전하게 수행하기 위해서 스프링의 위치를 선택한다. 스프링 높이는 운동 효과에 영향을 미친다. 캐딜락의 열린 끝과 마주보고 무릎을 꿇는다. 손은 위에서부터 롤 다운 바를 어깨 너비로 잡는다. 손가락과 팔은 뻗는다.

운동 목적:

넓은등근, 위팔세갈래근과 어깨세모근 후부의 강화.
긴 등근육, 배근육, 볼기근의 강화에 의한 몸통의 안정화.
목뼈의 가동성.

운동 실행: 4회

그림 2: 롤 다운 바가 골반과 넓적다리 앞에 올 때까지 팔을 아랫방향으로 당긴다.
그림 3-5: 먼저 머리를 왼쪽, 오른쪽, 중앙 순서로 회전한다.
그림 6: 스프링이 느슨해질 때까지 다시 팔을 위로 가져온다. 전체 동작에서 날개어깨를 피하기 위해 어깨를 잘 벌리고 가볍게 턱을 당겨 목을 길게 한다. 몸통은 똑바로 세운다. 머리의 회전을 최적화하기 위해서는 어깨내림근이 작용해야 하며, 따라서 어깨올림근은 가능한 한 가벼운 긴장 상황에 놓여 져야 한다.

흔한 실수:

상체가 안으로 들어와 어깨가 앞으로 당겨진다.
머리는 한 축에서 회전하지 않는다. 그래서 회전하는 동안 턱은 잘못된 방법으로 들어 올려 진다.
배근육 조직이 충분이 기여하지 못하면 움푹한 허리가 된다.

변형 또는 응용 동작:

스프링을 눈이나 어깨 수준에 부착하여 운동을 쉽게 한다.
무릎에 문제가 있는 경우 선 상태에서 수행되어질 수 있다: 35. 체스트 익스팬션 스탠딩
더 많은 긴장을 얻기 위해 매트위에서 필라테스 롤을 무릎, 다리 하부, 발 사이에 고정시킨다.

금기증/주의점:

예를 들어, 윤활주머니염 같은 압력에 민감한 무릎.

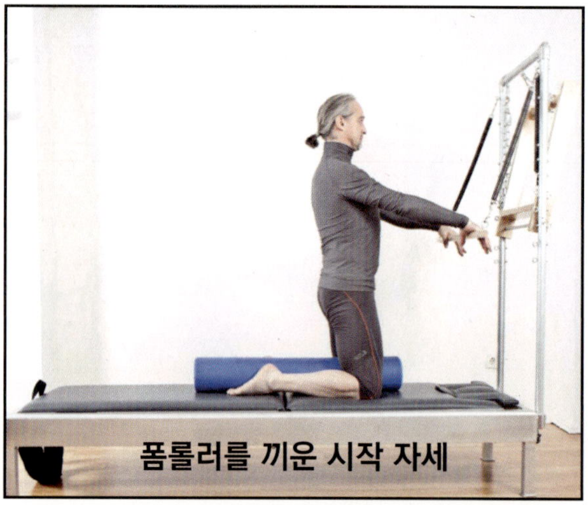

폼롤러를 끼운 시작 자세

21. 롱 백 스트레치 (T) Long Back Stretch (T)
1/3

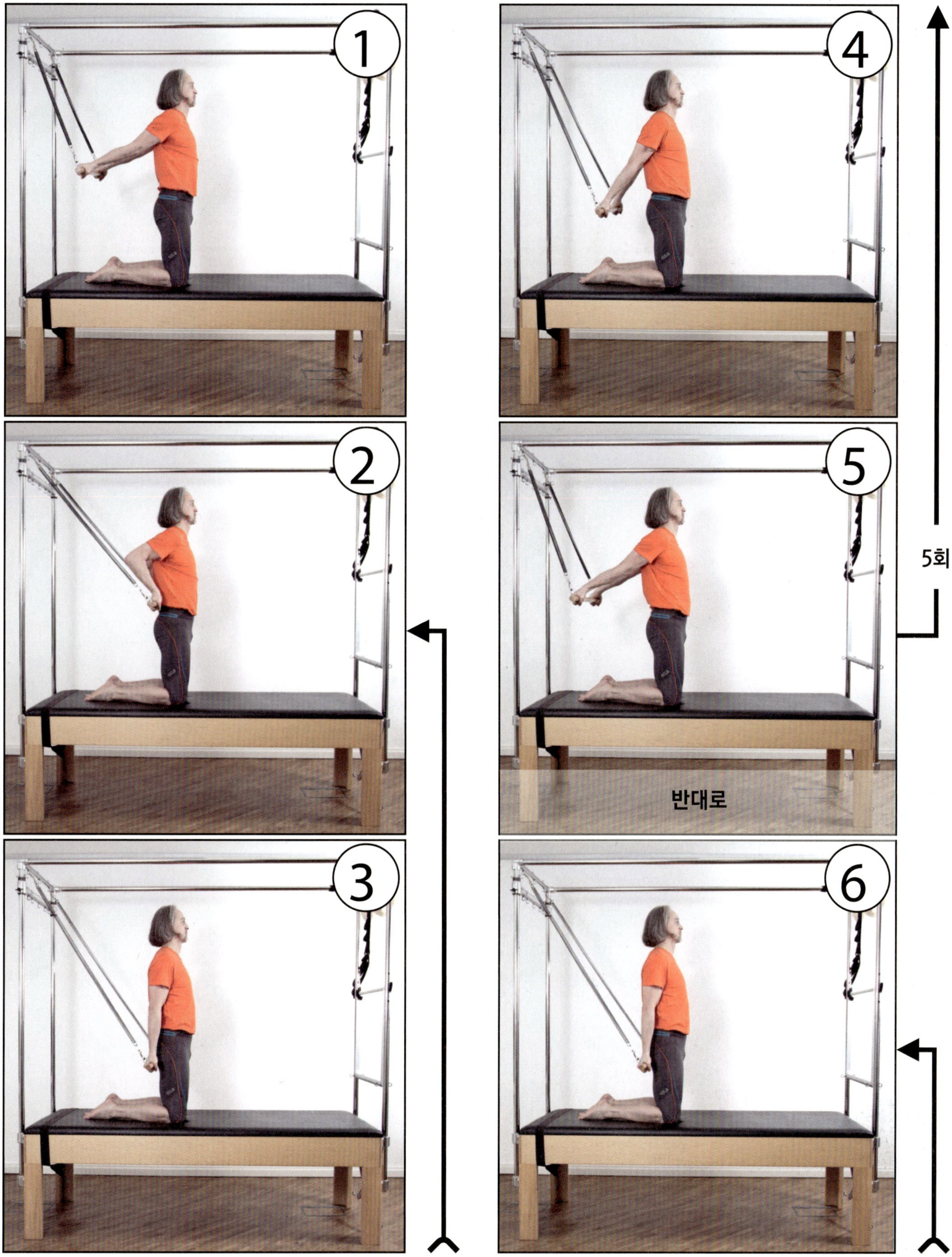

21. 롱 백 스트레치 (T) Long Back Stretch (T) 2/3

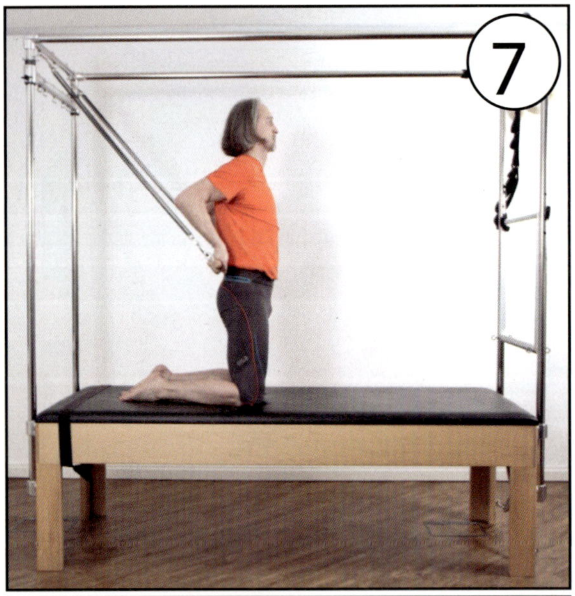

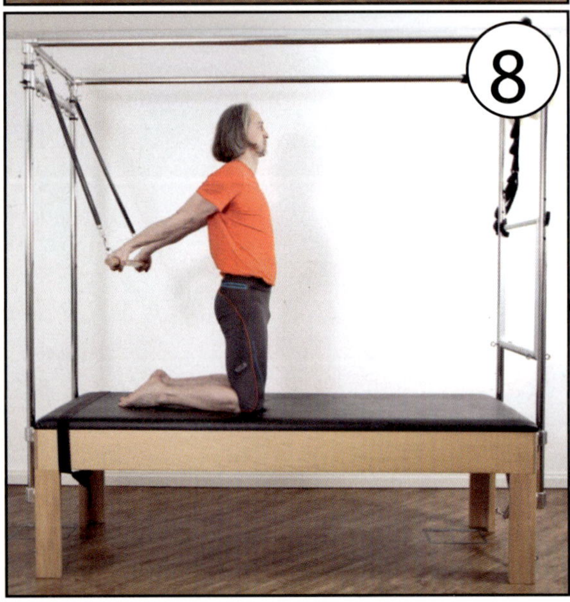

5회

21. 롱 백 스트레치 (T) Long Back Stretch (T) 3/3

시작 자세:

운동이 어떠한 보상적인 움직임도 없이 완전히 수행될 수 있도록 롤 다운 바 부착부의 높이와 거리를 선택한다.
스프링 걸이와 반대로 무릎을 꿇는다. 손은 위에서부터 롤 다운 바를 잡고 필요하다면 손바닥을 아래로 향하게 한다.
넓게 잡을수록 더 쉽다.

운동 목적:

가슴근, 앞어깨세모근, 위팔두갈래근의 신장.
가슴근, 앞어깨세모근, 위팔두갈래근과 넓은등근의 강화.
몸통근육의 안정화.

운동 실행: 5-7회

그림 2-3: 팔을 굽혀서 롤 다운 바를 허리 쪽으로 움직인다. 몸통과의 접촉을 유지한 채로 팔이 완전히 뻗을 때까지 롤 다운 바를 아래로 가져간다.
그림 4-5: 그 후 뻗은 팔을 뒤쪽과 위쪽으로 움직인다. 가슴이 가라앉거나 머리를 앞쪽으로 미는 것과 같은 보상적인 움직임도 없이 가능한 한 멀리 동작을 수행한다.
그림 2: 다시 팔을 굽힌다. 5~7회 반복한다. 이제 반대로 시행한다.
그림 6-7: 쭉 뻗은 팔을 아래로 이동한다. 몸통과의 접촉을 유지하면서 롤 다운 바를 하부허리 쪽으로 가져온다.
그림 8: 이어 다시 팔을 뒤쪽과 위쪽으로 쭉 뻗는다. 여기에서도 역시 보상적인 움직임이 일어나지 않을 정도로 움직임이 수행되어야 한다. 이 방향으로 5~7회 반복한다.

흔한 실수:

상체가 내려앉고 어깨가 앞쪽으로 당겨진다.
머리가 앞쪽으로 밀린다. 움푹한 허리가 된다.

변형 또는 응용 동작:

스프링을 아래쪽에 부착하고 다리를 앞으로 뻗어 똑바로 앉아 운동한다.
선 자세에서 운동을 실행한다. 캐딜락의 바깥쪽에 선다.
더 많은 긴장을 얻기 위해 매트 위에서 필라테스 롤을 무릎, 다리 하부, 발 사이에 고정시킨다.

금기증/주의점:

예를 들어, 윤활주머니염 같은 압력에 민감한 무릎.
두드러지게 짧아진 엉덩관절 굽힘근
위팔두갈래근의 긴머리와 근육둘레띠의 퇴행성 변화(찢어짐의 위험).

22. 롱 백 스트레치 롤 다운 (M) Long Back Stretch Roll Down (M) 1/2

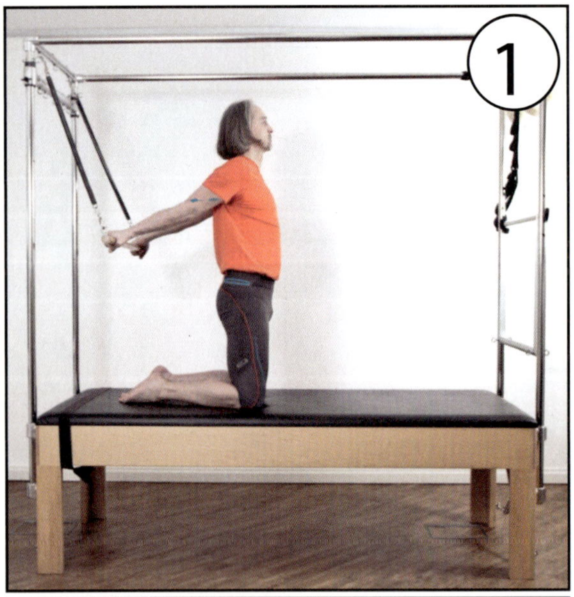

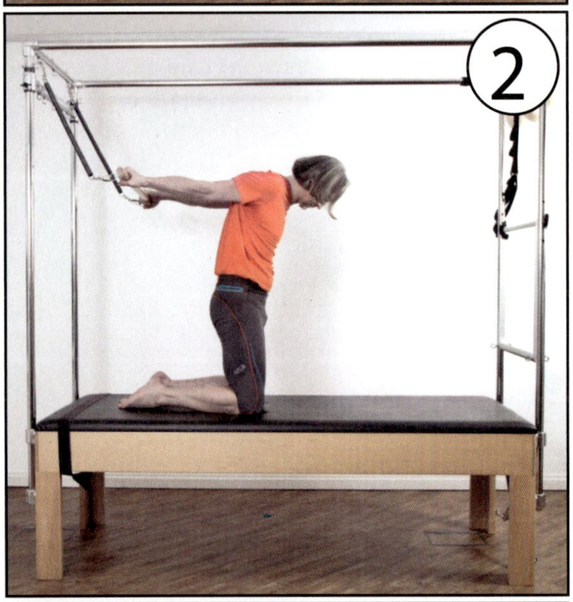

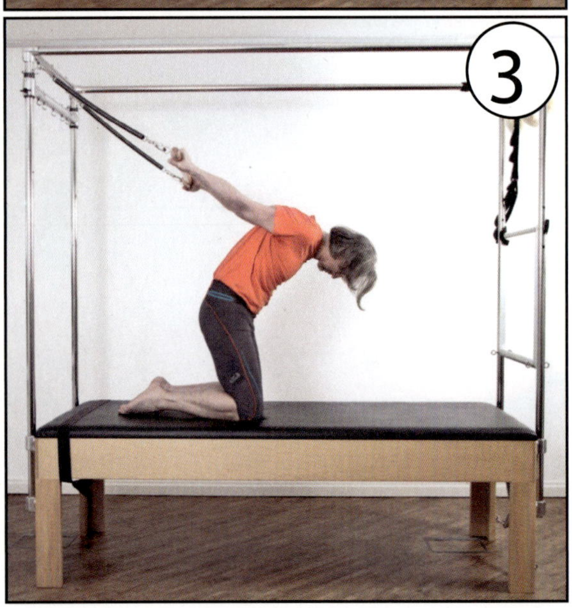

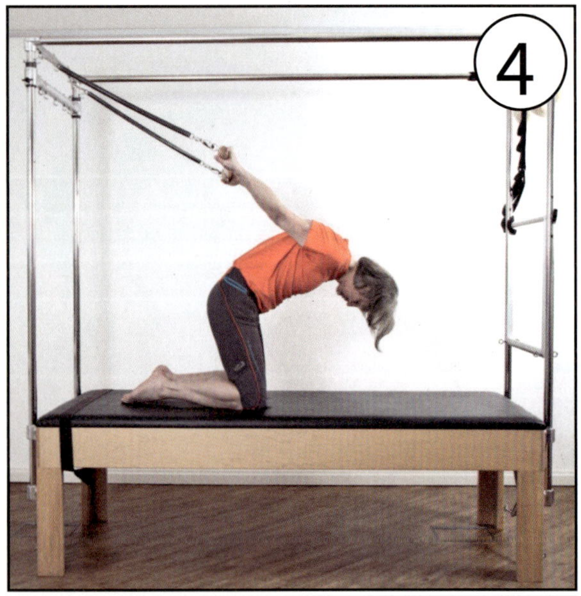

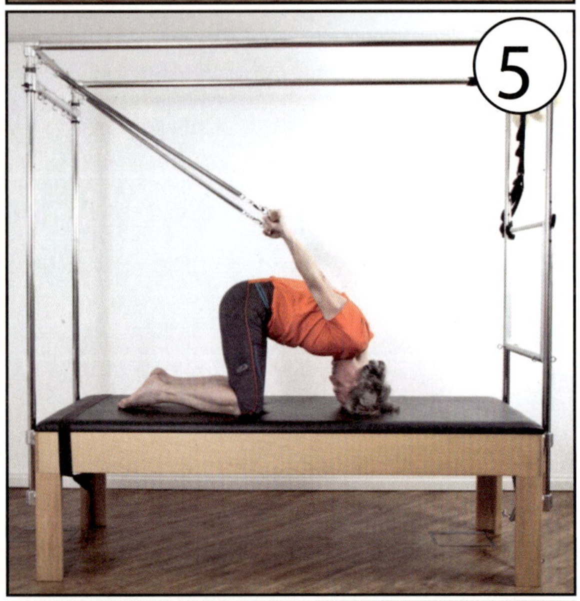

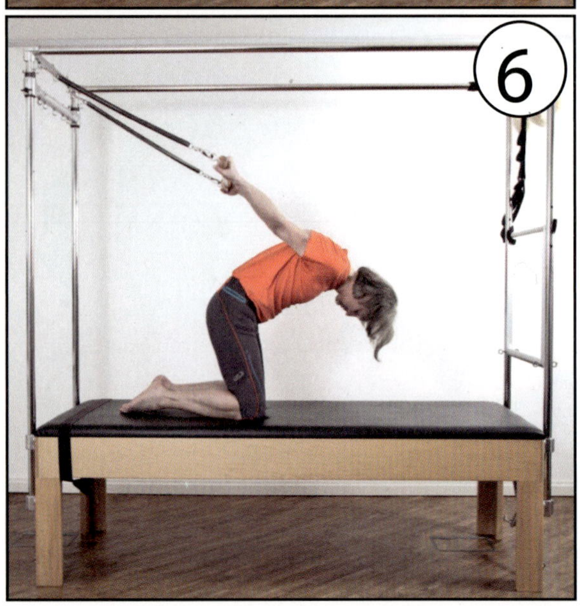

22. 롱 백 스트레치 롤 다운 (M) Long Back Stretch Roll Down (M) 2/2

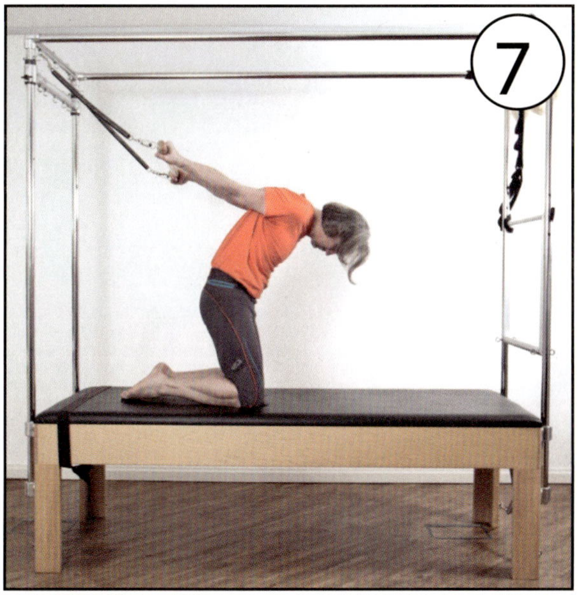

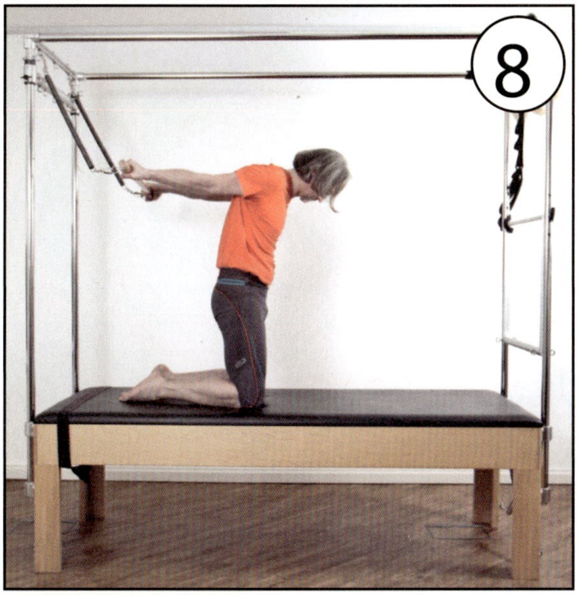

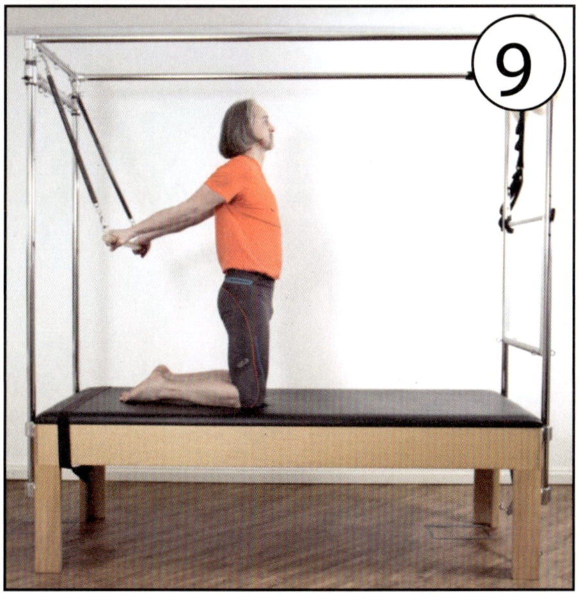

시작 자세:

운동이 어떠한 보상적인 움직임도 없이 완전히 수행될 수 있도록 롤 다운 바 부착부의 높이와 거리를 선택한다.
스프링 걸이와 반대로 무릎을 꿇는다. 손은 위에서부터 롤 다운 바를 잡고 손바닥은 아래로 향하게 한다.
어깨 너비로 잡는다. 팔은 위쪽 방향으로 뻗는다.

운동 목적:

배근육, 엉덩관절 굽힘근, 넙다리네갈래근의 강화.
굽힘을 목표로 하는 척추의 가동성.

운동 실행: 3-5회

그림 2-3: 머리를 말아 내리기 시작한다. 팔은 위쪽방향에서 유지한다. 처음에는 스프링 걸이와의 거리에 따라 스프링이 작용하지 않을 수 있다.
그림 4: 머리가 허리수준에 도달했을 때 팔은 스프링 걸이로부터 당겨진다.
그림 5: 머리의 두개골 상부는 가능한 한 무릎과 가깝게 캐딜락 매트에 닿는다.
그림 6-9: 그 후 가능한 한 스프링의 장력을 오래 유지한 채로 다시 천천히 몸을 말아 올린다. 항상 스프링의 장력을 유지해 운동 시 앞으로 넘어지지 않고 자유롭게 수행될 수 있도록 한다.

흔한 실수:

가슴/허리척추 영역에서 굽힘의 부족
무릎에서 90° 각도가 불안정함에 따라 몸이 뒤로 간다.

변형 또는 응용 동작:

무릎에 문제가 있을 경우 운동은 선 자세에서 수행되어질 수 있다. 캐딜락의 바깥쪽에 선다.
더 많은 긴장을 얻기 위해 매트위에서 필라테스 롤을 무릎, 다리 하부, 발 사이에 고정시킨다.

금기증/주의점:

예를 들어, 윤활주머니염 같은 압력에 민감한 무릎.

23. 프레스 다운 (T) Press Down (T)
1/4

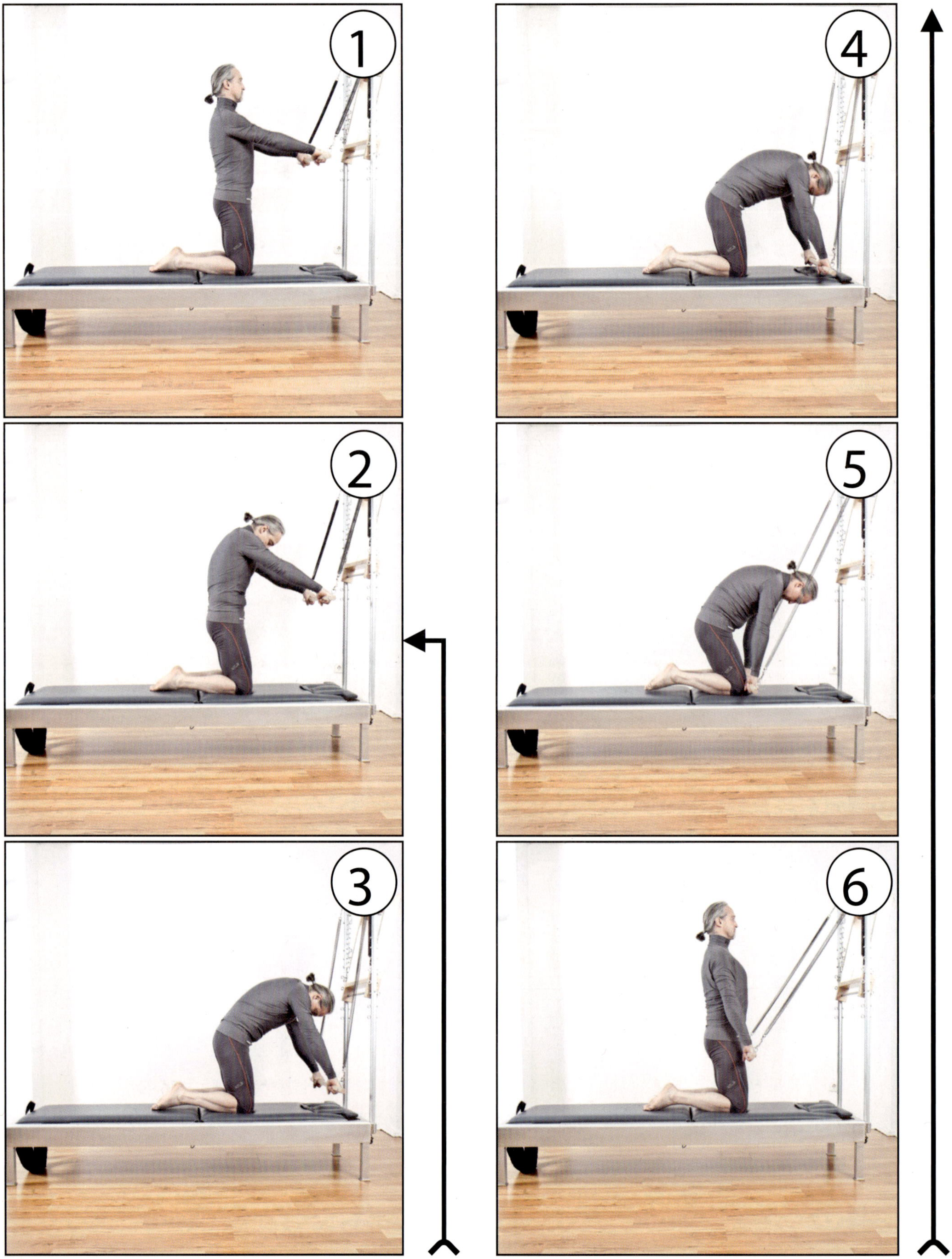

23. 프레스 다운 (T) Press Down (T)
2/4

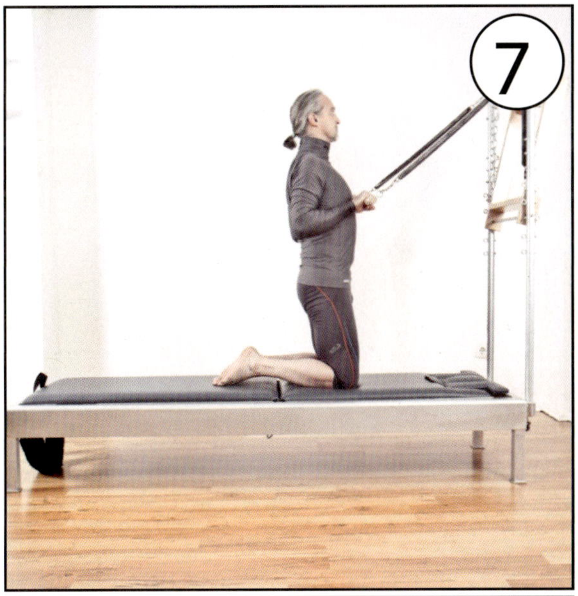

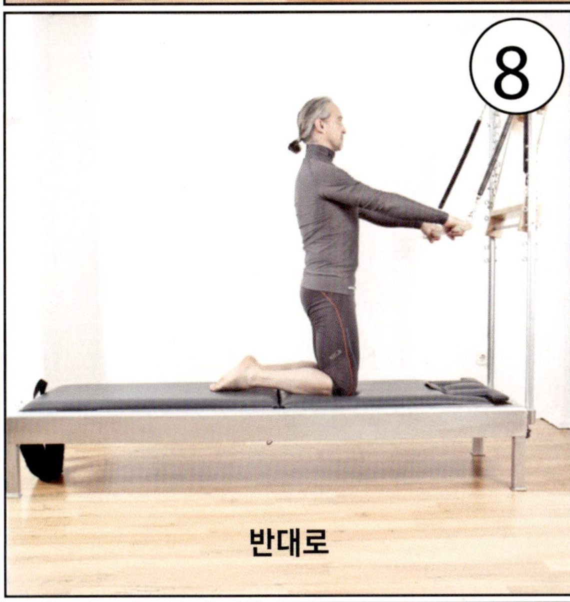

3회

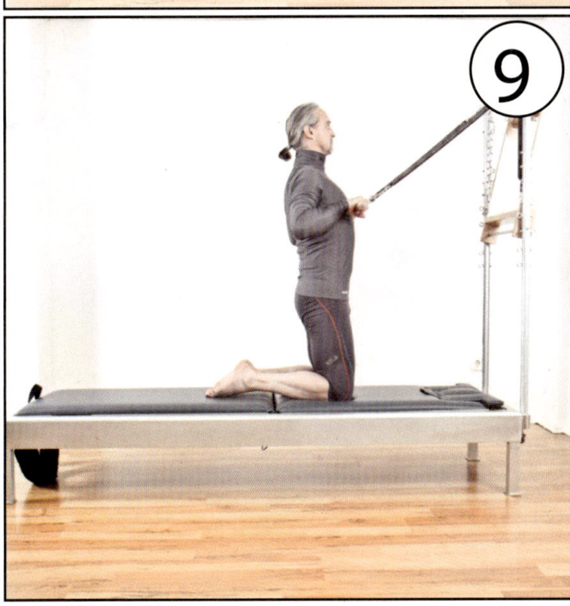

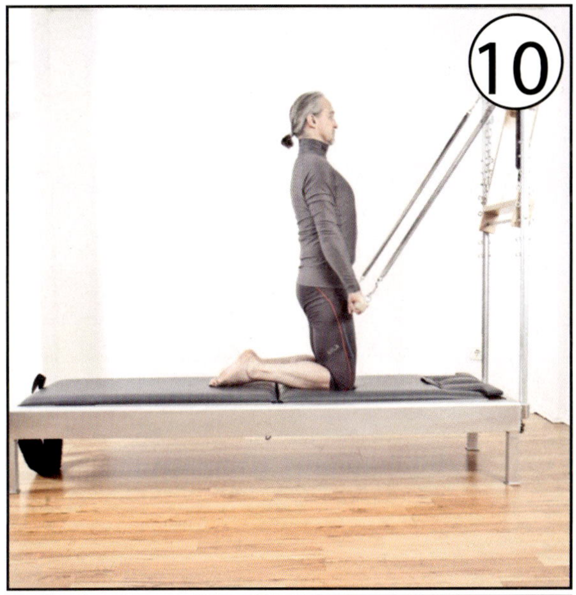

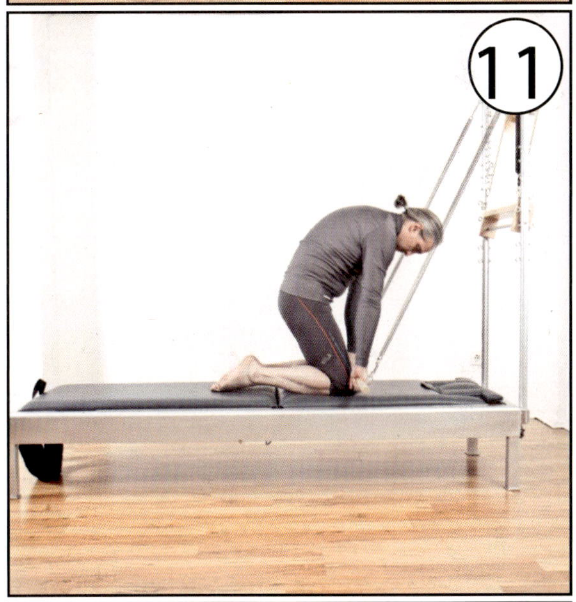

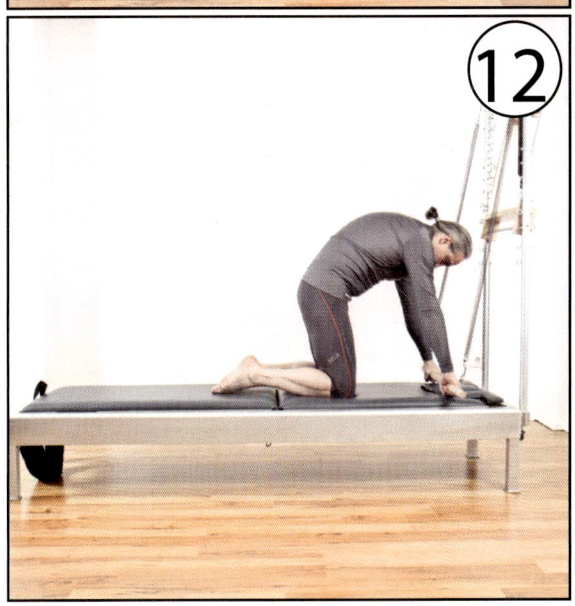

23. 프레스 다운 (T) Press Down (T)
3/4

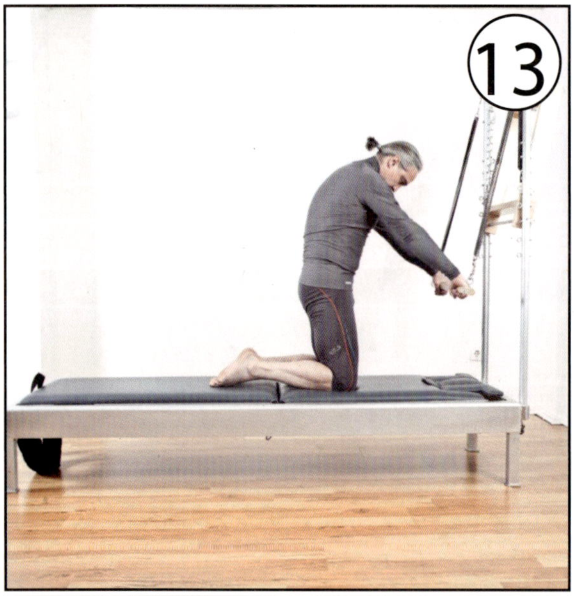

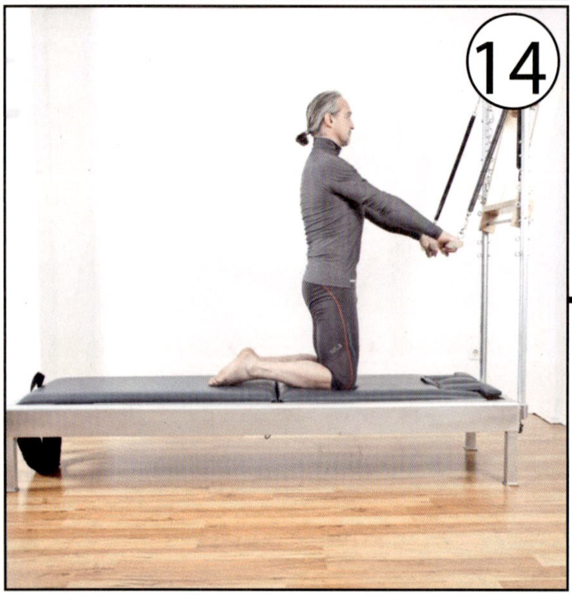

3회

23. 프레스 다운 (T) Press Down (T) 4/4

시작 자세:

운동이 어떠한 보상적인 움직임도 없이 완전히 수행될 수 있도록 롤 다운 바 부착부의 높이와 거리를 선택한다. 대략적으로 스프링은 팔의 길이보다 더 멀리 머리 위쪽으로 부착한다. 캐딜락의 열린 끝과 마주보고 무릎을 꿇는다. 손은 위에서부터 롤 다운 바를 적어도 어깨너비 정도로 잡는다. 팔은 편다.

운동 목적:

배근육, 엉덩관절 굽힘근, 위팔세갈래든, 앞어깨세모근, 가슴근, 넓은등근의 강화.
어깨뼈를 움직이는 근육의 안정화.
굽힘을 목표로 하는 척추의 가동성.

운동 실행:

그림 2-4: 고양이 신장 자세와 같이 위쪽과 아래쪽으로 몸을 말아준다. 웅크린 심술난 고양이. 롤 다운 바는 어깨 아래에 있다. 팔은 수직으로 편다. 손가락 마디가 매트에 살짝 닿는다. 머리는 무릎 쪽을 향한다.
그림 5: 이제 롤 다운 바를 무릎 쪽으로 당겨서 앞쪽으로 넘어지지 않도록 가능한 한 체중을 뒤쪽으로 옮긴다.
그림 6-8: 롤 다운 바를 다리를 따라 이동시키면서 몸을 곧게 편다. 보이지 않는 벽에 기대듯이 등을 말아 올린다. 지지할 수 있도록 골반을 뒤쪽으로 기울인다. 상체를 곧게 펴고 양팔이 펴지는 즉시 롤 다운 바를 넓적다리와 골반에 대고 누르면서 몸을 따라 가슴 높이로 팔꿈치를 뒤로 당긴다. 그 후 팔을 펴서 롤 다운 바를 앞쪽으로 한다.
3회 반복한다. 이제 반대로 한다.

그림 9: 롤 다운 바를 가슴 쪽으로 당긴다. 팔꿈치를 뒤쪽으로 당긴다.
그림 10-11: 롤 다운 바를 몸과 다리를 따라 아래쪽으로 민다. 몸은 그 움직임에 따라 계속적으로 둥글게 된다. 이를 보상하기 위해 골반은 뒤쪽으로 약간 이동한다. 무릎에 이르렀을 때 손가락 마디는 매트에 부드럽게 닿는다.
그림 12: 매트 위에서 롤 다운 바를 앞쪽으로 민다. 롤 다운 바가 어깨 위에 있는 웅크린 고양이.
그림 13-14: 시작 자세로 돌아간다.

3회 반복한다.

흔한 실수:

운동을 하는 동안 손목은 충분히 안정되어지지 못해 불필요하게 손등 쪽으로 폄된다.

변형 또는 응용 동작:

매우 난이도 높은 응용동작은 한쪽 팔은 롤 다운 바에 두고 한쪽 팔은 옆으로 두고 운동을 수행하는 것이다.

금기증/주의점:

예를 들어, 윤활주머니염 같은 압력에 민감한 무릎.

24. 캣 스트레치 (M) Cat Stretch (M)
1/3

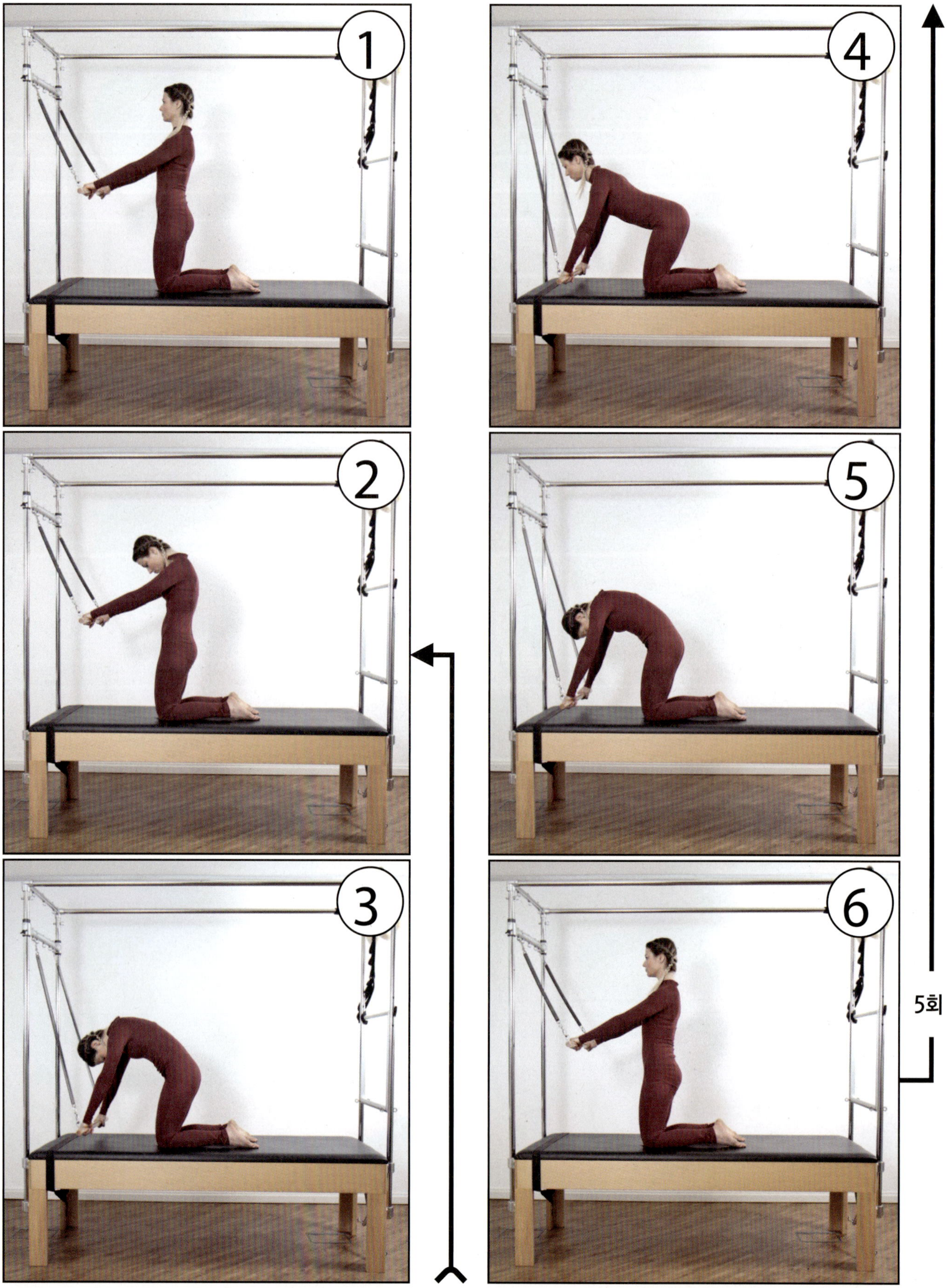

24. 캣 스트레치 (M) Cat Stretch (M) 2/3

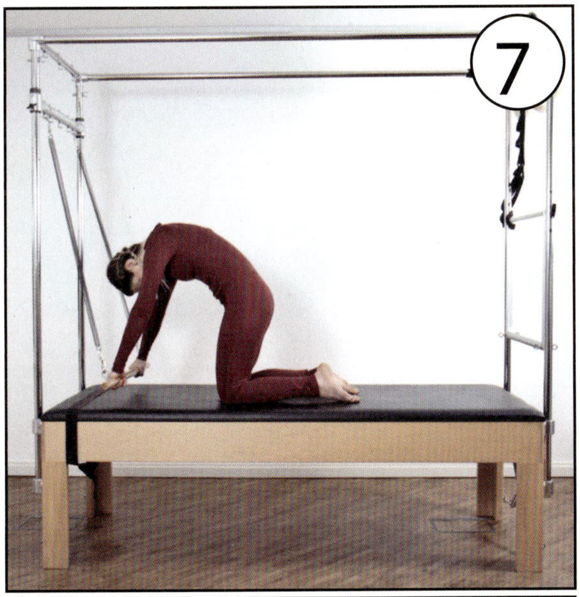

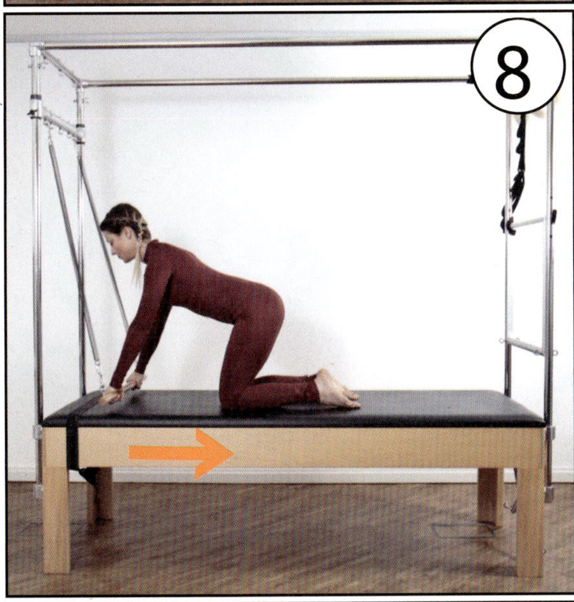

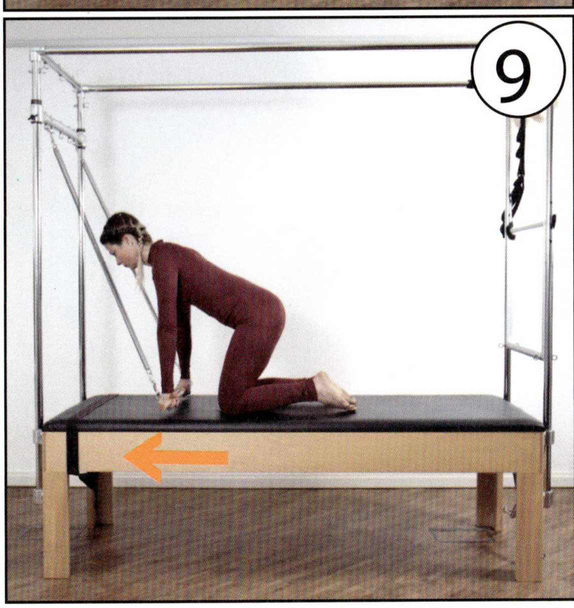

5회

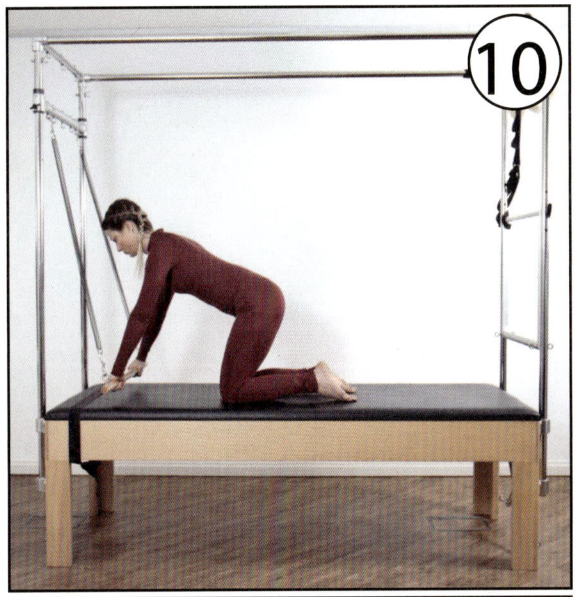

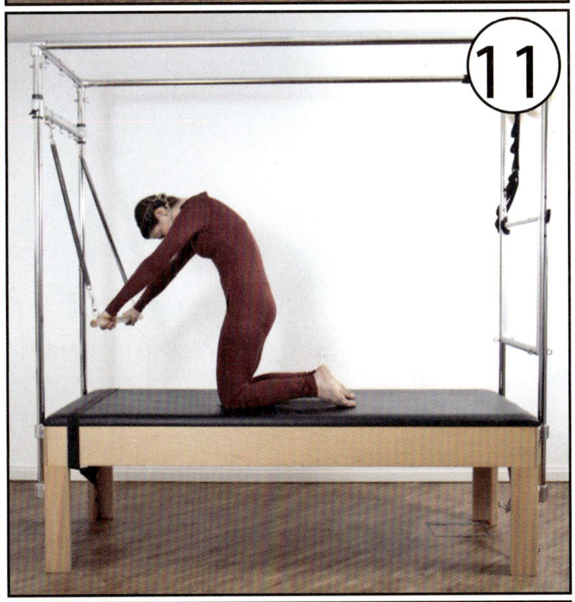

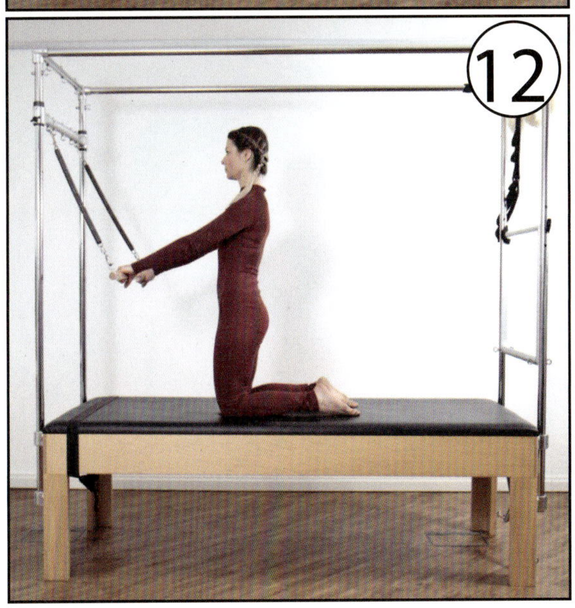

24. 캣 스트레치 (M) Cat Stretch (M)
3/3

시작 자세:

운동이 어떠한 보상적인 움직임도 없이 완전히 수행될 수 있도록 롤 다운 바 부착부의 높이와 거리를 선택한다. 대략적으로 스프링은 팔의 길이보다 더 멀리 머리 위쪽으로 부착한다. 캐딜락의 열린 끝과 마주보고 무릎을 꿇는다. 손은 위에서부터 롤 다운 바를 적어도 어깨너비 정도로 잡는다. 팔은 편다.

운동 목적:

배근육, 엉덩관절 굽힘근, 위팔세갈래든, 앞어깨세모근, 가슴근, 넓은등근의 강화.
어깨뼈를 움직이는 근육의 안정화.
굽힘을 목표로 하는 척추의 가동성.

운동 실행:

그림 2-3: 고양이 신장 자세와 같이 앞쪽과 아래쪽으로 구부리며 몸을 말아준다(웅크린 고양이). 롤 다운 바는 어깨 아래에 있다. 팔은 수직으로 곧게 편다. 손은 매트에 닿지 않는다.
그림 4: 그 후 등을 펴고 롤 다운 바의 위치를 안정적으로 유지한다. 행복한 고양이 자세를 만든다.
그림 5-6: 웅크린 고양이를 만들고 천천히 몸을 말아 올린다. 이 부분을 5회 반복한다.

그림 7: 다음 반복을 위해 고양이 신장 자세와 같이 앞쪽으로 말아준다-웅크린 심술난 고양이. 롤 다운 바는 어깨 아래에 있다. 팔은 수직으로 편다. 손은 매트에 닿지 않는다.
그림 8: 그 후 등을 펴고 롤 다운 바의 위치를 안정적으로 유지한다-행복한 고양이.
이 위치에서 롤 다운 바를 매트 위로 맴돌게 해서 무릎까지 당긴다. 무릎에 닿을 필요는 없다.
그림 9: 롤 다운 바를 어깨 아래의 시작위치로 다시 가져간다. 엉덩이를 가능한 한 약간 뒤쪽으로 움직인다.
5회 반복한다.

그림 10-12: 마지막 반복 후 시작 자세에서 같이 몸을 말아 올린다.

흔한 실수:

엉덩이가 무릎위에 머무르지 못하고 앞쪽이나 뒤쪽으로 움직인다.
운동을 하는 동안 손목은 충분히 안정되어지지 못해 불필요하게 손등 쪽으로 폄된다.

변형 또는 응용 동작:

매우 난이도 높은 응용동작은 한쪽 팔은 롤 다운 바에 두고 한쪽 팔은 옆으로 두고 운동을 수행하는 것이다.

금기증/주의점:

예를 들어, 윤활주머니염 같은 압력에 민감한 무릎.

25. 싸이 스트레치 (T) Thigh Stretch (T)
1/2

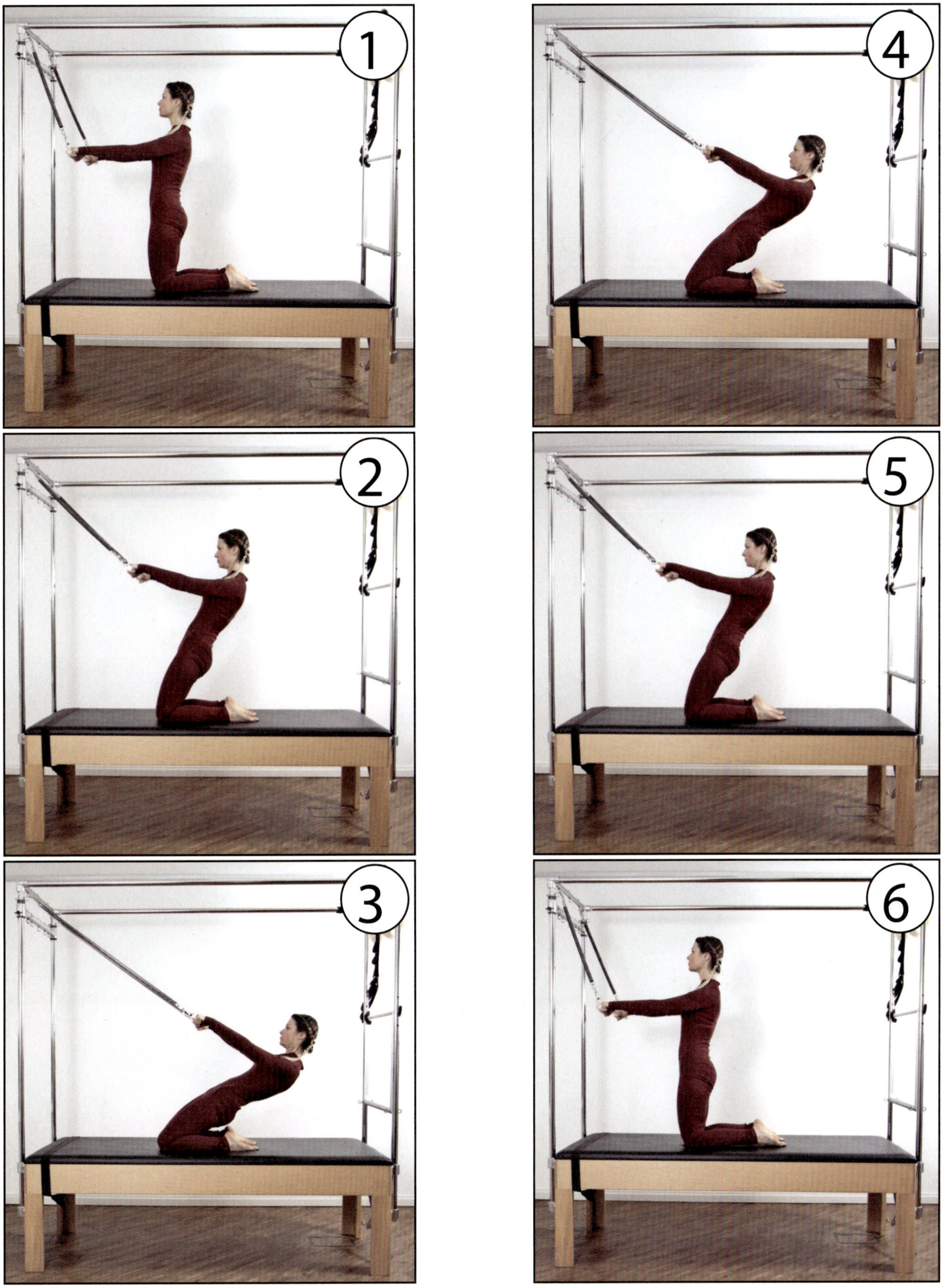

25. 싸이 스트레치 (T) Thigh Stretch (T) 2/2

시작 자세:

운동이 어떠한 보상적인 움직임도 없이 완전히 수행될 수 있도록 스프링 위치를 선택한다. 스프링 위치에서 높이는 그 운동의 효과에 의미 있는 영향을 미친다. 높으면 높을수록 쉽고 멀어질수록 쉽다. 캐딜락의 열린 끝과 마주보고 무릎을 꿇는다. 손은 위에서부터 롤 다운 바를 적어도 어깨너비 정도로 잡는다. 팔은 앞으로 뻗어주고 체중의 일부는 롤 다운 바에 싣는다. 스프링을 아직 늘리지 않는다. 가볍게 골반을 뒤쪽으로 기울인다.

운동 목적:

넙다리네갈래근의 강화(스프링에 의해 체중이 다 흡수되지 않을 때).
배와 등근육의 강화.
넙다리네갈래근의 신장.
단축 시 앞정강근의 신장.

운동 실행: 4-7회

그림 2-3: 무릎에서 어깨까지 일직선상에서 뒤쪽으로 기댄다. 정강이로 매트를 누른다. 뒤쪽으로 젖혀지는 동안 계속 앞쪽을 바라보면서 머리는 가슴 쪽으로 점차적으로 기울여 가능한 한 똑바로 있게 한다. 통증이 없는 넓적다리의 긴장이 허용하는 한 등을 뒤로 젖힌다.
그림 4-6: 스프링으로부터 적당한 양의 보조를 받거나 복귀하기 위해 팔을 약간 들어 올릴 수 있다.

흔한 실수:

무릎에서 어깨까지의 선을 유지하지 못하면 다리가 가까스로 움직이는 동안 상체는 과신장된다.
넙다리네갈래근의 신장이 증가될수록 엉덩이가 내려가는 보상적인 동작에 의해 거의 앉은 자세가 나타난다.
운동 시 머리가 뒤쪽으로 신장된다.
매트에서 무릎이 들어 올려 진다.

변형 또는 응용 동작:

마지막 반복 후 발뒤꿈치에 엉덩이가 닿지 않은 채로 완전히 뒤로 젖힌다.
앞쪽 목근육을 강화하기 위해 목을 곧게 편다.

금기증/주의점:

무릎에 이상이 있는 경우, 과도한 긴장이 생길 수 있으므로 운동을 수행하지 않아야한다.

26. 롤링 인 앤 아웃 (T) Rolling in and out (T)
1/3

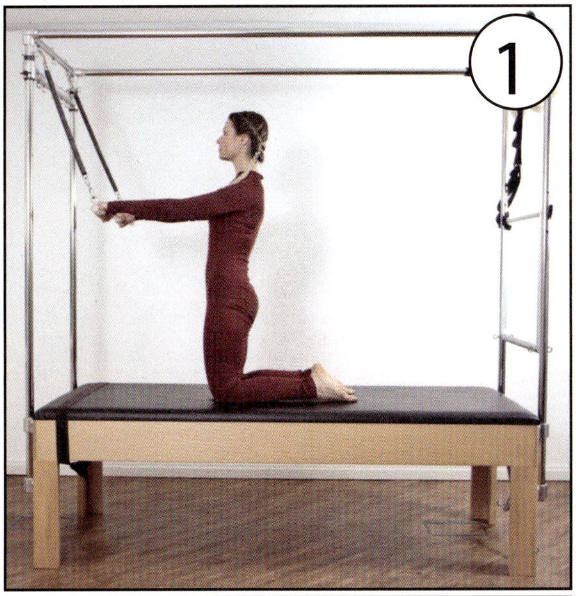

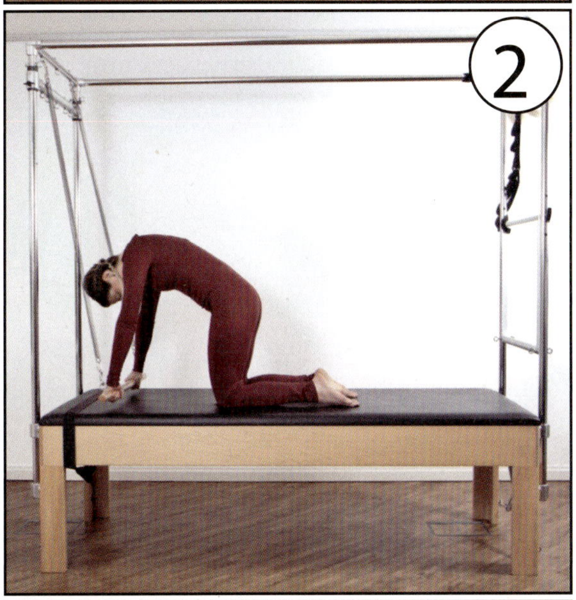

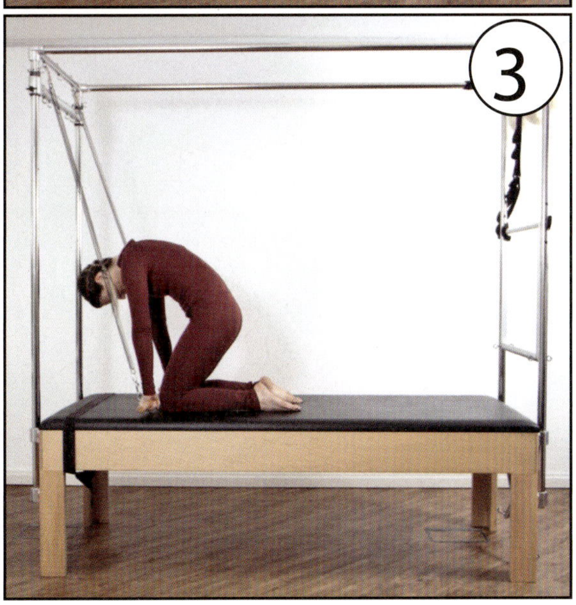

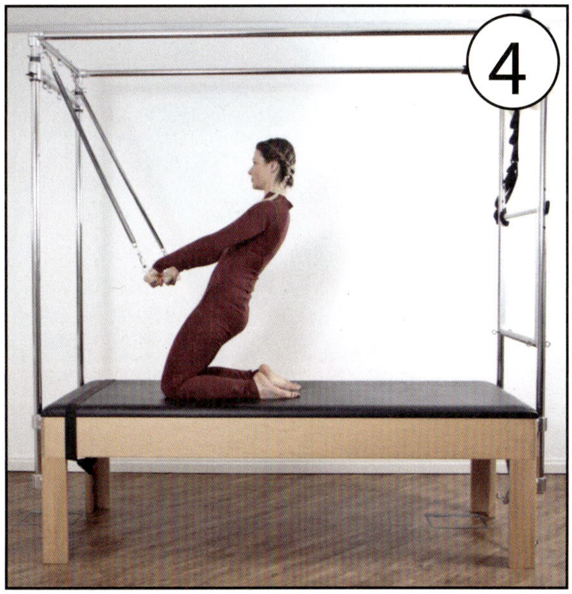

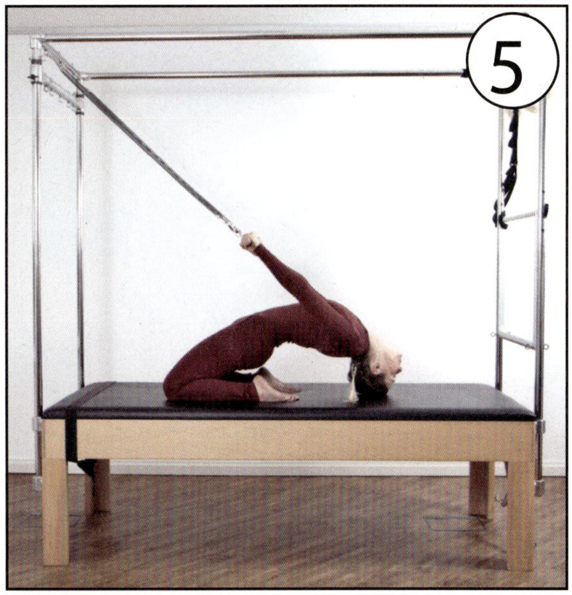

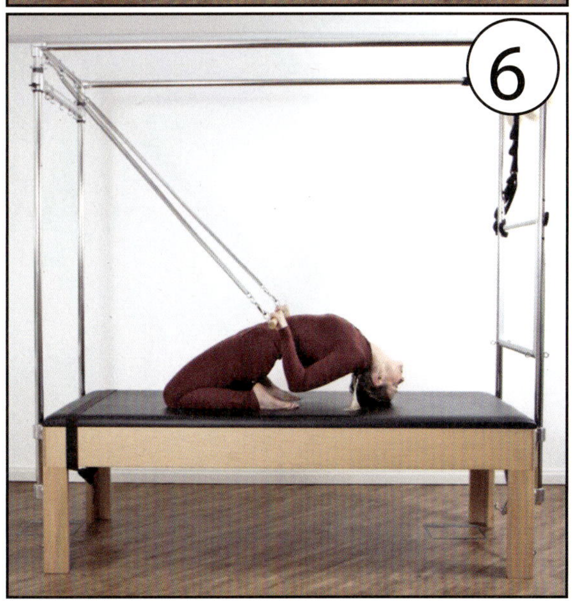

26. 롤링 인 앤 아웃 (T) Rolling in and out (T)
2/3

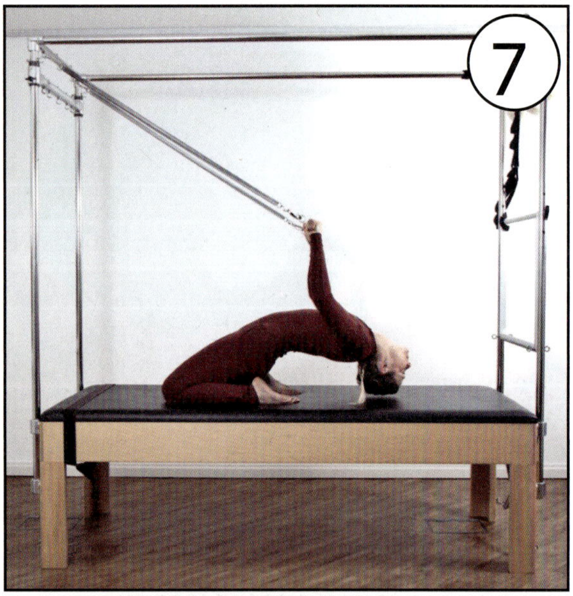

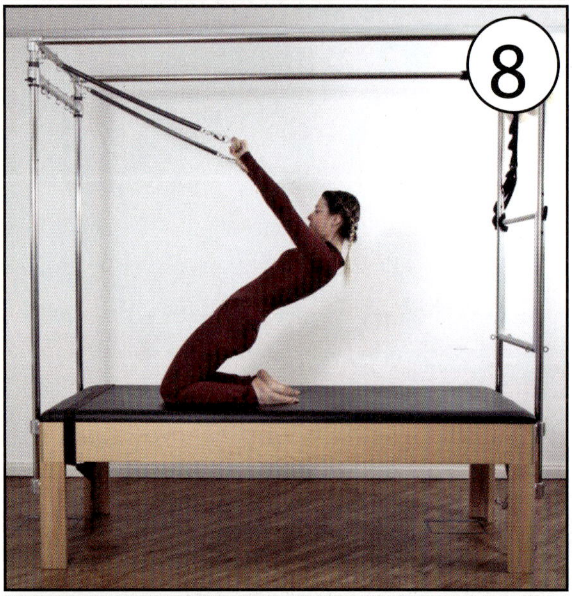

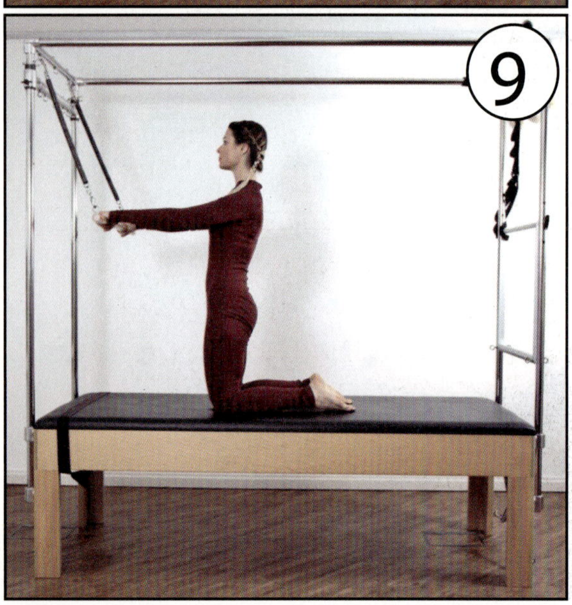

26. 롤링 인 앤 아웃 (T) Rolling in and out (T) 3/3

시작 자세:

운동이 어떠한 보상적인 움직임도 없이 완전히 수행될 수 있도록 롤 다운 바 부착부의 높이와 거리를 선택한다. 대략적으로 스프링은 팔의 길이보다 더 멀리 머리 위쪽으로 부착한다. 캐딜락의 열린 끝과 마주보고 무릎을 꿇는다. 손은 위에서부터 롤 다운 바를 적어도 어깨너비 정도로 잡는다. 팔은 앞으로 뻗어주고 체중의 일부는 롤 다운 바에 싣는다. 스프링을 아직 늘리지 않는다.

운동 목적:

넙다리네갈래근의 강화(스프링에 의해 체중이 다 흡수되지 않을 때).
배와 등근육의 강화.
넙다리네갈래근의 신장.
단축 시 앞정강근의 신장.
목뼈를 포함한 전체 척추의 가동성, 과신전의 통합(이전 롤-백 변화와는 대조적임).
날개어깨뼈를 피하기 위한 마름근의 강화.
앞쪽 목근육의 강화와 신장.
뒤어깨세모근, 팔꿉관절 굽힘근, 앞톱니근, 위등세모근, 배빗근의 강화.
척추의 과신장을 동반한 몸 펴기와 눕기 시 중간과 위등세모근의 강화.

운동 실행: 3-5회

그림 2-3: 고양이 신장에서와 같이 등을 둥글게 한 채 앞쪽과 아래쪽으로 말아준다. 롤 다운 바는 어깨 아래에 있다. 팔은 수직으로 편다. 그 후 롤 다운 바를 매트를 가로질러 무릎 쪽으로 당긴다. **그림 4:** 이어 천천히 몸을 말아 올리고 팔을 쭉 뻗고 넓적다리를 따라 롤 다운 바를 위쪽으로 당긴다. 똑바로 세우자마자 무릎에서 어깨까지 일직선상에서 뒤쪽으로 기댄다. **그림 5:** 뒤쪽으로 젖히는 동안 계속 앞쪽을 바라본다. 상체가 점점 과신장됨에 따라 상체는 롤 다운 바에서 멀어진다. 마침내 두개골 상부 닿게 되고 머리는 스프링 걸이에서 눈을 돌리게 된다. 엉덩이는 발꿈치와 최대한 거리를 유지하면서 눕지 않는다. 스프링과 팔이 어깨까지 일직선상이다. **그림 6-7:** 다시 돌아오기 위해 팔꿈치를 몸쪽으로 당긴 후 롤 다운 바를 가슴 쪽으로 당긴다. 이제 팔을 펴고 롤 다운 바를 스프링 걸이에서 멀어질 수 있도록 뒤쪽과 위쪽으로 민다. **그림 8-9:** 어느 지점에서 롤 다운 바와 연결된 스프링의 힘이 몸을 들어올리기 시작한다. 이것이 여러분을 시작 자세로 되돌아가게 한다.

흔한 실수:

무릎에서 어깨까지의 선을 유지하지 못하면 다리가 가까스로 움직이는 동안 상체는 너무 일찍 과신장된다.
넙다리네갈래근의 신장이 심해질수록 엉덩이가 내려가는 보상적인 동작에 의해 거의 앉은 자세가 나타난다.
매트에서 무릎이 들어 올려 진다.

변형 또는 응용 동작:

또한 이 운동은 다른 방향으로 수행될 수 있다. 그러나 이것은 매우 난이도가 높은 동작으로 무릎의 좌상이 증가할 수 있으므로 여기에서는 다루지 않는다.

금기증/주의점:

무릎과 어깨 문제

27. 롤링 스토먹 마사지 (T) Rolling Stomach Massage (T)
1/3

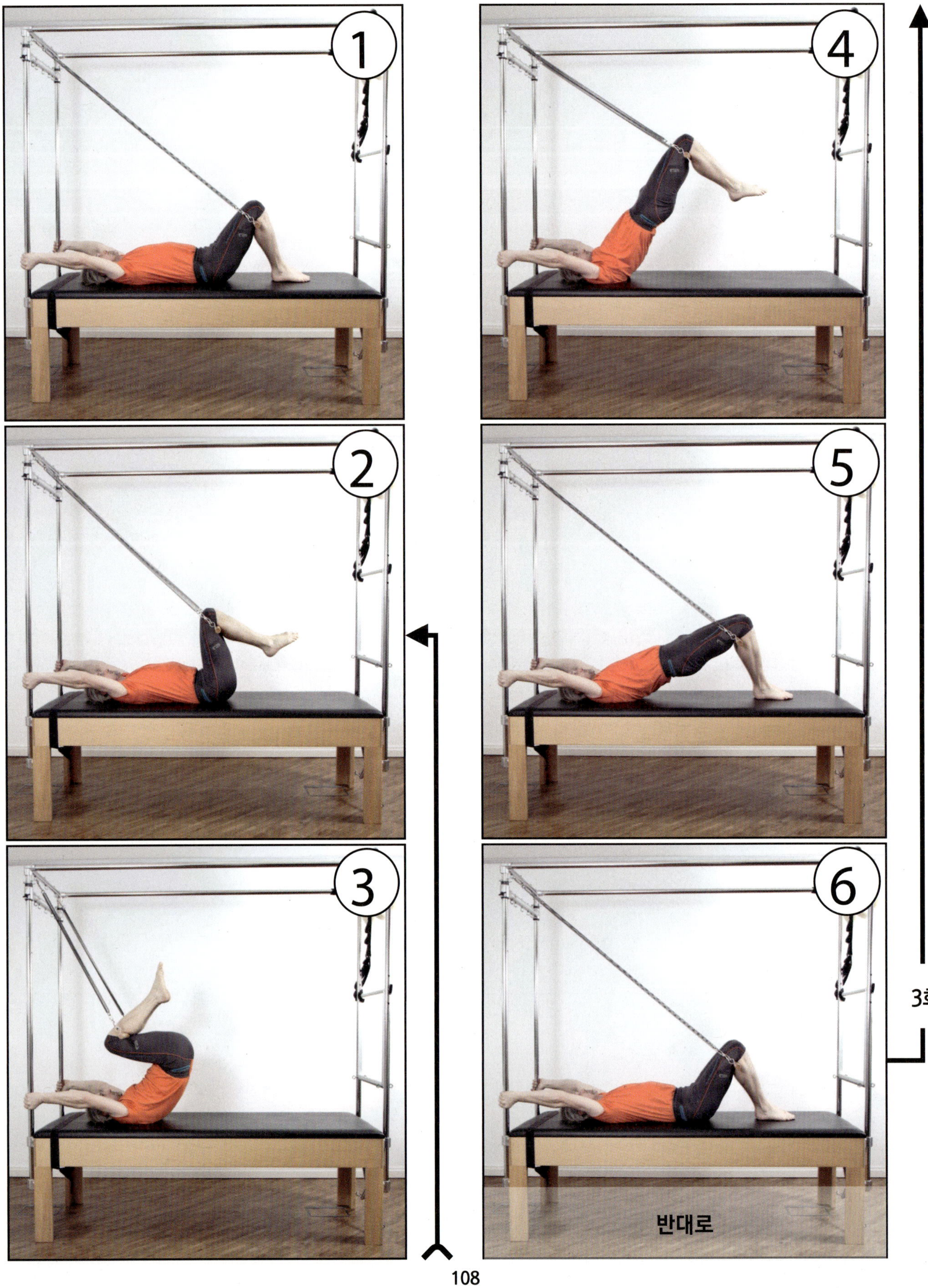

27. 롤링 스토먹 마사지 (T) Rolling Stomach Massage (T) 2/3

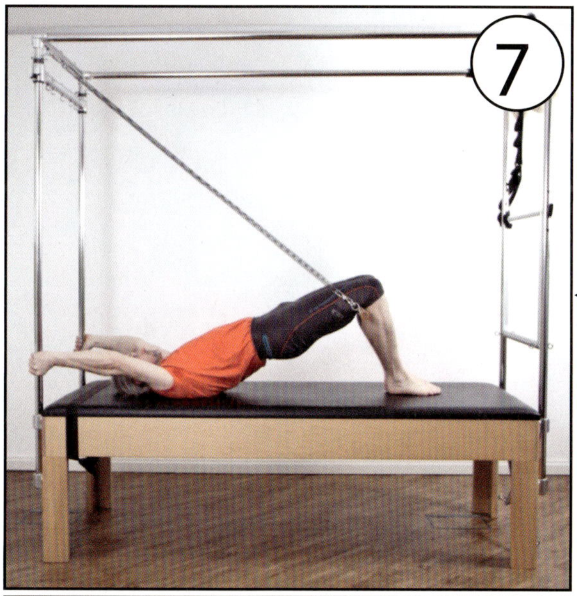

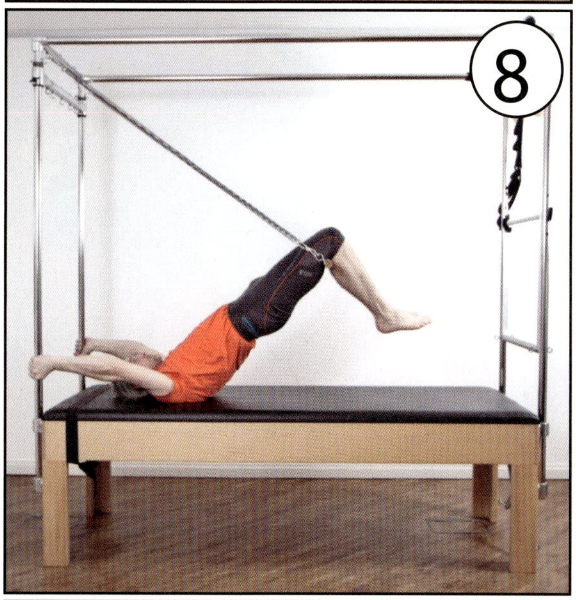

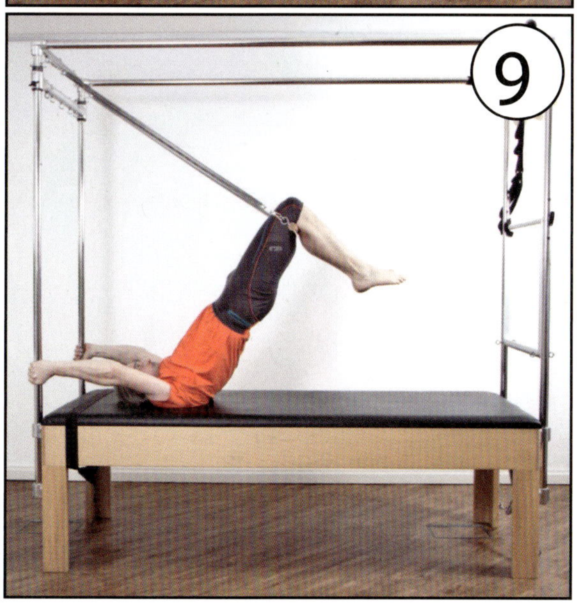

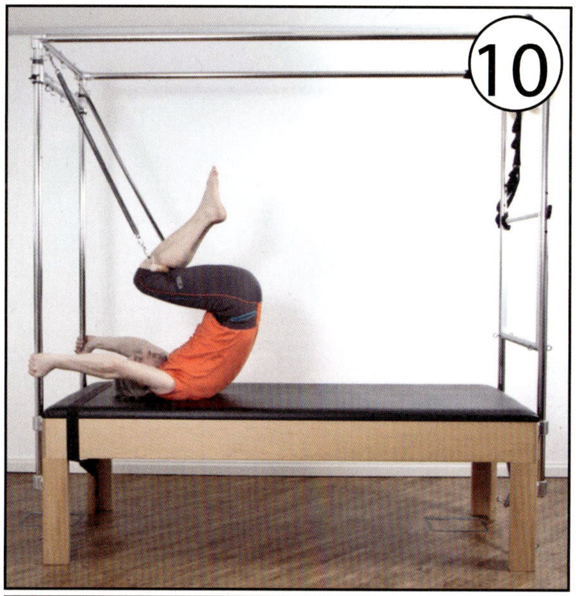

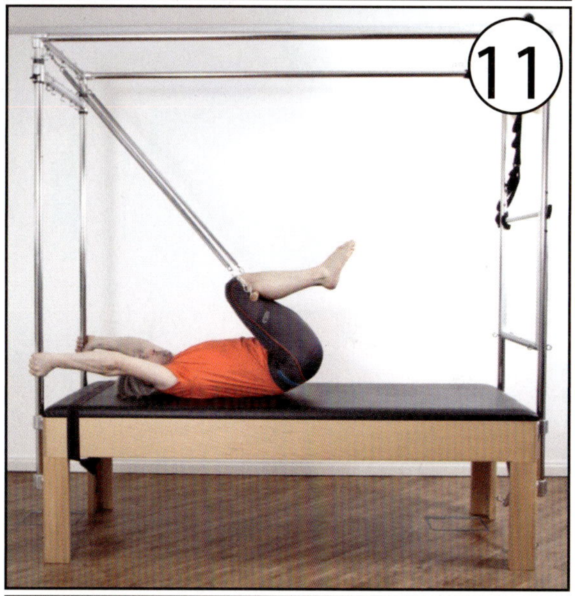

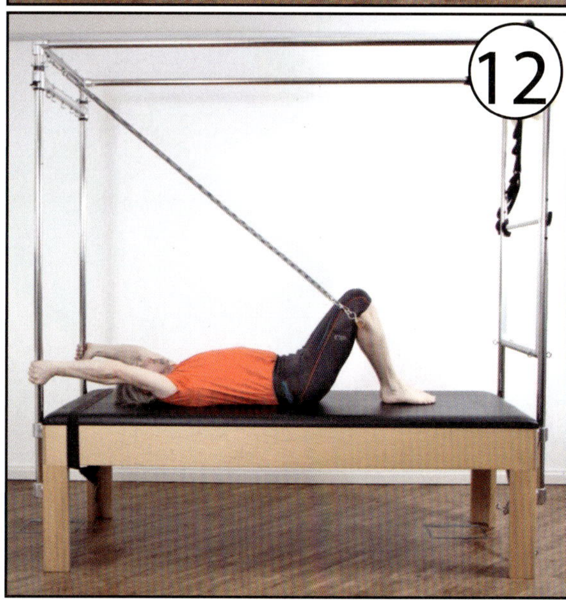

3회

27. 롤링 스토먹 마사지 (T) Rolling Stomach Massage (T) 3/3

시작 자세:

운동이 어떠한 보상적인 움직임도 없이 완전히 수행될 수 있도록 롤 다운 바 부착부의 높이와 거리를 선택한다. 스프링이 높게 부착될수록 운동이 쉬워진다. 롤 다운 바가 낮게 부착될수록 다른 근육집단이 수행해야 할 일이 많아진다. 캐딜락의 수직 기둥으로부터 한팔 길이정도로 떨어져 누운 자세. 손은 수직 기둥을 어깨보다 조금 높게 잡는다. 무릎의 움푹한 부분에 위치하고 발은 캐딜락 매트위에 엉덩이와 가까이 놓는다. 다리는 발과 같이 서로 가깝고 평행하게 한다. 안전하게 느끼면 발은 교차할 수 있다. 롤 다운 바를 늘인다.

운동 목적:

넓은등근, 가슴근, 위팔세갈래근, 몸통근육과 엉덩이근육의 강화.
척추의 관절.

운동 실행: 방향 당 3-5회

지도 1: 그림 2–3: 몸쪽으로 무릎을 당겨 넓적다리와 상체의 각도가 90°가 되게 한다. 90°를 유지하면서 골반 뒤쪽 기울임 및 몸통의 굽힘 함께 무릎을 눈 위쪽으로 이동한다. 팔은 계속 캐딜락 기둥에 고정되어 몸통 굽힘과는 대조적인 모양을 이룬다. **그림 4:** 가장 높은 지점에서 상체를 안정되게 유지하고 어깨에서 무릎이 일직선상에 놓일 때까지 엉덩이를 쭉 편다. 롤 다운 바를 더 단단하게 고정하기 위해 무릎이 구부러진 상태를 유지한다.
그림 5: 몸통, 골반 그리고 다리가 완전하게 안정되면 매트 위에 발이 편평하게 세워질 때까지 내려놓는다.
그림 6: 그 후 골반이 중립적으로 누울 때까지 척추를 하나씩 차례대로 말아 내린다. 거기에서 다음 반복을 시작한다. 3~5회 반복 후 방향을 바꾼다.

지도 2: 그림 7: 어깨에서 무릎이 일직선상에 놓일 때까지 골반을 뒤쪽으로 기울이고 척추를 하나씩 차례대로 말아 올린다. **그림 8–9:** 몸통, 골반 그리고 다리가 완전하게 안정되면 목뼈에 무리가 가지 않게 자신이 들 수 있는 최고 높이까지 들어올린다. 이 자세에서는 머리를 가까스로 들고 있다. **그림 10–11:** 이어 몸통을 구부려 무릎을 눈 위로 가져온 후 척추를 하나씩 차례대로 말아 올린다. **그림 12:** 골반이 중립상태가 되었을 때 다시 다리를 아래쪽으로 놓는다. 거기에서 다음 반복을 시작한다.

흔한 실수:

손이 서로 같은 높이에서 수직 기둥을 잡고 있지 않다.
몸을 말아 올리는 동안 팔이 구부러져 있다. 즉, 자신을 일으켜 세우는 것이다.
무릎이 구부러진 채로 가장 높은 위치에서 다리가 펴진다.

변형 또는 응용 동작:

각 방향에서 3~5회의 반복으로 운동을 수행한 후 발이 매트에 닿자마자 지속적으로 방향을 변화시킨다.
롤 다운 바의 높이를 수정할 수 없을 경우 운동을 위한 최적의 지점을 찾기 위해 팔의 거리를 조정할 수 있다.

금기증/주의점:

이 운동은 스프링의 부착부에 따라 어깨의 하중이 증가하므로 건강한 어깨를 가진 사람만 수행해야 한다.
운동 중 다리가 조절되지 않는 형태로 신장되면 롤 다운 바는 옆쪽이나 위쪽으로 미끄러질 수 있다.
오버헤드 자세에서는 목뼈에 무리가 가지 않게 해야 한다.

28. 사이드 싯 업 (T) Side Sit Ups (T) 1/2

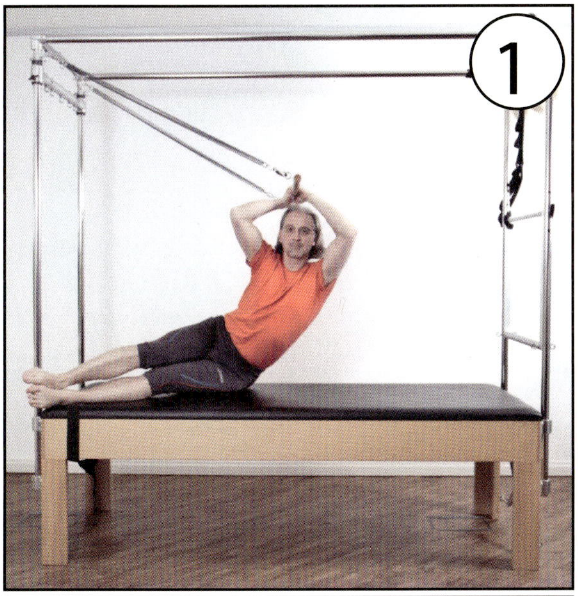

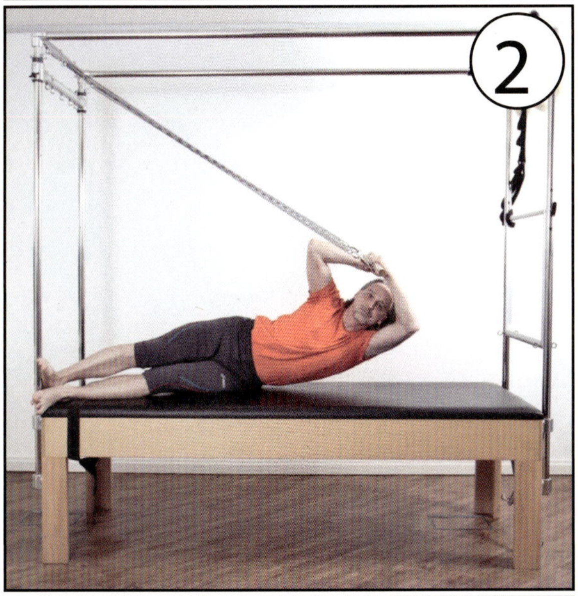

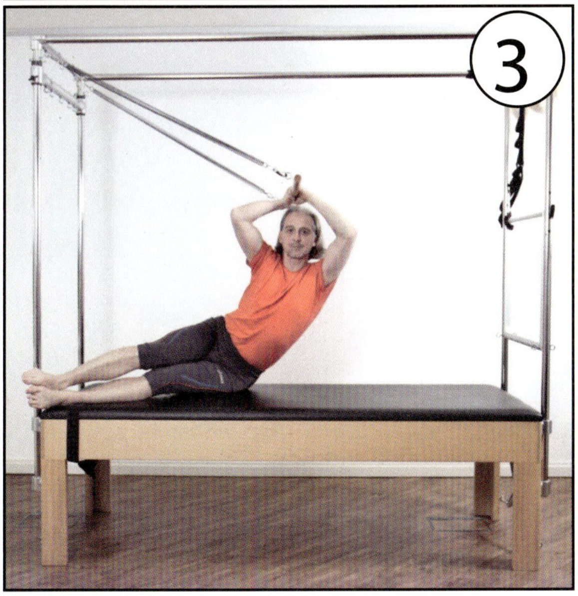

28. 사이드 싯 업 (T) Side Sit Ups (T) 2/2

시작 자세:

보상 작용 없이 운동이 수행될 수 있도록 롤 다운 바의 스프링 걸이를 선택한다. 높이 걸면 걸수록 "내려오는" 운동이 더 어렵게 된다. 낮게 걸면 걸수록 "올라가는"운동이 더 어렵게 된다. 스프링 걸이의 거리는 매우 중요한 역할을 담당한다. 사람마다 "선호하는 곳"이 있는데, 이는 여러 가지 요소에 따라 다르기 때문에 개별적으로 찾아야 한다.
그림 1: 다리를 서로 겹쳐 놓고 다리가 구부러지게 옆으로 앉는다. 발바닥은 캐딜락 전면에 있는 바에 놓는다.
주먹 넓이만큼 공간을 두고 롤 다운 바를 머리 위로 오게 잡는다. 양쪽 팔꿈치는 바깥쪽을 바라보게 한다.
바깥쪽 손은 스프링 걸이에 더 가까운 손앞에 있다.

운동 목적:

견인을 통한 바깥쪽 스트레칭: 넓은등근, 가슴근, 어깨세모근, 위팔세갈래근, 바깥쪽 근육들(배가로근, 배바깥빗근, 배속빗근, 갈비사이근, 허리네모근).
팔을 눌림을 통한 내측 보강: 가슴근, 어깨세모근, 위팔두갈래근.
"C"자를 유지하기 위해, 양쪽 몸통의 근육이 활성화된다. 바깥쪽 근육들은 최대길이에서 활성화되고,
안쪽 근육들은 최대 단축된 상태에서 활성화된다.

운동 실행: 방향 당 3-5회

그림 2: 팔을 위로 유지하면서 골반에서 어깨쪽으로 둥글게 구르면서(롤다운) 먼저 플랭크 스트레칭이 될 수 있도록 몸을 외측으로 "C"자 를 만든다. 머리는 몸통의 "C"자 만곡에 맞춘다.
그림 3: 그 자세에서 가능한 옆으로 길게 롤다운 시킨다. 다시 둥글게 굴리면서 올라온다(롤백).

흔한 실수:

머리를 앞으로 내민다. 팔은 머리 위에 수직으로 유지하지 못하고 손이 머리에 가까이 당겨온다.
골반은 중립을 유지하지 못하고 뒤로 회전한다.

변형 또는 응용 동작:

위에 다리를 앞으로 오게 하고, 뒤에 다리를 뒤로 놓고 눕는다. 쿠나 보드의 도움을 받아 발 위치를 변경할 수 있으며, 반드시 바깥 기둥에 발을 올려놓을 필요는 없다.
다리가 더 벌어질수록 더 어렵다.
예를 들어, Romana Kryzanowska는 Joseph Pilates와 함께 찍은 사진을 보면 "재활 테이블" 위에서 이러한 변형을 보여준다. 그러나 이곳에서는 스프링 걸이가 훨씬 낮다.

금기증/주의점:

어깨의 문제가 있을 경우, 이 운동은 하지 않는다.

참고사항:

전통적으로 이 운동은 남성만 수행했다. 이것은 아마도 어깨의 높은 안정성 때문일 수 있으며, 이는 남성에게 더 두드러진다. 그 당시의 남성과 여성의 구별을 너무 심각하게 받아들일 필요는 없다. 예를 들어, Joseph Pilates가 Romana Kryzanowska에게 이 운동을 전수했고, Kathryn M Ross-Nash는 거의 모든 전형적인 "남성위주의 필라테스"동작을 아무런 문제없이 수행했기 때문이다.

29. 브리딩 (T) Breathing (T)

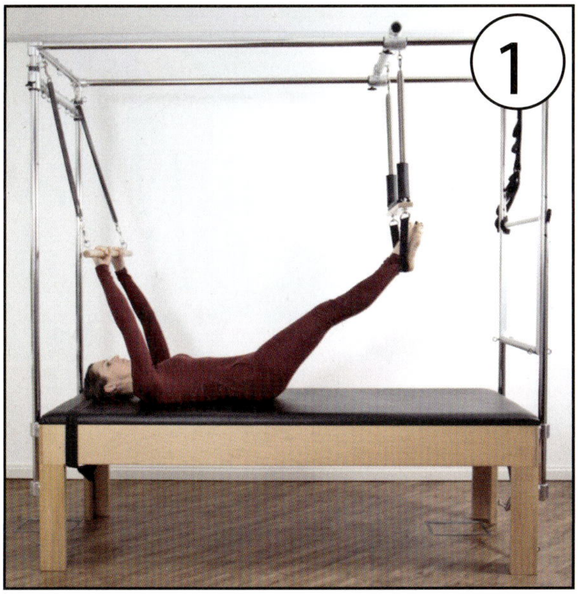

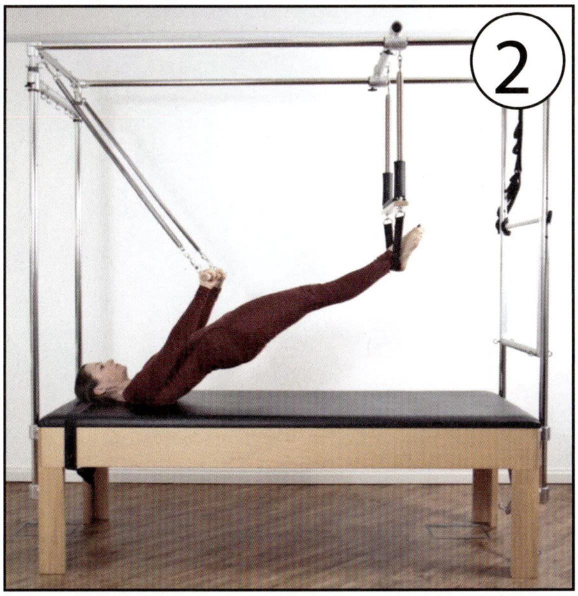

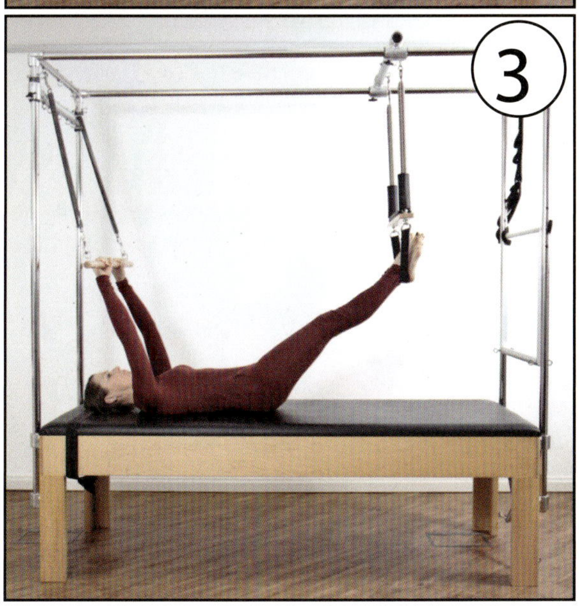

시작 자세:

보상 작용 없이 운동이 수행될 수 있도록 롤 다운 바의 스프링 걸이를 선택한다. 스프링이 더 높을수록, 팔을 아래로 누르는 것이 어려워진다. 바로누운자세에서, 매트 끝에서 손 너비만큼 떨어진 곳에 몸을 위치한다. 스트랩에 발을 넣고, 다리 사이의 내측 힘을 주어 유지한다.

운동 목적:

넓은등근, 위팔세갈래근, 어깨세모근의 뒤쪽, 전체 몸통근과 엉덩이 근육들의 강화, 호흡조절.

운동 실행: 3-5회

그림 2: 숨을 마신다. 팔을 움직여 롤 다운 바를 골반 / 허벅지쪽으로 민다. 거의 동시에 골반과 연속하여 등을 롤업(든다)한다. 어깨에서 발까지 긴 직선이 될 때까지 롤업을 계속 유지한다. 팔은 동시에 골반과 등이 오는 최종 위치까지 도달하게 한다.
숨을 멈추고: 5까지 센다.
그림 3: 숨을 내신다. 다시 롤다운해서 시작사세로 돌아간다.
"호흡"이라는 이름에 맞게 호흡패턴이 여기에서 제공된다. 올라올 때 숨을 들이 마시고, 잡고 있는 동안 숨을 멈춘다. 내려갈 때 숨을 내쉰다.

흔한 실수:

엉덩관절의 굽힘근들이 짧아서 한쪽이 움푹 파인 등이 될 수 있다.
마지막 자세에서, 등뼈는 길게 늘어나지 않고 굽어서 과신장 될 수 있다.
가슴근육의 도움을 받아 롤 다운 바를 아래로 내리기 쉽게 하기 위해 어깨를 가슴쪽으로 당겨 모을 수 있다.

변형 또는 응용 동작:

타워바(또는 푸쉬바)로 이 동작을 한다면, 스트랩을 짐볼로 교체하거나 문박스와 폼롤러가 올려져 있는 리포머 박스로 교체할 수 있다. 트라페즈 스트랩(Trapeze strap)이 불편한 경우, 얇은 시트 쿠션으로 채워준다. 어깨에 문제가 있는 경우, 롤 다운 바를 스프링이 없는 그냥 바로 교체할 수도 있다.

금기증/주의점: -

30. 브리딩 익스텐디드 (M) Breathing Extended (M)
1/3

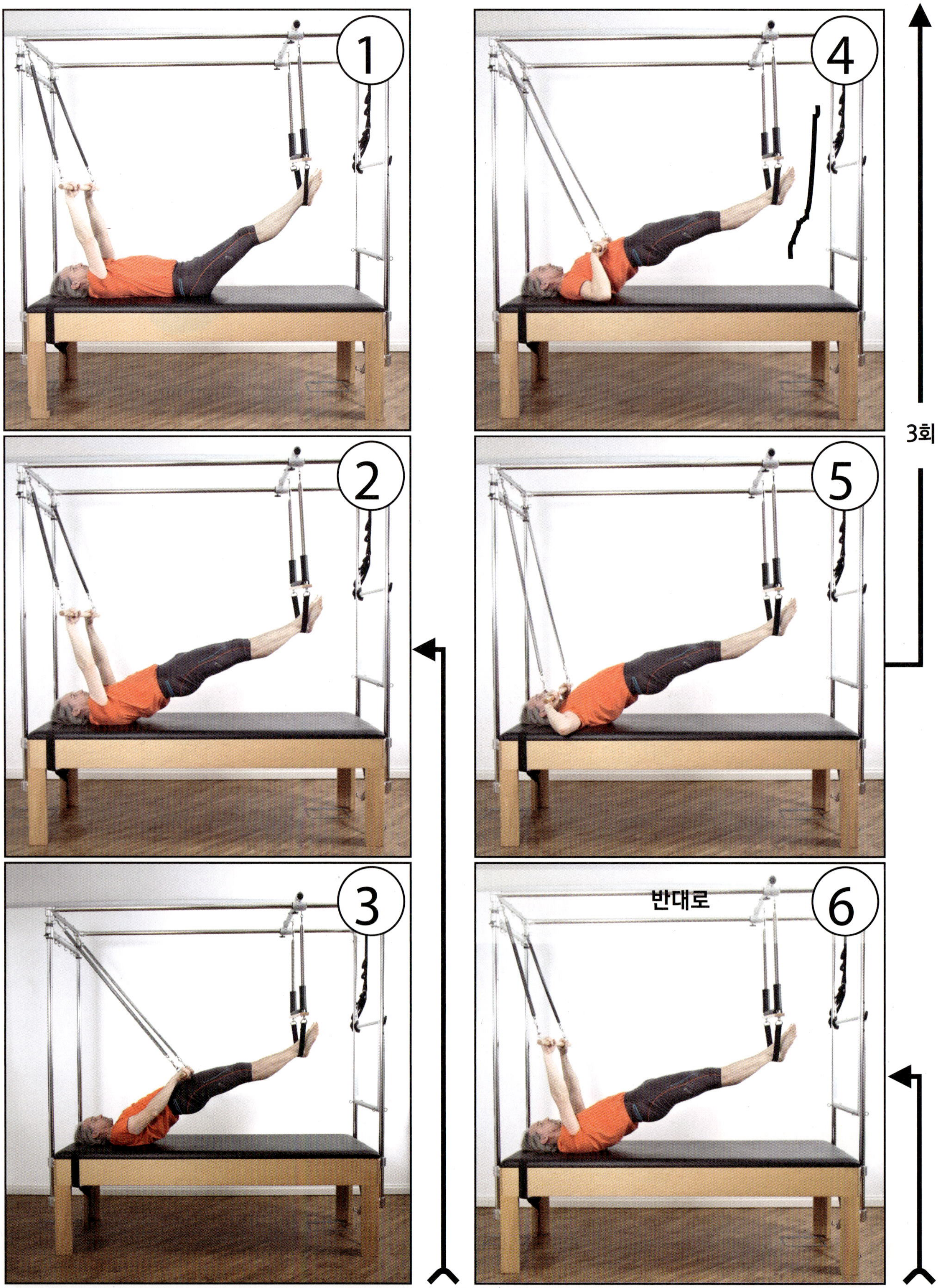

30. 브리딩 익스텐디드 (M) Breathing Extended (M)
2/3

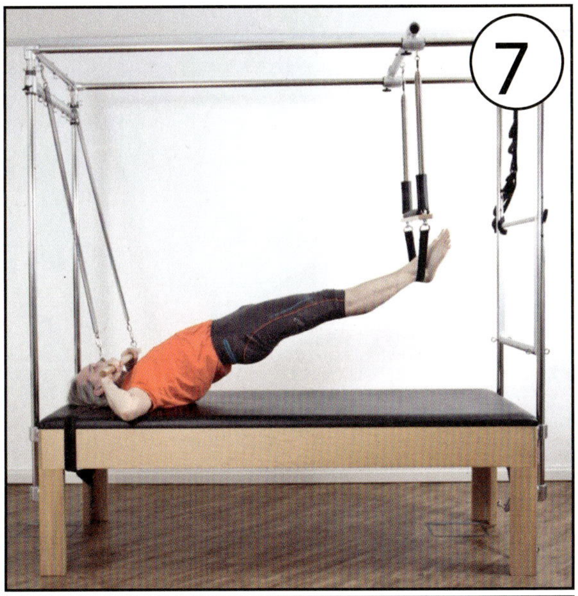

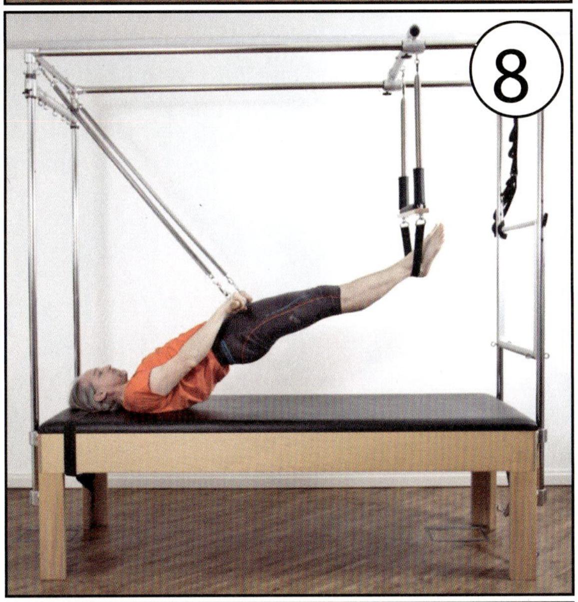

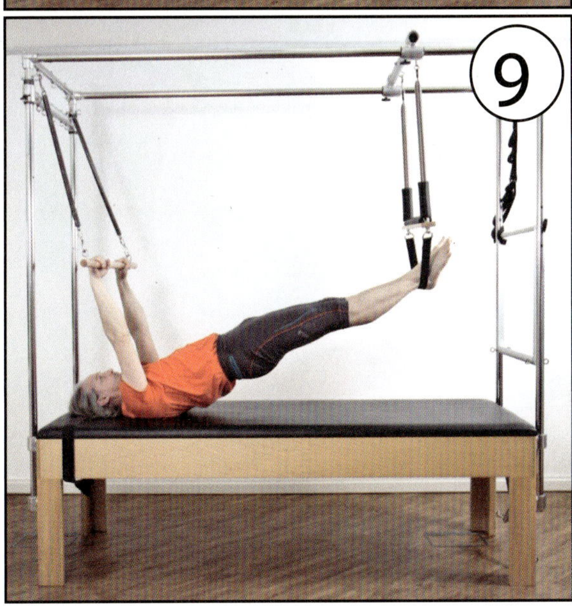

3회

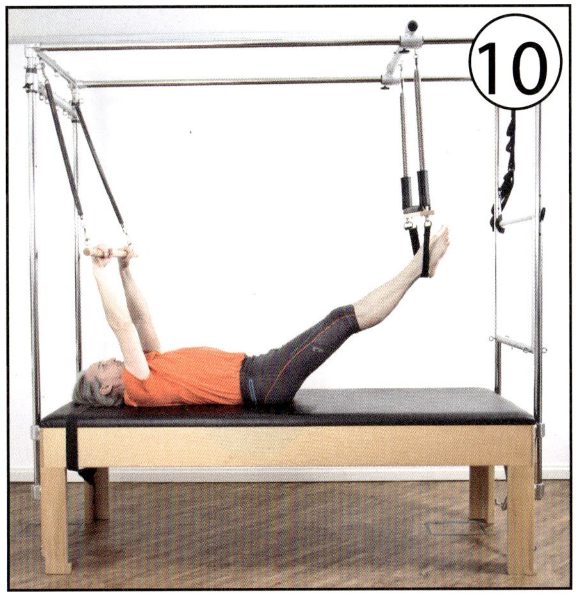

30. 브리딩 익스텐디드 (M) Breathing Extended (M) 3/3

시작 자세:

보상 작용 없이 운동이 수행될 수 있도록 롤 다운 바의 스프링 걸이를 선택한다. 스프링이 더 높을수록, 팔을 아래로 누르는 것이 어려워진다. 매트 끝에서 손 너비만큼 떨어진 위치에 바로 누운 자세로 몸을 눕힌다. 스트랩에 발을 넣고, 다리 사이의 내측 힘을 주어 유지한다.

운동 목적:

앞쪽 배 근육과 위팔세갈래근 긴장은 "원래 호흡" 운동에 비해 크게 증가한다. 또한, 넓은등근, 어깨세모근 후방, 몸통 근육 전체 및 엉덩근 강화. 또한, 후방 어깨 근육과 팔의 굽힘근이 약간 강화된다.

운동 실행: 방향 당 3-5회

그림 2-3: 팔을 움직여 롤 다운 바를 골반 / 허벅지쪽으로 민다. 거의 동시에 골반과 연속하여 등을 롤업(든다)한다. 어깨에서 발까지 긴 직선이 될 때까지 롤업을 계속 유지한다. 팔은 동시에 골반과 등이 오는 최종 위치까지 도달하게 한다. 어깨 날개뼈가 모이지 않도록 하고, 날개뼈가 등에서 아래쪽으로 약간 내려가는 느낌으로 유지한다.
그림 4-6: 이제 팔꿈치를 넓게 구부리면서 롤 다운 바가 엉덩이, 배, 가슴을 지나 목까지 도달할 때까지 당긴다. 그 후에 롤 다운 바를 시작 위치로 가져다 놓는다. 총 3번 반복한다.
그림 7-9: 먼저 엉덩이를 내려놓지 않고 롤 다운 바의 방향을 바꾼다. 롤 다운 바를 목쪽으로 당기고 가슴, 배, 엉덩이쪽으로 밀어내린다. 그 후에 팔을 뻗어 롤 다운 바를 시작위치로 가져다 놓는다. 총 3번 반복한다.
그림 10: 이제, 등과 엉덩이를 롤다운하면서 시작 자세로 돌아간다.

흔한 실수:

엉덩관절의 굽힘근들이 짧아서 한쪽이 움푹 파인 등이 될 수 있다.
마지막 자세에서, 등뼈는 길게 늘어나지 않고 굽어서 과신장 될 수 있다.
가슴근육의 도움을 받아 롤 다운 바를 아래로 내리기 쉽게 하기 위해 어깨를 가슴쪽으로 당겨 모을 수 있다.
운동 중 엉덩이가 서서히 내려갈 수 있다.

변형 또는 응용 동작:

타워바(푸쉬바)로 이 동작을 한다면, 스트랩을 짐볼로 교체하거나 문박스와 폼롤러가 올려져 있는 리포머 박스로 교체할 수 있다. 트라페즈 스트랩(Trapeze strap)이 불편한 경우, 얇은 시트 쿠션으로 채워준다. 어깨에 문제가 있는 경우, 롤 다운 바를 스프링이 없는 그냥 바로 교체할 수도 있다.

금기증/주의점: -

31. 스완 프렙 (M) Swan Prep (M)

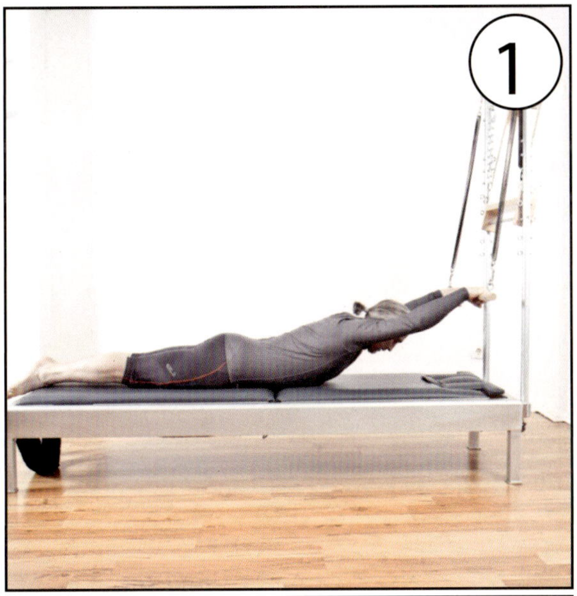

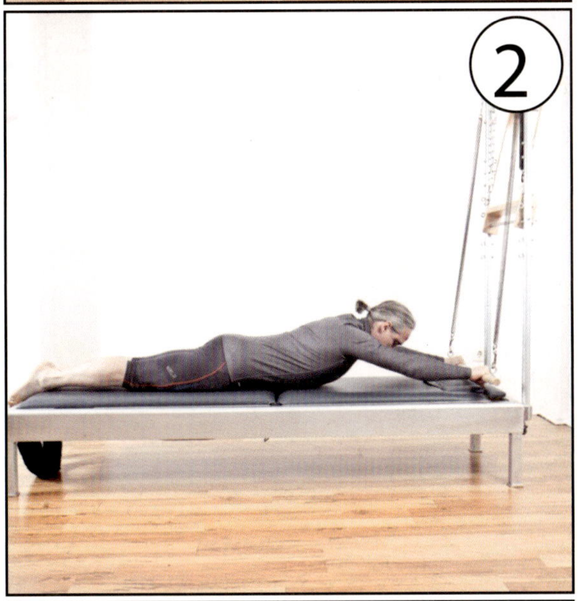

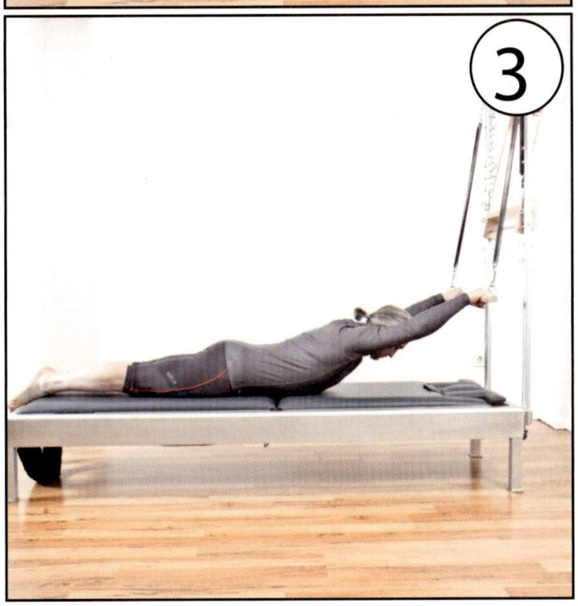

시작 자세:

보상 작용 없이 운동이 수행될 수 있도록 롤 다운 바의 스프링 걸이를 선택한다. 스프링이 더 높을수록, 팔을 아래로 누르는 것이 어려워진다.
엎드려 누운자세에서, 대상자의 팔이 캐딜락 프레임의 수직바로부터 멀어지게 위치한다. 손은 어깨 넓이보다 약간 넓게 잡고 가볍게 롤 다운 바에 위치시킨다. 등뼈를 펴고, 머리는 팔사이에 위치시키고 시선은 아래를 향한다.

운동 목적:

넓은등근, 큰원근 그리고 큰가슴근의 스트레칭과 강화
어깨관절과 어깨뼈의 가동성 증가.

운동 실행: 3-7회

그림 2: 머리를 유지하고 가능한 롤 다운 바를 매트쪽에 가깝게 내린다.
그림 3: 다음 스트레칭을 위해 롤 다운 바를 시작위치로 위치시킨다.

흔한 실수:

어깨를 귀까지 당긴다. 팔꿈치를 벌린다.

변형 또는 응용 동작:

펌을 유지하기 위해 가슴아래에 직경이 약 20~30cm정도의 소프트하지 않은 짐볼/레돈도 볼을 놓아둔다. 펌이 어려우면, 롱박스 자세로 리포머 박스 위에 눕는다. 이것은 몸 앞에서 운동을 보다 강하게 수행할 수 있도록 만들어준다.

금기증/주의점:

어깨에 문제가 있다면, 이 운동은 하지 않는다.

32. 스완 (T) Swan (T)

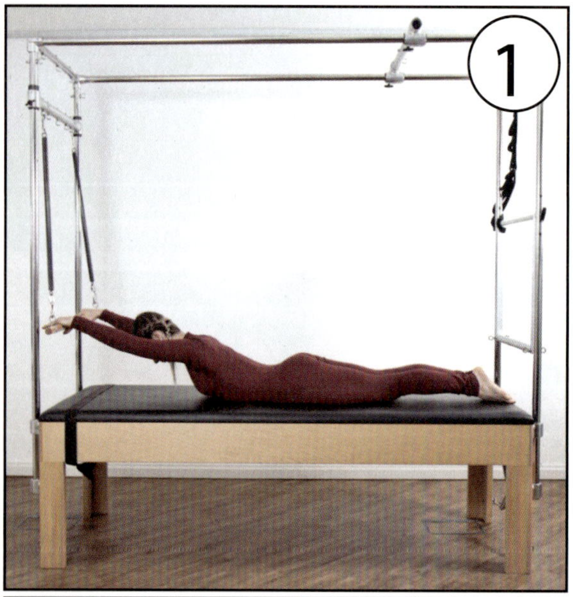

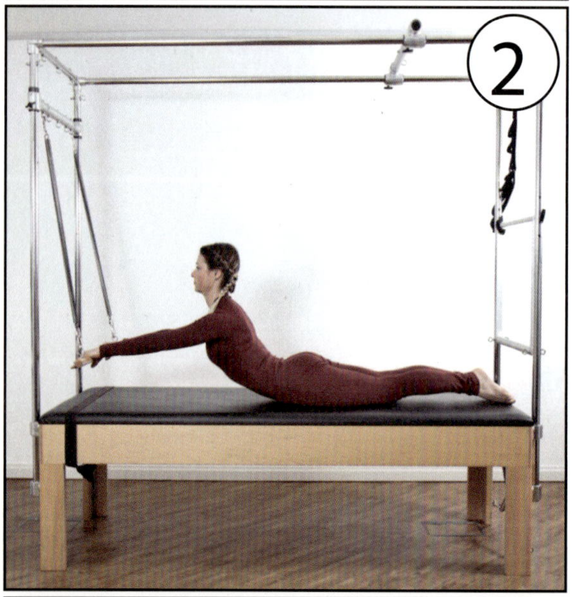

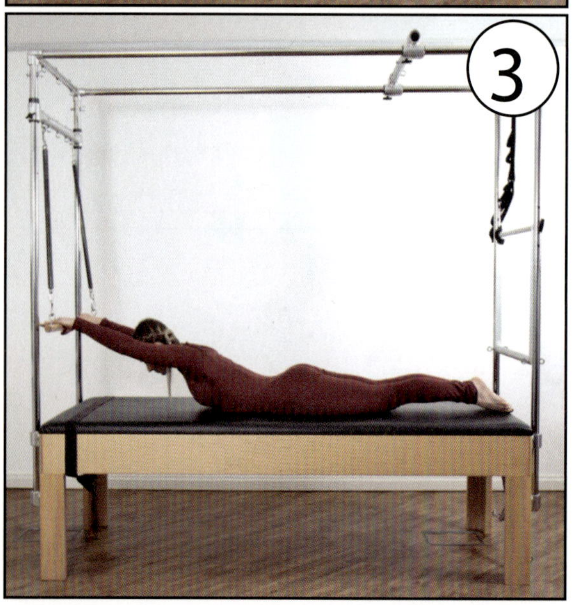

시작 자세:

보상 작용 없이 운동이 수행될 수 있도록 롤 다운 바의 스프링 걸이를 선택한다. 스프링이 더 높을수록, 팔을 아래로 누르는 것이 어려워진다.
엎드려 누운자세에서, 대상자의 팔이 캐딜락 프레임의 수직바로부터 멀어지게 위치한다. 손은 어깨 넓이보다 약간 넓게 잡고 가볍게 롤 다운 바에 위치시킨다. 등뼈를 펴고, 머리는 팔사이에 위치시키고 시선은 아래를 향한다.

운동 목적:

몸의 뒤쪽 근육들을 강화. 척추의 폄능력 향상.

운동 실행: 3-7회

그림 2: 가능한 높게 어깨와 머리를 든다. 배를 안쪽으로 잡아당겨 척추에 하중을 가능한 한 고르게 분배한다. 몸을 들 때, 가능한 한 롤 다운 바에 힘을 최대한 작게 들어가게 한다.
그림 3: 머리와 가슴을 내리고 시작 자세로 돌아간다.

흔한 실수:

등뼈의 유연성 부족으로 머리를 과도하게 (뒤로 젖힌다) 늘린다. 이 동작의 움직임은 주로 허리뼈에서 일어난다.

변형 또는 응용 동작:

롤 다운 바를 조금 내려 잡고 가슴을 들 때 롤 다운 바를 매트까지 가져간다. 가슴을 올리는 동안 쭉 뻗은 팔을 최대한 편안하게 유지한다. 그 후에 시작 자세로 돌아갈 때, 매트위에서 팔을 앞으로 뻗었다가 팔을 올린다.

금기증/주의점:

허리를 폄할 때 통증이 생기는 경우, 어깨 문제

33. 잭나이프 (M) Jackknife (M)
1/2

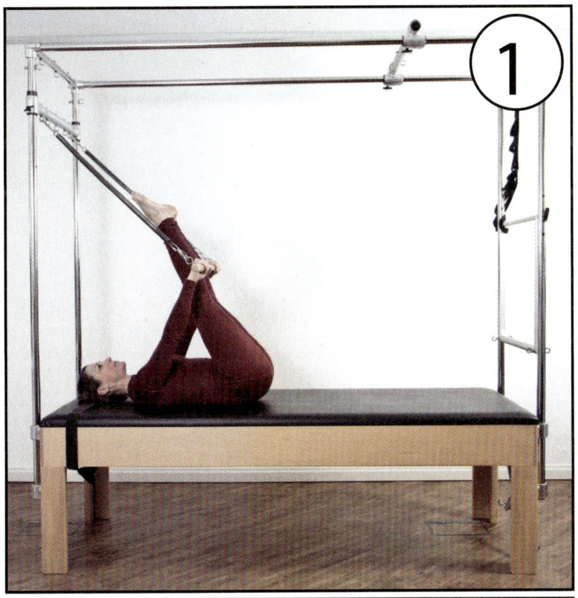

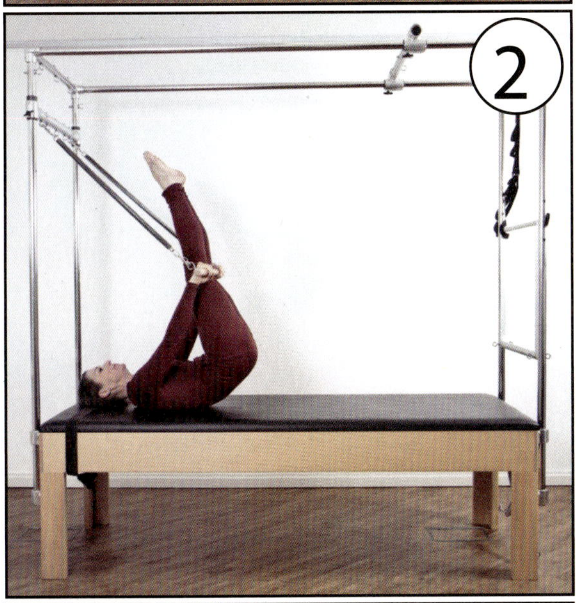

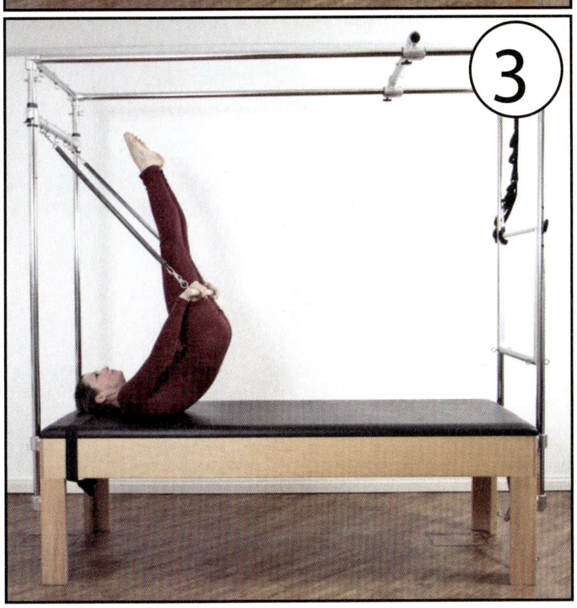

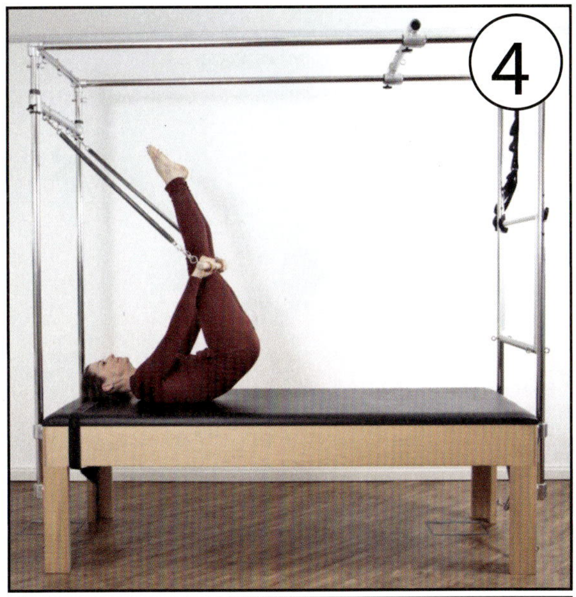

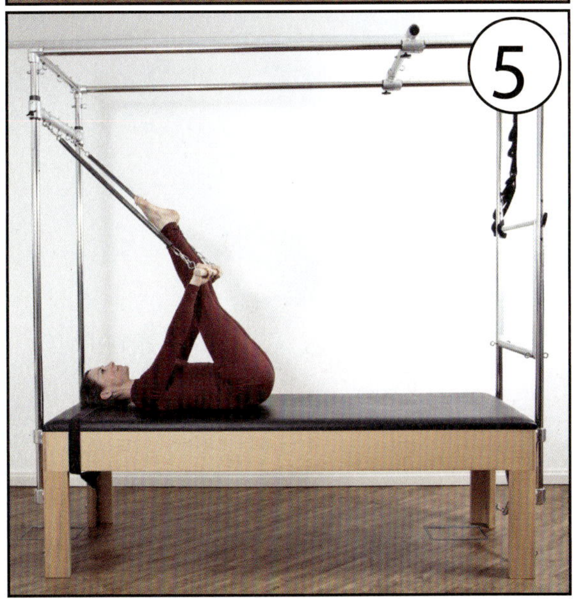

33. 잭나이프 (M) Jackknife (M) 2/2

시작 자세:

보상 작용 없이 운동이 수행될 수 있도록 롤 다운 바의 스프링 걸이를 선택한다. 스프링이 더 높을수록, 처음 시작 저항이 높아진다. 롤 다운 바가 동작을 최적으로 지원해 주는 최적의 지점이 있다.
바로 누운 자세로 매트 끝에서 손바닥 넓만큼 떨어진 곳에 머리가 오도록 한다. 다리를 롤 다운 바 너머로 올리고, 장딴지 부위에 롤 다운 바가 위치하도록 한다. 어깨너비만큼 벌려서 위에서 롤 다운 바를 잡는다.
발은 반 대각선방향으로 위를 향하게 한다. 등 전체와 골반은 매트에 내려놓는다.

운동 목적:

배 근육, 넓은등근 그리고 위팔세갈래근 강화.

운동 실행: 3-7회

등의 유연성과 강도에 따라 다르지만, 롤 다운 바의 팔은 움직임을 안정화시키고 우선적으로 이 동작을 할 수 있게 만들어준다.
그림 2: 골반을 들 때 팔은 다리 밑으로 내려가고 롤 다운 바도 다리 밑으로 미끄러져 내려간다. 롤 다운 바와 다리는 항상 붙어있고 팔은 계속 폄 상태를 유지한다.
다리의 각도는 이 동작을 시작할 때보다 올라갈 때 약간 가팔라진다.
그림 3-5: 목뼈로 버틸 수 있는 가장 높은 지점에서(머리는 여전히 들 수 있다)천천히 시작 자세로 내려 온다.

흔한 실수:

롤 다운 바와 다리가 떨어진다. 다리의 각도는 유지되지만 머리 쪽으로 끌려간다. 시작 자세로 내려갈 때, 안정성이 부족하여 팔이 빨리 들리고, 천천히 말아 내려간다기보다는 넘어진다는 느낌이 든다.

변형 또는 응용 동작: -

금기증/주의점:

목뼈에 문제가 있는 경우.

34. 롤 오버 (M) Roll Over (M)
1/2

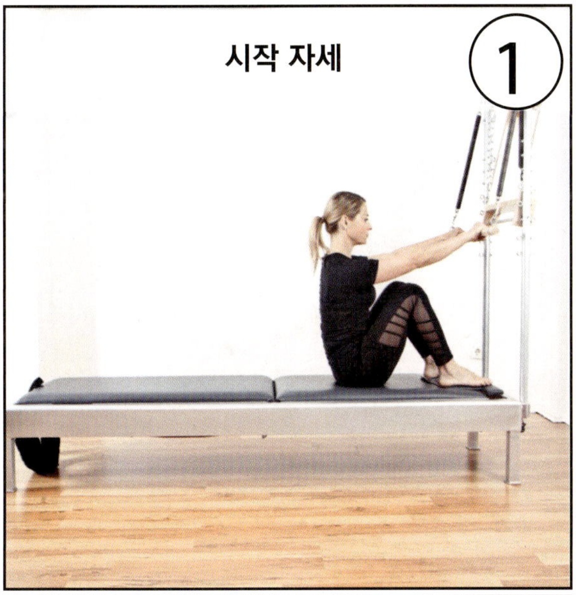

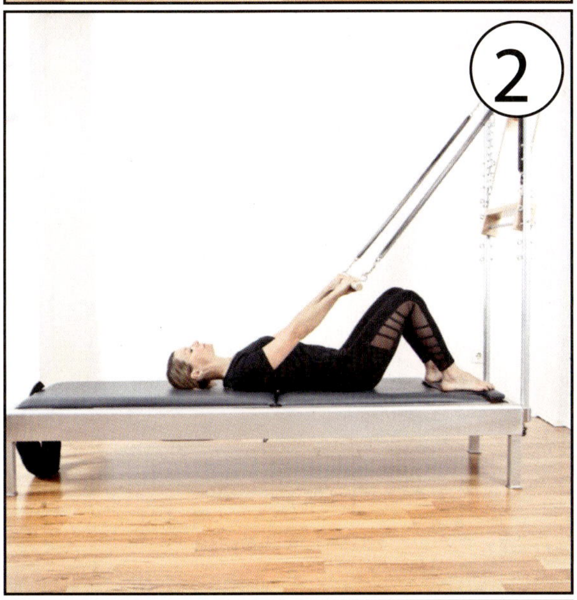

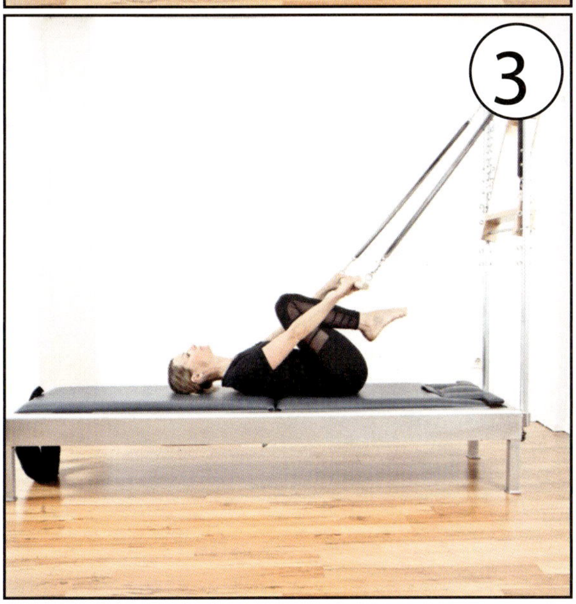

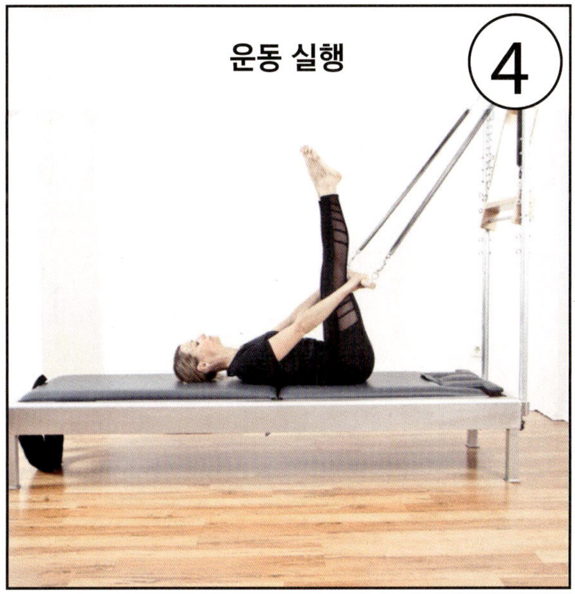

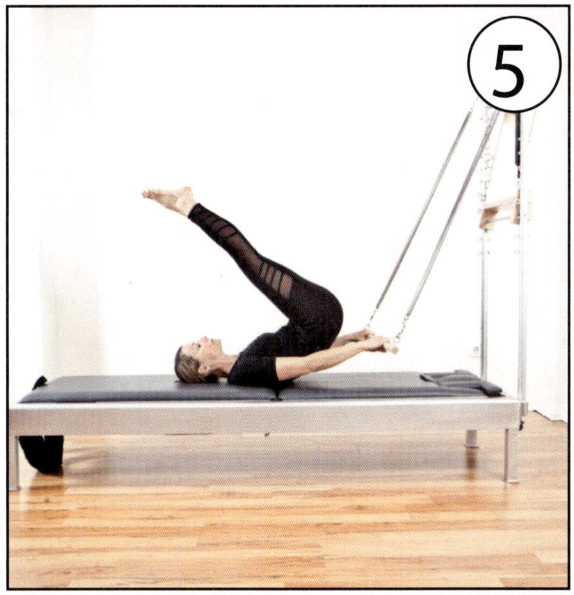

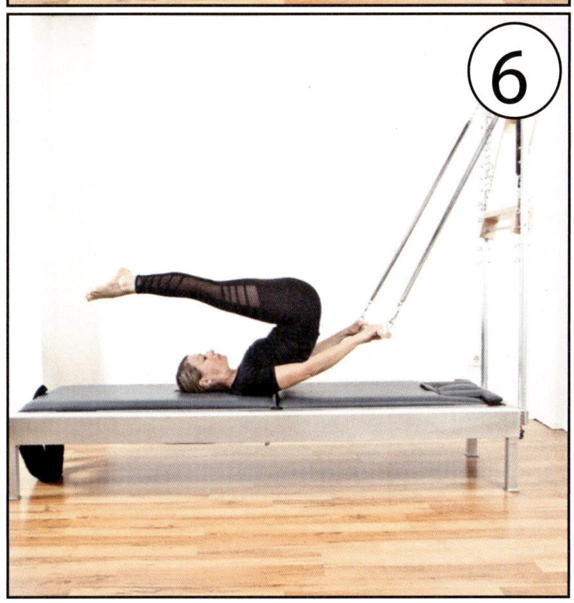

34. 롤 오버 (M) Roll Over (M) 2/2

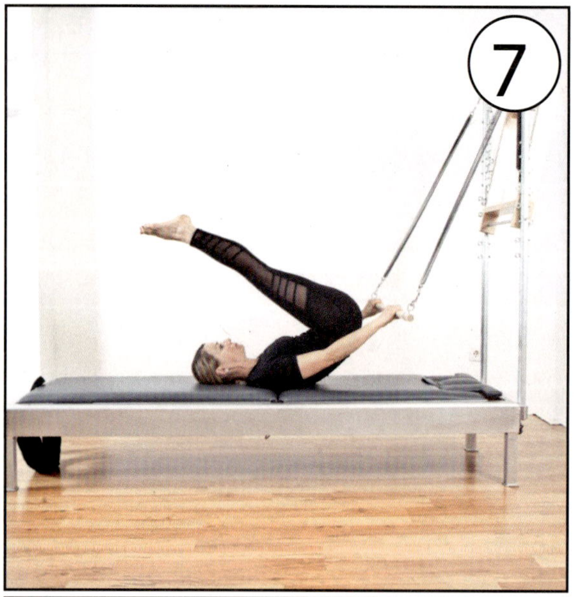

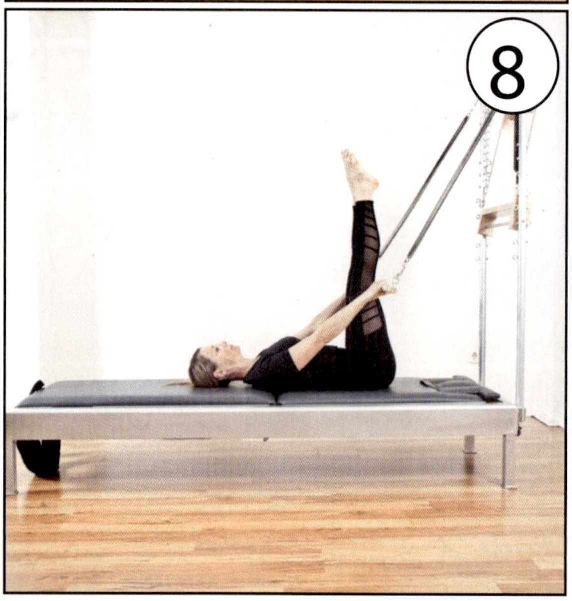

시작 자세:

이 동작을 하는 동안 롤 다운 바의 지지가 편안하게 느껴지도록 스프링의 위치와 거리를 선택한다.

그림 1-2: 앉은 상태에서 롤 다운 바를 보면서 양손으로 롤 다운 바를 잡고 다리를 구부리고 발바닥은 매트 위에 놓는다.

그림 3: 완전히 몸을 뒤로 말아내린 후에 양쪽 무릎을 벌리면서 몸쪽으로 무릎을 당겨준다.

그림 4: 그 후에 다리를 뻗고, 무릎 뒤편 움푹 들어간 부분에 롤 다운 바 위에 놓이게 한다. 양손은 무릎 옆으로 해서 롤 다운 바를 잡는다.

운동 목적:

배근육의 강화, 허리뼈와 등뼈의 가동성 증진, 몸의 뒷부분 전체 스트레칭(신장).

운동 실행: 5-10회

그림 5: 배를 안쪽으로 약간 당기고 위쪽으로 다리를 쭉 뻗고 골반을 뒤기울임한다. 등의 유연성과 강도에 따라 다르지만, 롤 다운 바의 팔은 움직임을 안정화시키고 우선적으로 이 동작을 할 수 있게 만들어준다. 팔은 골반을 올리는 동안 필요한 만큼 아래로 누른다. 배근육과 다리 사이의 각도는 초기 90°를 가능한 정확하게 유지한다. "팬케이크"처럼 다리를 가슴 위에 내려놓지 않는다.

그림 6-7: 목뼈로 버틸 수 있는 가장 높은 지점에서(머리는 여전히 들 수 있다)천천히 시작 자세로 내려 온다. 마지막 자세는 전체적인 유연성에 따라 다를 수 있으며, 이 책의 그림에서 다리와 매트의 평행하게 위치한 것은 가능성의 표시일 뿐이다.

그림 8: 시작 자세로 돌아오는 동안 배근육의 사용을 더 자극하기 위해 다리를 다시 올려라.

흔한 실수:

다리를 단순하게 상체쪽으로 굽힌다. 시작 자세로 돌아가는 동안, 천천히 내려놓지 않고 한 번에 완전히 누워버린다.

변형 또는 응용 동작: -

금기증/주의점:

목뼈에 문제가 있을 경우.

35. 체스트 익스팬션 스탠딩 (T) Chest Expansion Standing (T) 1/2

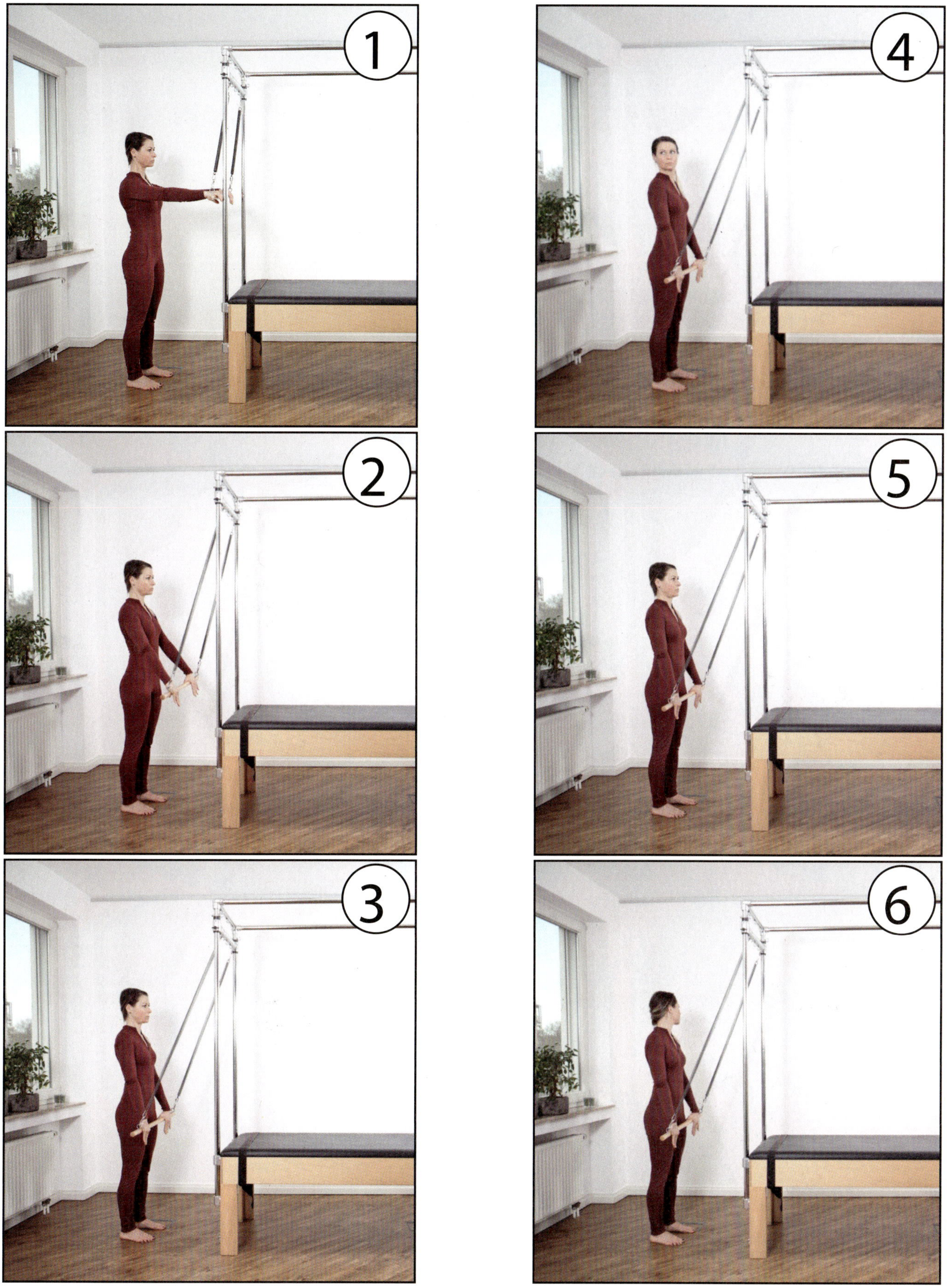

35. 체스트 익스팬션 스탠딩 (T) Chest Expansion Standing (T) 2/2

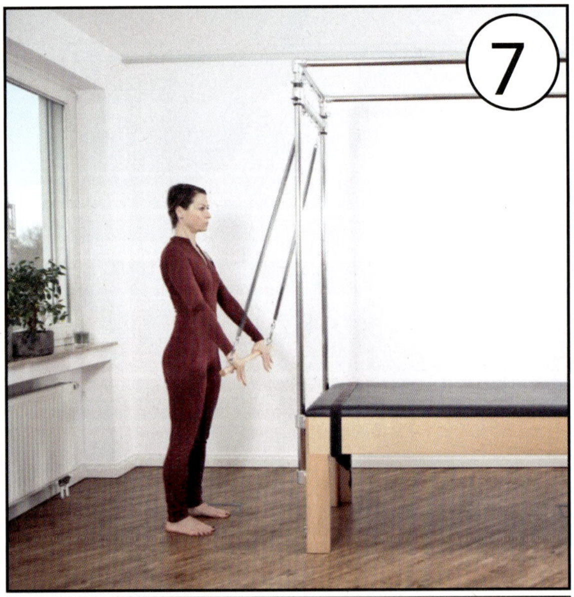

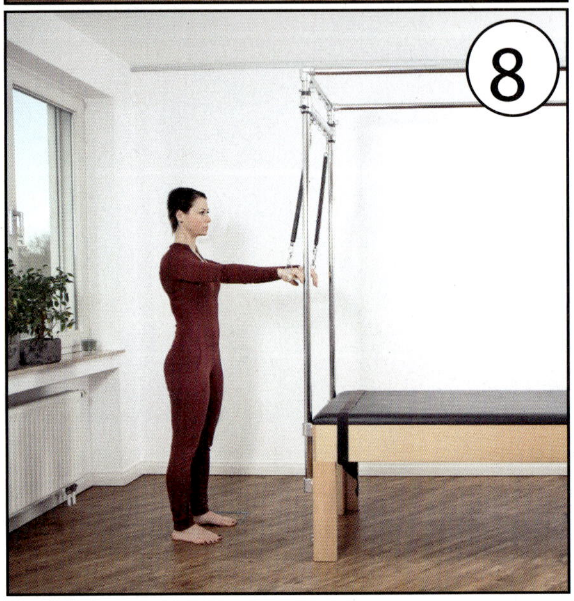

시작 자세:

보상 작용 없이 운동이 수행될 수 있도록 롤 다운 바 걸이의 길이와 높이를 선택한다. 캐딜락의 오픈 엔드(open-end)를 바라보고 편 발이 작은 V자가 되도록 하고 선다. 손은 위에서 롤 다운 바를 잡는다. 손가락과 팔은 뻗어서 편다.

운동 목적:

넓은등근, 위팔세갈래근, 뒤어깨세모근 강화.
등의 긴 폄근육과 배근육, 엉덩이 근육의 강화에 의한 몸통의 안정성.

운동 실행: 3-5회

그림 2–3: 허벅지와 골반 앞으로 롤 다운 바를 위치시킬 때까지 팔을 당겨 아래로 내린다.
그림 4–6: 처음에는 머리를 오른쪽으로 돌리고 그리고 나서 왼쪽으로 돌리고, 그 후에 가운데(제자리)로 머리가 오게 한다.
그림 7–8: 그 후에, 스프링이 느슨해 질 때까지 팔을 다시 가져다 놓는다. 전체 운동 중에 어깨를 잘 열어, 어깨뼈가 모이지 않도록 하고, 턱을 약간 당기고 목이 길어지게 한다. 몸통은 똑바른 자세를 유지한다. 머리 회전을 적절하기 위해, 어깨를 내리는 근육들이 작동해야하며 어깨를 올리는 근육들은 가능한 한 낮은 긴장도를 유지해야 한다.

흔한 실수:

상체는 숙이고 어깨를 앞으로 당긴다. 머리를 흔들거리면서 돌리고, 턱도 정확한 위치에 있지 않는다. 등이 굽는데 이것은 배근육이 충분히 보조해주지 못하기 때문이다.

변형 또는 응용 동작:

스프링 높이를 눈 또는 어깨 높이로 한다.
서 있는 동안 불안정할 경우 매트 위에서 무릎을 꿇고 앉아서 운동을 수행할 수 있다: 20장 체스트 익스팬션 닐링.

금기증/주의점: -

36. 사이드 암 프레스 (T) Side Arm Press (T)

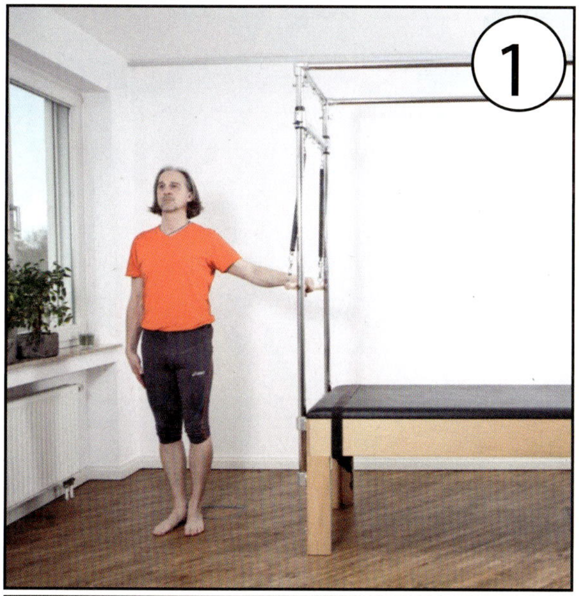

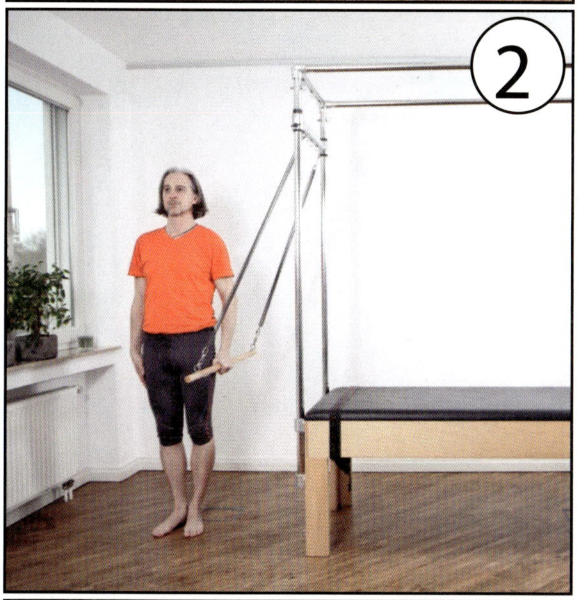

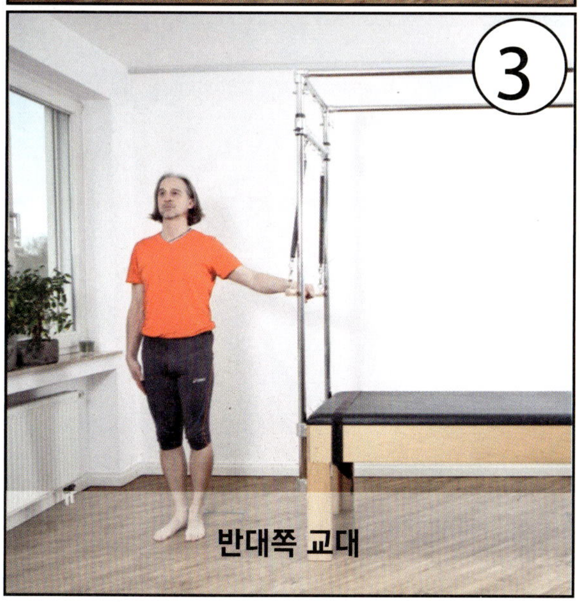

시작 자세:

보상 작용 없이 운동이 수행될 수 있도록 롤 다운 바 걸이의 길이와 높이를 선택한다. 스프링 위치가 높고 대상자가 서 있는 곳에서 멀리 있을수록, 이 동작은 어려울 것이다. 필라테스 스탠드(작은 V자)로 캐딜락의 오픈엔드(open-end)쪽에서 옆으로 선다. 팔을 뻗었을 때 캐딜락 프레임을 건드리지 않고 롤 다운 바를 잡을 수 있도록 거리를 선택한다.

운동 목적:

넓은등근, 큰가슴근과 큰원근 강화.

운동 실행: 3-5회

그림 2: 팔을 뻗은 상태에서 롤 다운 바를 다리 측면으로 당긴다. 날개어깨뼈가 되지 않도록 한다.
그림 3: 거기에서 시작해서, 같은 방법으로 롤 다운 바를 시작 자세로 가져다 놓는다.

흔한 실수:

어깨가 둥글게 말리고 운동이 주로 앞 사슬에서 일어난다. 어깨는 올라간다. 몸통이 움직인다.

변형 또는 응용 동작:

캐딜락에서 무릎 선 자세

금기증/주의점: -

37. 사이드 암 써클 (T) Side Arm Circle (T)
1/2

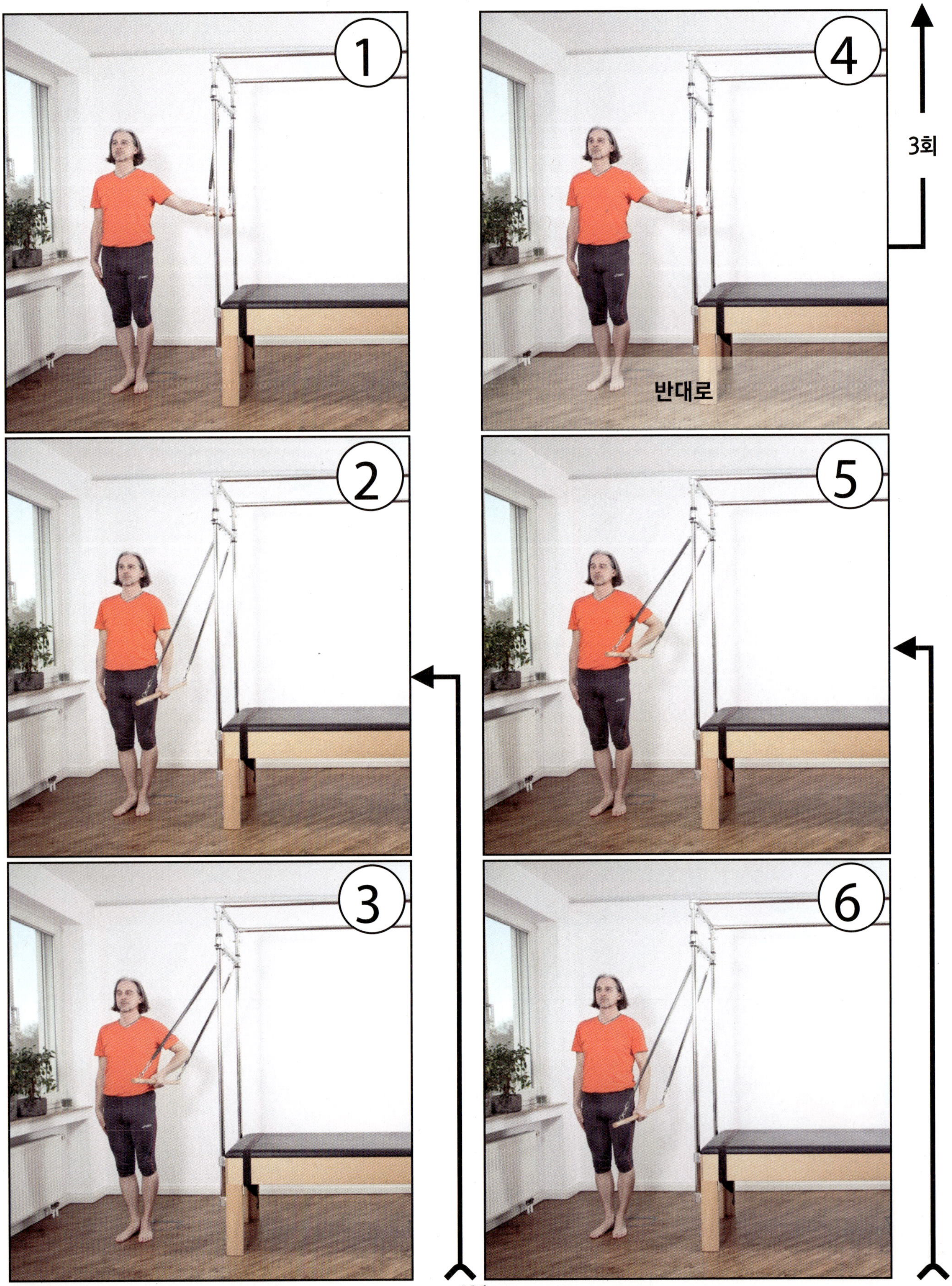

37. 사이드 암 써클 (T) Side Arm Circle (T) 2/2

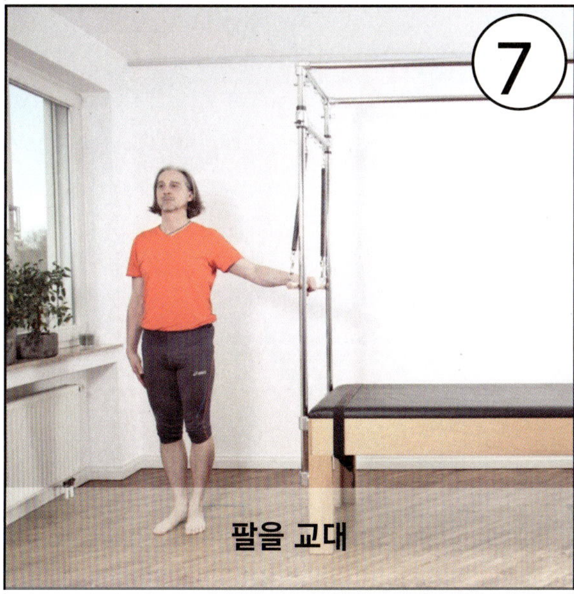

시작 자세:

보상 작용 없이 운동이 수행될 수 있도록 롤 다운 바 걸이의 길이와 높이를 선택한다. 스프링 위치가 높고 대상자가 서 있는 곳에서 멀리 있을수록, 이 동작은 어려울 것이다. 필라테스 스탠드(작은 V자)로 캐딜락의 오픈엔드(open-end)쪽에서 옆으로 선다. 팔을 뻗었을 때 캐딜락 프레임을 건드리지 않고 롤 다운 바를 잡을 수 있도록 거리를 선택한다.

운동 목적:

넓은등근, 큰가슴근, 큰원근, 위팔세갈래근 강화.

운동 실행: 3-5회

그림 2: 팔을 뻗은 상태에서 롤 다운 바를 다리 측면으로 당긴다.
그림 3: 몸의 옆선을 따라 롤 다운 바를 위로 움직인다. 팔꿈치는 바깥쪽을 향하고 어깨는 내린 상태를 유지한다.
그림 4: 팔을 밖으로 뻗어 시작 자세로 돌아간다. 3~5회 반복한다.
그림 5: 팔을 구부려 상체 옆쪽에 롤 다운 바를 가져간다.
그림 6: 상체 옆쪽에서부터, 롤 다운 바를 상체 옆선을 따라 내린다.
그림 7: 그 후에 뻗은 팔을 바깥쪽으로 들어 올리고 시작위치로 가져간다.

흔한 실수:

어깨가 둥글게 말리고 운동이 주로 앞 사슬에서 일어난다. 어깨는 올라간다. 몸통이 움직인다.

변형 또는 응용 동작:

캐딜락에서 무릎 선 자세. 등을 바라보고 양 팔꿈치로 수행한다.
보상 작용이 생기면, 비록 동작이 작더라도 이 동작을 수행할 수 있을 때까지 스프링 걸이의 거리를 계속 줄여준다.

금기증/주의점: -

38. 쉐이빙 (T) Shaving (T)

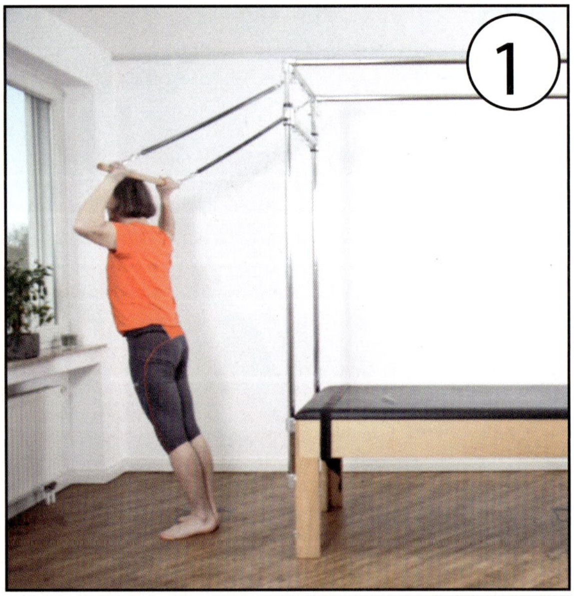

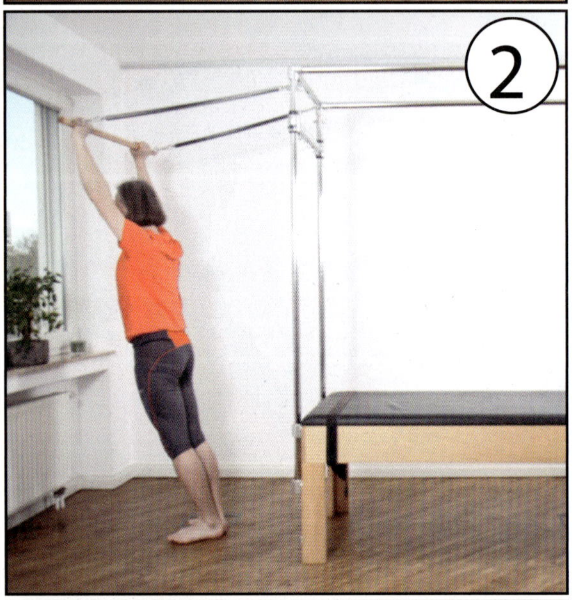

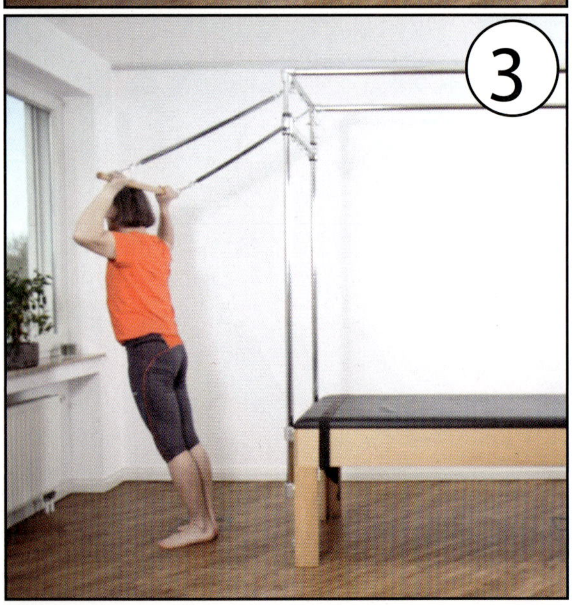

시작 자세:

보상 작용 없이 운동이 수행될 수 있도록 롤 다운 바 걸이의 길이와 높이를 선택한다. 스프링을 상단에 걸어준다. 필라테스 스탠드(작은 V자)로 캐딜락 쪽으로 등을 지고 돌아서 선다. 어깨넓이 정도로 롤 다운 바를 잡는다. 팔꿈치는 밖으로 나가도록 한다. 스프링에 약간의 체중을 실어 살짝 몸을 앞으로 기울인다.

운동 목적:

몸통과 관련하여 위팔세갈래근, 가슴근, 어깨세모근의 강화.

운동 실행: 5회

그림 2-3: 머리위로 팔을 수직으로 편다. 몸을 움직이지 말고 스프링을 조금 당겨준다.
그 후에 시작 자세로 돌아간다.

흔한 실수:

팔이 앞으로 나간다.

변형 또는 응용 동작:

팔꿈치를 앞으로 가져 오면 위팔세갈래근이 더 많이 관여를 하게된다.

금기증/주의점:

어깨에 문제가 있는 경우.

39. 스쿼트 (T) Squats (T) 1/3

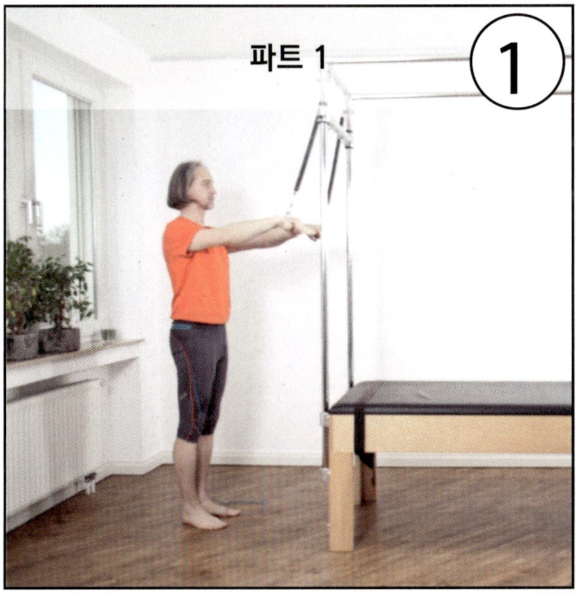

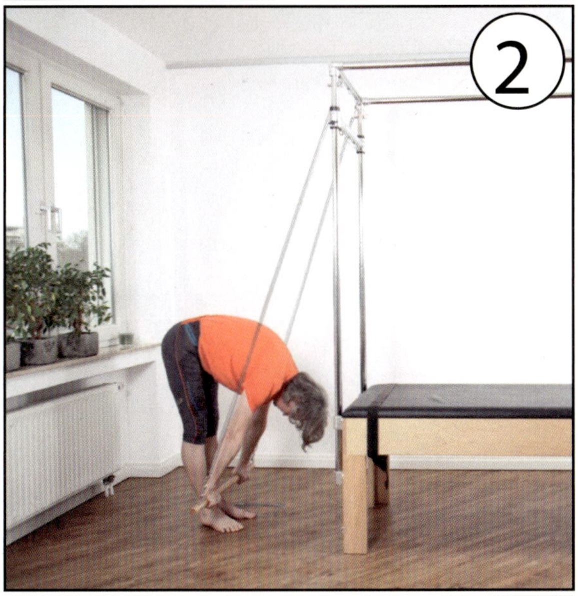

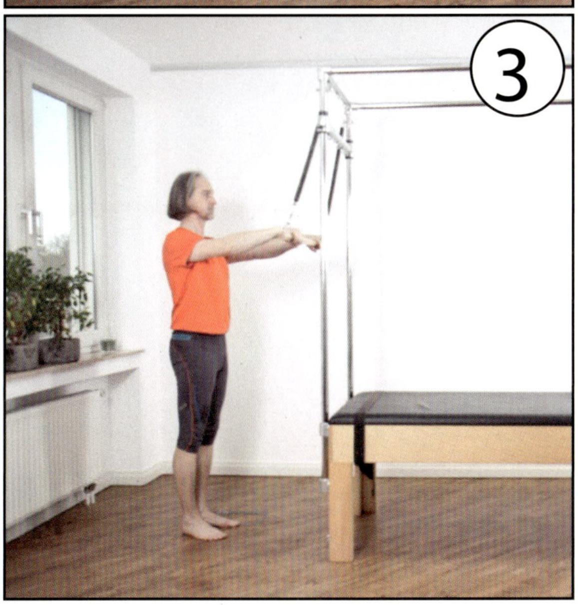

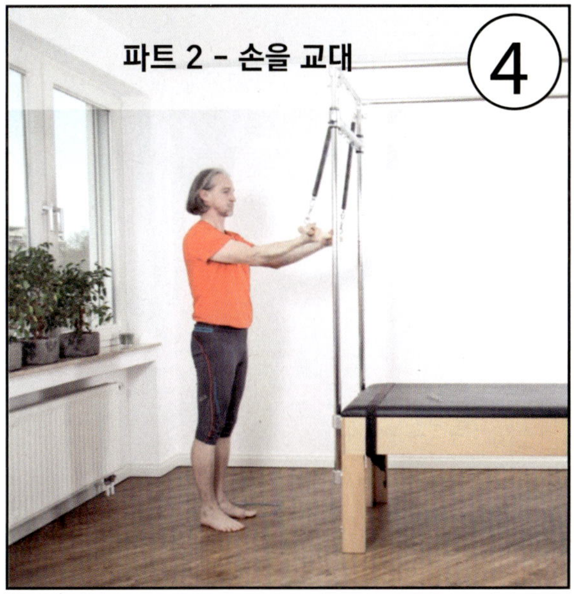

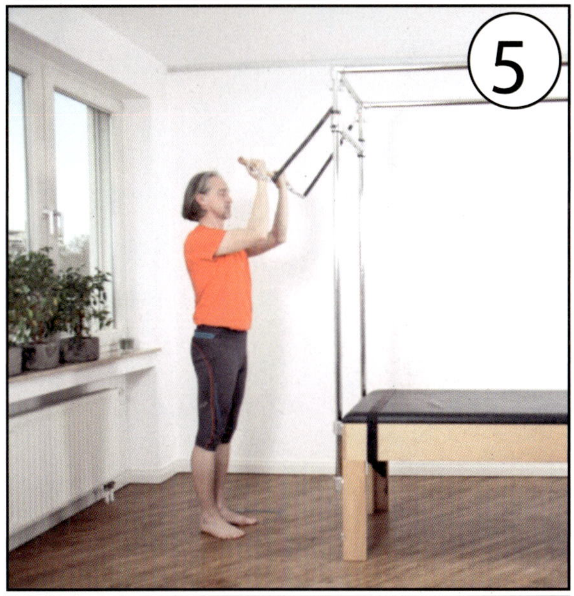

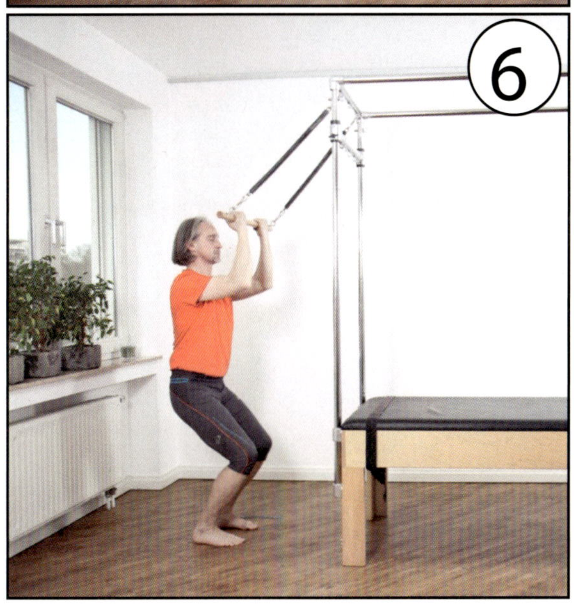

39. 스쿼트 (T) Squats (T)
2/3

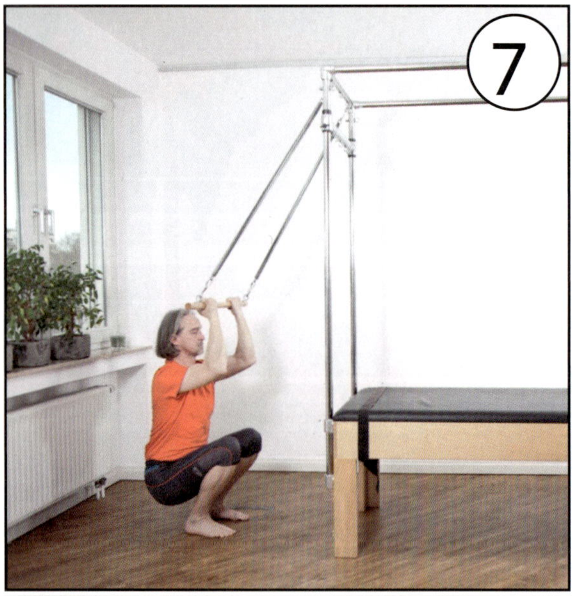

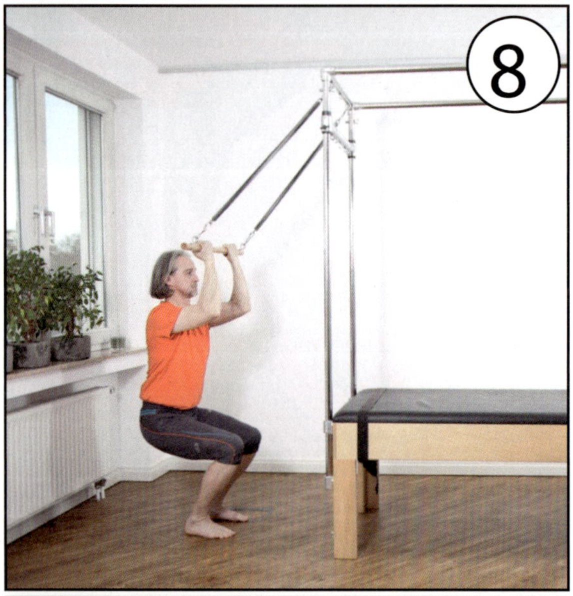

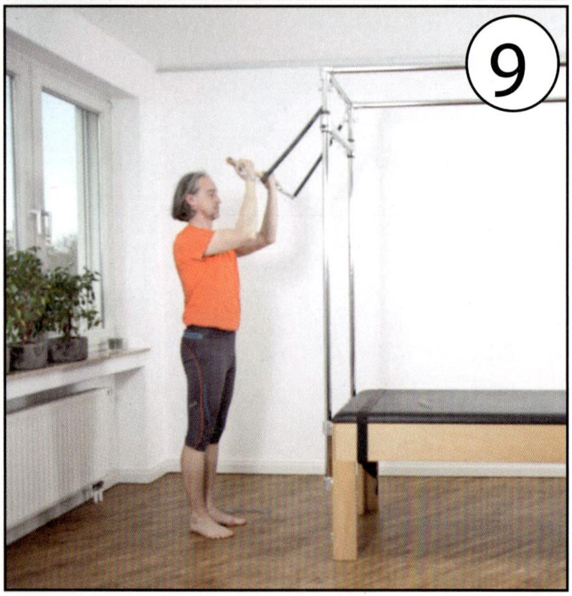

39. 스쿼트 (T) Squats (T) 3/3

시작 자세:

보상 작용 없이 운동이 수행될 수 있도록 롤 다운 바 걸이의 길이와 높이를 선택한다. 필라테스 스탠드(작은 V자)로 캐딜락의 오픈엔드(open-end)쪽을 바라보고 선다. 손은 위에서 롤 다운 바를 잡는다. 팔은 어깨 높이에서 뻗는다. 다리, 엉덩이, 배의 내부 힘을 만들어 낸다.

운동 목적:

파트 1: 스파인 스트레치.
어깨의 안정성 증가, 넓은등근, 배근육, 가슴근 강화. 등 스트레치.
파트 2: 스쿼트.
넙다리네갈래근, 위팔뒤갈래근 그리고 넓은등근 강화.

운동 실행: 3-7회

파트 1: 그림 2: 팔을 쭉 뻗은 상태로 롤 다운 바를 몸쪽으로 쭉 밀어서 내리면 아래로 움직이는 동작이 끝날 때 롤 다운 바가 발목에 닿게 한다.
그림 3: 천천히 조절하면서 몸을 말아 올리면서 시작 자세로 돌아온다. 발은 서로 평행하게 놓는다.

파트 2: 그림 4: 손을 바꾸어 아래에 위로 잡고 어깨 높이 만큼 올린다.
그림 5: 발을 굽힌다. 팔이 등에 (넓은등근)에 의해 유지되도록 90°가 완전히 되지 않도록 구부린다.
그림 6-7: 등을 곧게 펴고 무릎을 완전히 구부린다. 무릎을 구부리는 동안 등은 수직을 유지한다. 무릎은 발가락 끝보다 앞으로 나간다.
그림 8-9: 다시 올라와서 어깨 높이만큼 팔을 유지하여 앞으로 뻗는다. 발은 작은 V자 되도록 한다.

흔한 실수:

파트2인 스쿼트를 하는 동안 너무 팔이 구부러지고 가슴근육을 너무 강조한다.
무릎을 구부리는 동안 팔꿈치가 내려간다. 등이 곧지 않고 구부러진다. 상체가 앞으로 쏠린다. 완전히 앉는 스쿼트를 할 때 발뒤꿈치가 들린다.

변형 또는 응용 동작:

한쪽 다리로 이 동작을 수행한다. 몸을 말아 내리는 동안 다리를 뒤쪽으로 신장시키고 무릎을 구부리는 동안 다리의 앞쪽을 신장한다. 보조하기 위해 운동하는 사람 앞에 서서 무릎을 구부리는 동안 손목을 잡아 주는 것이 더 안전하다. 이 연습의 더 쉬운 버전은 그림 2에서와 같이 어깨 아래 수직으로 팔을 내려 롤 다운 바가 바닥을 향하도록 미는 것이다. 여기에 표시된 발목으로 가는 버전은 상위버전이다.

금기증/주의점:

무릎에 문제가 있는 경우.

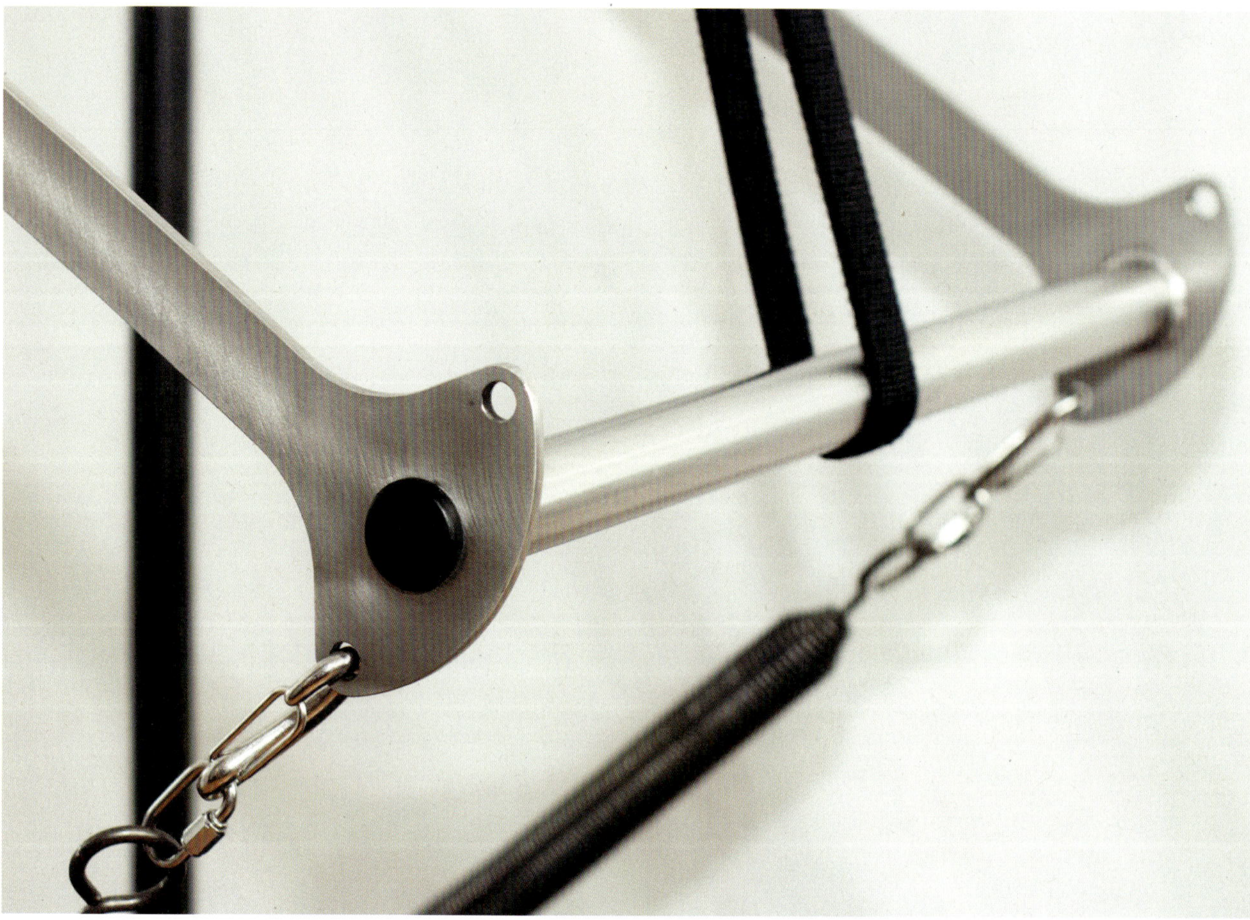

Push-Through-Bar

푸쉬 쓰루 바 소개 Push-Through-Bar Introduction

푸쉬 쓰루 바는 롤-다운-바와 견줄 만하다. 롤 다운 바는 모든 압력을 따르지만, 푸쉬 쓰루 바 자체는 단단하며 한 축을 중심으로 움직인다. 롤 다운 바가 몸의 기울임 및 회전에 따라 변하지만, 푸쉬 쓰루 바는 안정성을 유지하며, 따라서 몸에 더 많은 저항력을 제공하고 스스로 정렬을 찾아가는데 도움을 준다.

롤 다운 바의 스프링은 일반적으로 더 가벼운 스프링이지만 푸쉬 쓰루 바 스프링은 가장 강한 스프링이다. 디자인에 따라 리포머 스프링으로도 사용할 수 있다.[1] 하나 또는 두 개의 스프링을 사용할 수있을 뿐아니라 저항 또는 안정성의 강도도 스프링 걸이의 높이에 따라 결정된다. 전통적인 캐딜락은 종종 하나의 스프링과 하나의 부착지점을 위에서 (상단걸이) 또는 아래에서 (하단걸이) 제공했지만, 현대식 캐딜락은 이런 점은 더 허용범위가 넓다. 현대식 캐딜락은 종종 다른 강도의 푸쉬 쓰루 바 스프링을 사용하거나 다른 높이에서 위에서부터 걸 수 있도록 받침대를 제공하는 것도 있다. 그러나 이는 또한 운동하는 사람이나 필라테스 강사가 운동량이 저항이 낮거나 높을 때 어떻게 변하는지 정확히 이해해야 함을 의미하는 것이기도 하다.

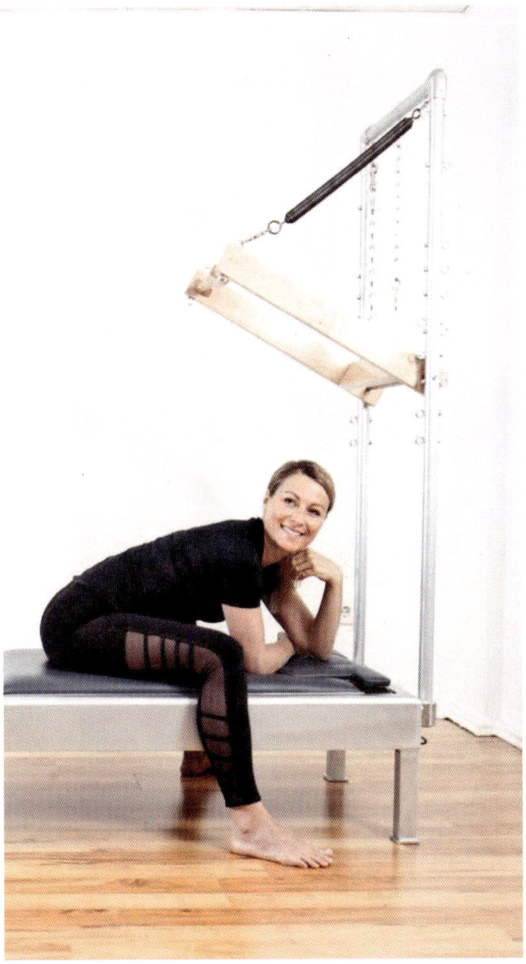

전통적으로 푸쉬 쓰루 바는 목재로 만들어졌으며 무게는 약 2.7kg / 6lbs이다(예: Gratz 사). 현대식은 종종 알루미늄으로 만들어져 무게도 많이 나가지 않는다.[2] 이전 페이지에 보여준 필라테스 파워 스튜디오의 푸쉬 쓰루 바는 스테인리스 스틸로 만들어졌으며 무게는 총 3.5kg이다.

전통적인 목재 푸쉬 쓰루 바는 턱으로 하는 운동을 위해 중앙에 평평한 표면을 가지고 있었으나, 현대 운동 프로그램에서는 거의 사라지고 없다.

롤 다운 바의 경우, 리포머의 풋바와 대조적으로 엄지손가락은 다른 손가락들과 마주보고(인간 그립 대 원숭이 그립) 잡는다. 이 그립은 안전상의 이유로 아주 중요하며 항상 이 그립을 유지해야 한다.

캐딜락 또는 월 유닛의 푸쉬 쓰루 바는 불행히도 스튜디오에서 특히 스프링과 함께 사용될 때 가장 위험한 도구 중 하나이다. 필라테스 강사나 고객의 손에서 미끄러지면서 갑작스런 힘이 발생하여 심각한 부상을 입을 수도 있다. 따라서 푸쉬 쓰루 바를 사용할 때는 항상 최대한의 주의가 필요하다.

필라테스 강사는 항상 푸쉬 쓰루 바의 위험에 대해 고객에게 상기시켜야 한다. 특히 초보자에게는 푸쉬 쓰루 바가 미끄러질 수 있는 동작을 하는 동안에는 필라테스 강사가 한 손으로 푸쉬 쓰루 바를 고정해주어야 한다.

---

[1] Deborah Lessen, for example, explicitly recommends this on her website: https://deborahlessenpilates.com/product/Reformer-trapeze-table-springs/ am 21.06.2018

[2] E-mail to the editor of Gratz Industries, LLC, Siyovush Abidov, 06.07.2017

고객이 푸쉬 쓰루 바를 사용한 경험이 있더라도 필라테스 강사로서 여전히 고객이 사용하는 동안 신체의 어느 부분과도 푸쉬 쓰루 바의 움직임 반경에 겹치지 않게 해주어야 한다. 이것은 특히 푸쉬 쓰루 바가 하나 또는 두 개의 스프링을 걸고 하는 운동에 적용된다(상단걸이).

특히 타워 그룹 수업에서 고객이 마무리 운동을 하는 동안 다음 운동을 위해 스프링을 이미 걸어두고 있는 것은 매우 위험한 일이다. 어떠한 이유라도 이러한 경우는 없어야 한다.

고객은 때때로 푸쉬 쓰루 바가 여전히 위에 있다는 것을 잊고 일어서려고 할 때 머리를 부딪친다. 따라서 고객이 푸쉬 쓰루 바의 위치를 잊어버렸다고 생각되면 자세를 변경하기 전에 잠깐 상기시켜주는 것이 좋다.

전통적인 안전 체인 대신 안전띠를 사용할 때, 아래에서 1~2개의 스프링을 사용할 때, 안전띠는 가능한 한 중앙에 위치해야 한다.

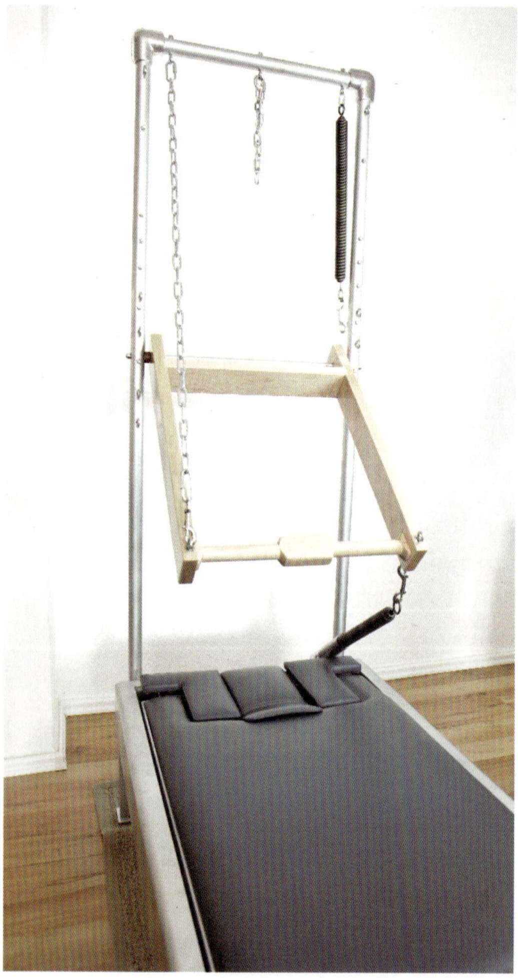

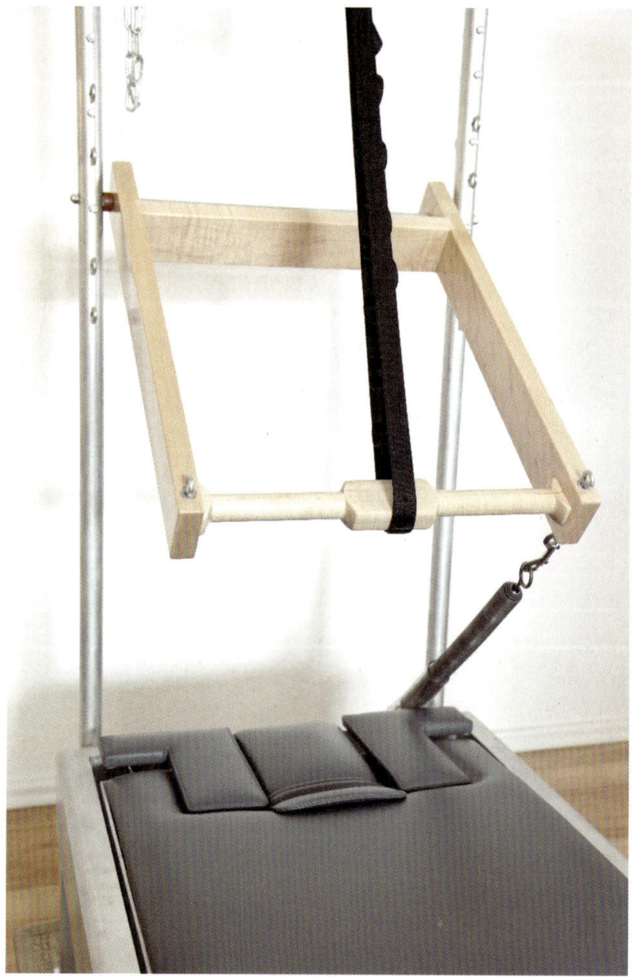

안전 스트랩이 미끄러질 수 있는 운동의 경우, 스트랩이 스프링과 함께 측면에 있어야 한다. 왜냐하면 스트랩은 다른 쪽 손잡이쪽으로 쉽게 미끄러져 갈 수 있고 스프링에 의해 축 쪽으로 미끄러지지 않도록 추가로 고정되어 있지 않기 때문이다(아래 그림 참조).

왼쪽은 올바르고 안전한 스트랩의 "가장 안 좋은 보기"이다. 오른쪽은 푸쉬 쓰루 바는 방심하고 있는 고객을 부딪치게 할 수도 있다.

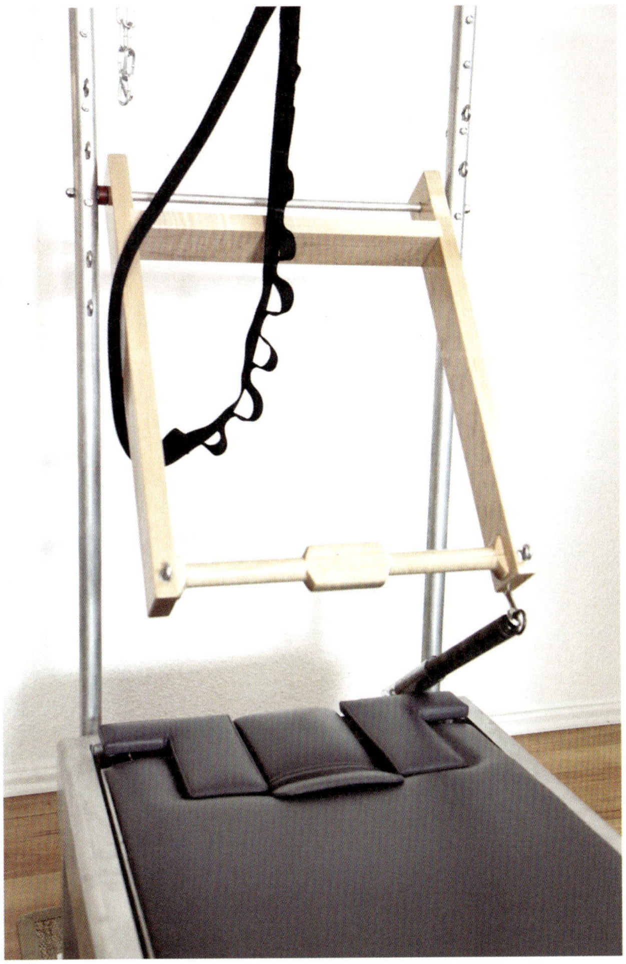

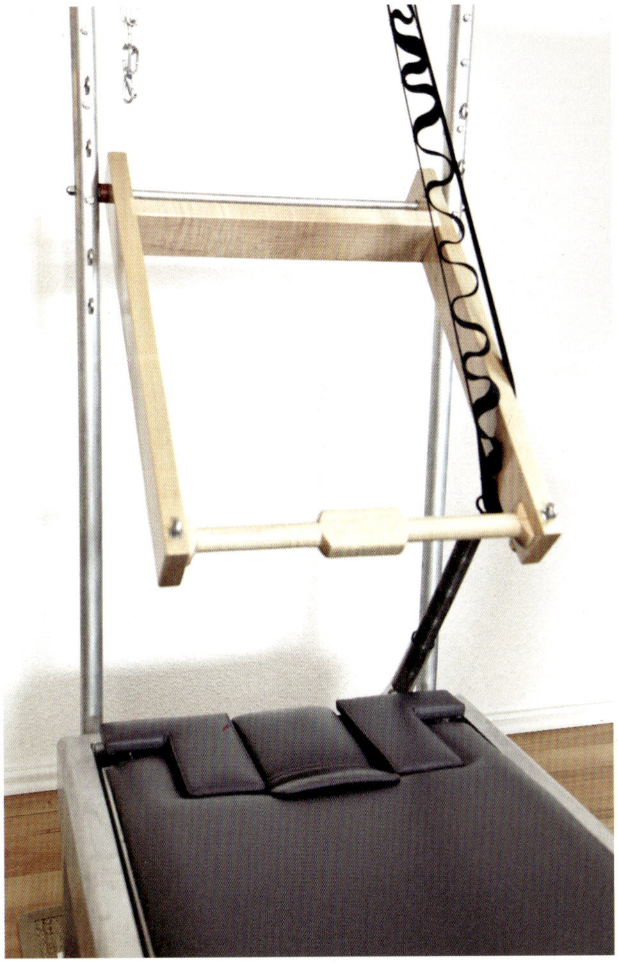

특히, 신규 고객은 예를 들어, 안전 스트랩에 매달린 푸시 쓰루 바(푸쉬 쓰루 바)를 한 운동에서 다른 운동으로 이동하기 위해 뒤로 당기기에 적당하다고 생각할 수 있다. 모든 안전 스트랩이 사람의 체중을 지탱할 수 있는 것은 아니다. 안전 스트랩이 풀리면서 푸쉬 쓰루 바가 고객의 얼굴쪽으로 갈 수 있다.

그러나 이러한 위험 요소들이 푸쉬 쓰루 바를 이용한 특별하고 경이로운 즐거움을 망치게 해서는 안된다.
그럼에도 불구하고, 늘 몸이 다치지 않도록 주의하는 것이 좋다.

풋워크에 대한 사전 설명 Preliminary Remarks for the Footwork

캐딜락 풋워크의 역사:

Joseph Pilates의 스튜디오에 있는 캐딜락에는 풋워크가 없었다. 풋워크는 거의 항상 리포머에서 행해졌다. 또는 운다 체어나 일레트릭 체어를 사용하였다. 그러나 그의 제자 Carola Trier는 이미 모든 고객들이 수행한 일련의 운동에 사용했으며 그녀의 필라테스 스튜디오에서는 '벤드 앤 스트레치'라고 불렸다. 발목이나 엉덩이에 문제가 있을 경우에만 풋워크를 생략했다. 이 동작은 전통적으로 발의 앞볼과 앞볼사이를 엉덩이 넓이만큼 벌리고 푸쉬 쓰루 바 위에 평행하게 놓고 수행한다.[1]

Lolita San Miguel에 의하면, Joseph Pilates는 발반사 영역의 원칙에 따라 내장기관을 자극하기 위해 풋워크를 이용하였다고 한다.[2]

일반적인 시작 자세:

바로 누운 자세를 한다. 푸쉬 쓰루 바의 다리와 발꿈치가 늘어졌을 때 등 아래쪽이 최대한의 압력을 받지 않도록 몸 위치를 선택한다. 첫 번째 두 번째 스프링의 장력은 주로 엉치뼈와 골반에 위치하여 허리가 이완될 수 있게 한다. 대부분의 고객에게 이러한 것은 머리가 캐딜락 수직 프레임 기둥 뒤에 놓여 있다는 것을 의미한다. 다리 뒷면의 스트레칭이 잘 되는 사람들은 예외이다.

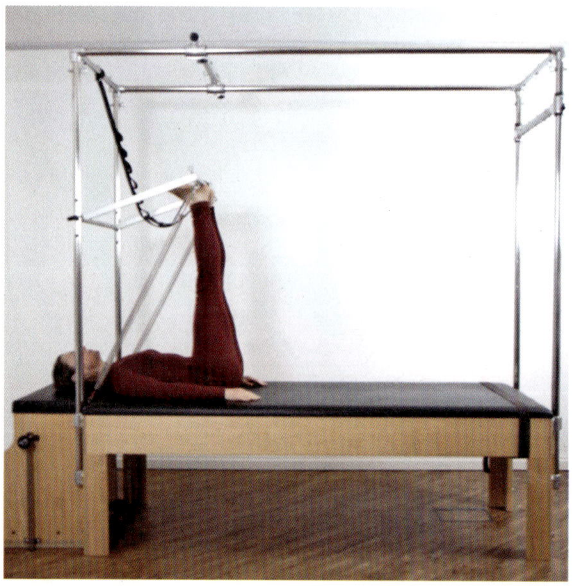

캐딜락에는 측면 헤드레스트(트랩 테이블 익스텐더라고도 함)가 없을 경우, 머리를 같은 높이의 운다 체어에 놓을 수 있다(이미지 참조). 예를 들어, 높이 차이는 알맞은 쿠션으로 보강해 준다. 예를 들어, 타워를 벽면에 붙여 사용하게 되면 벽에 부딪히기 때문에 고객에게 편안한 시작 자세를 제공할 수 없는 경우도 있다. 이 경우 반대 방향으로 눕혀 운동을 할 수도 있다. 단, 푸쉬 쓰루 바의 시작 지점이 너무 낮으며, 무릎이 너무 휘어 푸쉬 쓰루 바에 힘을 가할 수 없는 경우가 많으며, 안전 스트랩/안전 체인을 사용하여 들어 올려서 사용해야 한다는 점에 유의해야 한다. 팔은 캐딜락의 폭이 충분하다면 몸의 측면에 놓는다. 그렇지 않으면 팔도 바깥쪽에서 캐딜락 기둥 쪽으로 놓거나 손을 머리 밑에 쿠션처럼 놓을 수도 있다.

흔한 실수:

골반이 처음부터 뒤기울임이 되도록 자세를 취한다.
다리를 굽히는 동안 골반이 기울여지고 엉치뼈가 들리는 것
조절된 다리 굽힘이 아닌 수동적 다리 굽힘

---

1 Tutorial 1319: Cadillac Methods (of Carola Trier) Deborah Lessen https://www.pilatesanytime.com/workshopview/1319/video/Pilates-Cadillac-Methods-by-Deborah-Lessen

2 Lolita San Miguel during a workshop at the Pilates Conferencce in Mönchengladbach from 10. to 12. May 2013 at the 'Haus Erholung'

1. 풋워크 힐즈 (M) Footwork Heels (M)
1/2

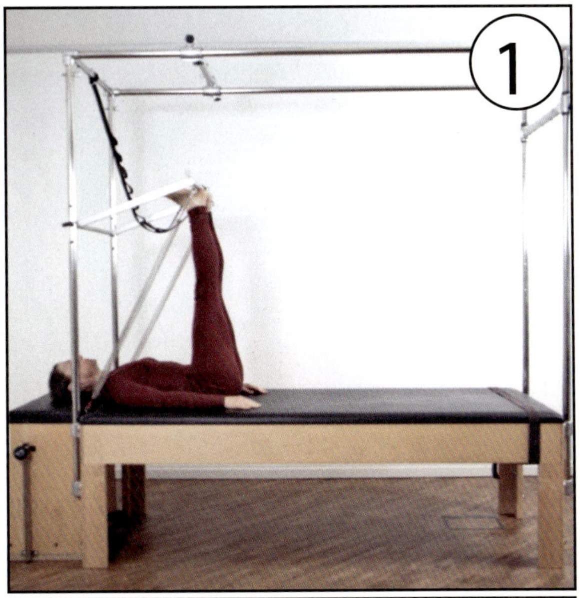

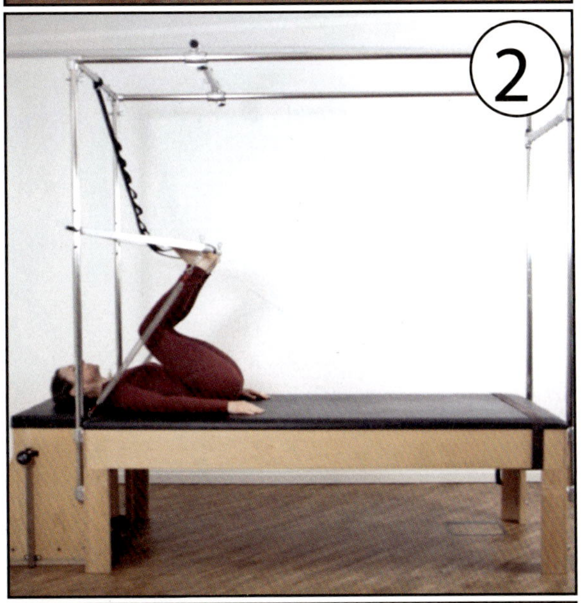

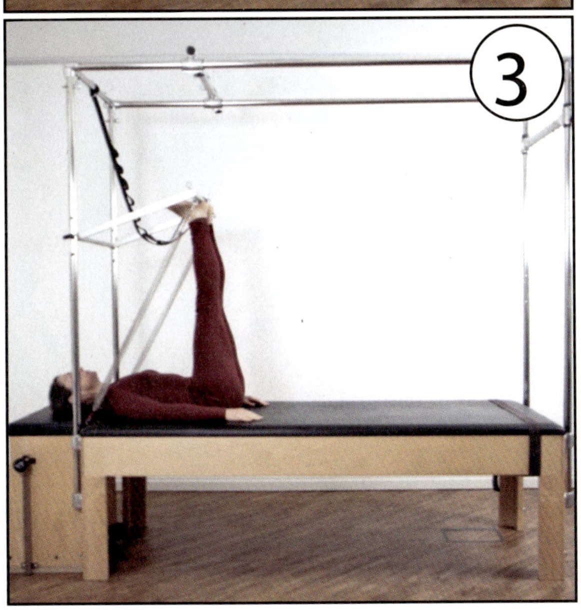

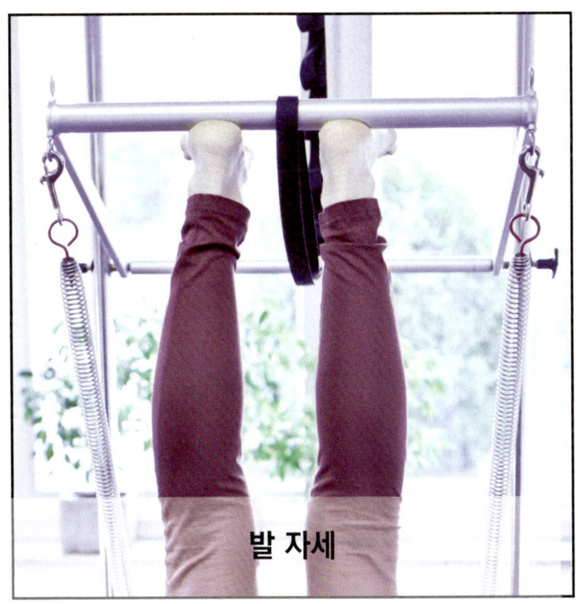

1. 풋워크 힐즈 (M) Footwork Heels (M) 2/2

시작 자세: 밑에서 스프링 1-2개

풋워크에 대해 미리 언급한 일반적 시작 자세에서처럼 자세를 취한다.
푸쉬 쓰루 바에 발뒤꿈치를 올려 놓는다. 발등을 당겨서 발등굽힘을 만든다.
다리는 평행하게 쭉 뻗는다. 다리가 엉덩이에서 발끝까지 최대한 곧게 오도록 발 사이의 거리를 선택한다.

운동 목적:

운동시작 시에 몸을 데워준다.
엉덩관절의 유동성 증가.
동작 시작 시 엉덩이 근육과 대퇴근육들을 사용.
엉덩이와 무릎 폄근들의 스트레칭.
엉덩관절과 몸통에서 다리 움직임의 분리.
다리 뒷부분의 스트레칭(시작 자세에 따라 다름).

운동 실행: 10회

그림 2-3: 스프링력에 저항하면서 푸쉬 쓰루 바를 아래로 내리고 일정한 속도로 다시 밀어 올린다.
발은 마치 발위에서 박스의 균형을 유지하려고 하는 것처럼 항상 지면과 평행하게 계속 발등굽힘을 유지한다.
푸쉬 쓰루 바를 최대한 낮게 가져가는 것보다 골반과 허리부의 안정성이 더 중요하다.
무릎을 가능한 한 평행하게 움직인다.

흔한 실수:

앞에서 언급한 것과 같이.
뒤꿈치가 푸쉬 쓰루 바에 있는 것이 아니라 발꿈치에서 발바닥 아치에 위치하는 것
동작을 수행하는 동안 발등굽힘을 유지 못함
무릎은 일정한 거리에서 평행하게 움직이는 것이 아니라, 동작을 수행하는 동안 안쪽으로 또는 바깥쪽으로 움직인다.

변형 또는 응용 동작:

동작을 수행하는 동안 발이 지면에 평행하게 유지하기 위해 연속적으로 변화하는 굽힘 대신, 동작 내내 가능한 최대 굽힘을 지속적으로 유지한다.
처음 5회 반복 후 속도 변화–처음 5회 느리게, 그 다음 5회 더 빠르게.

금기증/주의점:

다음과 같은 이전의 상태를 가지고 있는 경우 이 동작은 피해야 한다. 급성 허리 디스크, 척추 앞 전위증, 뼈엉성증.

2. 풋워크 아치 (M) Footwork Arches (M) 1/2

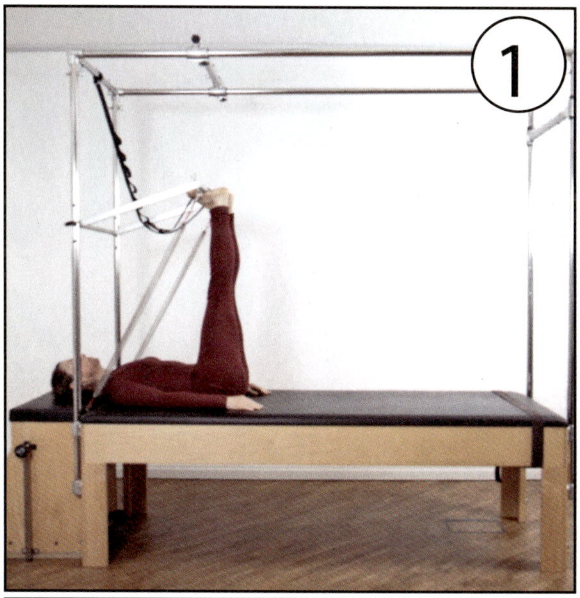

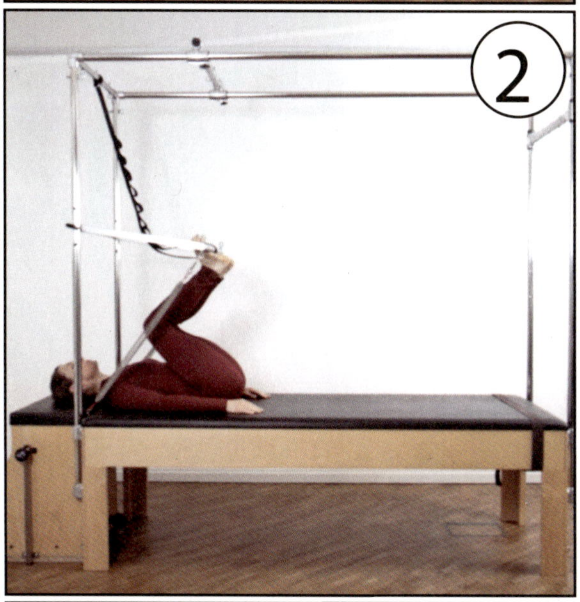

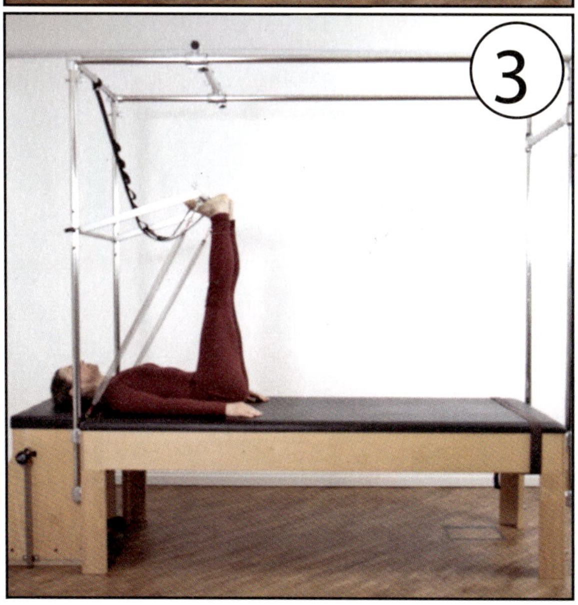

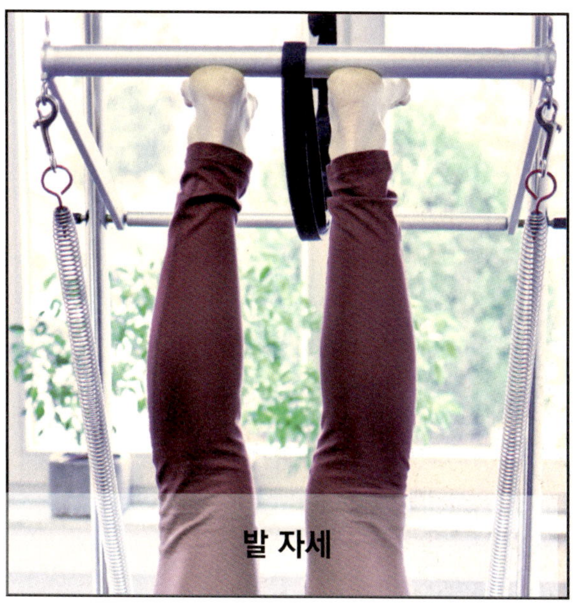

2. 풋워크 아치 (M) Footwork Arches (M) 2/2

시작 자세: 밑에서 스프링 1-2개

풋워크에 대해 미리 언급한 일반적 시작 자세에서처럼 자세를 취한다.
푸쉬 쓰루 바(Push-Through-Bar)의 발 아치부분을 위치시킨다. 그 위치는 때때로 "막대위의 새"라고 설명하기도 하는데, 이는 발이 새의 발톱처럼 장대를 휘어 감아야 한다는 것을 나타낸다. 일반적으로 푸쉬 쓰루 바는 유연성이 가장 떨어지는 아치 지점에 놓이게 됩니다.
발은 발등굽힘 즉, 발뒤꿈치가 끊임없이 위를 가리키며, 나머지 발은 유연성에 따라 푸쉬 쓰루 바 주위를 감싼다.
다리는 평행하게 늘린다. 다리가 엉덩이에서 발끝까지 최대한 곧게 오도록 발 사이의 거리를 선택한다.

운동 목적:

몸을 데운다. 엉덩관절의 가동성 증가.
동작 시작 시 엉덩이 근육과 대퇴근육들을 사용.
발목과 발 뒤쪽 근육들의 강화.
엉덩관절과 몸통으로부터 다리 움직임의 분리.
다리 뒷부분의 스트레칭(시작 자세에 따라 다름).

운동 실행: 10회

그림 2-3: 푸쉬 쓰루 바를 스프링 힘에 저항하여 일정한 속도로 아래로 내린 후 다시 위로 밀어 올린다.
발은 발등굽힘과 감싸는 동작은 계속 유지한다.
푸쉬 쓰루 바를 최대한 낮게 내리는 것보다 골반과 허리부의 안정성이 더 중요하다.
무릎을 가능한 한 평행하게 움직여라.

흔한 실수:

풋워크에 대해 미리 설명한 바와 같다.
동작을 수행하는 동안 발등굽힘을 유지 못함
무릎은 일정한 거리에서 평행하게 움직이는 것이 아니라, 동작을 수행하는 동안 안쪽으로 또는 바깥쪽으로 움직인다.

변형 또는 응용 동작:

처음 5회 반복 후 속도 변화. 처음에는 천천히 5회, 다음에는 더 빨리 5회.

금기증/주의점:

다음과 같은 이전의 상태를 가지고 있는 경우 이 동작은 피해야 한다. 급성 허리 디스크, 척추 앞 전위증, 뼈엉성증.
발아래 근육에 경련이 발생하는 위험

3. 풋워크 토즈 (M) Footwork Toes (M) 1/2

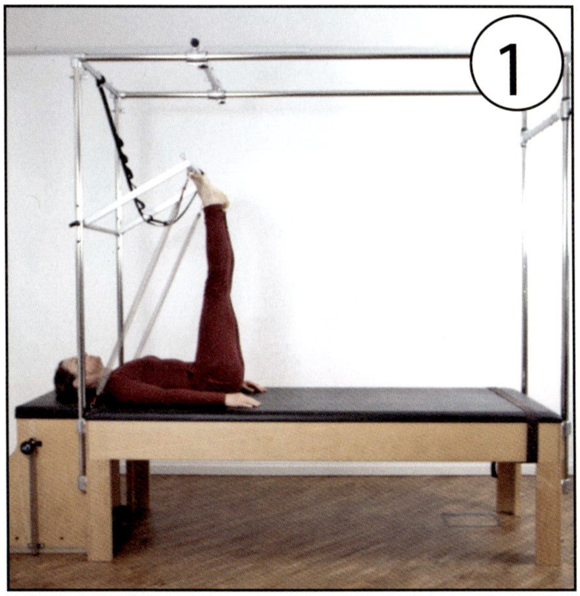

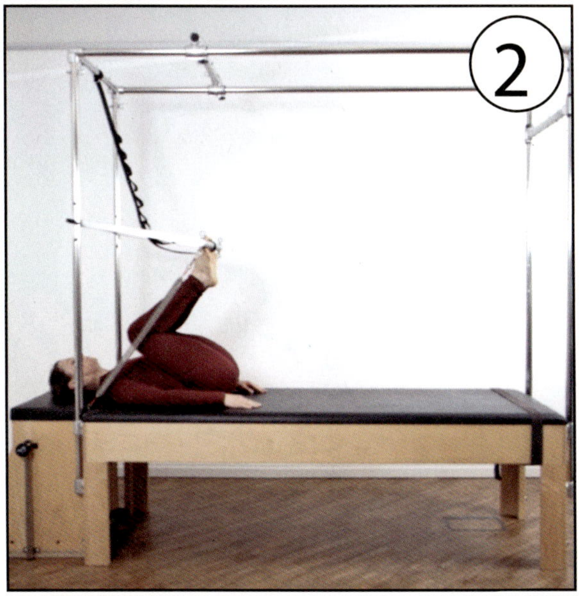

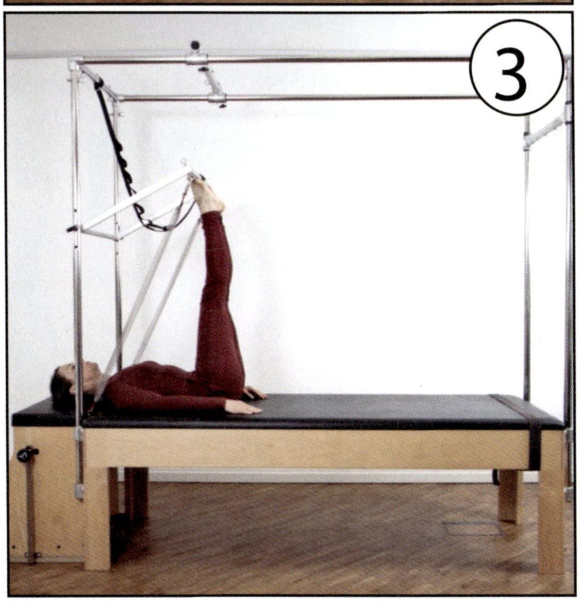

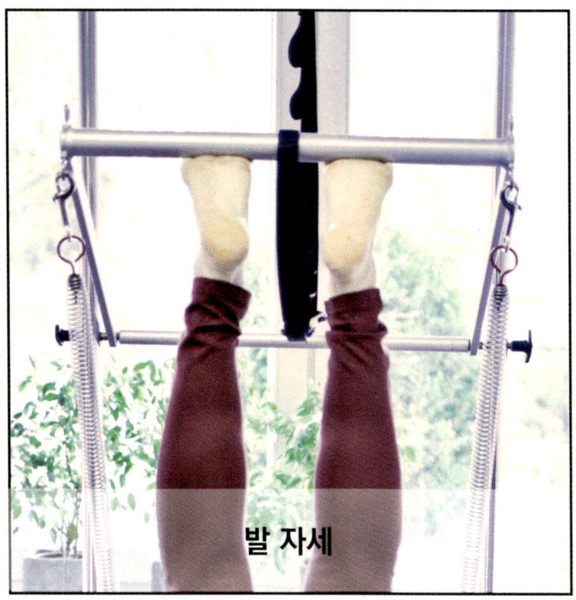

3. 풋워크 토즈 (M) Footwork Toes (M) 2/2

시작 자세: 밑에서 스프링 1-2개

풋워크에 대해 미리 언급한 일반적 시작 자세에서처럼 자세를 취한다.
푸쉬 쓰루 바는 발볼과 발가락 사이에 위치하게 한다. 발바닥굽힘을 한다.
다리는 평행하게 쭉 뻗는다. 다리가 엉덩이에서 발끝까지 최대한 곧게 오도록 발 사이의 거리를 선택한다.

운동 목적:

몸을 데워준다. 엉덩관절의 가동성 증가, 움직임의 시작 시 엉덩이와 엉치뼈 근육들의 촉진. 엉덩이와 무릎의 폄근들의 강화. 발목과 발의 폄근들의 강화. 엉덩관절과 몸통으로부터 다리움직임의 분리. 다리 뒤쪽 부분 스트레칭(시작 자세에 따라 다름).

운동 실행: 10회

그림 2-3: 푸쉬 쓰루 바를 스프링 힘에 저항하여 일정한 속도로 내린 후 다시 위로 밀어 올린다. 발은 최대한 발바닥굽힘을 계속적으로 유지한다. 즉, 발목이 의도적으로 뻣뻣한 상태를 유지한다. 따라서 동작 중 발목은 "스킵"되고 오직 무릎과 엉덩이에서만 동작이 일어난다.
푸쉬 쓰루 바를 최대한 낮게 하는 것보다 골반과 허리의 안정성이 더 중요하다.
무릎을 가능한 한 나란하게 움직여라.

흔한 실수:

풋워크에 대해 미리 설명한 바와 같이.
동작 중에 발바닥굽힘을 유지하지 못함.
무릎은 일정한 거리에서 평행하게 움직이는 것이 아니라, 동작을 수행하는 동안 안쪽으로 또는 바깥쪽으로 움직인다.

변형 또는 응용 동작:

최대 발바닥굽힘을 선택하는 대신, 동작을 하는 동안 발목은 끊임없이 조정한다. 즉, 발의 각도는 동작 내내 항상 동일하게 유지한다.
처음 5회 반복 후 속도 변화. 처음에는 천천히 5회, 다음에는 더 빨리 5회.

금기증/주의점:

다음과 같은 이전의 상태를 가지고 있는 경우 이 동작은 피해야 한다. 급성 허리 디스크, 척추 앞 전위증, 뼈엉성증. 발 아래 근육에 경련이 발생하는 위험

4. 풋워크 스몰 브이 (M) Footwork Small V (M) 1/2

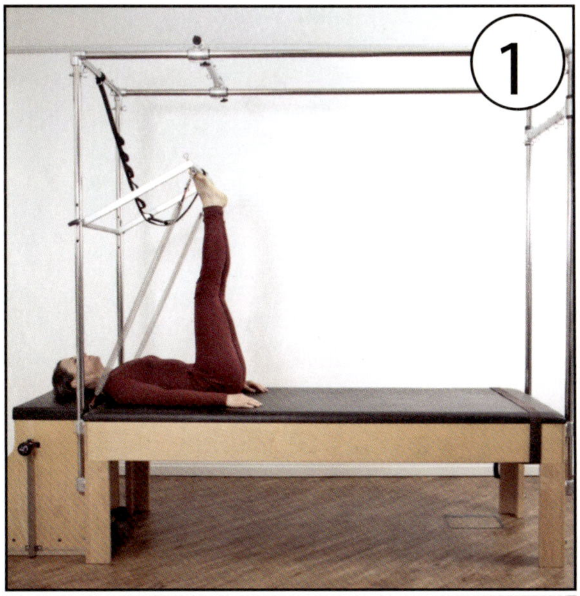

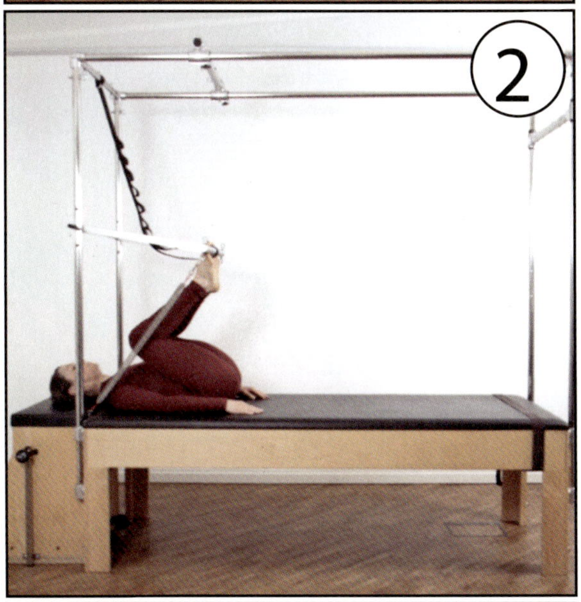

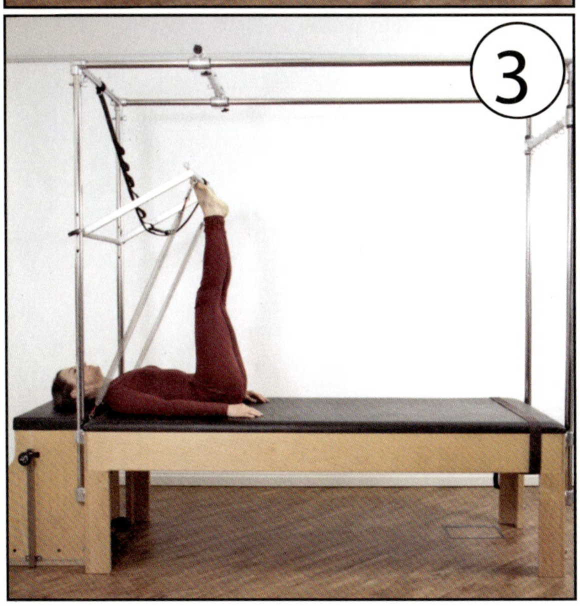

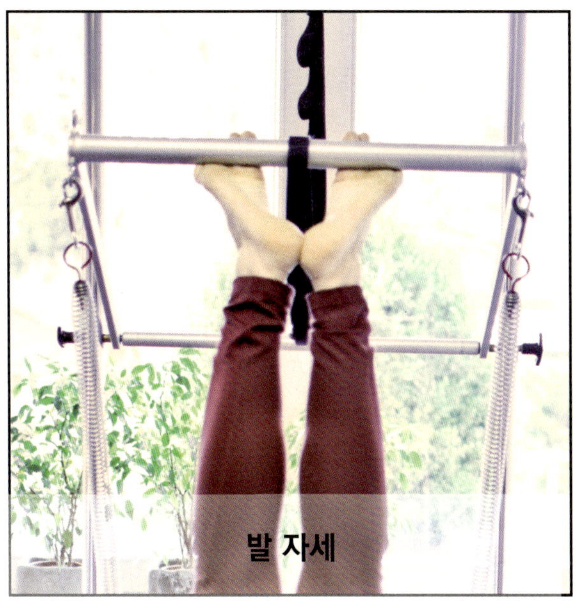

4. 풋워크 스몰 브이 (M) Footwork Small V (M) 2/2

시작 자세: 밑에서 스프링 1-2개

풋워크에 대해 미리 언급한 일반적 시작 자세에서처럼 자세를 취한다.
다리는 뻗어서 바깥회전을 시킨다. 작은 "V"를 만들고 발꿈치를 붙인다. 푸쉬 쓰루 바(Push-Through-Bar)의 양 엄지발가락 사이에 손가락 4마디가 들어갈 수 있는 공간을 만든다. 발의 볼과 발가락의 일부는 푸쉬 쓰루 바에 놓여있게 한다. 푸쉬 쓰루 바의 주 중량은 두 번째 발가락의 볼에서 엄지발가락 볼의 안쪽에 위치하게 한다.

운동 목적:

몸을 데워준다. 엉덩관절의 가동성 증가, 움직임의 시작 시 엉덩이와 엉치뼈 근육들의 촉진. 엉덩이 폄근들, 안쪽 허벅지 근육과 무릎의 폄근들의 강화. 발목과 발의 폄근들의 강화. 엉덩관절과 몸통으로부터 다리 움직임의 분리. 다리 뒤쪽 부분 스트레칭(시작 자세에 따라 다름).

운동 실행: 10회

그림 2-3: 푸쉬 쓰루 바를 스프링 힘에 저항하여 일정한 속도로 내린 후 다시 위로 밀어 올린다.
발은 계속 최대 발바닥굽힘을 유지한다. 즉, 발목이 의도적으로 뻣뻣한 상태를 유지한다. 따라서 동작 중 발목은 "스킵"되고 무릎과 엉덩이에 "만" 동작이 일어난다.
무릎은 어깨너비만큼만 벌려 스프링 사이에 유지한다.
푸쉬 쓰루 바를 최대한 낮게 내리는 것보다 골반과 허리의 안정성이 더 중요하다.

흔한 실수:

풋워크에 대해 미리 설명한 바와 같이.
동작 중에 발바닥굽힘을 유지하지 못함.
무릎을 너무 많이 벌림.

변형 또는 응용 동작:

어떤 사람은, 허벅지가 닫히면 발뒤꿈치가 서로 분리된다. 이럴 때는 이미 발뒤꿈치가 조금 떨어진 상태에서 출발하는 것도 좋다. 시작할 때 발뒤꿈치 사이에 작은 공을 넣어 허벅지가 닿는 느낌으로 진행하는 것도 하나의 옵션이다.
처음 5회 반복 후 속도 변화. 처음에는 천천히 5회, 다음에는 더 빨리 5회.

금기증/주의점:

다음과 같은 이전의 상태를 가지고 있는 경우 이 동작은 피해야 한다. 급성 허리 디스크, 척추 앞 전위증, 뼈엉성증. 발 아래 근육에 경련이 발생하는 위험

5. 풋워크 카프 스트레치 (M) Footwork Calf Stretch (M) 1/2

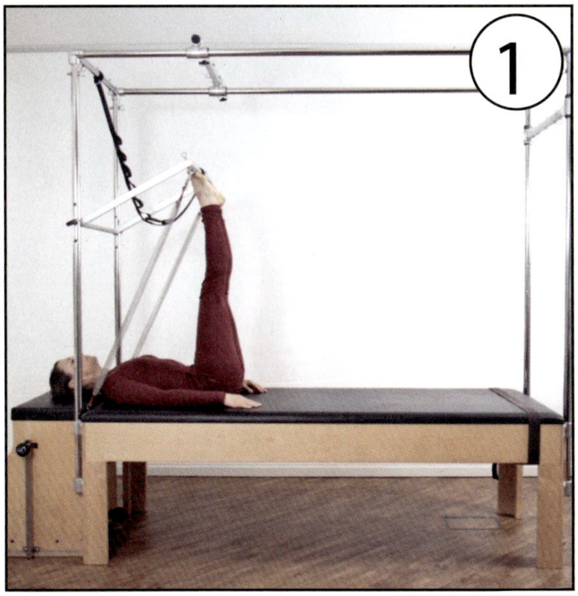

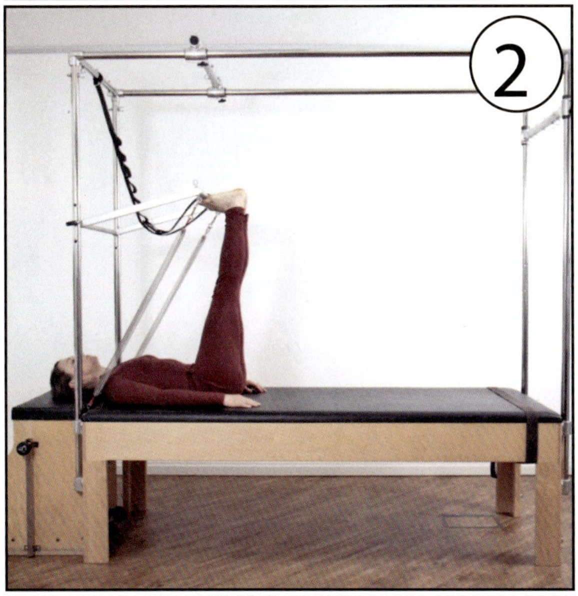

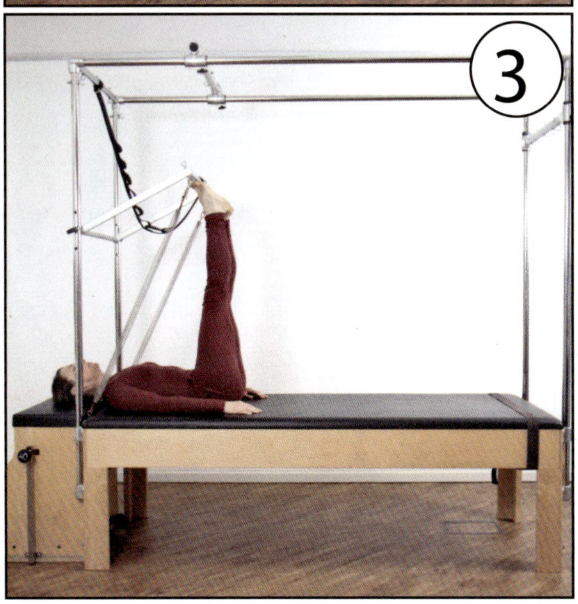

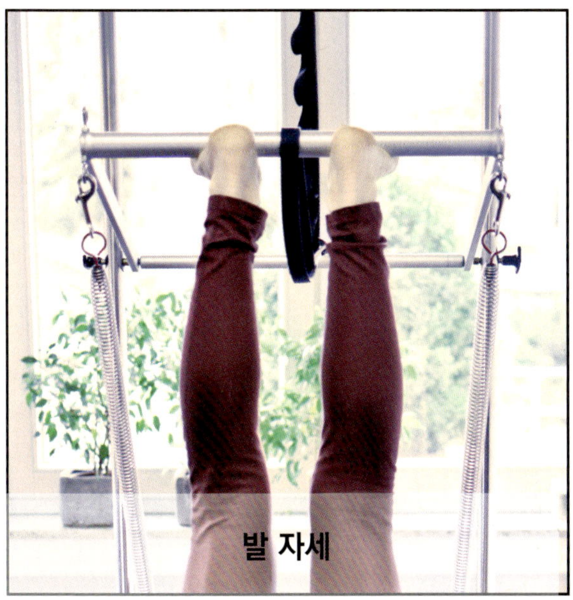

5. 풋워크 카프 스트레치 (M) Footwork Calf Stretch (M) 2/2

시작 자세: 밑에서 스프링 1-2개

풋워크에 대해 미리 언급한 일반적 시작 자세에서처럼 자세를 취한다.
푸쉬 쓰루 바를 발가락과 발볼사이에 놓는다. 발은 발바닥굽힘을 한다. 다리는 평형하게 뻗는다. 다리가 엉덩이에서 발끝까지 최대한 곧게 오도록 발 사이의 거리를 선택한다.

운동 목적:

발목 강화. 종아리 특히, 장딴지근과 다리의 뒤쪽 근육의 스트레칭.

운동 실행: 10회

그림 2-3: 천천히(머리 속으로, 셋을 센다) 발등을 굽히고 천천히 다시 발바닥 쪽으로 뻗는다. 다리를 계속 쭉 펴져있다.

흔한 실수:

너무 빨리 갑작스럽게 움직임

변형 또는 응용 동작:

종아리 스트레치 및 풋워크 토우의 조합. 먼저 발을 구부리고 스트레칭한 다음 다리(Hip)를 구부리고 뻗는다. 그리고 나서 발을 두 번 발등쪽으로 구부렸다가 뻗는다. 그리고 다시 무릎을 굽혔다가 뻗는다. 이것을 약 7번 반복하여 종아리 들어올리기까지 계속 증가시킨다.

금기증/주의점:

다음과 같은 이전의 상태를 가지고 있는 경우 이 동작은 피해야 한다. 급성 허리 디스크, 척추 앞 전위증, 뼈엉성증.

6. 풋워크 카프 스트레치 벤드 (M) Footwork Calf Stretch Bend (M)

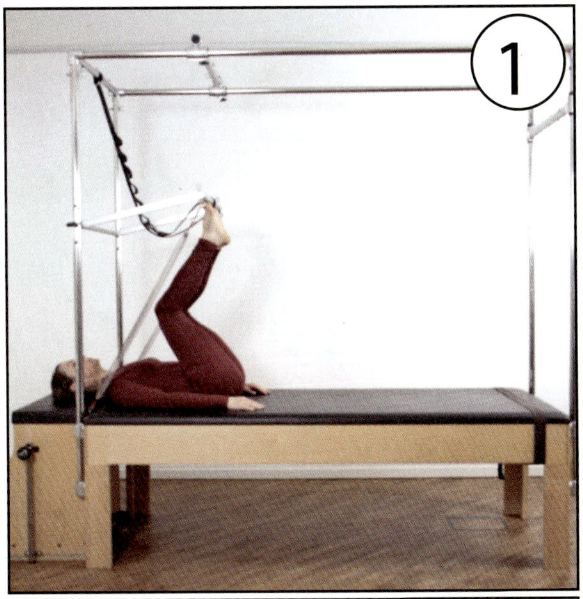

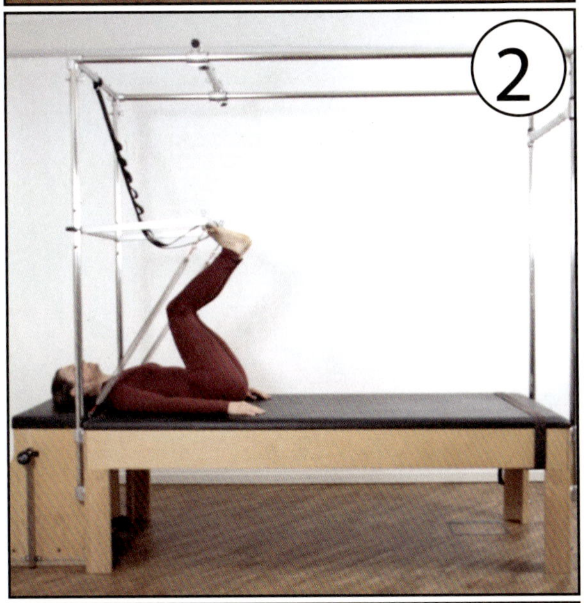

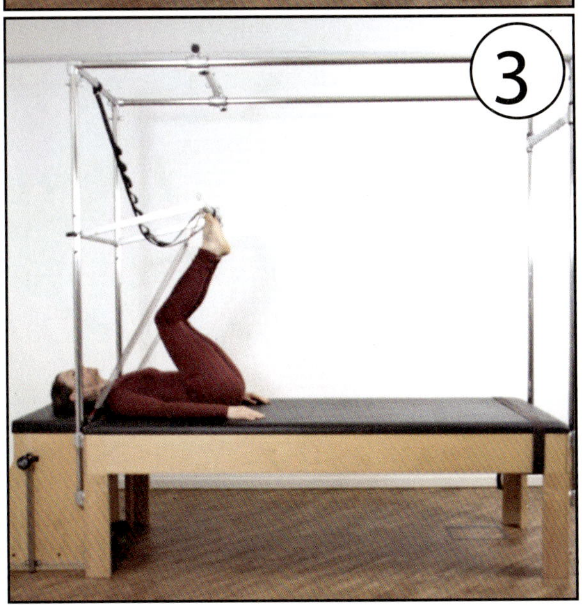

시작 자세: 밑에서 스프링 1-2개

풋워크에 대해 미리 언급한 일반적 시작 자세에서처럼 자세를 취한다.
푸쉬 쓰루 바를 발가락과 발볼사이에 놓는다. 발은 발바닥 굽힘을 한다. 다리는 먼저 뻗어서 평행하게하고 약간 굽힘을 한다(무릎과 허벅지 사이가 최대 90°가 되도록). 다리가 엉덩이에서 발끝까지 최대한 곧게 오도록 발 사이의 거리를 선택한다.

운동 목적:

발목강화. 종아리, 특히 가자미근 스트레칭.
등척성(isometric)을 통한 무릎 폄근들의 강화.

운동 실행: 10회

그림 2-3: 천천히(머리 속으로, 셋을 센다) 발등을 굽히고 천천히 다시 발바닥 쪽으로 뻗는다. 다리를 계속 약간 굽힘을 유지한다.

흔한 실수:

발목과 무릎의 움직임이 분리되지 않고 무릎 반복적으로 따라 움직임

변형 또는 응용 동작: -

금기증/주의점:

다음과 같은 이전의 상태를 가지고 있는 경우 이 동작은 피해야 한다. 급성 허리 디스크, 척추 앞 전위증, 뼈엉성증.

7. 풋워크 러닝 (M) Footwork Running (M) 1/2

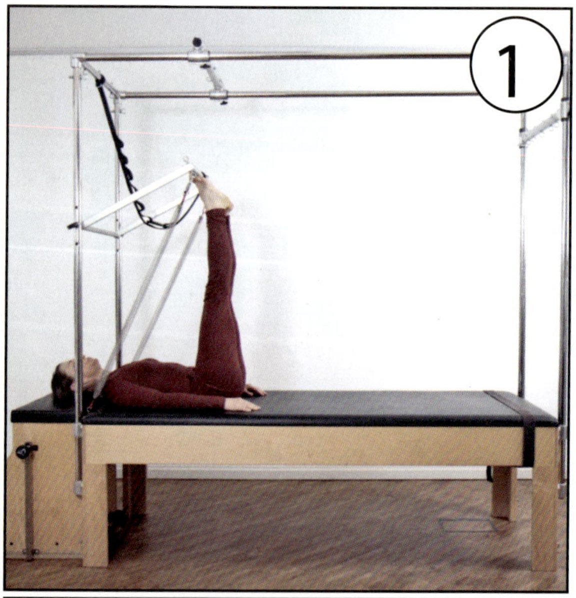

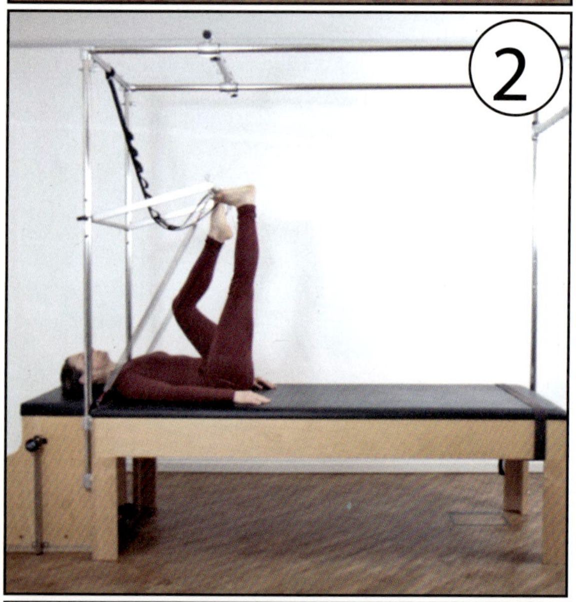

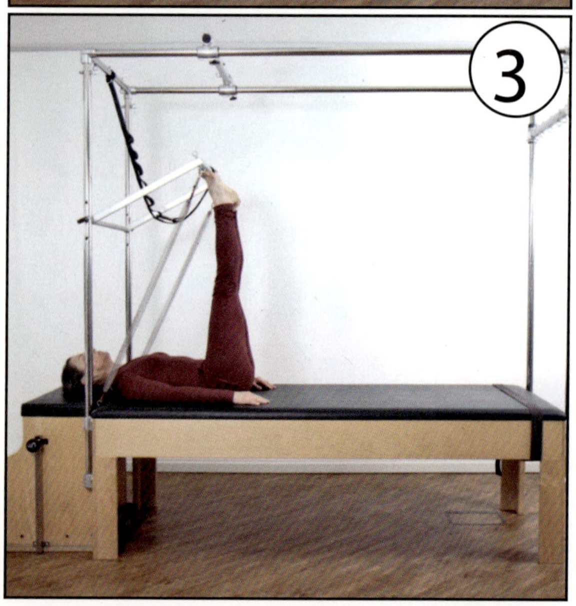

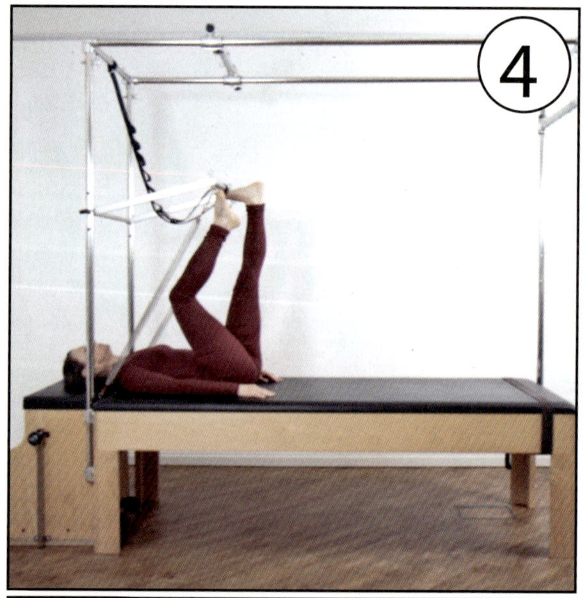

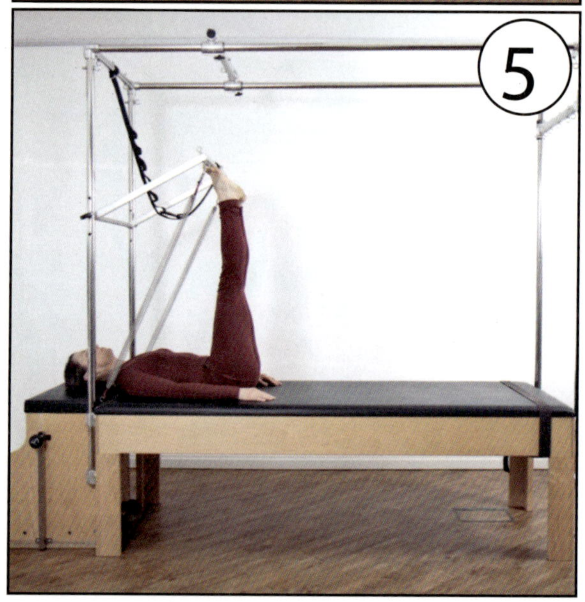

7. 풋워크 러닝 (M) Footwork Running (M) 2/2

시작 자세: 밑에서 스프링 1-2개

풋워크에 대해 미리 언급한 일반적 시작 자세에서처럼 자세를 취한다.
푸쉬 쓰루 바를 발가락과 발볼사이에 놓는다. 발은 발바닥 굽힘을 한다. 다리는 뻗어서 평행하게 한다.
다리가 엉덩이에서 발끝까지 최대한 곧게 오도록 발 사이의 거리를 선택한다.

운동 목적:

몸을 데워준다. 발목의 강화. 종아리, 특히 장딴지근육과 다리 뒤쪽을 스트레칭.

운동 실행: 10회

그림 2: 한쪽 발을 다른 쪽 무릎을 굽힐 때 발등쪽으로 구부린다.
그림 3: 구부러진 발을 다시 뻗고 구부러진 다리를 동시에 편다. 골반을 기울이지 않고 푸쉬 쓰루 바를 최대한 높이 가져간다.
그림 4: 이제, 다른 발을 구부리고 동시에 다른 다리의 무릎을 구부려라.
그림 5: 구부러진 발을 다시 뻗고 구부러진 다리를 동시에 편다.
골반을 기울이지 않고 푸쉬 쓰루 바를 가능한 한 높이까지 다시 올린다.
이 전체 동작 순서를 10회 반복한다. 무릎은 가능한 한 평행하게 유지된다.

흔한 실수:

다리, 특히 발이 동작을 하는 동안 완전히 늘어나지 않음.
따라서 푸쉬 쓰루 바는 위 · 아래로 아주 조금만 움직인다.

변형 또는 응용 동작:

양쪽이 스트레칭되는 기간을 더 길게 하여 운동을 마무리한다.

금기증/주의점:

다음과 같은 이전의 상태를 가지고 있는 경우 이 동작은 피해야 한다. 급성 허리 디스크, 척추 앞 전위증, 뼈엉성증.
너무 빨리 동작을 수행하다가 발생하는 손상 위험

8. 풋워크 원 레그 (M) Footwork One Leg (M)

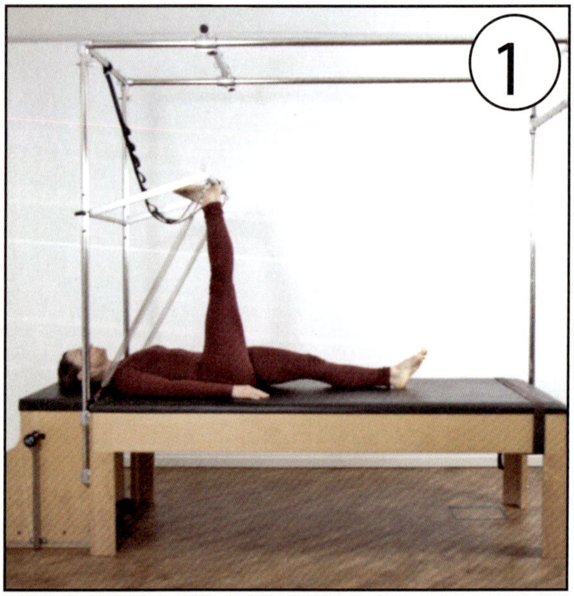

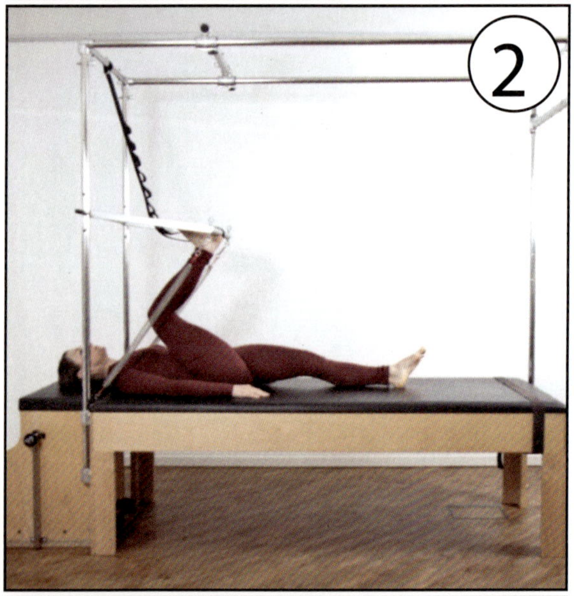

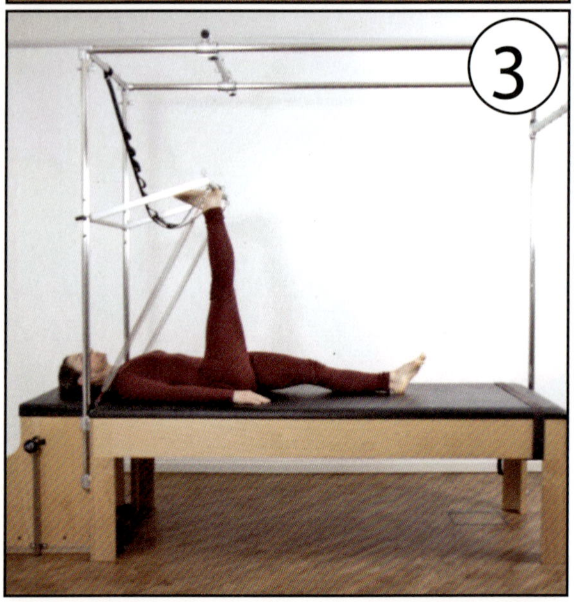

시작 자세: 밑에서 스프링 1-2개

풋워크에 대해 미리 언급한 일반적 시작 자세에서처럼 자세를 취한다.
푸쉬 쓰루 바에 한쪽 다리의 발뒤꿈치를 놓고, 발은 발등굽힘을 한다. 다른 다리는 매트 위에 편 상태로 둔다.

운동 목적:

다리 강화 및 스트레칭의 차이를 인식하고 보상한다(캐딜락 위에 놓여 있는 다리의 굽힘 근육들과 시작 위치에 따라 다르지만 움직이고 있는 다리의 뒷면).
동작 초기에 엉덩이와 엉치뼈 근육들의 촉진.
엉덩이 폄근과 무릎 폄근들의 훈련.
발목 강화. 엉덩관절과 몸통으로부터 다리의 움직임 분리.

운동 실행: 5-10회

그림 2-3: 푸쉬 쓰루 바를 스프링 힘에 저항하여 일정한 속도로 내린 후 다시 위로 밀어 올린다.
발은 항상 발등굽힘을 유지하고, 발위에 상자의 균형을 맞추려는 듯 항상 지면에 평행하게 발을 위치시킨다.
푸쉬 쓰루 바를 최대한 낮게 내리려 하는 것보다 골반과 허리의 안정성이 더 중요하다.
무릎을 가능한 한 평행하게 움직여라. 그러고 나서 다리를 바꿔라.
아치, 토스, 스몰 V, 카프 스트레치, 칼프 스트레치 벤드와 같은 다른 모든 풋워크 포지션도 이후에 수행할 수 있다.

흔한 실수:

풋바에 있는 다리에만 신경을 쓴다. 이전 동작에서 나타난 모든 실수들(두 다리에서 발생하는)

변형 또는 응용 동작:

앞쪽 동작에서 설명한 것처럼, 반대쪽 다리를 캐딜락에 올려놓는데 이 때 발은 푸쉬 쓰루 바에 놓고 다리는 허벅지와 맞닿게 굽혀준다(그림 4 스트레치). 무릎에 문제가 있을 때는 주의해야한다.

금기증/주의점:

다음과 같은 이전의 상태를 가지고 있는 경우 이 동작은 피해야 한다. 급성 허리 디스크, 척추 앞 전위증, 뼈엉성증.

9. 힙 오프너 (T) Hip Opener (T) 1/2

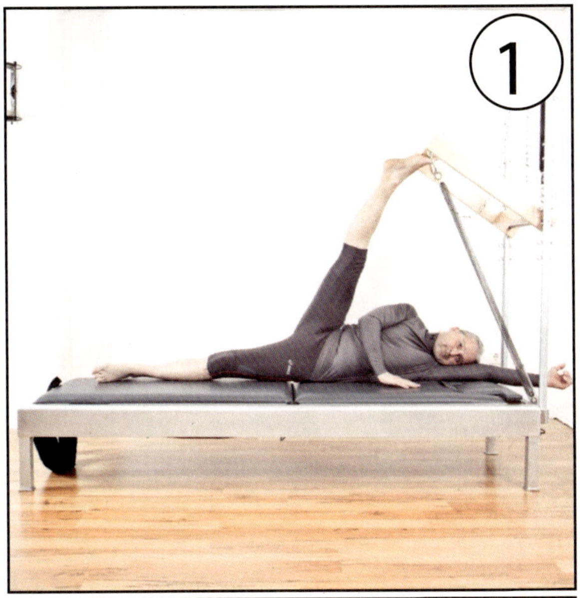

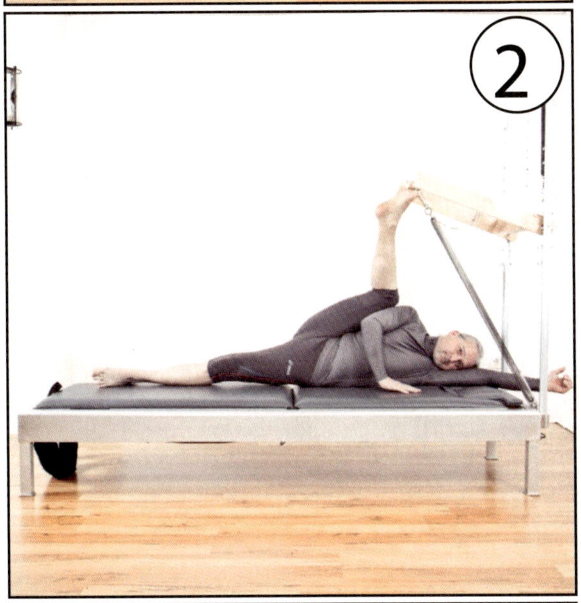

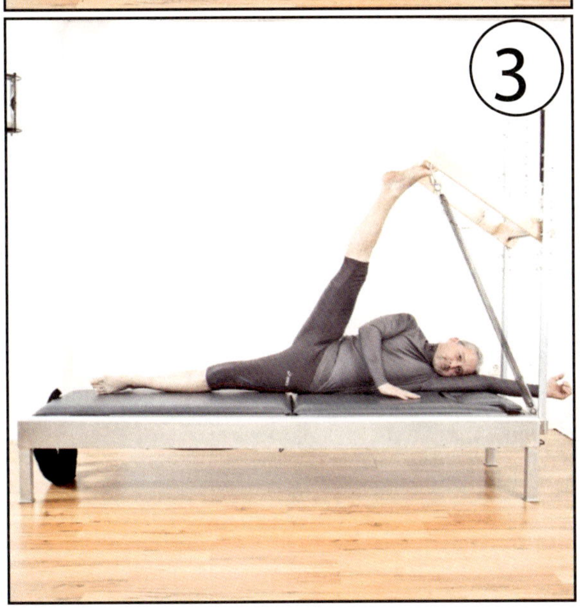

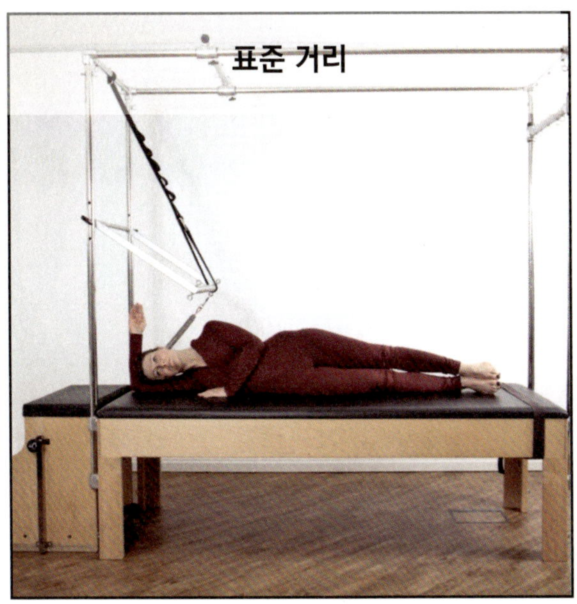

9. 힙 오프너 (T) Hip Opener (T) 2/2

시작 자세: 밑에서 스프링 1-2개

옆으로 누운 자세를 취한다. 매트위의 팔과 다리는 몸을 따라 편다. 위에서 보면 일직선이 되도록 만든다.
몸은 캐딜락 중앙에 놓여 있거나, 몸의 뒷부분이 캐딜락 가장자리에 놓여 있다.
첫 번째 근사치로서, 아래쪽 팔의 팔꿈치가 캐딜락 끝에 닿도록 거리를 선택한다(이미지 "전형적인 거리" 참조).
머리는 아래로 뻗은 팔에 베고 있다. 이것이 불편하면 팔꿈치를 구부려 머리를 팔뚝위에 놓는다. 이때에도 머리를 똑바른 정렬을 유지하도록 주의를 기울여야 한다. 엉덩관절은 번갈아 가며 위로 올라와 있어야 한다.
개인의 엉덩관절의 유연성에 따라 발을 발끝과 발볼 사이의 푸쉬 스루 바 중앙에 놓거나 푸쉬 쓰루 바의 앞쪽 끝에 놓아서 발을 몸쪽 방향으로 약간 앞으로 이동시킨다. 발이 스트레칭된다(발바닥굽힘).

운동 목적:

엉덩관절의 바깥돌림에 대한 가동성 증가. 허벅지 안쪽과 뒤쪽의 스트레칭.
엉덩이 바깥돌림근과 폄근, 무릎의 폄근 강화. 발목 강화.
몸통과 엉덩이로부터 다리의 움직임 분리.

운동 실행: 5-10회

그림 2: 푸쉬 쓰루 바의 스프링에 대한 저항을 유지하면서 푸쉬 쓰루 바를 내린다. 최상의 유연성을 가지고 있다면, 무릎을 어깨 또는 어깨 뒤쪽으로 바로 올린다.
그림 3: 그 후에, 속도를 유지하면서 푸쉬 쓰루 바를 민다. 동작을 하는 동안 발은 발바닥굽힘을 유지한다.

흔한 실수:

시작 자세가 캐딜락의 끝부분과 너무 멀리 떨어져 있으면–유연성의 부족으로 인하여–골반이 이미 옆쪽으로 뒤기울임 된다.
동작을 수행하는 동안, 발의 발바닥굽힘이 유지되지 못함.
바깥돌림이 부족하고 무릎이 어깨를 향해 가지 못하고 몸이 앞쪽으로 가는 경우.

변형 또는 응용 동작:

유연성이 아주 좋은 경우, 캐딜락 끝의 거리를 팔길이 만큼 최대로 연장할 수 있다.
다리를 스트레칭해서 폈을 때, 꼭대기에서 발등굽힘과 발바닥굽힘을 첨가하여 수행할 수 있다.

금기증/주의점:

엉덩이에 보형물이 있는 경우, 엉덩 관절염, 그리고/또는 엉덩이 이상증세 시 이 동작은 하지 않는다.
안전스트랩을 사용하는 경우, 항상 푸쉬 쓰루 바가 갑자기 미끄러져 올라가지 않도록 스프링과 발사이에 스트랩을 위치시킨다(챕터 "구체적인 캐딜락의 위험 요소"를 참고).

10. 포워드 푸쉬 쓰루 (T) Forward Push Through (T)

1/4 Alternatively: Spine Stretch with Push-Through-Bar

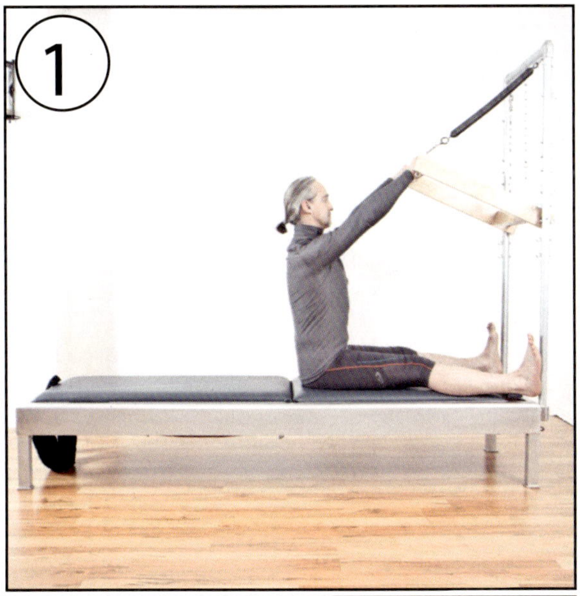

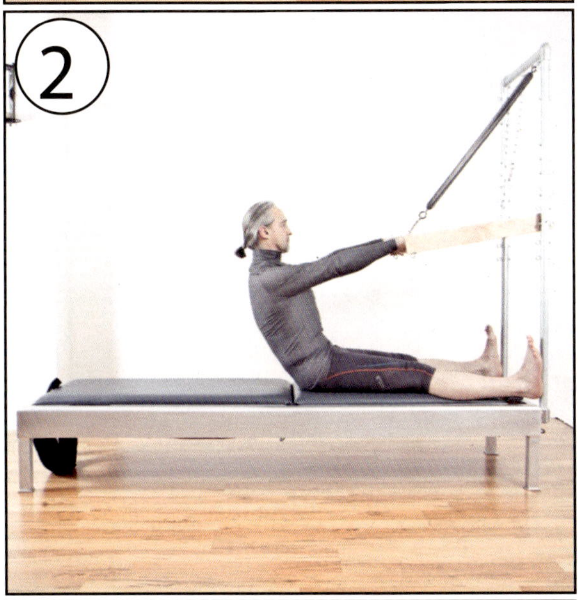

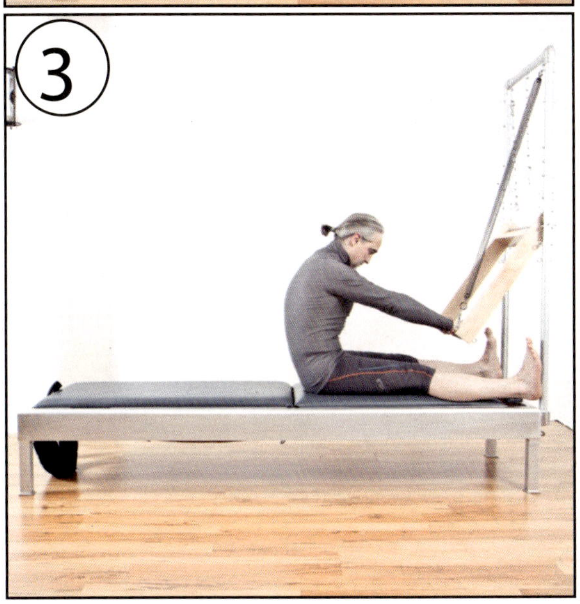

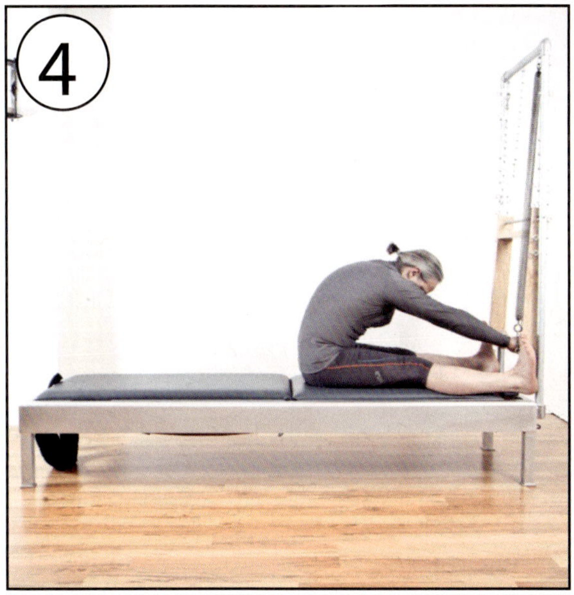

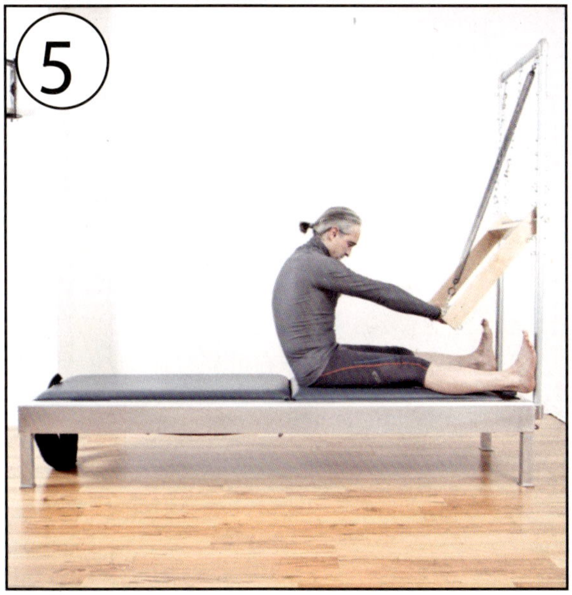

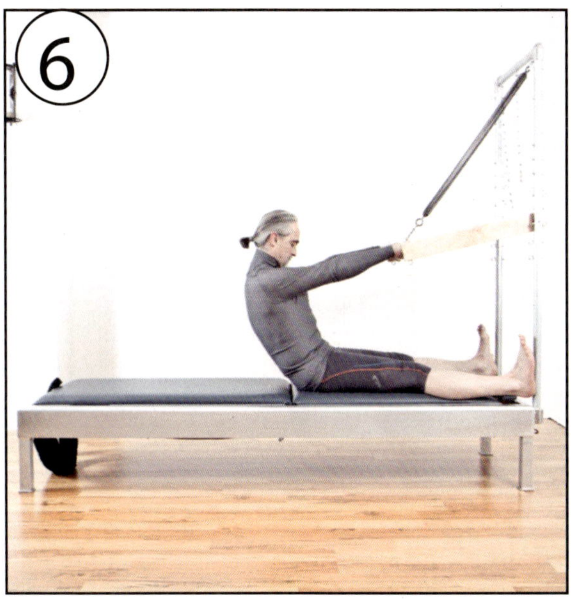

10. 포워드 푸쉬 쓰루 (T) Forward Push Through (T)

2/4 Alternatively: Spine Stretch with Push-Through-Bar

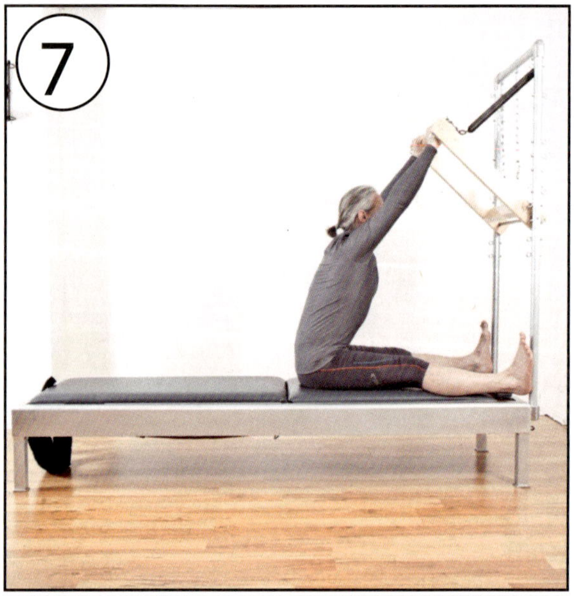

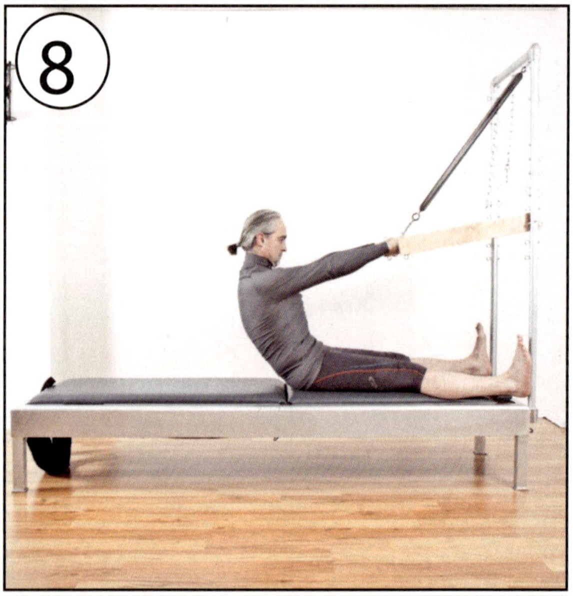

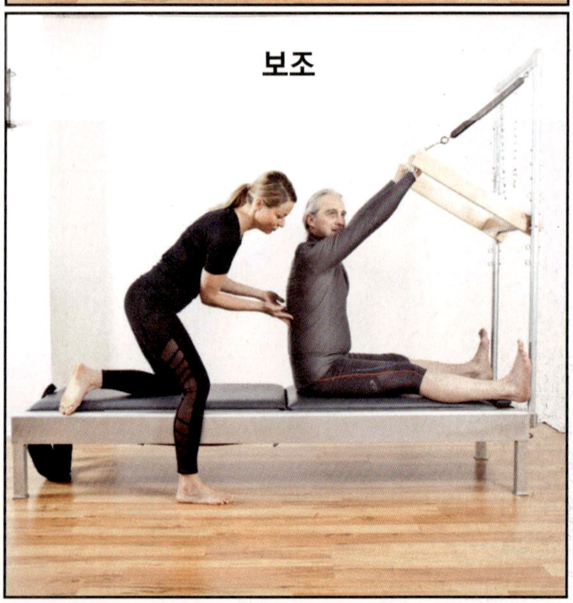

10. 포워드 푸쉬 쓰루 (T) Forward Push Through (T)
3/4 Alternatively: Spine Stretch with Push-Through-Bar

시작 자세: 위에서 스프링 1-2개(스프링 2개는 경험자만)

어떤 보상 작용도 없이 동작을 완벽하게 수행할 수 있도록 스프링 걸이와/또는 스프링을 선택한다. 푸쉬 쓰루 바를 대상자가 밀 때 스프링의 강도와 높이는 동작의 난이도에 영향을 미친다. 발뒤꿈치를 수직 기둥 위에 놓는다. 다리는 곧게 펴고, 발은 발등굽힘을 하고, 수직 기둥과 발볼사이에 약간의 공간이 남아있을 수 있다. 동시에 발의 바깥 가장자리를 안으로 가져온다.
긴 앉은 자세. 손은 푸쉬 쓰루 바의 양 바깥쪽 가장자리 끝을 잡는다. 팔은 앞으로 그리고 위로 쭉 뻗고 체중의 일부를 푸쉬 쓰루 바에 싣는다. 스프링을 아직 늘리지 않는다.

운동 목적:

척추의 가동성 증가. 몸통 앞쪽 근육들(배근육 그리고 가슴근), 넓은등근, 위팔 세갈래근, 그리고 엉덩관절 굽힘근 강화. 몸 뒤쪽 전체적인 스트레칭(아래로 앞으로 밀 때 푸쉬 쓰루 바의 마지막 범위에서) 그리고 어깨와 가슴의 스트레칭(다시 시작 자세로 돌아갈 때 푸쉬 쓰루 바의 마지막 범위에서).

운동 실행: 5-10회

그림 2: 배 근육을 안과 위쪽 방향으로 말아 넣고 그리고 나서 상체를 뒤로 눕힌다. 배꼽을 향해 푸쉬 쓰루 바를 당긴다.
그림 3: 등근육(넓은등근)힘으로 푸쉬 쓰루 바를 약간 밑으로 밀어낸 다음 앞쪽 밑으로 민다. 동시에, 배벽은 계속 뒤로 당겨 골반과 첫 번째 허리뼈를 상상의 벽에 고정시킨다.
그림 4: 만족할 만큼 스트레칭이 될 때까지 민다. 스트레칭은 가장 많은 단축이 있는 몸의 뒤쪽 사슬(다리, 등)에서 이루어진다. 이 선을 넘어서는 안 된다.
그림 5-6: 그 후에, 배의 안쪽 장력을 계속 유지한 상태에서 골반 기울임을 시작으로, 시작위치로 되돌아가는데 필요한 만큼 뻗은 팔로 푸쉬 쓰루 바를 몸통을 넘어 위로 이동시킨다. 거의 완전히 시작 위치로 돌아간다.
그림 7: 시작 자세에서 위쪽으로 올라가기 시작한다. 몸통을 펴고 푸쉬 쓰루 바를 올린다. 머리는 양팔 사이에 위치한다. 갈비뼈를 앞으로 내밀지 말고 허리 부위를 가능한 최대로 신장시킨다. 아래쪽 갈비뼈 아치는 몸에 붙어 있어야 한다.
그림 8: 그림 2에서처럼 배를 안쪽 위쪽으로 당긴 후 반복을 시작한다.
팁: 팔, 상체, 골반을 하나처럼 움직인다. 팔은 몸의 중심으로 힘을 전달시킨다.

흔한 실수:

스프링의 난이도가 너무 어렵게 설정되었기 때문에 팔이 동작 중에 앞으로 구부러졌다가 다시 펴진다. 이 경우, 스프링을 더 가벼운 것으로 교체하거나 스프링을 더 낮게 거는 것이 좋다. 푸쉬 쓰루 바를 더 밀어내기 위해, 푸쉬 쓰루 바를 손끝으로 앞으로 민다-주의, 위험!
매우 유연한 사람들은 C 자 만곡을 만들지 않고 대신 상체를 앞으로 접는다.
푸쉬 쓰루 바를 척추를 스트레칭 한 상태에서 가져가면 곡선이 형성되지 않으며, 배근육에 의해 푸쉬 쓰루 바가 제어되지 않는다.
푸쉬 쓰루 바를 일정한 속도로 이동시키지 않는다. 이것은 특정 지점에서 멈추거나 가속한다는 말이다. 손목이 동작 중에 충분히 안정되지 않아서 불필요하게 몸이 등쪽으로 펴진다. 배근육 대신 엉덩관절 굽힘근을 지나치게 사용한다. 위쪽으로 움직일 때, 미는 동작이 허리에 의해 이루어지는 것이 아니라 종종 더 유연한 상체에 의해서 이루어진다.

10. 포워드 푸쉬 쓰루 (T) Forward Push Through (T)

4/4 Alternatively: Spine Stretch with Push-Through-Bar

측면에서 보면, 이것은 반전된 "S자 만곡"처럼 보인다. 아래쪽에는 척추 앞굽음 대신 약간의 척추 뒤굽음 보이고 위쪽은 척추 뒤굽음 대신 척추 앞굽음이 보인다.
푸쉬 쓰루 바를 위로 밀 때 어깨를 너무 위로 당긴다.

변형 또는 응용 동작:

근육이 매우 짧은 사람들을 위해, 이 운동 대신에 11번 "Forward Push Through Open Legs" 운동을 권장한다.
다른 것으로는, 월 유닛(Wall Unit)의 경우 리포머 박스에서 실습을 수행할 수도 있다.
한 팔로 동작을 수행한다.
척추 스트레치의 끝부분(그림 4)에서 먼저 등을 펴하고(푸쉬 쓰루 바를 앞으로, 아래로 민다) 다음 다시 척추 스트레치로 들어가 거기서부터 운동을 계속한다.

금기증/주의점: -

11. 포워드 푸쉬 쓰루 오픈 레그 (M) Forward Push Through Open Legs (M) 1/4

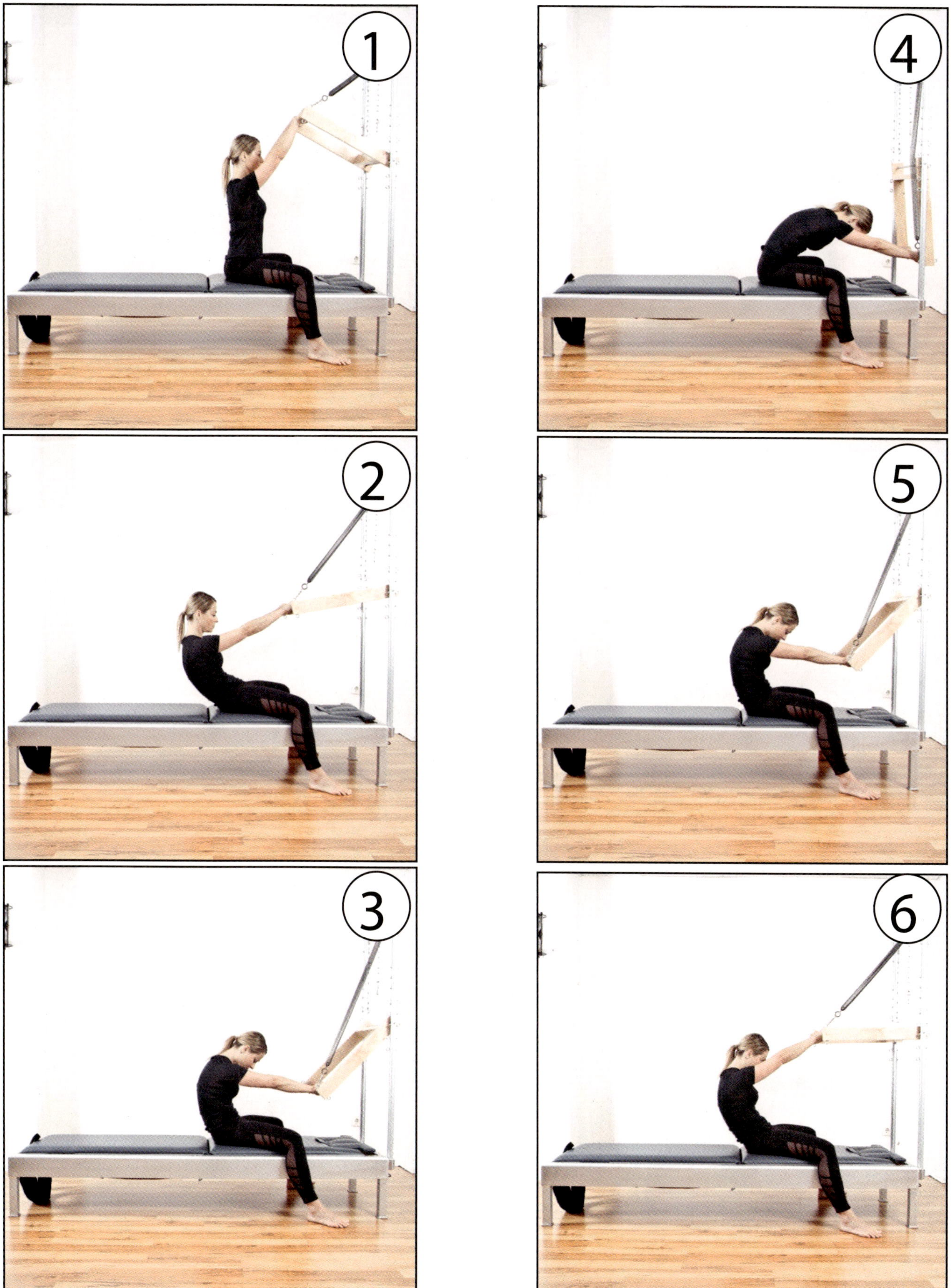

11. 포워드 푸쉬 쓰루 오픈 레그 (M) Forward Push Through Open Legs (M) 2/4

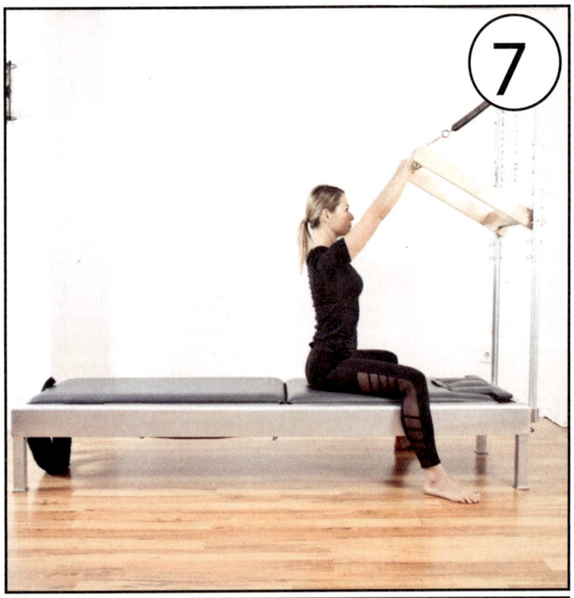

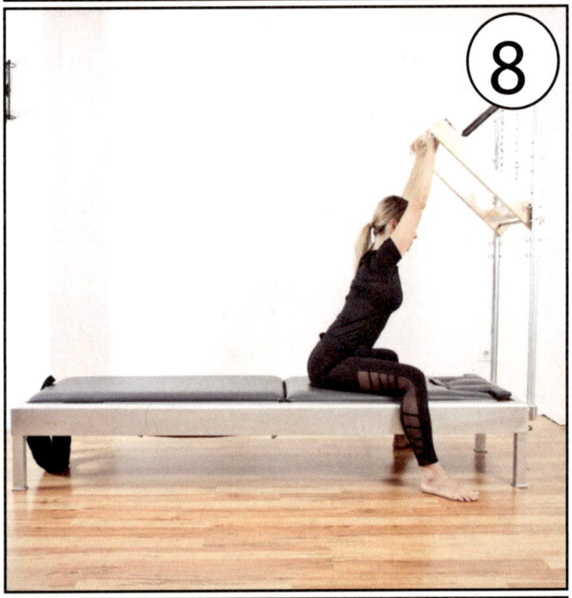

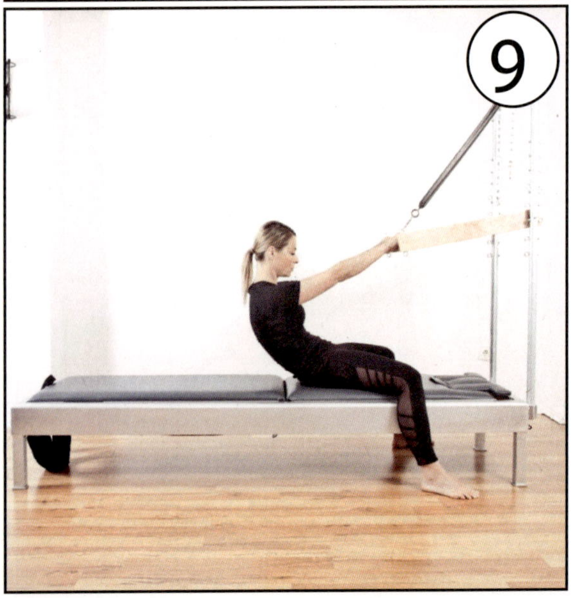

11. 포워드 푸쉬 쓰루 오픈 레그 (M) Forward Push Through Open Legs (M) 3/4

시작 자세: 위에서 스프링 1-2개(스프링 2개는 경험자만)

어떤 보상 작용도 없이 동작을 완벽하게 수행할 수 있도록 스프링 걸이와/또는 스프링을 선택한다. 푸쉬 쓰루 바를 대상자가 밀 때 스프링의 강도와 높이는 동작의 난이도에 영향을 미친다.
최적의 앉는 위치에 대한 첫 번째 접근 방법: 발은 발뒤꿈치로 수직 금속 기둥에 위치시킨다. 그리고 다리를 벌리고 기마 자세로 캐딜락 위에 앉는다. 보통 높이의 캐딜락으로는 발이 땅에 닿지 않는다. 그러므로 이 경우, 고객에게 보조를 위해 두 개의 리포머 박스에 발을 올려놓게 한다. 곧게 앉는다. 손은 푸쉬 쓰루 바의 양 바깥쪽 가장자리 끝을 잡는다. 팔은 앞으로 그리고 위로 쭉 뻗고 체중의 일부를 푸쉬 쓰루 바에 싣는다. 스프링을 아직 늘리지 않는다.

운동 목적:

척추의 가동성 증가. 몸통 앞쪽 근육들(배근육 그리고 가슴근), 넓은등근, 위팔 세갈래근, 그리고 엉덩관절 굽힘근 강화. 몸 뒤쪽 전체적인 스트레칭(아래로 앞으로 밀 때 푸쉬 쓰루 바의 마지막 범위에서) 그리고 어깨와 가슴의 스트레칭(다시 시작 자세로 돌아갈 때 푸쉬 쓰루 바의 마지막 범위에서).

운동 실행: 5-10회

그림 2: 배근육을 안과 위로 당긴 다음 상체를 뒤로 둥글게 눕힌다. 배꼽을 향해 푸쉬 쓰루 바 당긴다.
그림 3: 등근육(넓은등근)힘으로 푸쉬 쓰루 바를 약간 밑으로 밀어낸 다음 앞쪽 밑으로 민다. 동시에, 배벽은 계속 뒤로 당겨 골반과 첫 번째 허리를 상상의 벽에 고정시킨다.
그림 4: 만족할 만큼 스트레칭이 될 때까지 민다. 스트레칭은 가장 많은 단축이 있는 몸의 뒤쪽 사슬(다리, 등)에서 이루어진다. 이 선을 넘어서는 안 된다.
그림 5-6: 그 후에, 배에 안쪽 힘을 계속 유지한 상태에서 골반 기울임을 시작으로, 시작위치로 되돌아가는데 필요한 만큼 뻗은 팔로 푸쉬 쓰루 바를 몸통을 넘어 위로 이동시킨다. 거의 완전히 시작 위치로 돌아간다.
그림 7-8: 시작 자세에서 위쪽으로 올라가기 시작한다. 몸통을 펴고 푸쉬 쓰루 바를 올린다. 머리는 두팔 사이에 위치한다. 갈비뼈를 앞으로 내밀지 말고 허리를 가능한 최대로 신장시킨다. 아래쪽 갈비뼈 아치는 몸에 붙어 있어야 한다.
그림 9: 그림 2에서처럼 배를 안쪽 위쪽으로 당긴 후 반복을 시작한다.
팁: 팔, 상체, 골반을 하나처럼 움직인다. 팔은 몸의 중심으로 힘을 전달시킨다.

흔한 실수:

스프링의 난이도가 너무 어렵게 설정되었기 때문에 팔이 동작 중에 앞으로 구부러졌다가 다시 펴진다. 이 경우, 스프링을 더 가벼운 것으로 교체하거나 스프링을 더 낮게 거는 것이 좋다. 푸쉬 쓰루 바를 더 밀어내기 위해, 푸쉬 쓰루 바를 손끝으로 앞으로 민다-주의, 위험!
매우 유연한 사람들은 C 자 만곡을 만들지 않고 대신 상체를 앞으로 접는다.
손목이 동작 중에 충분히 안정되지 않아서 불필요하게 몸이 등쪽으로 펴진다. 배근육 대신 엉덩관절 굽힘근을 지나치게 사용한다.

11. 포워드 푸쉬 쓰루 오픈 레그 (M) Forward Push Through Open Legs (M) 4/4

위쪽으로 움직일 때, 미는 동작이 허리에 의해 이루어지는 것이 아니라 종종 더 유연한 상체에 의해서 이루어진다. 측면에서 보면, 이것은 반전된 "S자 만곡"처럼 보인다. 아래쪽에는 척추 앞굽음 대신 약간의 척추 뒤굽음이 보이고 위쪽은 척추 뒤굽음 대신 척추 앞굽음이 보인다.
푸쉬 쓰루 바를 위로 밀 때 어깨를 너무 위로 당긴다.

변형 또는 응용 동작:

척추 스트레치의 끝부분(그림 4)에서 먼저 등을 펴하고(푸쉬 쓰루 바를 앞으로, 아래로 민다) 다음 다시 척추 스트레치로 들어가 거기서부터 운동을 계속한다.

금기증/주의점:

엉덩관절에 인공관절이 삽입된 경우, 다리 바깥돌림 시 탈구 위험이 있다.

12. 푸쉬 쓰루 온 박스 (M) Push Through on Box (M)
1/3

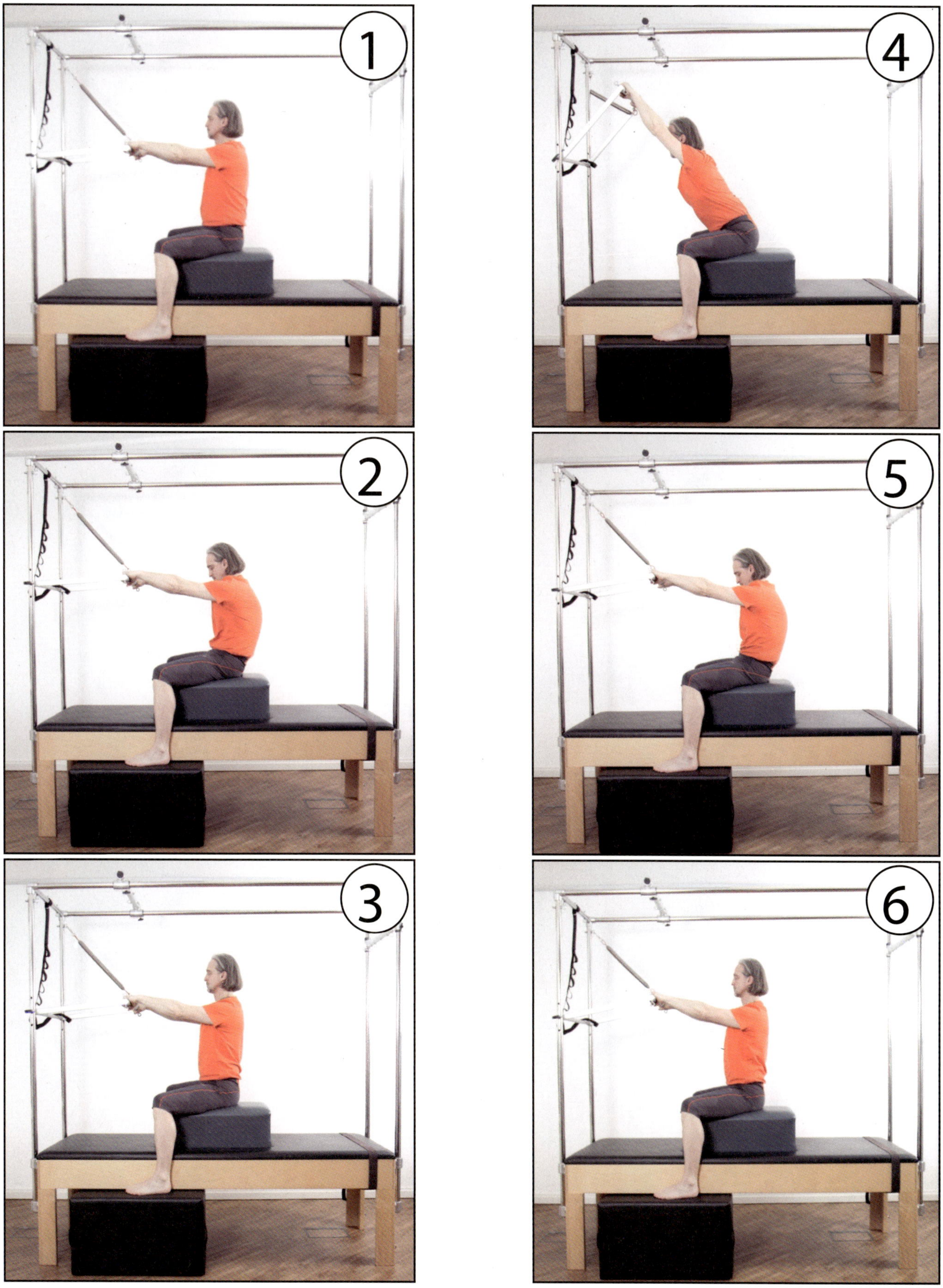

12. 푸쉬 쓰루 온 박스 (M) Push Through on Box (M) 2/3

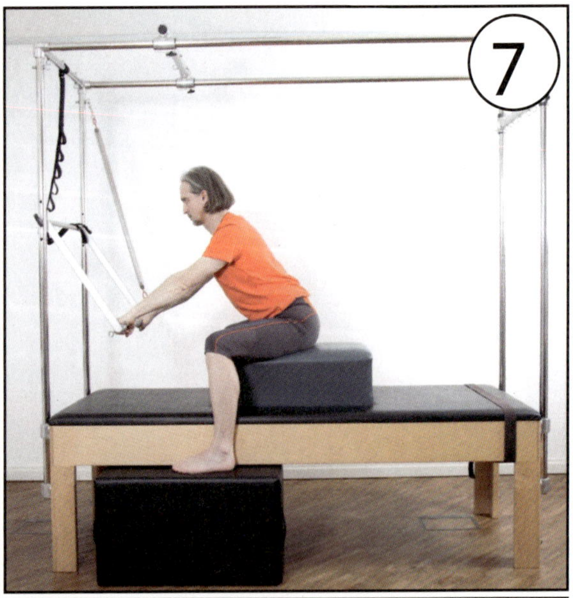

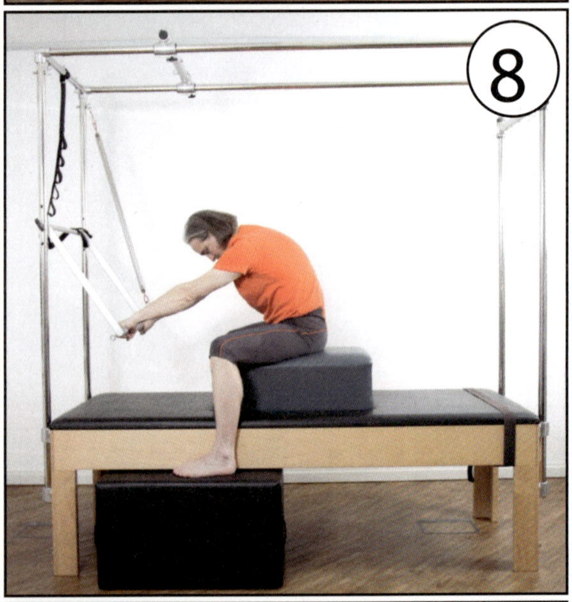

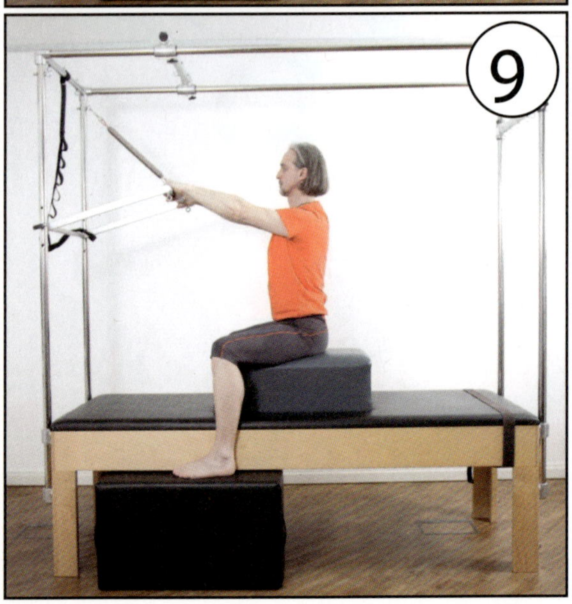

12. 푸쉬 쓰루 온 박스 (M) Push Through on Box (M) 3/3

시작 자세: 위에서 스프링 1-2개(스프링 2개는 경험자만)

어떤 보상 작용도 없이 동작을 완벽하게 수행할 수 있도록 스프링 걸이와/또는 스프링을 선택한다. 푸쉬 쓰루 바를 대상자가 밀 때 스프링의 강도와 높이는 동작의 난이도에 영향을 미친다.
최적의 앉는 위치에 대한 첫 번째 접근 방법: 발은 발뒤꿈치로 수직 금속 기둥에 위치시킨다. 그리고 다리를 벌리고 기마 자리가 있는 캐딜락 위에 앉는다. 보통 높이의 캐딜락으로는 발이 땅에 닿지 않는다. 그러므로 이 경우, 고객에게 보조를 위해 두 개의 리포머 박스에 발을 올려놓게 한다.
곧게 앉는다. 손은 푸쉬 쓰루 바의 양 바깥쪽 가장자리 끝을 잡는다. 팔은 앞으로 그리고 위로 쭉 뻗고 체중의 일부를 푸쉬 쓰루 바에 싣는다. 스프링을 아직 늘리지 않는다.

운동 목적:

척추의 가동성 증가. 몸통 앞쪽 근육들(배근육 그리고 가슴근), 넓은등근, 위팔세갈래근, 그리고 엉덩관절 굽힘근 강화. 몸 뒤쪽 전체적인 스트레칭(아래로 앞으로 밀 때 푸쉬 쓰루 바의 마지막 범위에서) 그리고 어깨와 가슴의 스트레칭(다시 시작 자세로 돌아갈 때 푸쉬 쓰루 바의 마지막 범위에서).

운동 실행: 5-10회

그림 2: 배근육을 안과 위로 당긴 다음, 상체를 뒤로 둥글게 만든다. 배꼽을 향해 푸쉬 쓰루 바 당긴다.
그림 3: 다시 원래대로 상체로 곧게 세우고 앉는다.
그림 4: 몸통을 펴고 푸쉬 쓰루 바를 위로 올린다. 머리는 팔사이에 위치한다. 갈비뼈를 앞으로 밀지 말고 허리뼈로부터 가능한 길어지게 허리를 신장시킨다. 아래 갈비뼈 아치는 몸에 붙어있어야 한다.
그림 5: 거기에서부터 바로 등을 뒤로 둥글게 만든다.
그림 6: 다시 원래대로 상체를 곧게 세우고 앉는다.
그림 7: 등근육(넓은등근)힘으로 푸쉬 쓰루 바를 약간 밑으로 밀어낸 다음 앞쪽 아래로 민다. 그러는 동안 상체는 신장시켜야 한다. 상체가 신장을 유지할 수 있는 최대한 오래 푸쉬 쓰루 바를 앞쪽 아래로 민다.
그림 8-9: 그 후에, 배의 내측 장력을 계속 유지한 상태에서 골반 기울임을 시작으로, 등을 뒤로 둥글게 만든다. 거기에서부터 시작 자세로 돌아온다.

흔한 실수:

스프링의 난이도가 너무 어렵게 설정되었기 때문에 팔이 동작 중에 앞으로 구부러졌다가 다시 펴진다. 푸쉬 쓰루 바를 더 밀어내기 위해, 푸쉬 쓰루 바를 손끝으로 앞으로 민다-주의, 위험!
손목이 동작 중에 충분히 안정되지 않아서 불필요하게 횡방향으로 확장된다.
위로 올리는 동작을 할 때, 미는 동작이 허리뼈에 의해 이루어지는 것이 아니라 종종 더 유연한 상체에 의해서 이루어진다. 측면에서 볼 때, 이것은 반전된 "S자 만곡"처럼 보인다. 아래쪽에는 척추 앞굽음 대신 약간의 척추 뒤굽음이 보이고 위쪽은 척추 뒤굽음 대신 척추 앞굽음이 보인다.

변형 또는 응용 동작: -

금기증/주의점: -

13. 오블릭 스트레치 (M) Oblique Stretch (M)
1/4

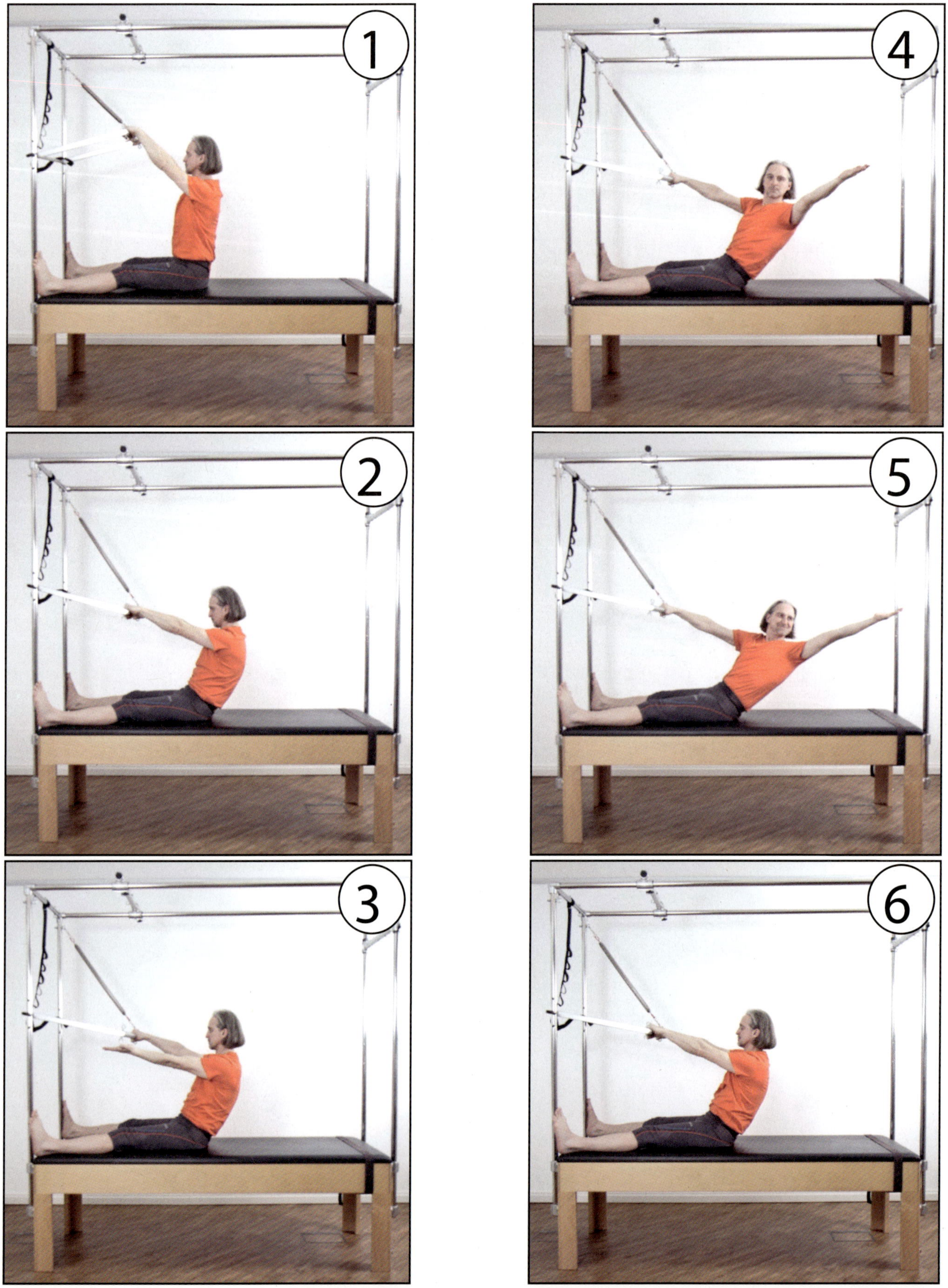

13. 오블릭 스트레치 (M) Oblique Stretch (M)
2/4

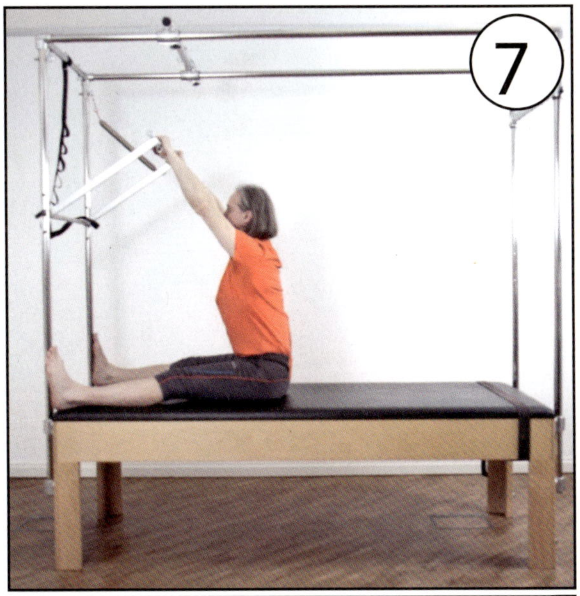

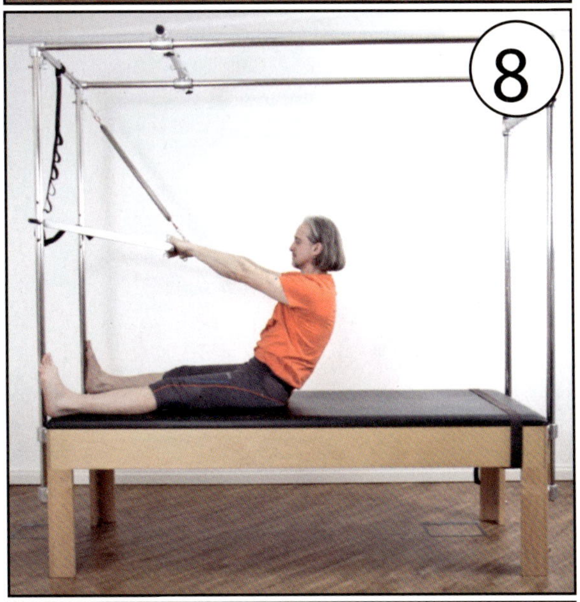

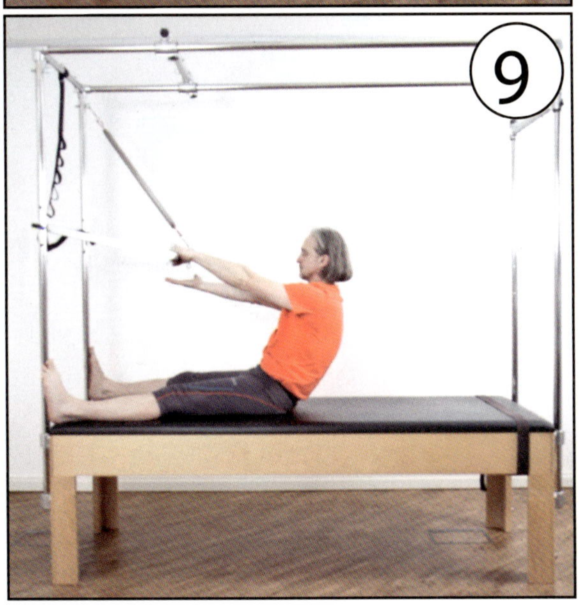

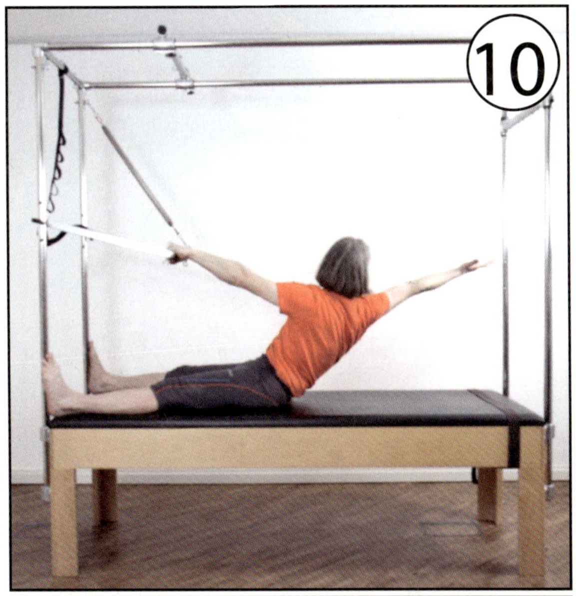

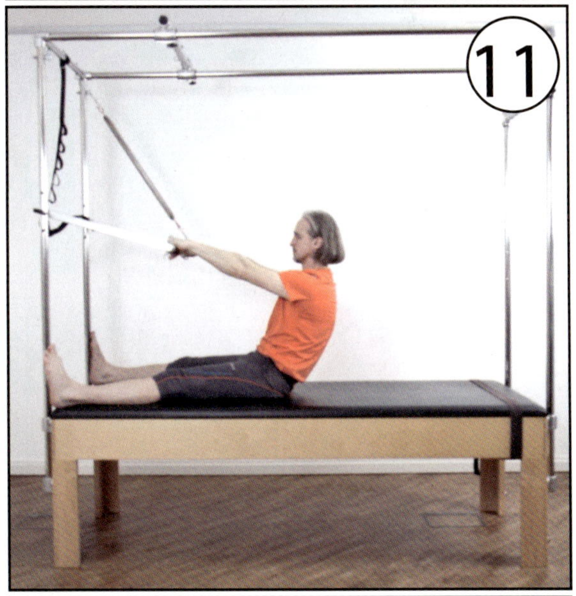

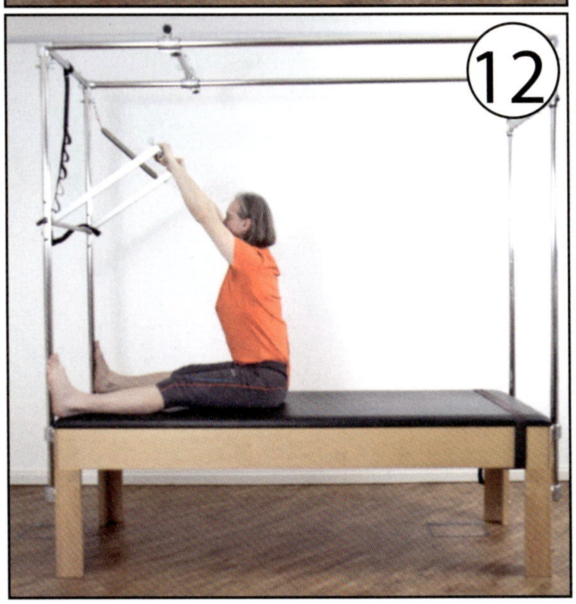

13. 오블릭 스트레치 (M) Oblique Stretch (M) 3/4

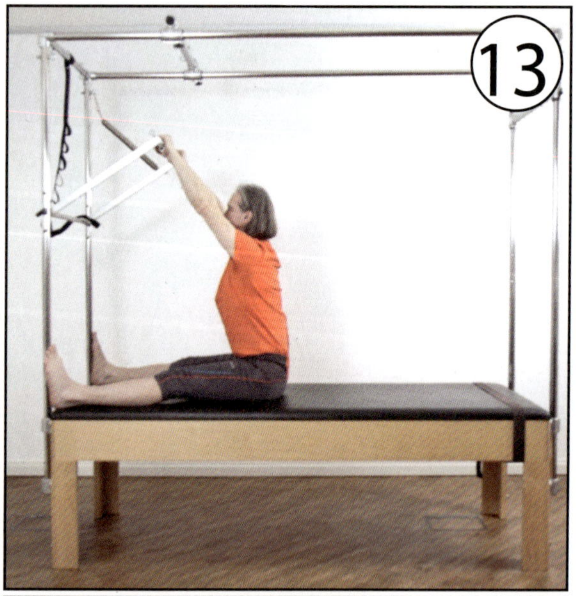

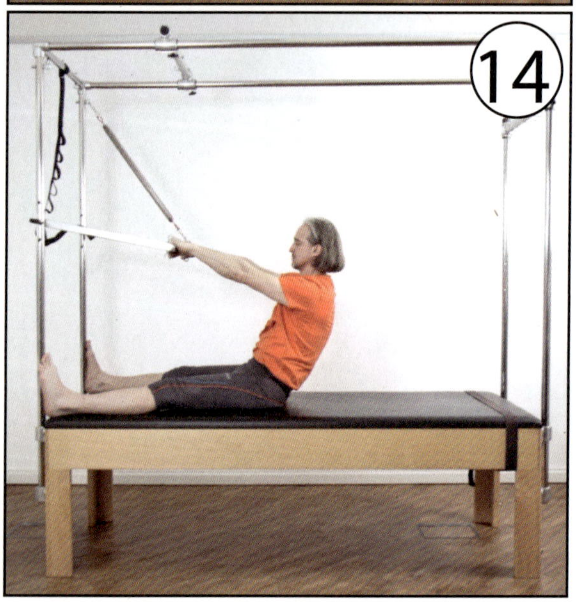

13. 오블릭 스트레치 (M) Oblique Stretch (M) 4/4

시작 자세: 위에서 스프링 1-2개(the spring force has little impact)

발은 발뒤꿈치로 수직 금속 기둥에 위치시킨다. 다리는 뻗고 발은 발등굽힘을 한다. 수직 바와 발 볼사이에는 조금의 공간이 남아 있을 것이다. 동시에 발의 바깥부분은 몸쪽으로 당겨 넣는다.
몸을 세우고 앉는다. 손은 푸쉬 쓰루 바의 양 바깥쪽 가장자리 끝을 잡는다. 팔은 앞으로 그리고 위로 쭉 뻗고 체중의 일부를 푸쉬 쓰루 바에 싣는다. 스프링을 아직 늘리지 않는다.

운동 목적:

배빗근, 어깨, 가슴의 신장. 척추의 굽힘과 돌림의 가동성 증진.

운동 실행: 방향 당 3-5회

그림 2: 배근육을 안과 위로 당긴 다음 상체를 뒤로 둥글게 만든다. 배꼽을 향해 푸쉬 쓰루 바 당긴다.
그림 3-6: 왼손은 푸쉬 쓰루 바를 놓는다. 팔을 뻗은 상태에서 천천히 왼쪽으로 돌린다. 동시에 상체의 굽힘상태는 유지한다. 동작을 수행할 때 수직 바에서 왼쪽 발이 떨어지지 않도록 명심해야 한다. 동작의 끝에서, 반대로 동작하여 다시 푸쉬 쓰루 바로 돌아온다.
그림 7-8: 왼손은 푸쉬 쓰루 바를 다시 잡고 푸쉬 쓰루 바를 위로 밀어 올린다. 몸통의 신장을 통해 푸쉬 쓰루 바를 위로 가지고 간다. 머리는 팔과 팔사이에 위치한다. 갈비뼈가 앞으로 나가지 않고 허리뼈로부터 가능한 멀어지게 몸통을 신장시킨다. 하부 갈비뼈 아치는 몸에 붙어 있어야 한다. 정점에서부터 다시 시작하여, 등을 둥글게 다시 만든다.
그림 9-14: 방향을 바꾼다.

흔한 실수:

돌림이 일어나는 쪽의 발이 수직 바에서 떨어지고 이것 때문에 배빗근의 신장은 끝이 나버린다. 돌림이 일어나는 쪽의 팔이 장력을 지탱하지 못한다("2-way-stretch" 손실). 돌림을 하는 동안 회전이 일어나지 않는다. 위로 올리는 동작을 할 때, 미는 동작이 허리에 의해 이루어지는 것이 아니라 종종 더 유연한 상체에 의해서 이루어진다. 측면에서 보면, 이것은 반전된 "S자 만곡"처럼 보인다. 아래쪽에는 척추 앞굽음 대신 약간의 척추 뒤굽음이 보이고 위쪽은 척추 뒤굽음 대신 척추 앞굽음이 보인다.

변형 또는 응용 동작:

상체를 신장시킨 상태에서 회전을 실시한다. 손끝을 아래쪽으로 내리고 어깨 아래에서 움직인다. 마지막 자세에서, 회전하고 있는 손은 캐딜락 매트의 옆에 위치하고 가슴은 폄을 유지한다. 이것은 전체 척추가 신장 된 상태에서 가동성 운동이 되는 방법이다.

금기증/주의점: -

14. 사이드 스트레치 (M) Side Stretch (M)
1/4

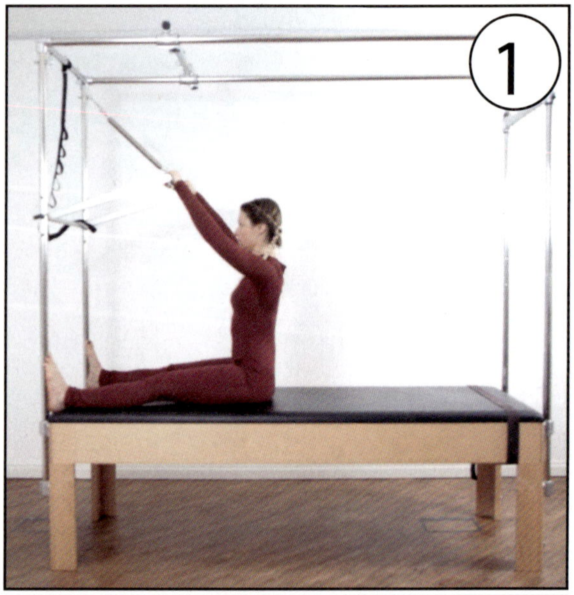

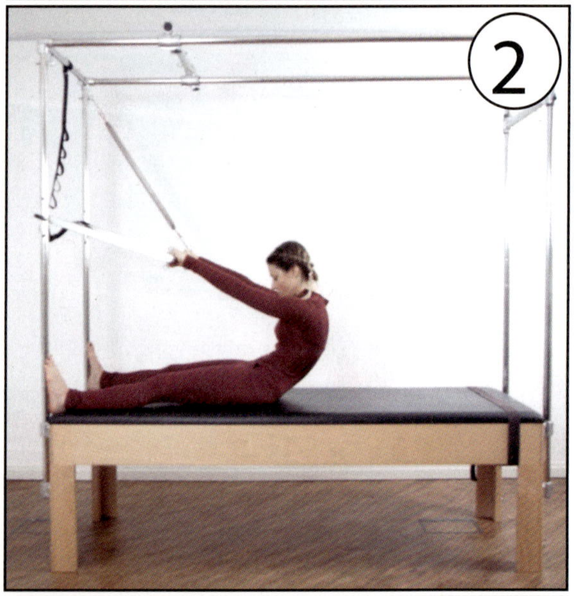

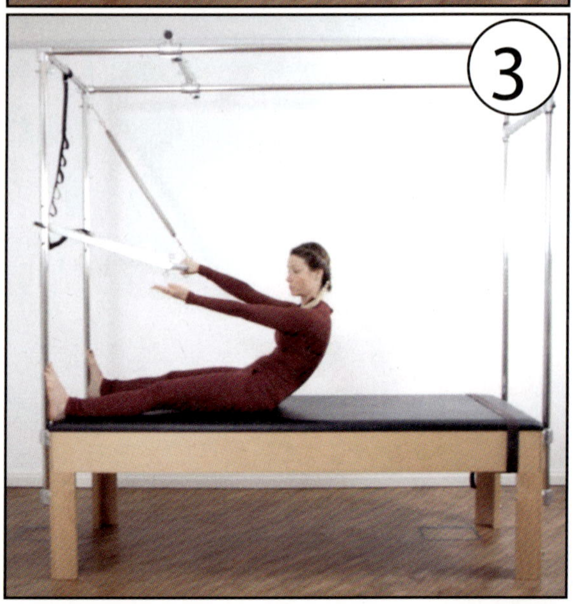

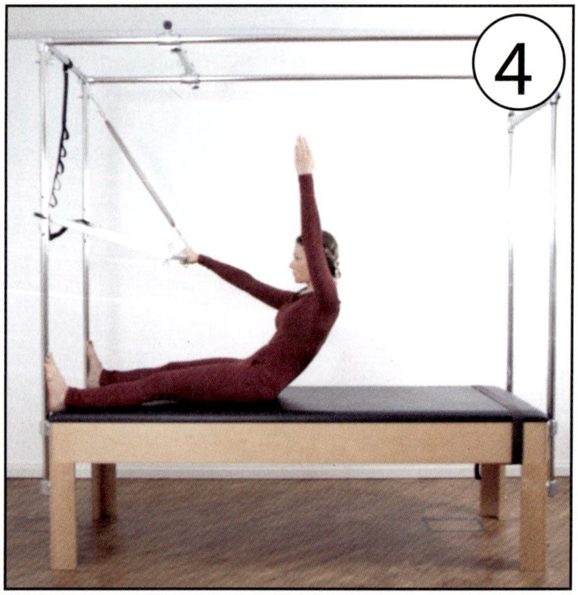

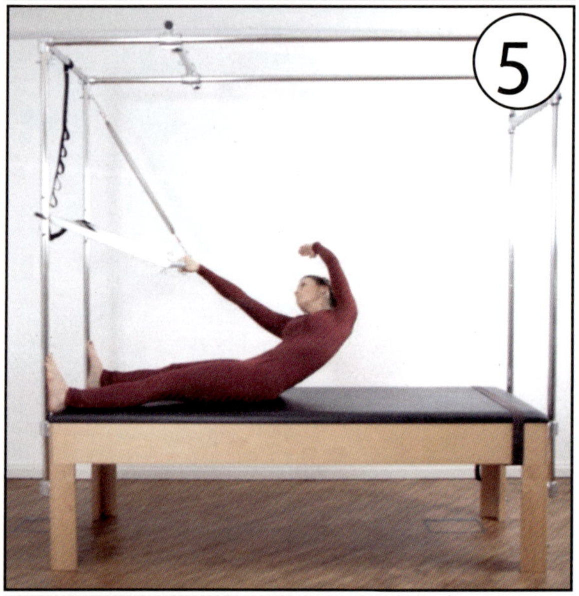

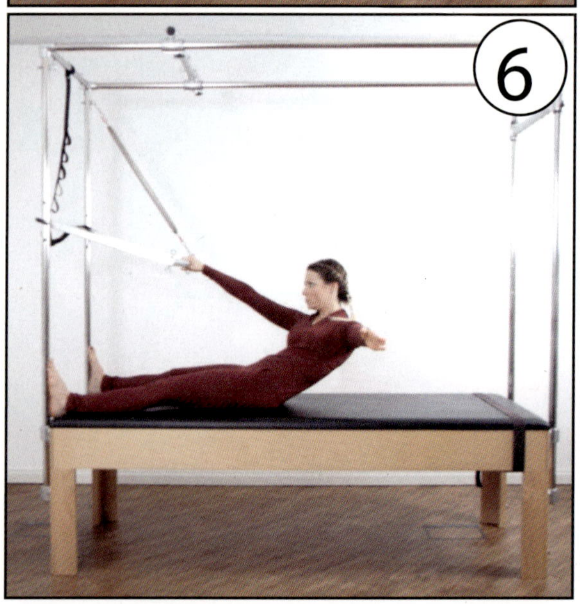

14. 사이드 스트레치 (M) Side Stretch (M) 2/4

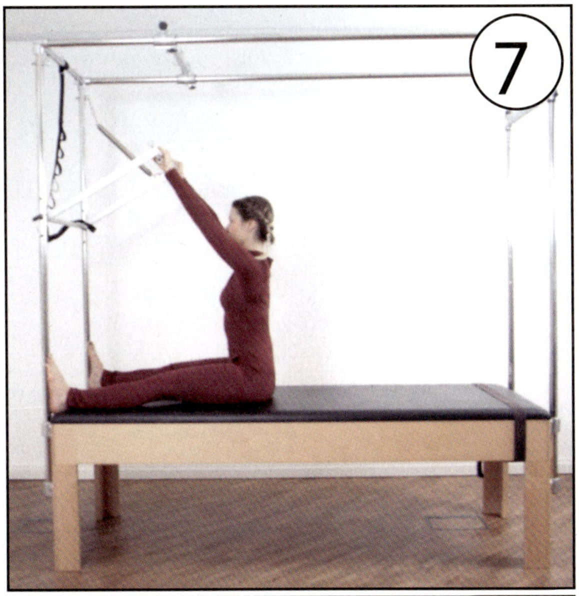

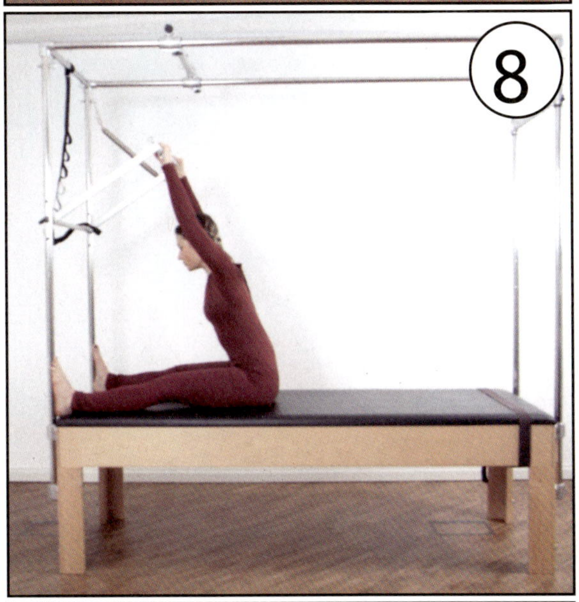

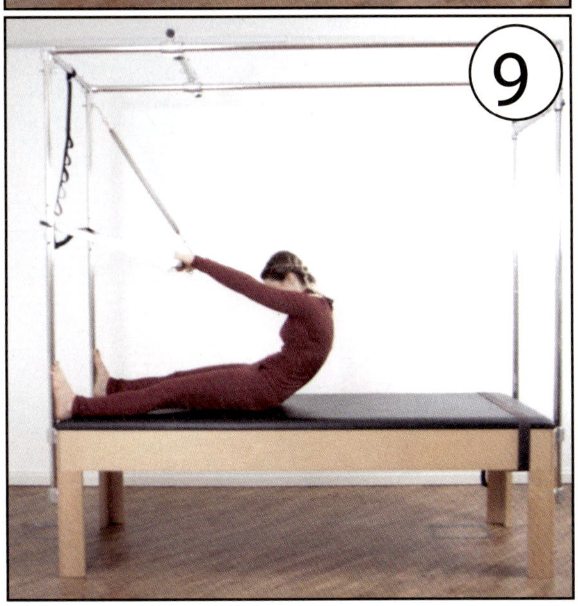

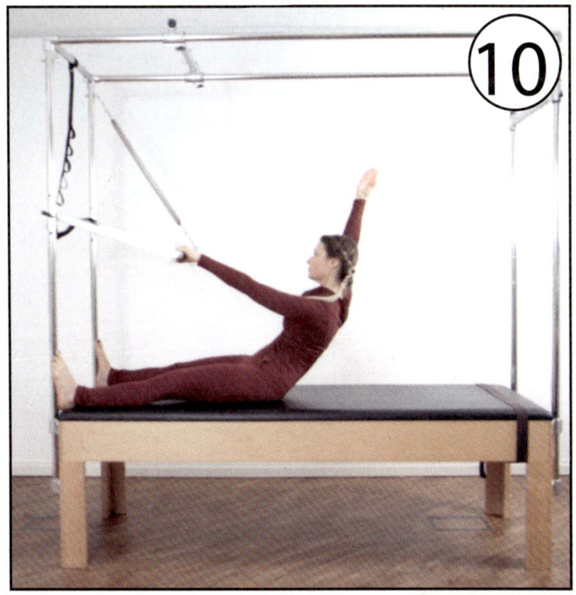

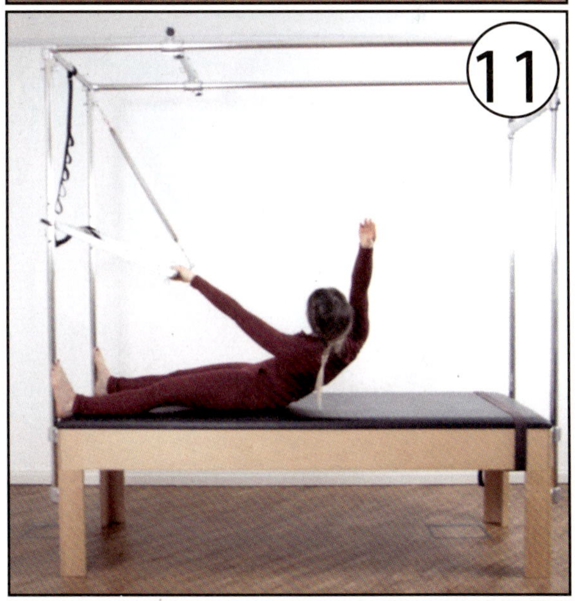

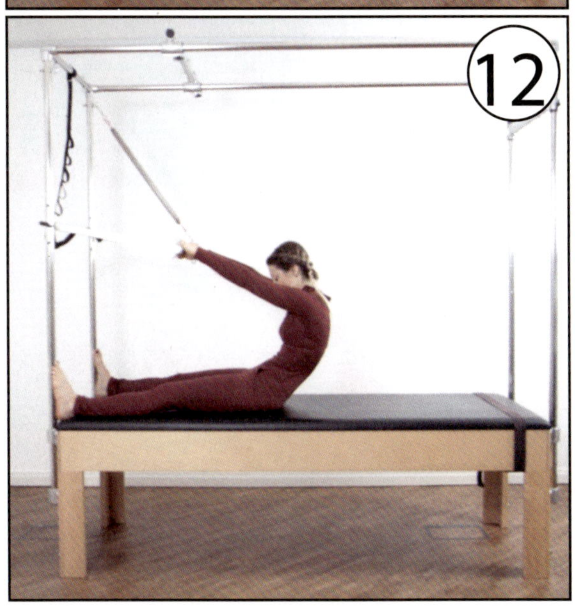

14. 사이드 스트레치 (M) Side Stretch (M)
3/4

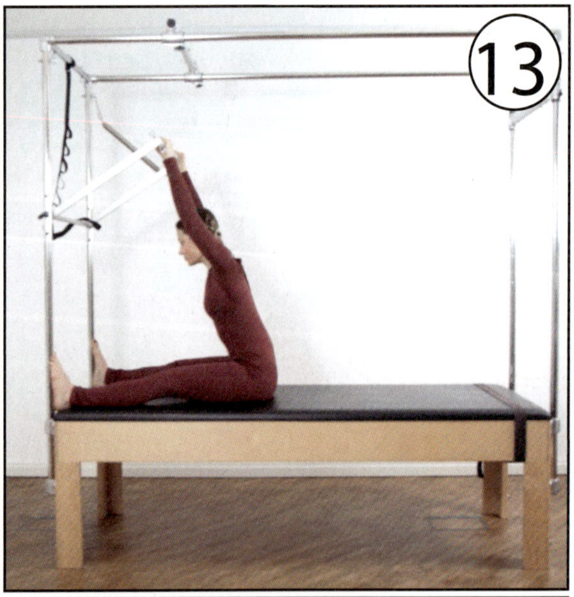

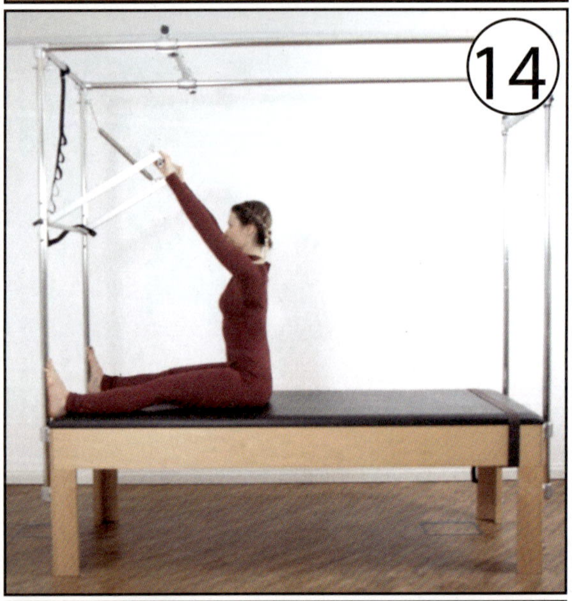

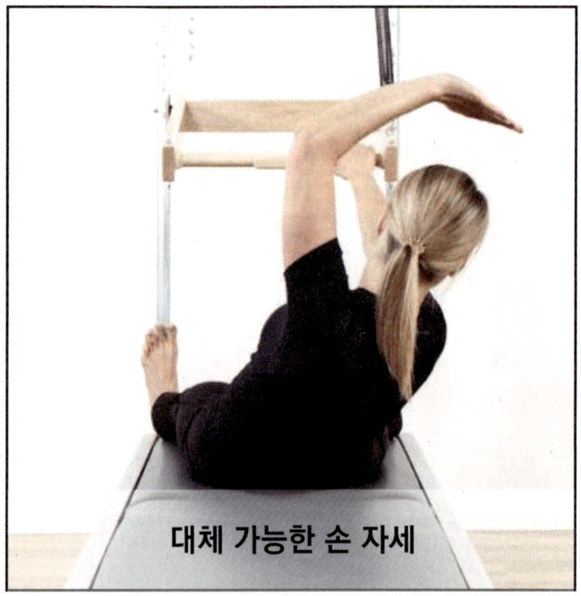
대체 가능한 손 자세

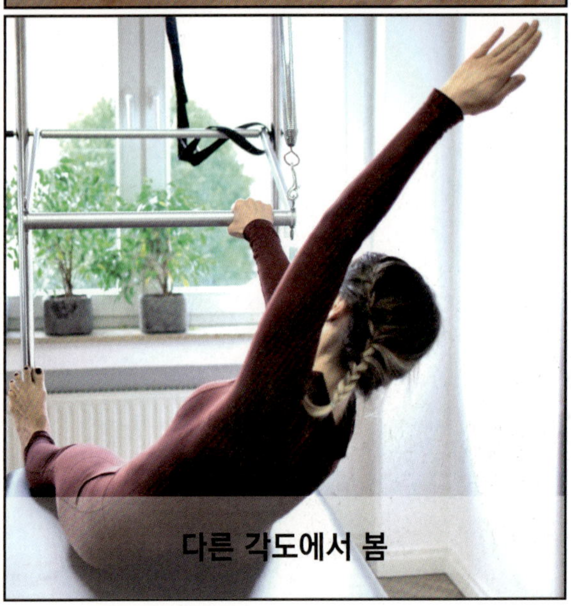
다른 각도에서 봄

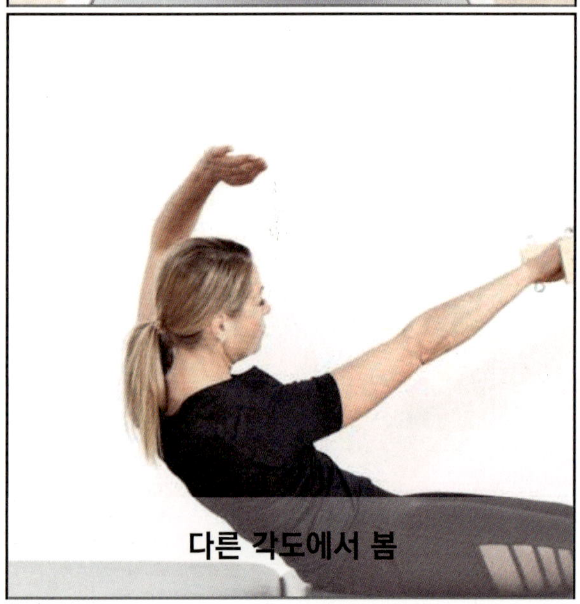
다른 각도에서 봄

14. 사이드 스트레치 (M) Side Stretch (M) 4/4

시작 자세: 위에서 스프링 1-2개(스프링 힘은 작은 영향만 미침)

발은 발뒤꿈치로 수직 금속 기둥에 위치시킨다. 다리는 뻗고 발은 발등굽힘을 한다. 수직 바와 발볼 사이에는 조금의 공간이 남아 있을 것이다. 동시에 발의 바깥부분은 몸쪽으로 당겨 넣는다.

몸을 세우고 앉는다. 손은 푸쉬 쓰루 바의 양 바깥쪽 가장자리 끝을 잡는다. 팔은 앞으로 그리고 위로 쭉 뻗고 체중의 일부를 푸쉬 쓰루 바에 싣는다. 스프링을 아직 늘리지 않는다.

운동 목적:

몸통 옆 근육들(배빗근, 배가로근, 바깥빗근, 안쪽빗근, 갈비사이근, 허리네모근), 등근육들, 넓은등근, 갈비사이근, 넙다리근막긴장근, 아래 뒤 톱니근 신장.
반대쪽 옆 근육들의 강화.

운동 실행: 3-5회 한 방향

그림 2: 배근육을 안과 위로 당긴 다음 상체를 뒤로 둥글게 만든다. 배꼽을 향해 푸쉬 쓰루 바 당긴다.
그림 3-4: 왼손은 푸쉬 쓰루 바를 놓는다. 손바닥은 위를 향하고, 왼팔을 쭉 편 상태로 천천히 왼쪽으로 돌린다. 편상태를 유지하고 왼쪽 팔을 귀까지 이동시킨다. 동시에 상체의 굽힘상태는 유지한다. 동작을 수행할 때 수직 바에서 왼쪽 발이 떨어지지 않도록 명심해야 한다.
그림 5-6: 이제, 오른쪽을 기울여 왼쪽을 신장시킨다. 수직 기둥에 발이 붙어 있는 상태를 유지한다 ("2-way-stretch"). 그리고 나서 반대로 움직임을 시작하여 시작 자세로 돌아간다.
그림 7-8: 푸쉬 쓰루 바를 다시 잡고 몸을 신장시켜 푸쉬 쓰루 바를 위로 가져간다. 몸통의 신장을 통해 푸쉬 쓰루 바를 위로 가지고 간다. 머리는 팔과 팔사이에 위치한다. 갈비뼈가 앞으로 나가지 않고 허리뼈로부터 가능한 멀어지게 몸통을 신장시킨다. 하부 갈비뼈 아치는 몸에 붙어 있어야 한다. 정점에서부터 다시 시작하여, 등을 둥글게 다시 만든다.

흔한 실수:

돌림이 일어나는 쪽의 발이 수직 기둥에서 떨어지고 이것 때문에 배의 배빗근의 신장은 끝이 나버린다. 돌림이 일어나는 쪽의 팔이 장력을 지탱하지 못한다("2-way-stretch" 손실). 돌림을 하는 동안 회전이 일어나지 않는다. 위로 올리는 동작을 할 때, 미는 동작이 허리뼈에 의해 이루어지는 것이 아니라 종종 더 유연한 상체에 의해서 이루어진다. 측면에서 보면, 이것은 반전된 "S자 만곡"처럼 보인다. 아래쪽에는 척추 앞굽음 대신 약간의 척추 뒤굽음이 보이고 위쪽은 척추 뒤굽음 대신 척추 앞굽음이 보인다. 푸쉬 쓰루 바를 위로 밀어 올릴 때 어깨를 너무 위로 끌어올린다.

변형 또는 응용 동작:

어깨의 문제가 있을 경우, 팔을 펴지 말고 팔을 구부리고 손을 안으로 돌린다. 그리고 나서 손을 머리 위로 올리고 손바닥은 위를 향하게 한다(그림 "Alternative Hand Position").

금기증/주의점: -

15. 쏘우 (M) Saw (M)
1/3

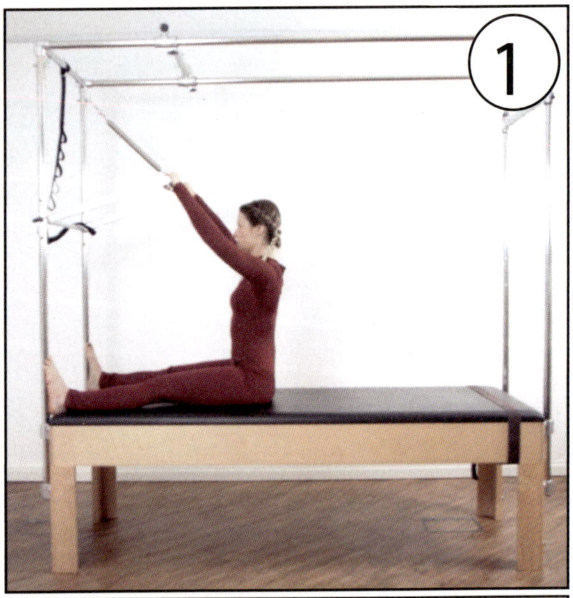

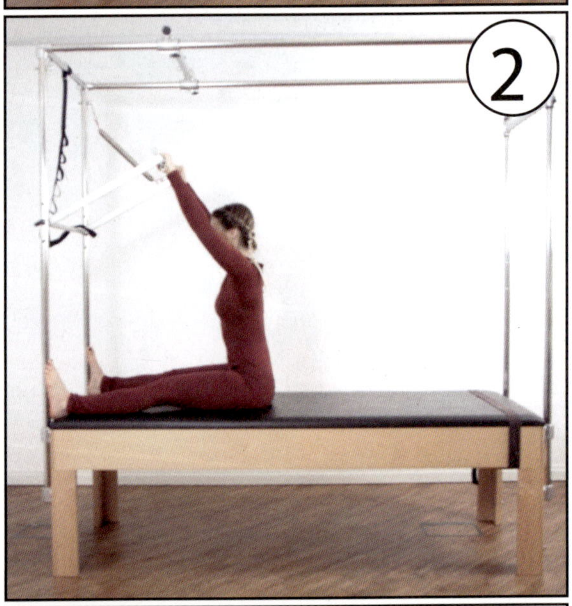

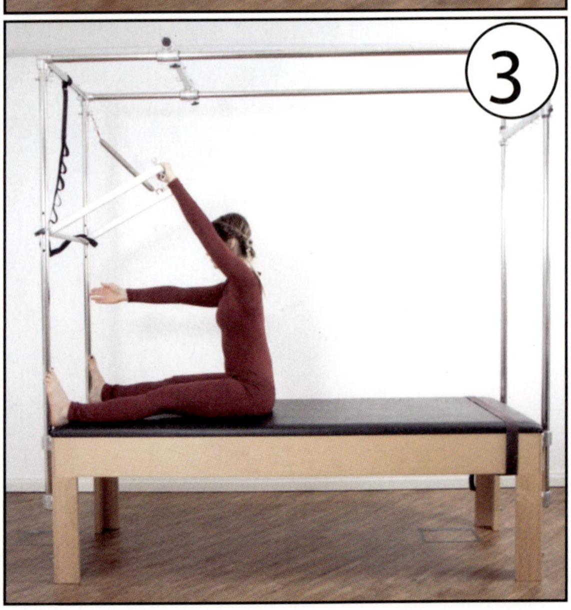

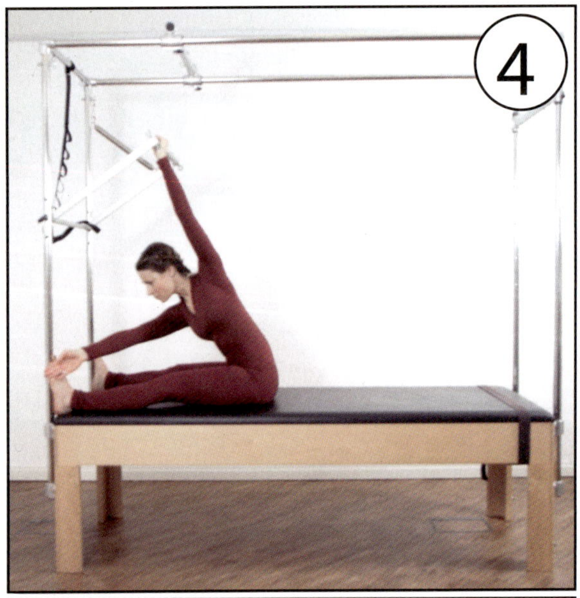

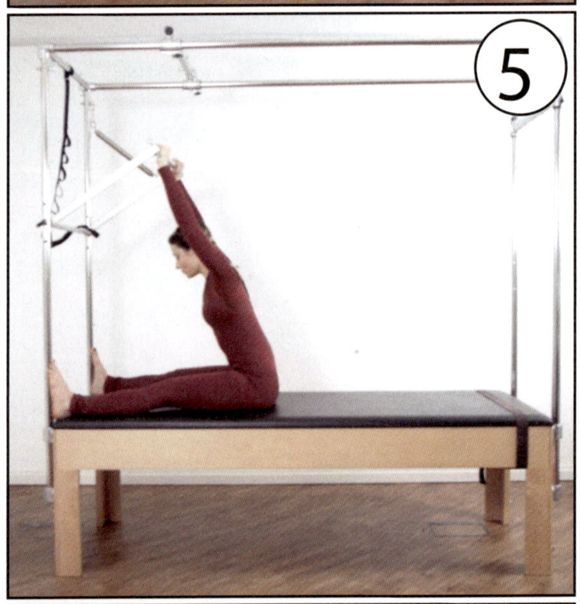

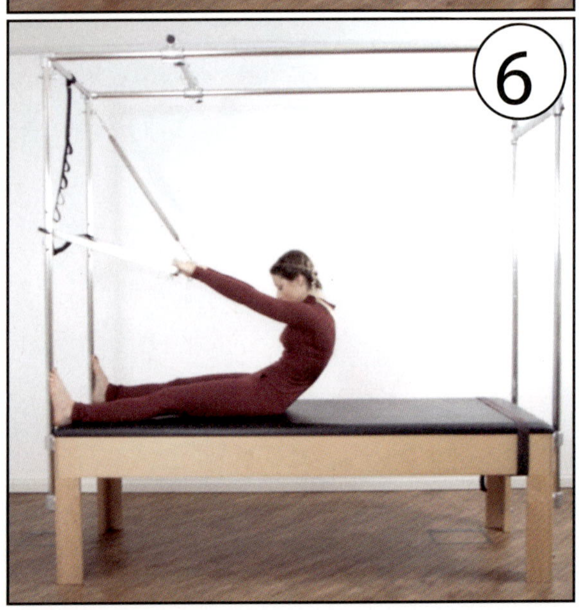

15. 쏘우 (M) Saw (M)
2/3

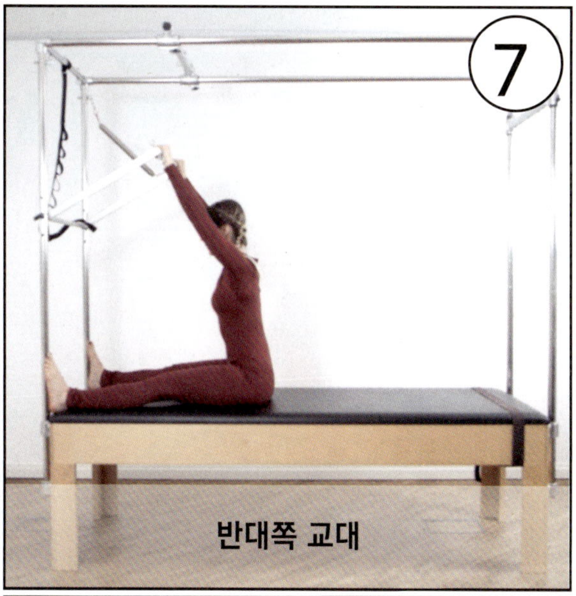

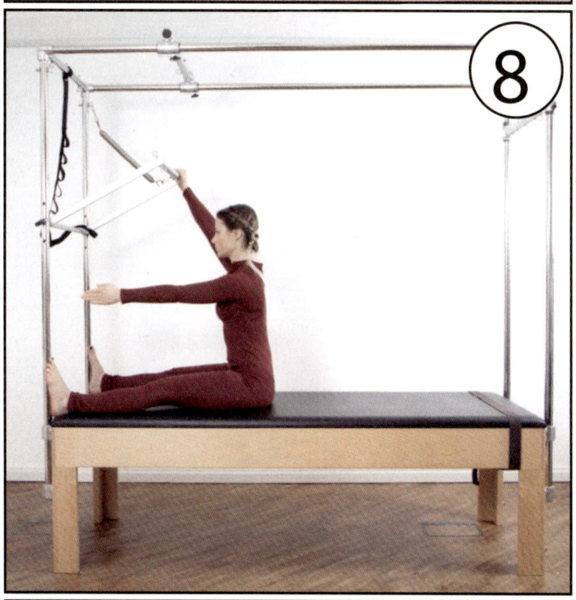

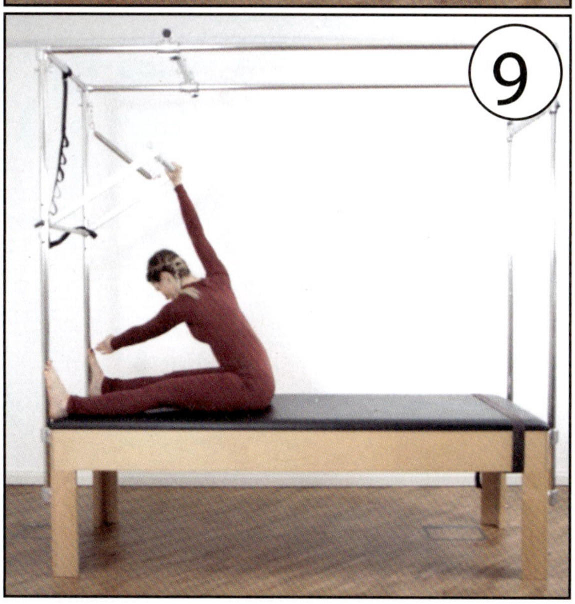

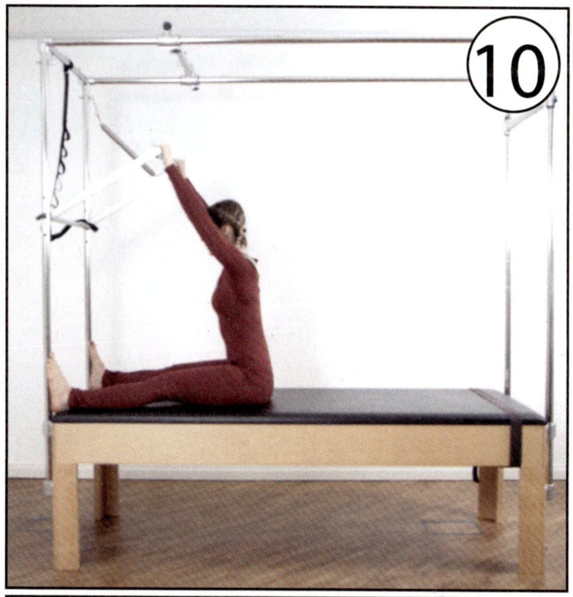

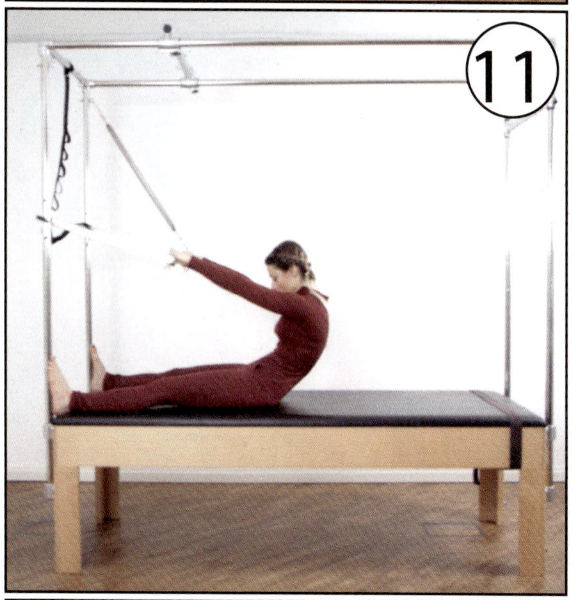

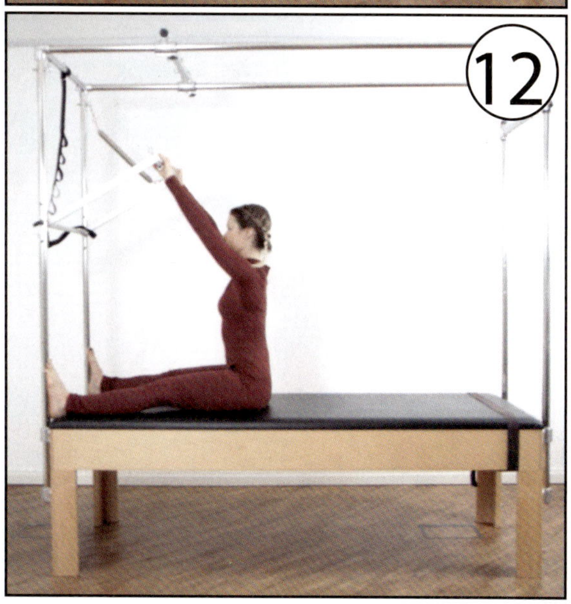

15. 쏘우 (M) Saw (M) 3/3

시작 자세: 위에서 스프링 1-2개(스프링 힘은 작은 영향만 미침)

발은 발뒤꿈치로 수직 금속 기둥에 위치시킨다. 다리는 뻗고 발은 발등굽힘을 한다. 수직 바와 발볼사이에는 조금의 공간이 남아있을 것이다. 동시에 발의 바깥부분은 몸쪽으로 당겨 넣는다.

몸을 세우고 앉는다. 손은 푸쉬 쓰루 바의 양 바깥쪽 가장자리 끝을 잡는다. 팔은 앞으로 그리고 위로 쭉 뻗고 체중의 일부를 푸쉬 쓰루 바에 싣는다. 스프링을 아직 늘리지 않는다.

운동 목적:

다리 뒤쪽, 몸통 옆 근육들(배빗근들, 배가로근, 바깥빗근, 안쪽빗근, 갈비사이근, 허리네모근), 등근육들, 넓은등근, 마름근 신장. 척추 굽힘과 돌림의 가동성 증가.

운동 실행: 4회

그림 2: 몸통을 신장시켜 푸쉬 쓰루 바를 위로 가져간다. 머리는 팔과 팔사이에 위치시킨다.

그림 3: 오른손은 푸쉬 쓰루 바를 놓고 누군가에게 악수하듯이 앞으로 쭉 뻗어 신장시킨다.

그림 4: 상체는 신장을 유지하고 오른손을 왼쪽 발로 가져간다. 오른쪽 새끼손가락이 왼쪽 새끼발가락을 지나도록 한다.

그림 5: 가능한 한, 이 자세를 유지하면서 왼손(오른손)을 다시 푸쉬 쓰루 바로 가져온다

그림 6: 배 근육을 안과 위로 당긴 다음 상체를 뒤로 둥글게 만든다. 배꼽을 향해 푸쉬 쓰루 바 당긴다.

그림 7-12: 방향을 바꿔준다.

흔한 실수:

모든 상황에서 발을 뻗어 있으려고 노력하다 보면, 몸이 갑작스럽게 움직여 질 수 있다.
이것이 손상을 야기할 수도 있다.

변형 또는 응용 동작:

이 동작을 향상시키려면, 돌림을 계속한다. 예를 들어, 오른손이 왼쪽 새끼발가락 쪽을 지나 상체를 왼쪽으로 더 돌린다. 이 위치에서 더 아래로 내려간다.("무릎 냄새 맡기"=코를 무릎에 가져간다, 그리고/또는 무릎 듣기=반대쪽 귀가 무릎쪽으로 간다). "무릎듣기"의 연속으로, 상체를 펴서 푸쉬 쓰루 바를 위로 가져간다.

금기증/주의점: -

16. 트위스트 온 박스 (M) Twist on Box (M)
1/3

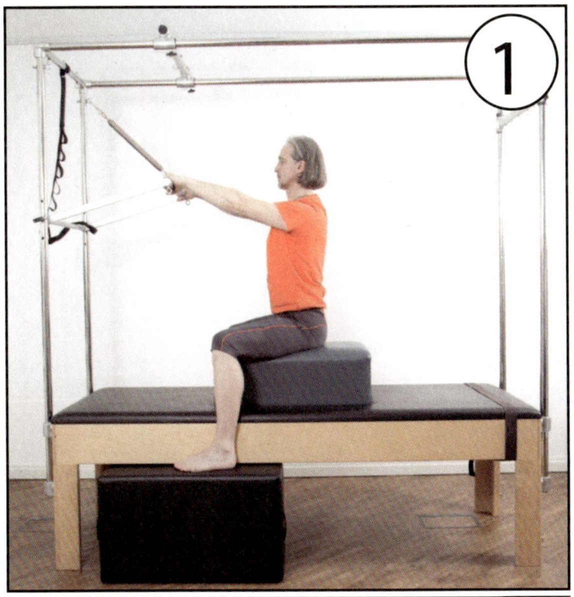

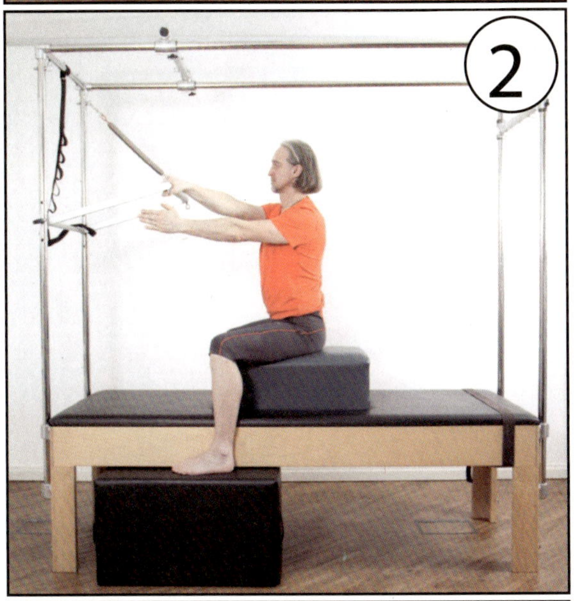

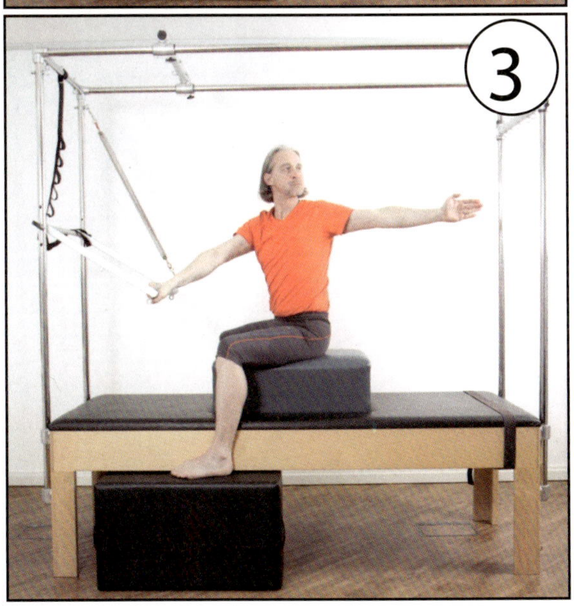

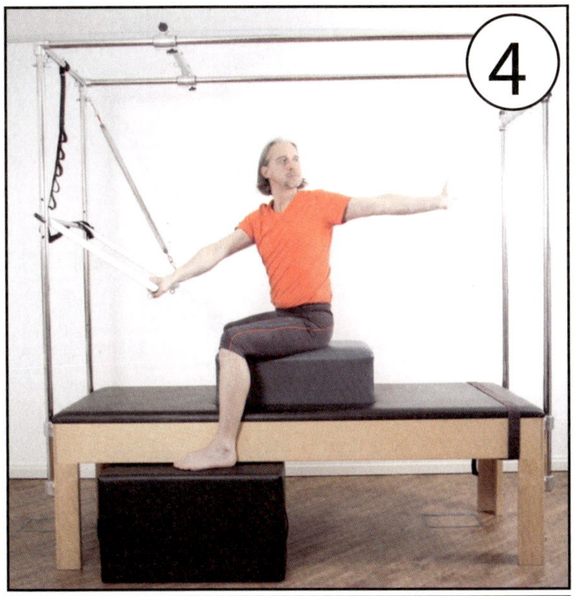

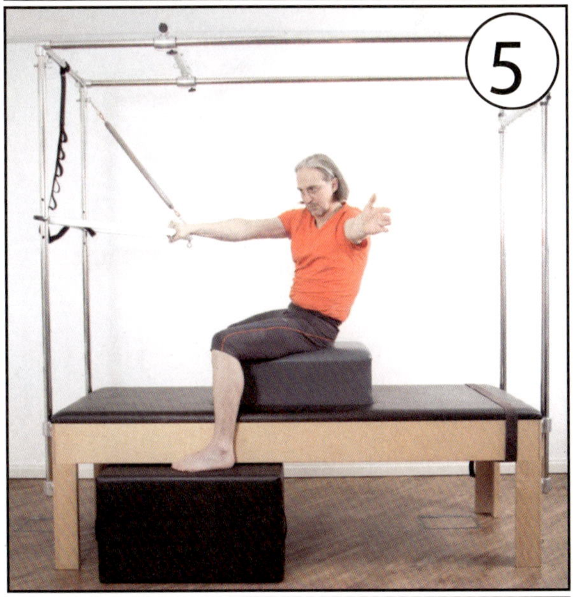

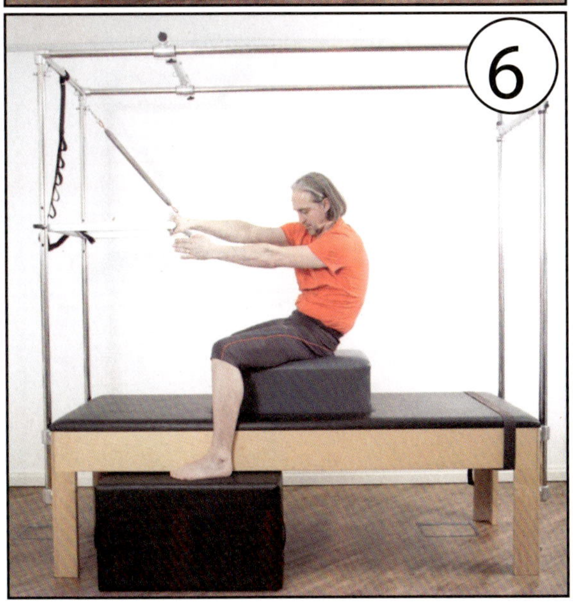

16. 트위스트 온 박스 (M) Twist on Box (M) 2/3

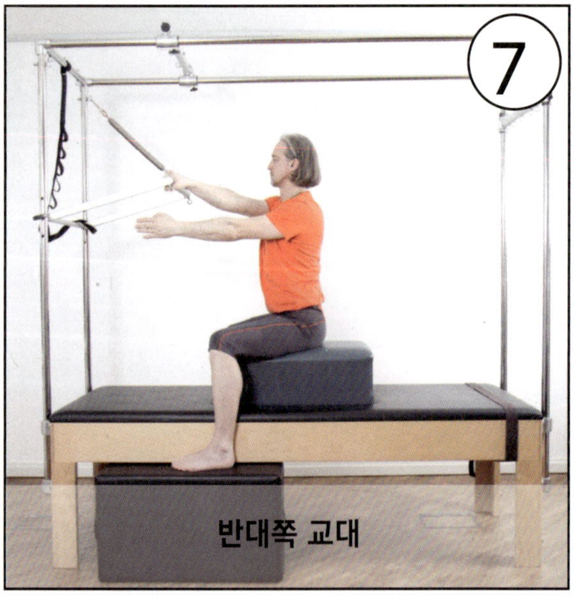

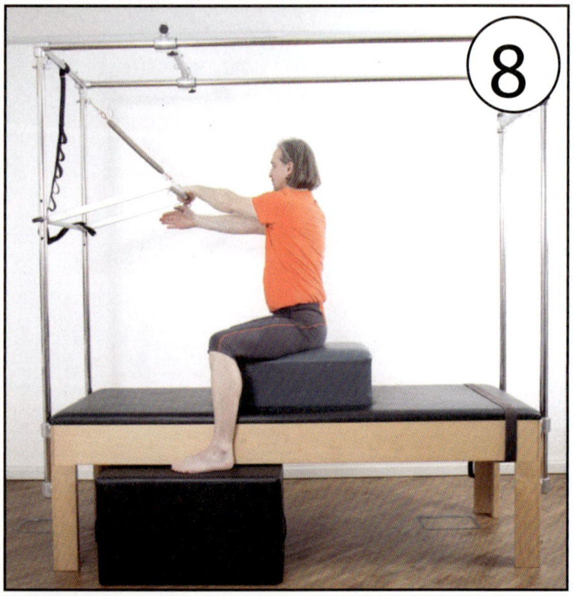

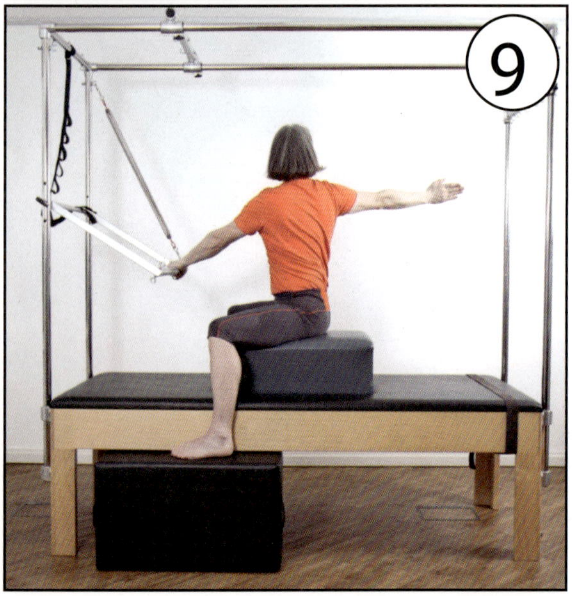

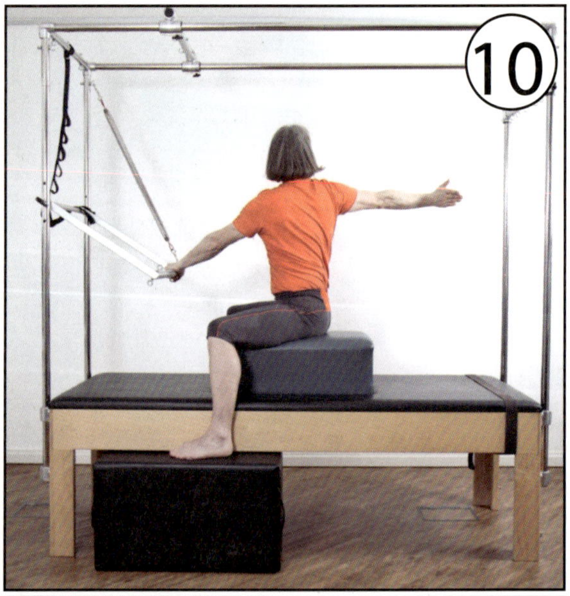

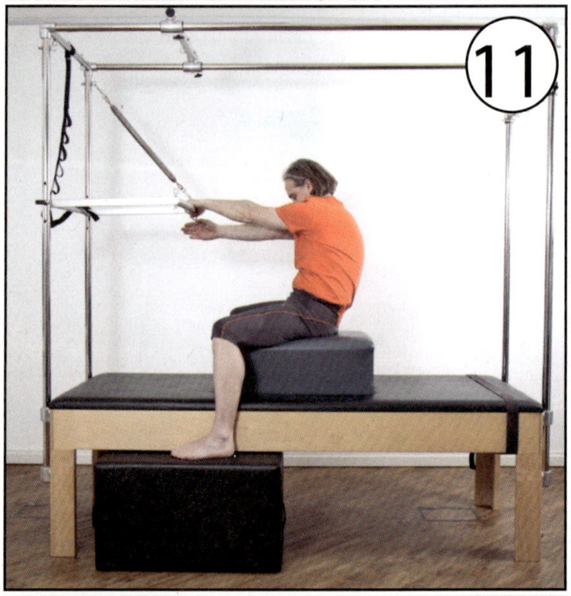

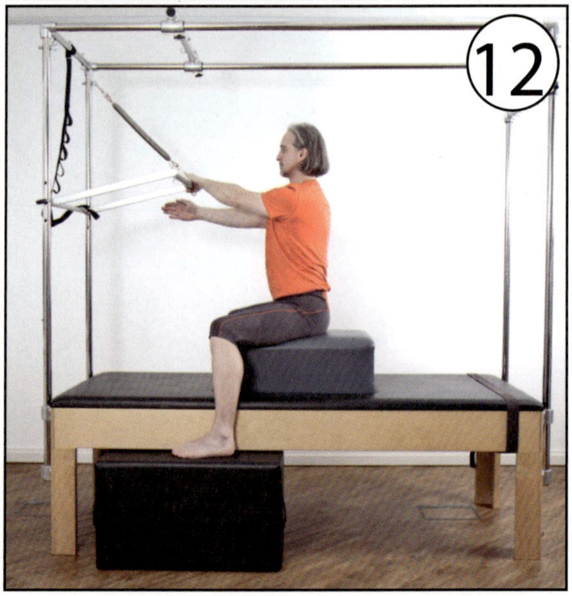

16. 트위스트 온 박스 (M) Twist on Box (M) 3/3

시작 자세: 위에서 스프링 1개

스프링 위치 및/또는 스프링 도구를 선택하여 보상 작용 없이 완전히 수행될 수 있도록 한다. 몸을 바로 세울 수 있도록 스프링은 가벼운 저항을 사용한다. 리포머 박스는 캐딜락에 수직으로 놓는다.

팔을 앞으로 뻗을 수 있을 정도의 푸쉬 쓰루 바와 거리를 유지하고 리포머-박스에 앉는다. 안전상의 이유로, 엉덩이 뒤에 적어도 한 손 너비정도 여유가 있어야 한다. 가능하다면 고객에게 더 많은 도움을 주기 위해 두 개의 리포머 박스에 발을 올려 놓는다. 똑바로 앉아서 손은 푸쉬 쓰루 바의 바깥쪽에 놓은 다음 팔은 앞뒤로 쭉 뻗어준다. 체중의 일부를 푸쉬 쓰루 바에 준다. 아직 스프링은 늘리지 않는다.

운동 목적:

척추 회전의 가동성.
어깨, 가슴근육, 팔/손 신경 스트레칭.

운동 실행: 부위 당 3-5회

그림 2: 오른손으로 푸쉬 쓰루 바의 왼쪽을 잡고 밀어주고 왼손은 다른 사람과 악수하는 것처럼 아래쪽으로 뻗어준다.
그림 3: 왼팔을 늘린 상태에서 왼쪽으로 돌려준다. 최대한 바로 앉은 자세를 유지하면서 오른손으로 자연스럽게 푸쉬 쓰루 바를 아래로 밀어준다. 각자의 척추 회전 범위 끝에 도달 했을 때 왼팔은 회전을 멈춘다. 팔은 왼팔, 왼쪽 어깨 그리고 오른쪽 어깨에 막대를 올려놓은 것처럼 편 자세를 유지한다.
그림 4: 그 후에 왼손을 뒤로 접어서 신경 스트레칭이 되도록 한다.
그림 5: 이제 배근육을 안쪽과 위쪽으로 당기고 상체를 뒤로 둥글게 말아준다.
그림 6: 배꼽에서 푸쉬 쓰루 바를 멀어지게 한다. 이렇게 둥글게 만들어서 시작 자세로 돌아온다. 다시 왼손을 푸쉬 쓰루 바의 오른쪽 아래로 스트레치 시킨다. 다시 똑바로 앉는다.
그림 7-12: 아래에 있는 왼손으로 푸쉬 쓰루 바의 오른쪽을 잡고, 오른손을 바에서 손을 뗀다.
반대쪽도 똑같은 순서로 반복한다.

흔한 실수:

스프링 세팅이 어려우면 회전 움직임에서 스프링 없이 시행한다.
몸을 뒤로 회전시킬 때 팔이 회전축에서 벗어나 움직인다면 등이 말렸다고 볼 수 있다.

변형 또는 응용 동작: -

금기증/주의점: -

17. 타워 (T) Tower (T)
1/3

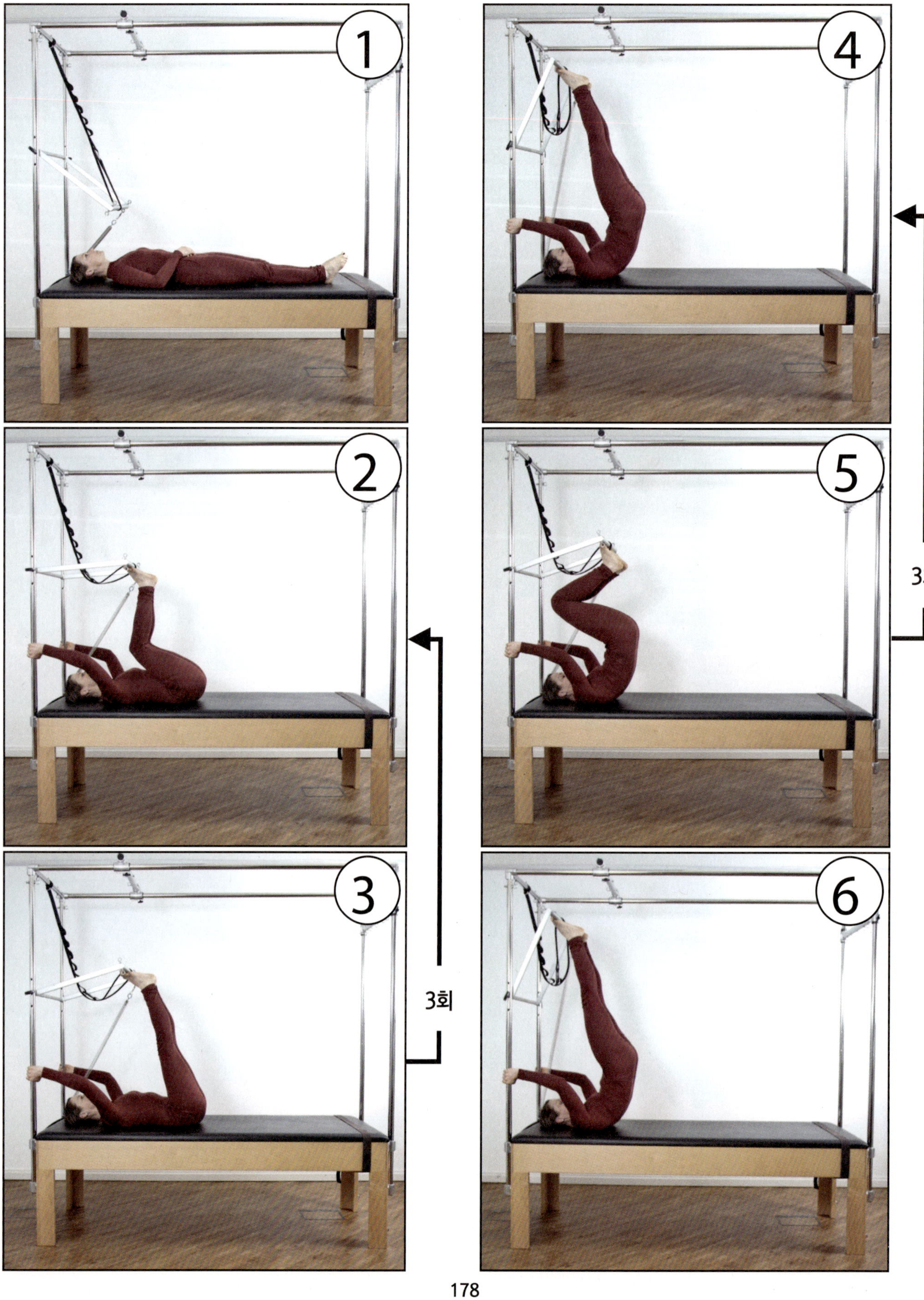

17. 타워 (T) Tower (T)
2/3

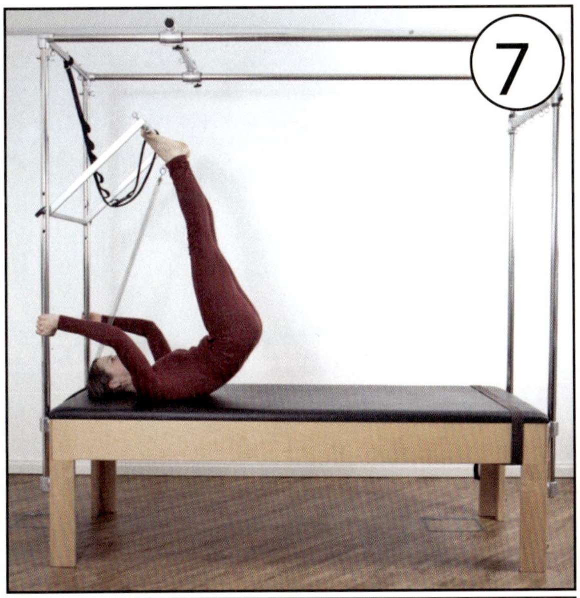

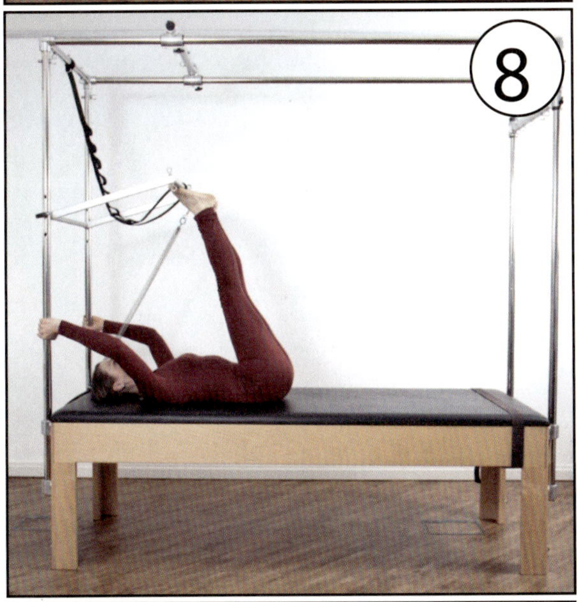

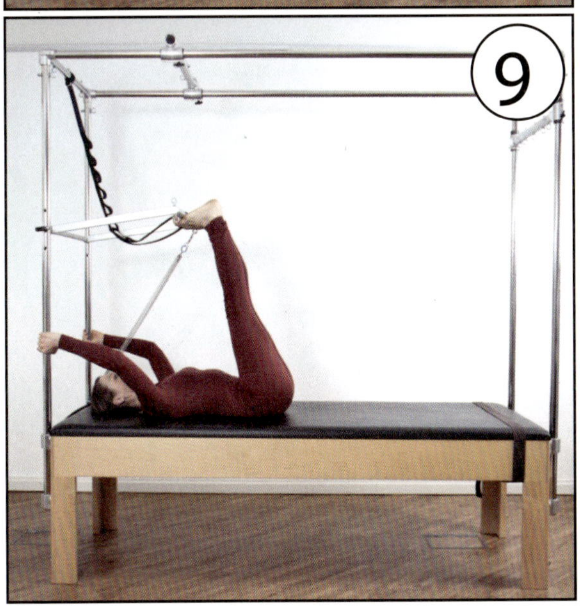

17. 타워 (T) Tower (T)
3/3

시작 자세: 밑에서 스프링 1개

이 동작은 원래 길루틴에서 시행한다. 주된 차이점은 길루틴의 바가 수직으로 올라간다는 것이다. 반면 푸쉬 쓰루 바는 위쪽과 뒤쪽으로 움직여서 목뼈 움직임이 더욱 어려워진다는 것이다.

그림 1: 머리는 푸쉬 쓰루 바 쪽으로 누운 자세를 취하며, 허리 문제가 없는 건강한 고객은 팔을 길게 뻗은 길이의 폭만큼 간격을 둔다(그림에 나와 있는 것과 다름).

그림에 나와 있는 반팔 길이의 폭은 많은 고객, 특히 초보자에게 더 적합하다.

그림 2: 손으로 푸쉬 쓰루 바를 민다. 그 후에 무릎을 몸쪽으로 당기고, 위로 굴러 양 발가락과 발볼에 푸쉬 쓰루 바가 놓이게 한다. 최대한 등을 매트에 닿게 한다. 양 손은 어깨 넓이보다 약간 더 벌려 수직 기둥을 잡아준다.

운동 목적:

척추 가동성 증진.

다리 뒷부분과 허리뼈의 스트레칭.

배와 등 근육의 강화.

운동 실행: 3-5회

그림 3: 먼저 다리를 굽히고 펴고를 3번 반복한다. 엉치뼈가 매트에 계속 붙어있는 상태로 다리를 완전히 편다. 완전히 펴는 것이 안 된다면 변형 또는 응용 동작을 확인한다. **그림 4:** 다리를 뻗은 상태에서 척추를 하나씩 차례대로 말아 올린다. 머리는 매트를 누르지 말고 떨어진 상태를 유지할 수도 있다. 이 자세의 목적은 일정한 축에서 캐딜락의 두 개의 수직 바에 푸쉬 쓰루 바를 가져오는 것이다(주의: 축이 없는 푸쉬 쓰루 바인 경우 뒤집힐 위험이 있음).

그림 5: 이 자세로 다리를 굽혔다 폈다를 3번 반복한다. 다리를 굽힐 때 허벅지와 종아리는 90°를 유지하고 움직인다.

그림 6-8: 다리를 펴고 천천히 척추를 말아 내린다. **그림 9:** 다리를 뻗은 상태에서 발을 한 번 굽혔다 펴준다.

처음부터 다시 반복한다.

흔한 실수:

양 손이 수직 기둥을 같은 높이에서 잡고 있지 않다.

양팔이 몸을 말아 올릴 때 굽혀진다. 몸을 스스로 일으켜 세워야 한다.

변형 또는 응용 동작:

등에 문제가 있는 경우에는 캐딜락의 오픈 엔드 쪽에 가깝게 누워 준다.

푸쉬 쓰루 바 스프링을 사용하는 대신 레그 스프링과 같이 가볍고 긴 스프링을 사용한다.

다리를 뻗고 매트에 누웠을 때 엉치뼈가 바닥에 닿지 않는다며 다리를 굽힌 상태에서 운동을 진행한다.

다리를 완전히 펴는 것을 피한다.

다리를 구부리고 엉덩이를 발쪽으로 들어 올린다. 동작 시 푸쉬 쓰루 바는 가능한 작게 움직이게 한다.

똑같은 높이에서 엉덩이를 유지하면서 다리를 뻗어준다.

정상적인 순서로 시행하지만, 몸을 말아 내릴 때 다리를 접어 내려온다(숏 스파인 버전).

금기증/주의점:

푸쉬 쓰루 바에 축이 없는 월 유닛과 캐딜락의 경우, 가장 높은 지점에서 푸쉬 쓰루 바가 뒤집힐 위험이 있다. 항상 충분한 안전거리를 확보한다. 이 운동은 스프링에 의해 굽힘 하중을 동반하므로 급성 허리 통증 문제를 가진 고객에게 적합하지 않다. 그럴 경우 이 운동은 넘어간다.

18. 타워 싱글 레그 (T) Tower Single Leg (T)
1/2

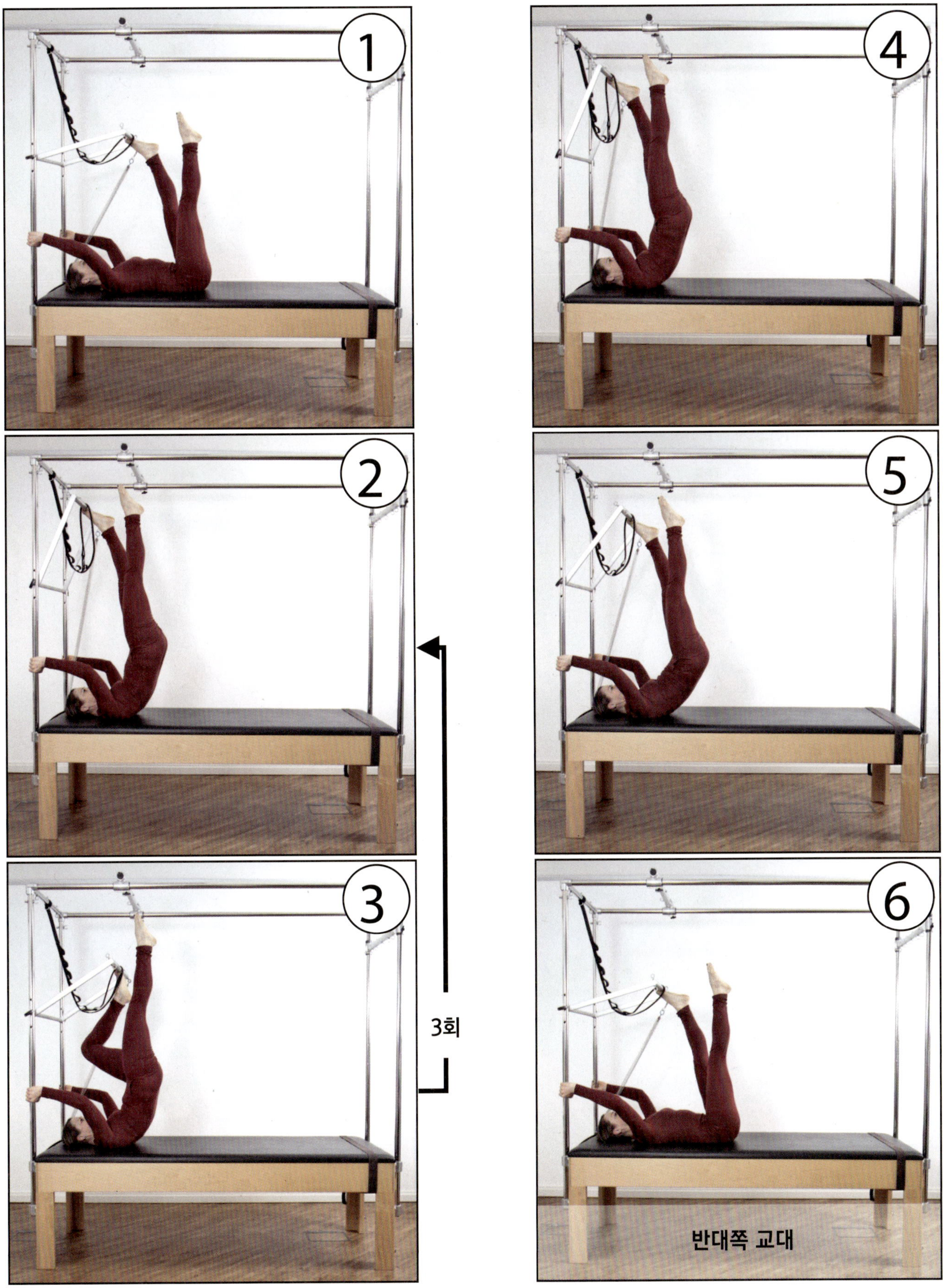

18. 타워 싱글 레그 (T) Tower Single Leg (T) 2/2

시작 자세: 밑에서 스프링 1개

이 동작은 원래 길루틴에서 행해졌다. 첫 번째 주요 차이점은 타워에서와 마찬가지로 길루틴의 폴이 수직으로 올라가는 반면, 푸시 쓰루 바는 위와 뒤쪽으로 움직여서 목뼈 움직임이 더욱 어려워진다는 점이다. 둘째, 길루틴 바에는 양쪽에 스프링이 달려 있었고 그것을 움직이면 오른쪽이나 왼쪽으로 기울어질 수 있었다. 이는 고정 축에 부착되어 있기 때문에 푸시 쓰루 바에는 필요하지 않은 균형잡기를 동시에 해야 한다는 것이다.
머리는 푸쉬 쓰루 바 쪽으로 누운 자세를 취하며, 허리 문제가 없는 건강한 고객은 팔을 길게 뻗은 길이의 폭 만큼 간격을 둔다(그림에 나와 있는 것과 다름). 그림에 나와 있는 반팔 길이의 폭은 많은 고객, 특히 초보자에게 더 적합하다. 손으로 푸쉬 쓰루 바를 민다. 한 쪽 다리의 발가락과 발볼을 푸쉬 쓰루 바에 놓고 반대쪽 다리는 수직으로 올려준다. 양 다리는 약간 떨어지게 유지한다. 양 손은 어깨 넓이보다 약간 더 벌려 수직 기둥을 잡아준다.

운동 목적:

척추 가동성 증진.
다리 뒷부분과 허리뼈의 스트레칭.
배와 등 근육의 강화.

운동 실행: 각 부위당 3-5회

그림 2: 다리를 뻗은 상태에서 척추를 하나씩 차례대로 말아 올린다. 머리는 매트를 누르지 말고 떨어진 상태를 유지할 수도 있다. 이 자세의 목적은 일정한 축에서 캐딜락의 두 개의 수직 바에 푸쉬 쓰루 바를 가져오는 것이다(주의: 축이 없는 푸쉬 쓰루 바인 경우 뒤집힐 위험이 있음).
그림 3: 이 자세로 다리를 굽혔다 폈다를 3번 반복한다. 다리를 굽힐 때 허벅지와 종아리는 90°를 유지하고 움직인다.
그림 4-6: 다리를 펴고 천천히 척추를 하나씩 말아 내려준다. 처음부터 다시 반복한다.

흔한 실수:

양 손이 수직 기둥을 같은 높이에서 잡고 있지 않다.
양팔이 몸을 말아 올릴 때 굽혀진다. 몸을 스스로 일으켜 세워야 한다.

변형 또는 응용 동작:

그림 4에서 가장 높이 올라갔을 때 다리를 오픈 앤드에서 멀어지는 쪽으로 뻗어주는 것을 1~회 반복한다. “씨저(Scissors)” 동작과 유사하다.
“타워” 동작의 일부를 응용하여 몸을 말아 올리기 전에 푸쉬 쓰루 바에서 다리를 굽히고 뻗고 같은 동작과 몸을 말아 내린 후 푸쉬 쓰루 바에 발을 굽히고 펴는 동작을 수행한다.

금기증/주의점:

푸쉬 쓰루 바에 축이 없는 월 유닛과 캐딜락의 경우, 가장 높은 지점에서 푸쉬 쓰루 바가 뒤집힐 위험이 있다.
항상 충분한 안전거리를 확보한다.
이 운동은 스프링에 의해 굽힘 하중을 동반하므로 급성 허리 통증 문제를 가진 고객에게 적합하지 않다.
그럴 경우 이 운동은 넘어간다.

19. 후크드 니 (M) Hooked Knee (M) 1/2

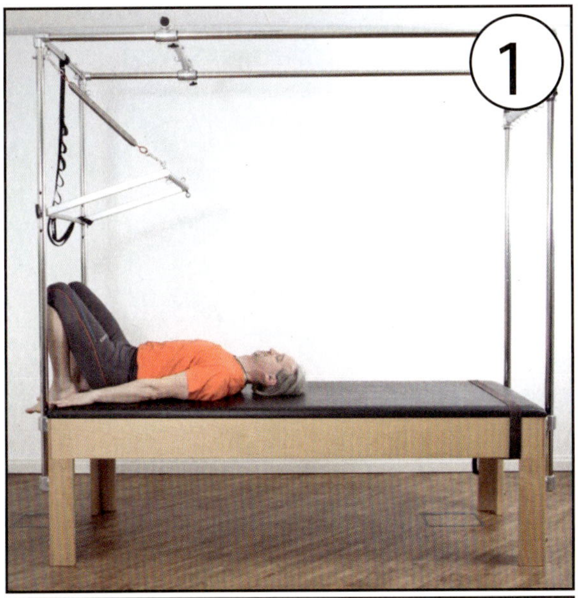

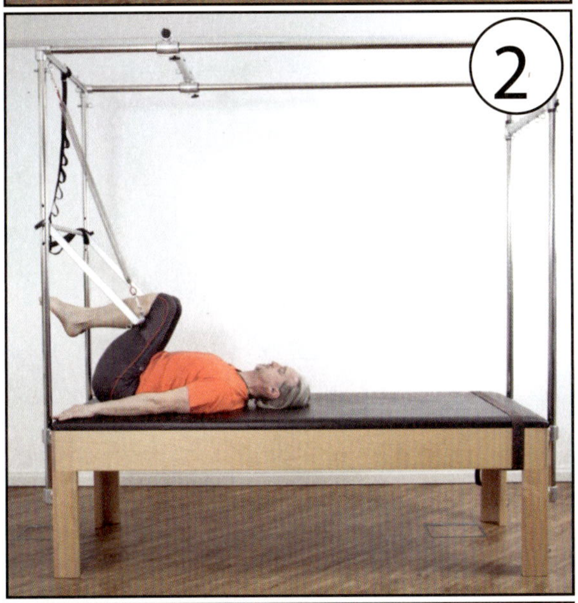

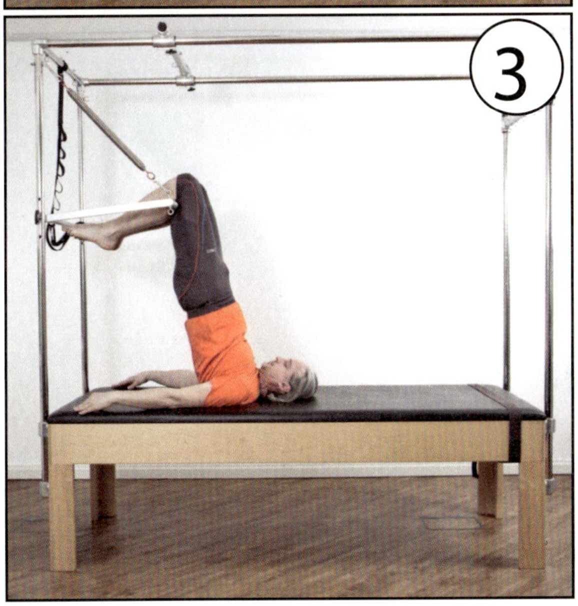

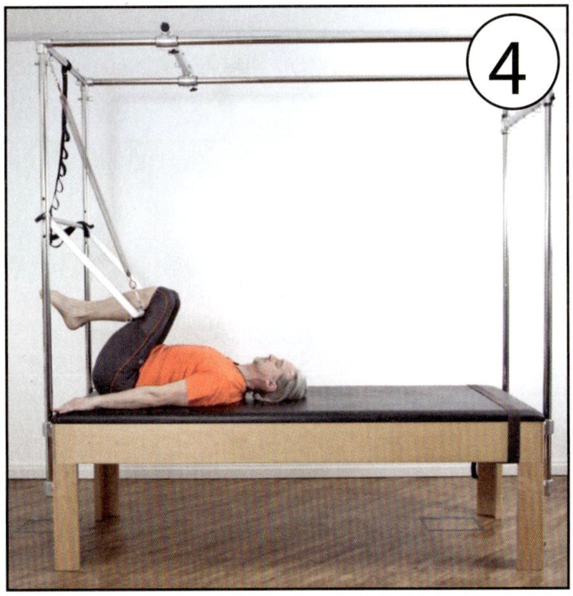

19. 후크드 니 (M) Hooked Knee (M) 2/2

시작 자세: 위에서 스프링 1개

그림 1–2: 바로 누운 자세에서 손끝은 캐딜락 매트 가장자리에 놓는다. 푸쉬 쓰루 바를 아래로 당기고 그 위에 무릎을 놓는다. 아랫다리를 걸어 놓는다. 팔은 옆구리에 둔다. 몸통의 보상 작용을 허용하도록 손은 수직 기둥을 잡지 않는다.

운동 목적:

허리뼈와 등뼈의 가동성.

운동 실행: 5-7회

그림 3: 척추를 하나씩 말아 올린다. 머리는 매트를 누르지 않고 떨어진 상태를 유지할 수도 있다.
그림 4: 그 후에 시작 자세로 돌아갈 때까지 척추를 하나씩 차례대로 내려놓는다.

흔한 실수:

배 근육과 등 근육의 협력적 수축을 통해 몸을 말아 올리는 대신에 푸쉬 쓰루 바를 밀면서 움직임을 만들어 낸다. 이러한 결과는 등뼈와 목뼈에 더 많은 압력을 가한다.
골반과 외측 변위로 인해 다리는 푸쉬 쓰루 바에 똑같이 놓여 있지 않게 되고 운동을 시행하는 동안 몸이 변위되어 손의 위치가 변경된 것을 볼 수 있다.
운동의 적절한 변형을 통해 이러한 변화를 최소화한다.

변형 또는 응용 동작:

몇 번을 반복한 후 몸을 말아 올린 자세에서 먼저 한쪽 다리를 뻗고 다시 다리를 굽히고 다른 쪽 다리를 뻗는다. 두 발은 천장을 향하게 하고 푸쉬 쓰루 바와 접촉 상태를 유지한다. 몇 번 반복한 후에 한 다리를 다른 다리 위에 올리고 2~3회 반복 후 다리를 바꾼다.

금기증/주의점:

목뼈에 문제가 있는 경우.

20. 몽키 원 레그 (T) Monkey One Leg (T) 1/2

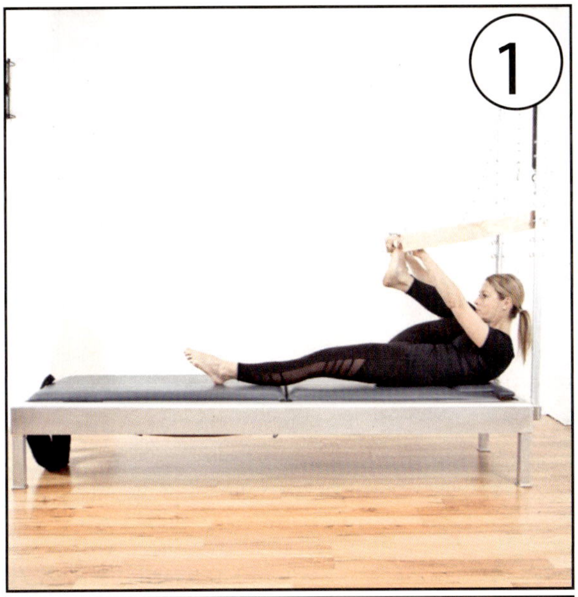

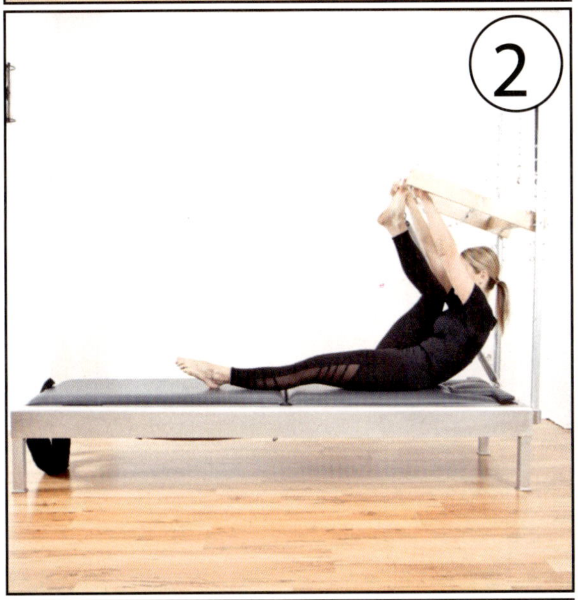

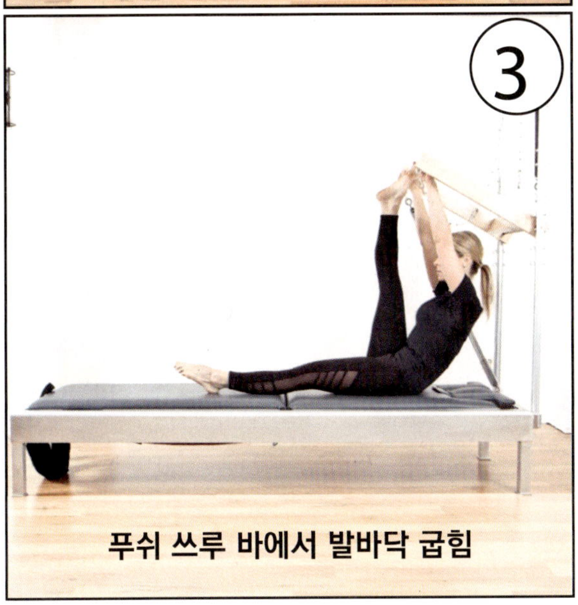

푸쉬 쓰루 바에서 발바닥 굽힘

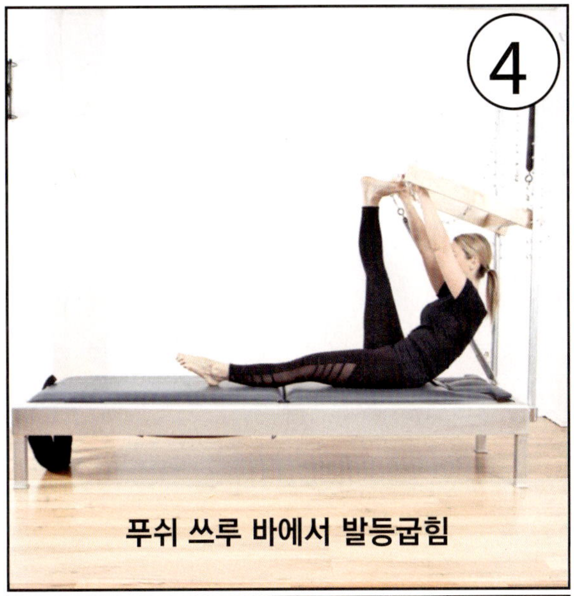

푸쉬 쓰루 바에서 발등굽힘

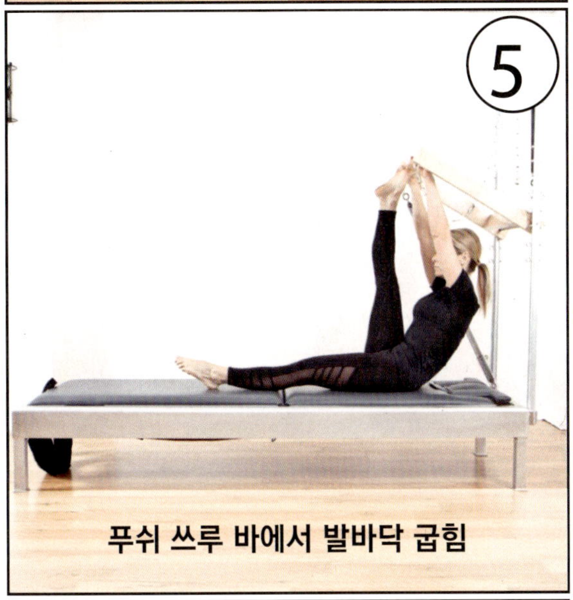

푸쉬 쓰루 바에서 발바닥 굽힘

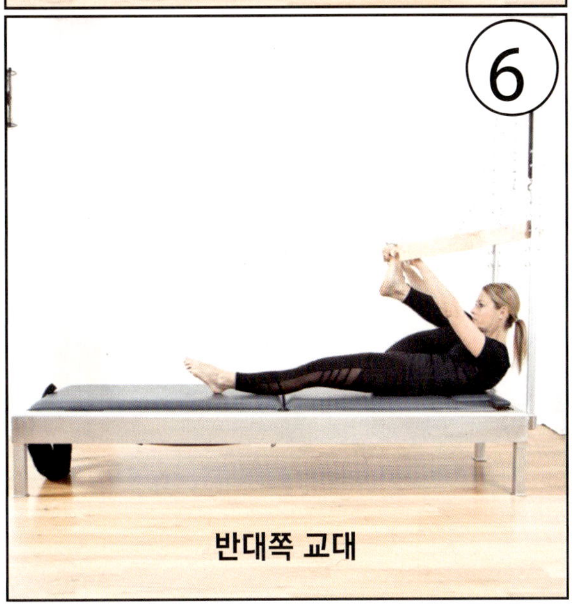

반대쪽 교대

20. 몽키 원 레그 (T) Monkey One Leg (T) 2/2

시작 자세: 밑에서 스프링 1개

머리가 스프링 쪽으로 향하도록 하고 바로 누운 자세를 취한다. 시작 자세에서 엉덩이가 푸쉬 쓰루 바와 일직선이 되도록 유지한다. 오른발의 발가락과 발볼을 푸쉬 쓰루 바 위에 올리고 양손으로 발에 양쪽 옆의 푸쉬 쓰루 바를 잡는다. 왼쪽 다리는 쭉 뻗어서 최대한 평평하게 매트 위에 놓는다.
운동 시작 시 머리를 들어 오른쪽 무릎을 바라보고, 불편한 머리 위치와 목뼈에 무리를 주지 않도록 과도하게 고개를 내리지 않는다.

운동 목적:

다리 뒤쪽과 등쪽 스트레칭.

운동 실행: 3-7회

그림 2-3: 오른쪽 다리를 뻗어서 푸쉬 쓰루 바를 위로 밀어 올린다. 오른쪽 발은 계속 뻗고(포인트 포지션) 상체를 최대한 오른쪽 다리에 가깝게 가져간다. 다리를 뻗고 동시에 몸을 다리를 향해 가까이 가져가는 능력은 사람마다 다르므로 운동을 수행하는 동안 항상 고려해야 하는 부분이다.
그림 4-5: 오른쪽 다리를 뻗은 다음 발을 굽히고 펴준다.
그림 6: 그 후에 천천히 시작 자세로 돌아간다. 발은 최대한 뻗는다. 다리를 바꿔 3~7회 반복한다.

흔한 실수:

몸의 뒤쪽 유연성이 부족한 것을 보상하기 위해 어깨가 올라간다.

변형 또는 응용 동작:

푸쉬 쓰루 바에 다리를 완전히 뻗을 수 없는 경우 발을 굽히거나 펴지 않는다.

금기증/주의점: -

21. 몽키 (T) Monkey (T)
1/2

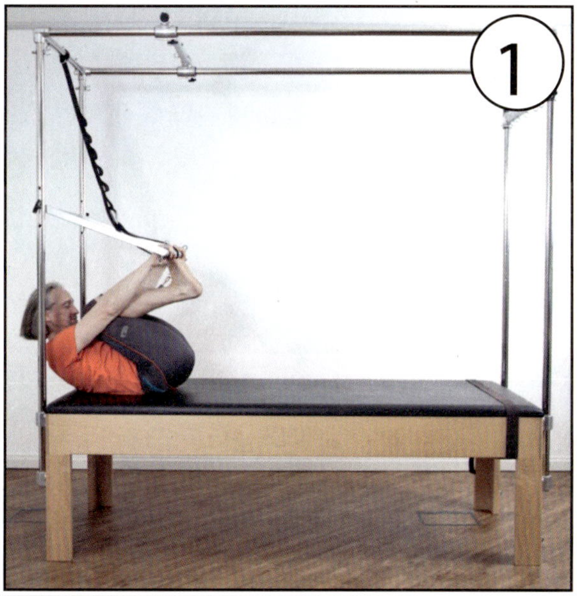

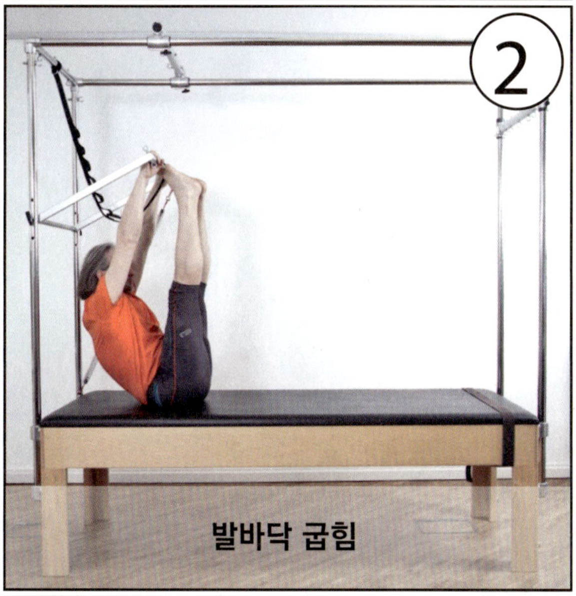

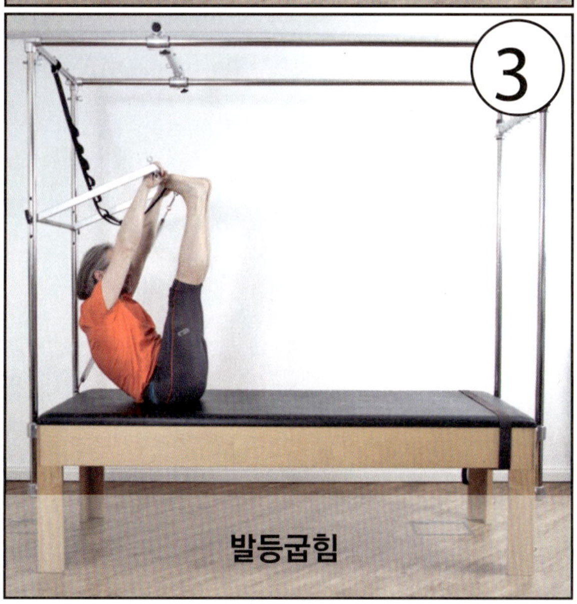

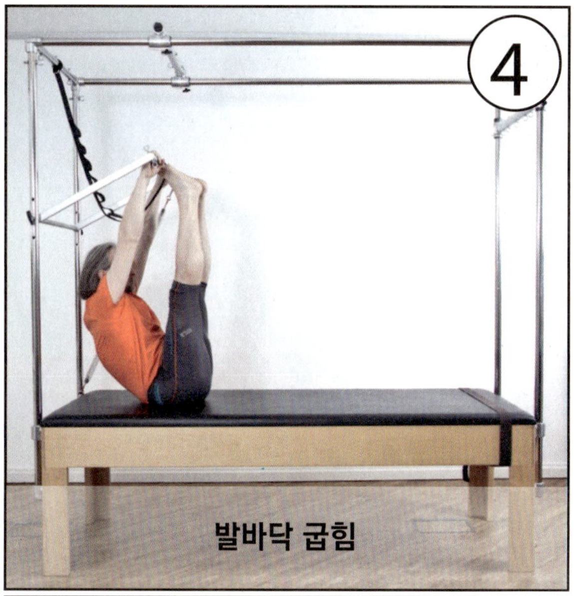

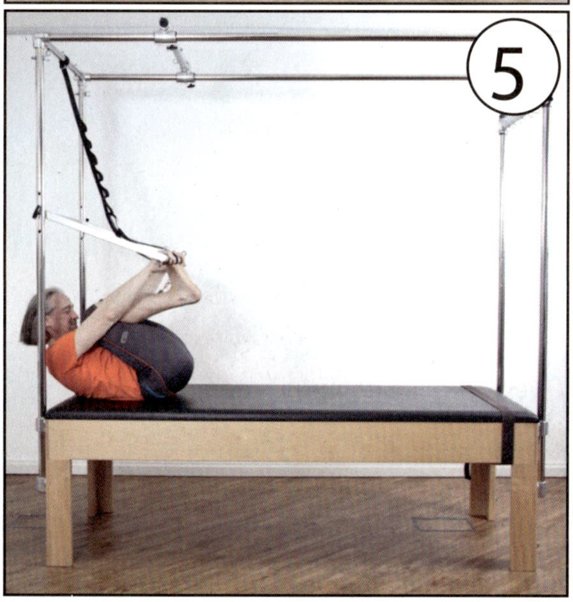

21. 몽키 (T) Monkey (T) 2/2

시작 자세: 밑에서 스프링 1개

머리가 스프링 쪽으로 향하도록 하고 바로 누운 자세를 취한다. 시작 자세에서 엉덩이가 푸쉬 쓰루 바와 일직선이 되도록 유지한다. 양발의 발가락과 발볼은 평행하게 푸쉬 쓰루 바 위에 올리고 양손으로 발에 양쪽 옆의 푸쉬 쓰루 바를 잡는다.
운동 시작 시 머리를 들어 오른쪽 무릎을 바라보고, 불편한 머리 위치와 목뼈에 무리를 주지 않도록 과도하게 고개를 내리지 않는다.

운동 목적:

다리 뒤쪽과 등쪽 스트레칭.

운동 실행: 3-7회

그림 2: 다리를 뻗어서 푸쉬 쓰루 바를 위로 밀어 올린다. 발은 계속 뻗고(포인트 포지션) 상체를 최대한 다리에 가깝게 가져간다. 다리를 뻗고 동시에 몸을 다리를 향해 가까이 가져가는 능력은 사람마다 다르므로 운동을 수행하는 동안 항상 고려해야 하는 부분이다.
그림 3-4: 다리를 뻗은 다음 발을 굽히고 펴준다.
그림 5: 그 후에 천천히 시작 자세로 돌아간다. 발을 계속해서 뻗는다.

흔한 실수:

몸의 뒤쪽 유연성이 부족한 것을 보상하기 위해 어깨가 올라간다.

변형 또는 응용 동작:

시작 자세를 유지할 수 없는 고객은 한 다리 버전으로 운동을 시행하는 것이 더 좋다.
시작 자세를 거의 유지할 수 있는 고객은 푸쉬 쓰루 바의 바깥쪽 가장자리에 발을 놓고 손은 중앙에 놓는다.
다리를 완전히 뻗을 수 없는 경우, 발을 굽히거나 펴지 않는다.
몽키 동작을 시행한 후에 경험이 있는 고객들은 스프링을 아래로 걸고 "Teaser"로 전환할 수 있다.

금기증/주의점: -

22. 리버스 몽키 원 레그 (T) Reverse Monkey One Leg (T)
1/4

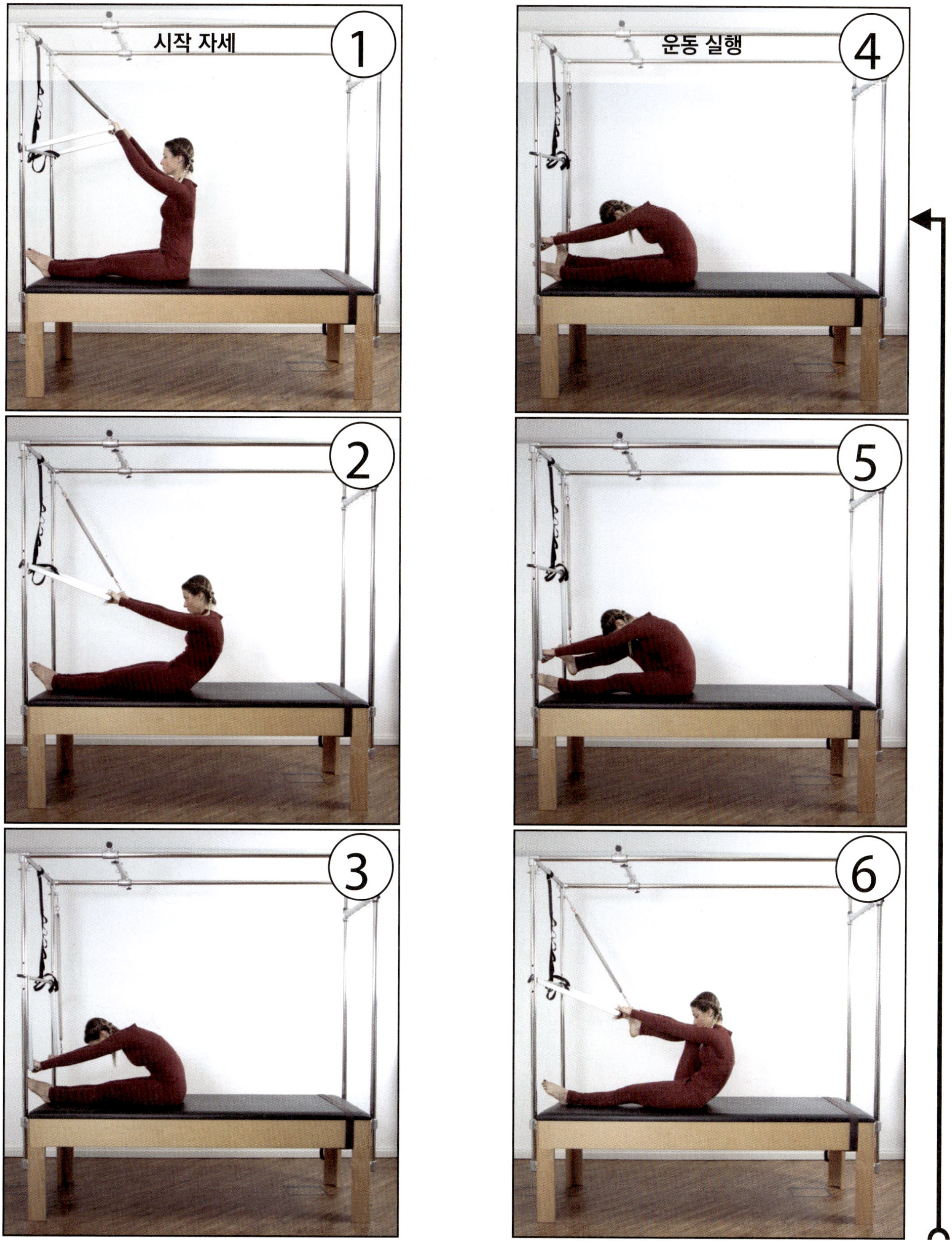

22. 리버스 몽키 원 레그 (T) Reverse Monkey One Leg (T) 2/4

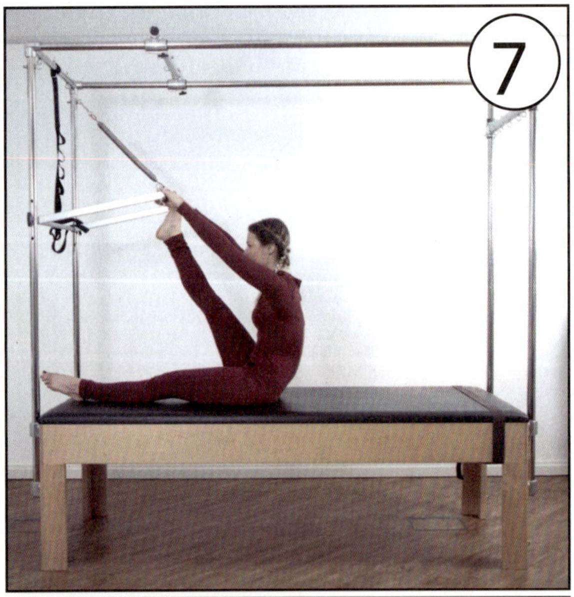

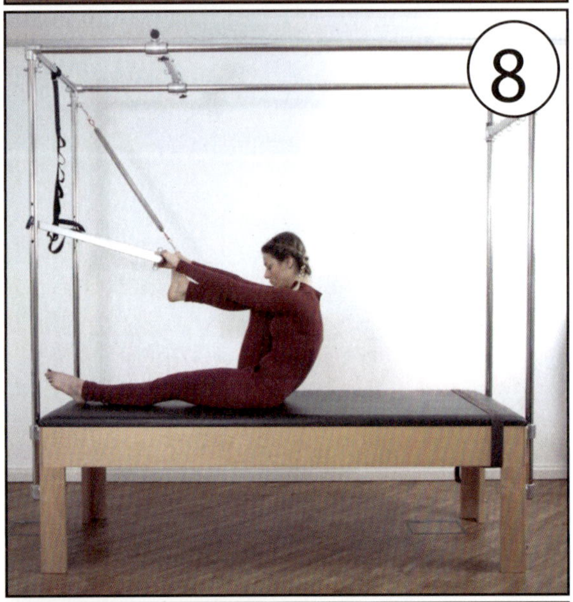

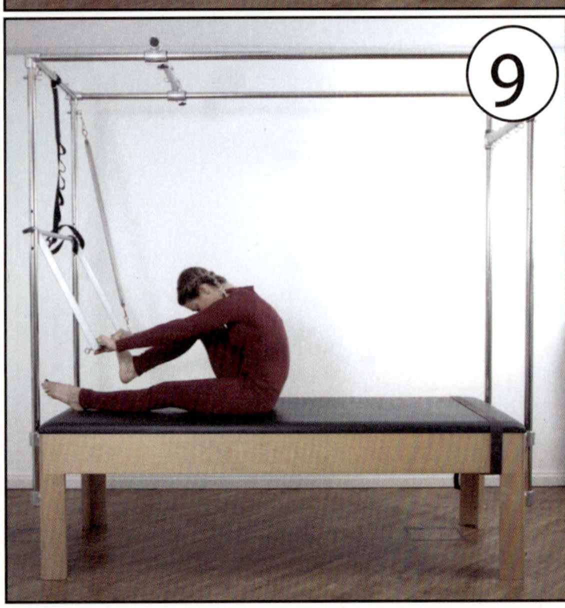

5회

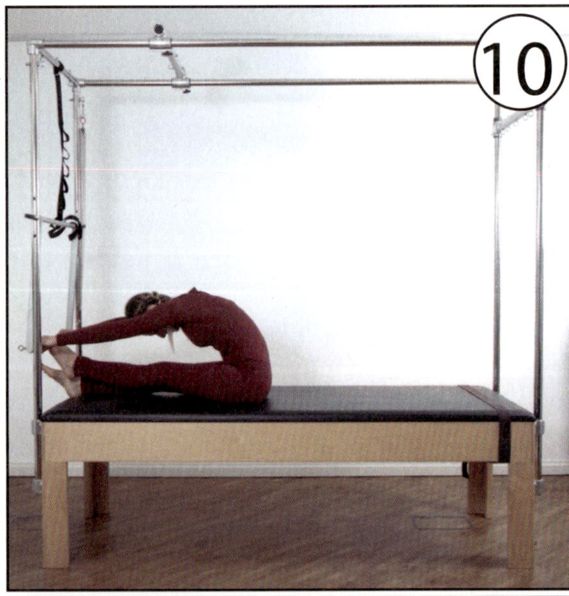

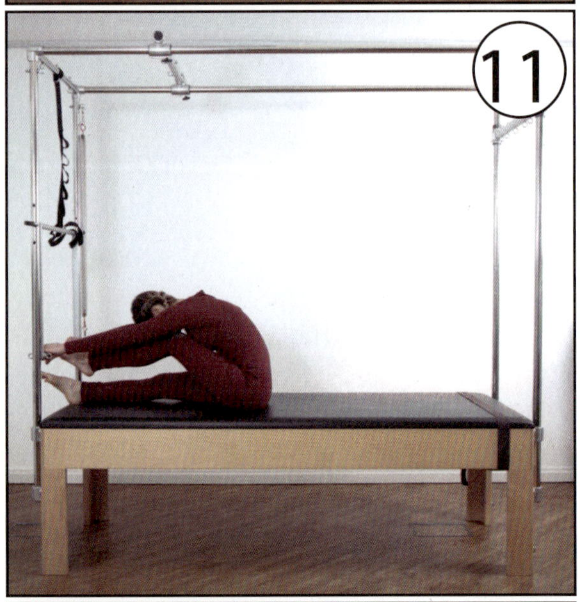

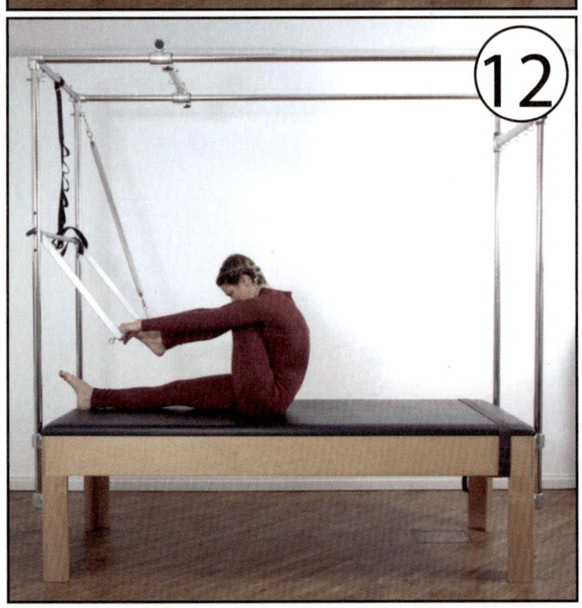

22. 리버스 몽키 원 레그 (T) Reverse Monkey One Leg (T)
3/4

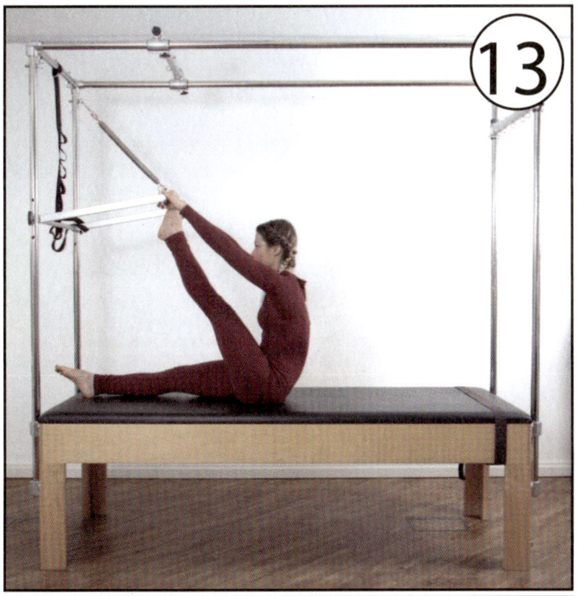

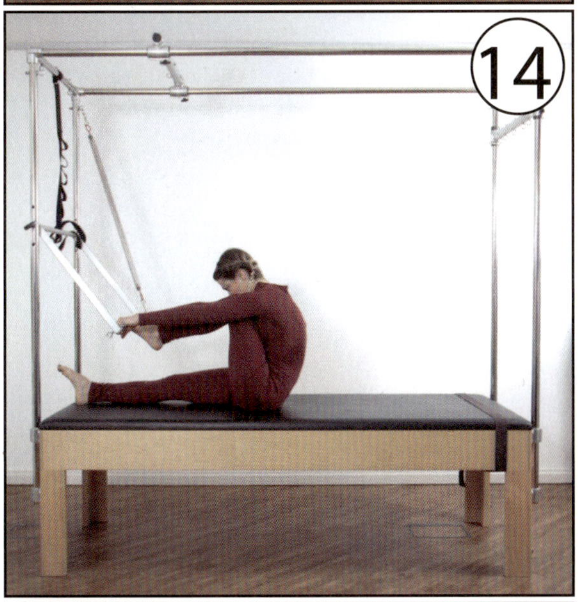

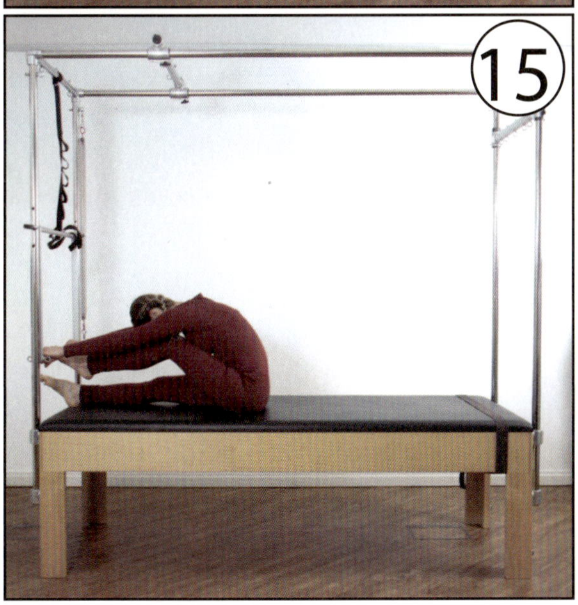

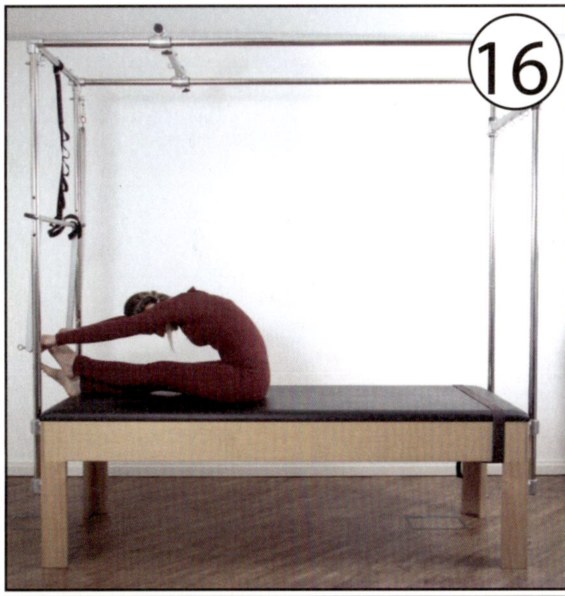

5회

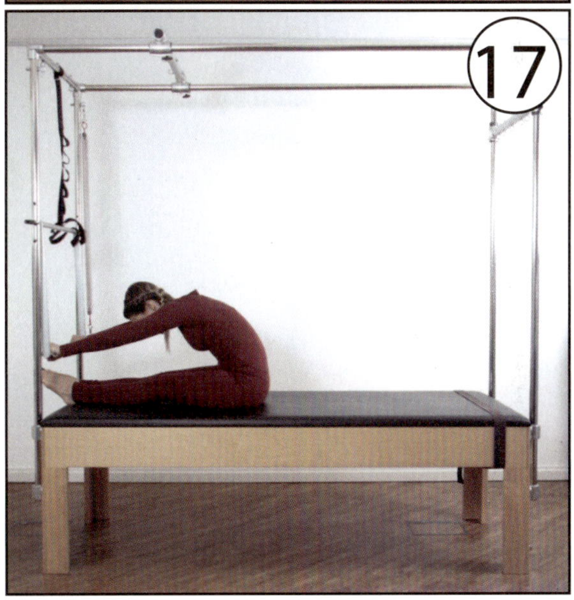

22. 리버스 몽키 원 레그 (T) Reverse Monkey One Leg (T) 4/4

시작 자세: 위에서 스프링 1개(아니면 스프링 없이)

스프링을 위쪽에 달면 운동은 더 어렵고 덜 안정적이다. 스프링과의 거리는 운동의 종류와 신체 비율에 따라 동작을 더 쉽거나 어렵게 만들 수 있다. 따라서 거리를 달리해서 시행해 볼 가치가 있다. 먼저 두 발을 수직 캐딜락 기둥에 갖다 댄 다음 두 발을 모아준다.

그림 1: 발은 캐딜락의 오픈 엔드쪽을 향하게 한다. 발과 다리는 뻗어준다. 똑바로 앉은 자세를 유지한다. 양손은 어깨 넓이 정도로 푸쉬 쓰루 바를 잡는다. 양 팔은 앞쪽과 위쪽으로 뻗어주고 체중을 조금 실어서 푸쉬 쓰루 바에 놓는다(만약 스프링을 위쪽에 걸었을 때). 스프링은 아직 늘리지 않는다.

그림 2: 배 근육을 안쪽, 위쪽으로 당기고 상체를 뒤로 둥글게 말아준다. 배꼽이 푸쉬 쓰루 바에서 멀어진다는 느낌으로 당긴다.

그림 3: 푸쉬 쓰루 바를 등(넓은등근)으로 약간 아래쪽으로 누른 후, 앞쪽과 아래쪽으로 밀어준다. 배벽을 계속 뒤로 당기고 골반뿐만 아니라 첫 번째 허리뼈를 가상의 벽에 고정한다. 손으로 푸쉬 쓰루 바를 발 위쪽으로 올 때까지 밀어준다.

시작 자세에서 이런 자세로 뻗을 수 없다면 더 이상 동작을 진행하지 않는다. 이제는 양손으로 푸쉬 쓰루 바를 놓지 않고 오른쪽 발끝을 푸쉬 쓰루 바 위에 올려놓는다. **주의할 점은 고객에게 사전에 하는 방법을 가르쳐 주고 동작 과정에서 지속적으로 관찰하는 것은 필수적이다.**

운동 목적:

움직이는 다리의 뒷면 스트레칭.
안쪽에서 바깥쪽으로 다리 움직임을 보조하는 법을 익힌다.

운동 실행: 부위 당 3-5회

그림 4: 푸쉬 쓰루 바에 다리를 구부리면서 동시에 상체에 뒤쪽으로 둥글게 말아준다.
그림 5-7: 이 자세에서 다리를 최대한 위로 뻗어준다. 발은 스트레칭을 유지한다.
그림 8-9: 이 끝 위치에 도달 한 후 다리를 다시 굽히고 정점에서 스트레칭을 시작한다. 다리는 다시 시작 자세로 돌아가기 위해 아래쪽과 앞쪽으로 밀어준다. 상체는 뒤따라온다. 배를 움푹하게 해서 다리와 배 사이가 멀어지도록 노력한다. 3~5회 반복 후에 다리를 바꿔서 시행한다(그림 10-17).

흔한 실수:

시작 자세로 돌아갈 때 푸쉬 쓰루 바를 놓는 것이다.
몸을 굽히는 동안 무릎을 바깥쪽으로 미는 것이다(체형에 따라 다른 방법이 불가능할 수 있다).
몸이 뒤로 젖혀지면서 수동적으로 둥글게 매달린 자세로 넘어지는 것이다. 긴장을 유지해라.

변형 또는 응용 동작:

마지막 자세에서 푸쉬 쓰루 바에 발을 올리고 굽혔다 폈다를 시행한다. 편 상태를 유지하면서 동작을 시작한다. 다리를 위로 뻗을 때 양손은 발목에 대고 리포머에서 시행하는 숏 박스 시리즈에 트리(Tree)처럼 올라간다. 손을 3번 움직여 다리를 내리고 상체를 완전히 굴린다. 팔을 다시 뻗어서 옆구리로 가져온다. 머리를 들어 올리고 3번의 동작으로 다리의 제일 위쪽으로 다시 올라간다. 운동을 반복하거나 계속한다. 스프링 설정으로 인한 푸쉬 쓰루 바 위치에 따라 푸쉬 쓰루 바는 "행방불명" 될 수 있다. 이 변형을 시작하기 전에 발끝 아래 푸쉬 쓰루 바를 잡는다.

금기증/주의점: -

23. 리버스 몽키 (T) Reverse Monkey (T) 1/4

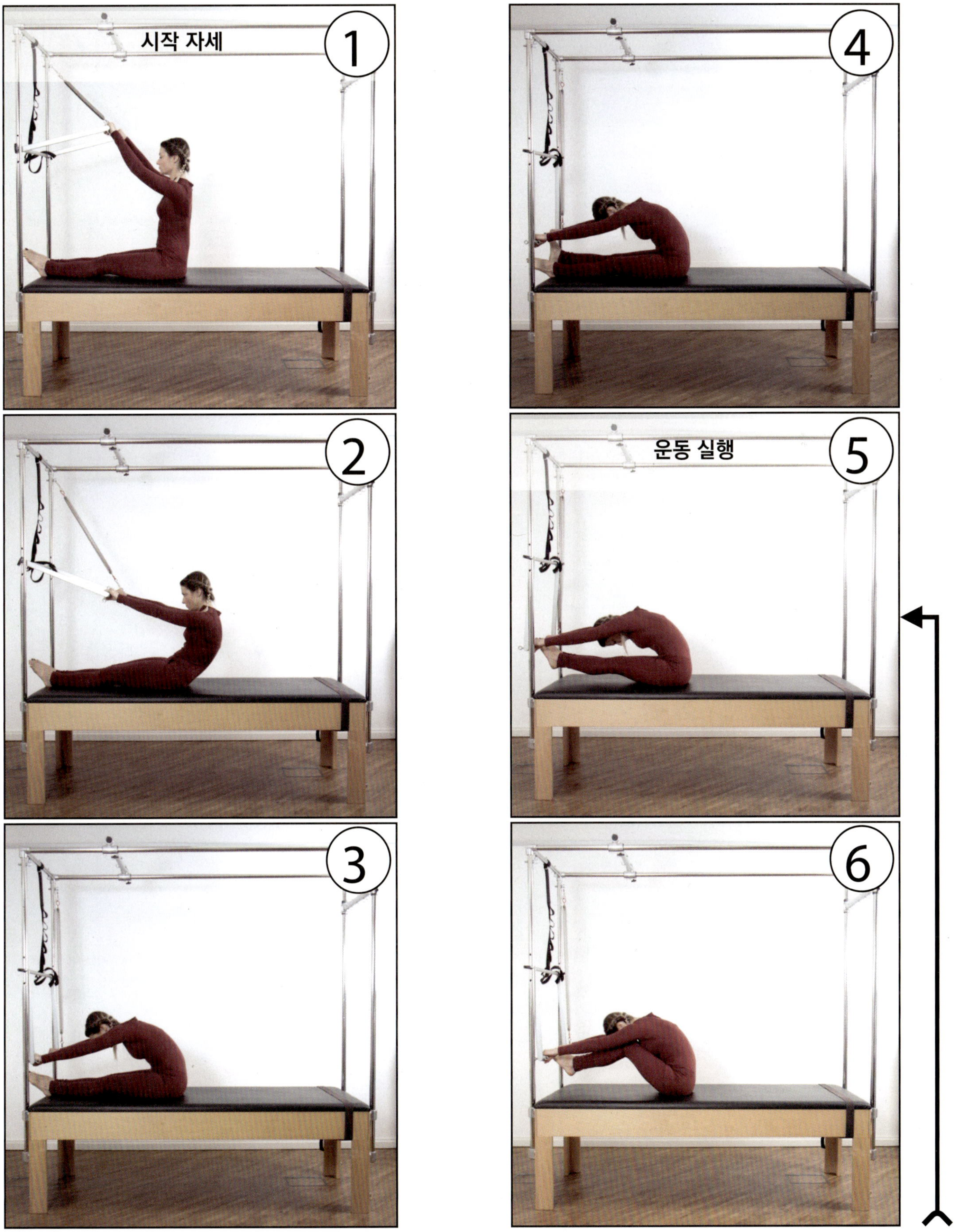

23. 리버스 몽키 (T) Reverse Monkey (T)
2/4

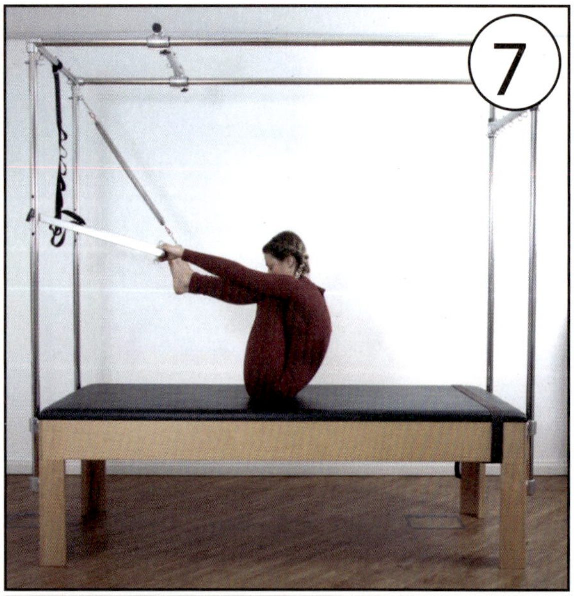

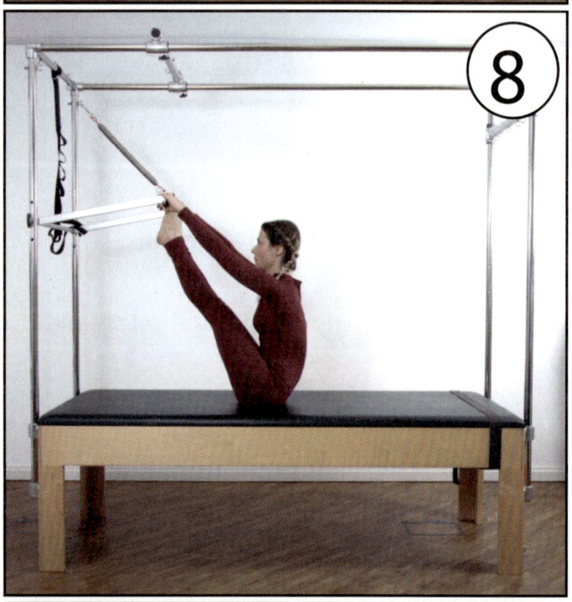

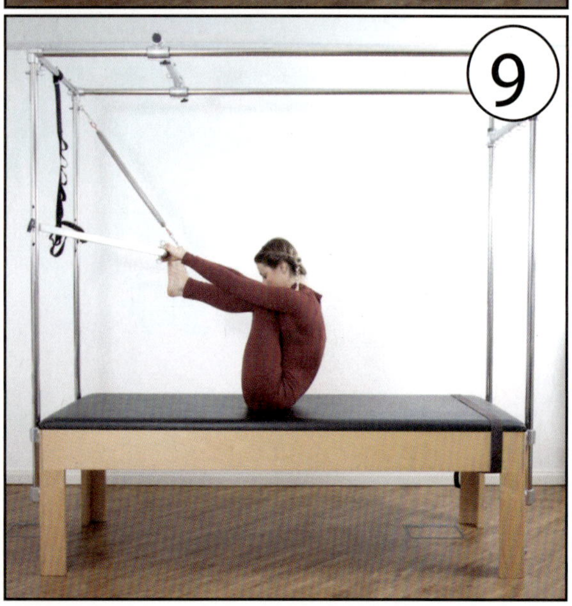

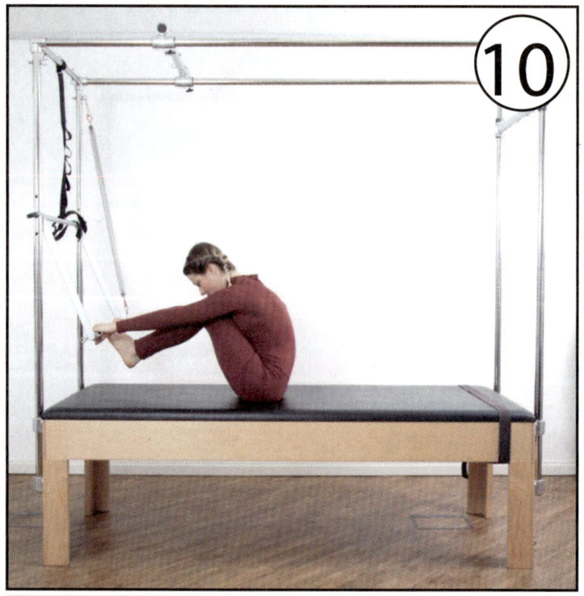

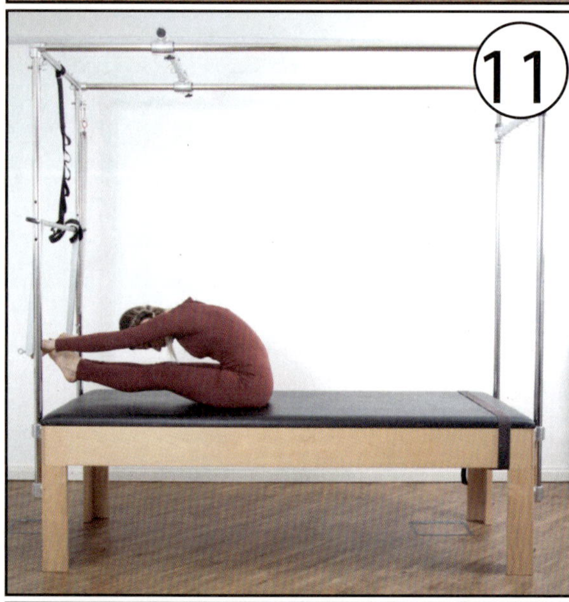

5회

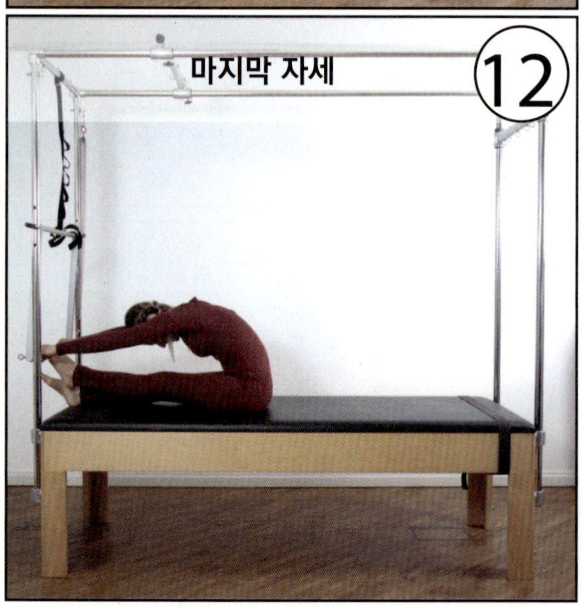

23. 리버스 몽키 (T) Reverse Monkey (T) 3/4

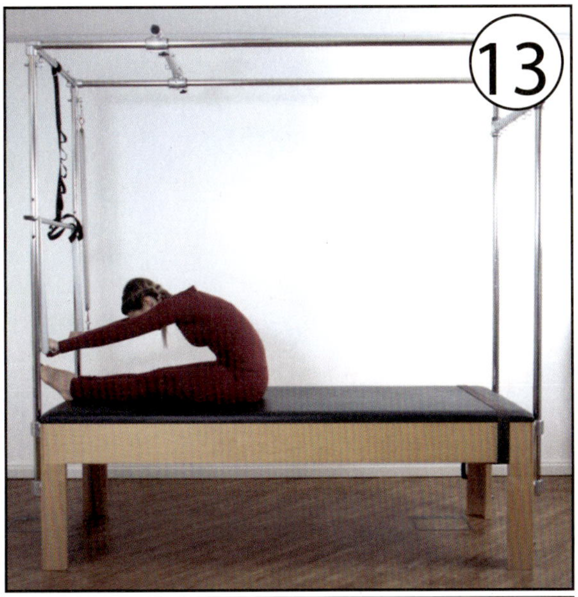

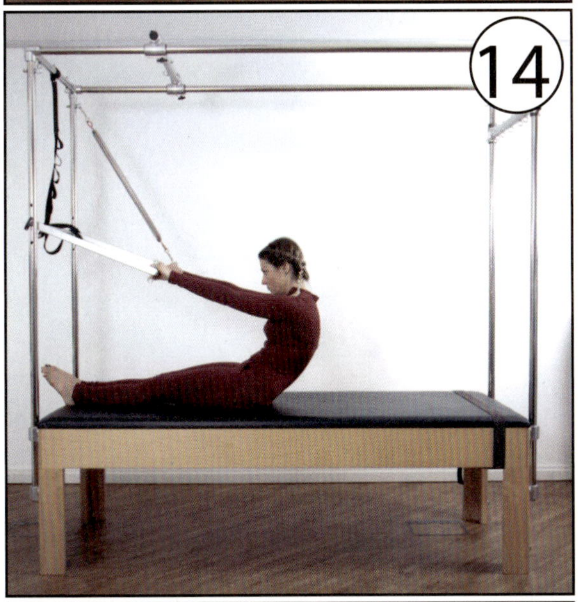

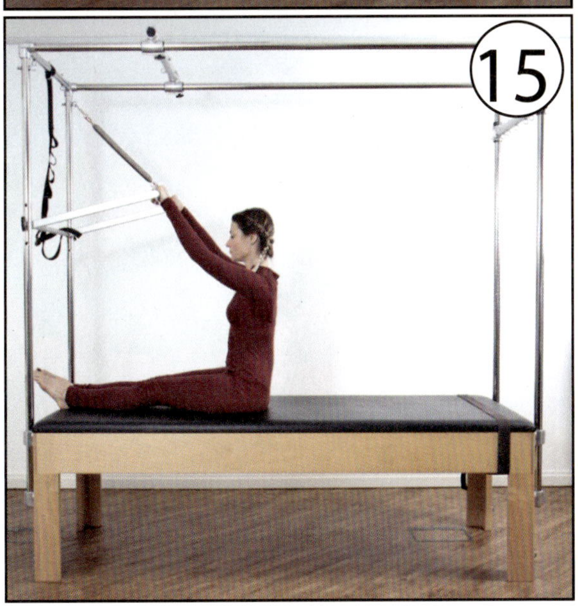

23. 리버스 몽키 (T) Reverse Monkey (T) 4/4

시작 자세: 위에서 스프링 1개(아니면 없이)

스프링을 위쪽에 달면 운동은 더 어렵고 덜 안정적이다. 스프링과의 거리는 운동의 종류와 신체 비율에 따라 동작을 더 쉽거나 어렵게 만들 수 있다. 따라서 거리를 달리해서 시행해 볼 가치가 있다. 먼저 두 발을 수직 캐딜락 기둥에 갖다 댄 다음 두 발을 모아준다.

그림 1: 발은 캐딜락의 오픈 엔드쪽을 향하게 한다. 발과 다리는 뻗어준다. 똑바로 앉은 자세를 유지한다. 양손은 어깨 넓이 정도로 푸쉬 쓰루 바를 잡는다. 양 팔은 앞쪽과 위쪽으로 뻗어주고 체중을 조금 실어서 푸쉬 쓰루 바에 놓는다(만약 스프링을 위쪽에 걸었을 때). 스프링은 아직 늘리지 않는다.

그림 2: 배 근육을 안쪽, 위쪽으로 당기고 상체를 뒤로 둥글게 말아준다. 배꼽이 푸쉬 쓰루 바에서 멀어진다는 느낌으로 당긴다.

그림 3: 푸쉬 쓰루 바를 등(넓은등근)으로 약간 아래쪽으로 누른 후, 앞쪽과 아래쪽으로 밀어준다. 배벽을 계속 뒤로 당기고 골반뿐만 아니라 첫 번째 허리뼈를 가상의 벽에 고정한다. 손으로 푸쉬 쓰루 바를 발 위쪽으로 올 때까지 밀어준다.

시작 자세에서 이런 자세로 뻗을 수 없다면 더 이상 동작을 진행하지 않는다.

그림 4: 이제는 양손으로 푸쉬 쓰루 바를 양손으로 놓지 않고 오른쪽 발끝을 푸쉬 쓰루 바 위에 올려놓는다. 주의할 점은 고객에게 사전에 하는 방법을 가르쳐 주고 동작 과정에서 지속적으로 관찰하는 것은 필수적이다. 그 후에 왼발을 푸쉬 쓰루 바에 올려준다. 다시 푸쉬 쓰루 바를 놓지 않는다.

운동 목적:

움직이는 다리의 뒷면 스트레칭.

안쪽에서 바깥쪽으로 다리 움직임을 보조하는 법을 익힌다.

운동 실행: 부위 당 3-5회

그림 5: 푸쉬 쓰루 바에 다리를 구부리면서 동시에 상체에 뒤쪽으로 둥글게 말아준다.

그림 6-8: 이 자세에서 다리를 최대한 위로 뻗어준다. 발은 스트레칭을 유지한다.

그림 9-11: 이 끝 위치에 도달한 후 다리를 다시 굽히고 정점에서 스트레칭을 시작한다. 다리는 다시 시작 자세로 돌아가기 위해 아래쪽과 앞쪽으로 밀어준다. 상체는 뒤따라 온다. 배를 움푹하게 해서 다리와 배 사이가 멀어지도록 노력한다.

흔한 실수:

시작 자세로 돌아갈 때 푸쉬 쓰루 바를 놓는 것이다.

몸을 굽히는 동안 무릎을 바깥쪽으로 미는 것이다(체형에 따라 다른 방법이 불가능할 수 있다).

몸이 뒤로 젖혀지면서 수동적으로 둥글게 매달린 자세로 넘어지는 것이다. 긴장을 유지해라.

변형 또는 응용 동작:

양 끝 자세(그림 8 및 그림 11)에서 발을 굽혔다 편다. 다리의 폄을 유지하고 동작을 시작한다.

금기증/주의점:

척추에 심각한 문제를 가지고 있는 경우에는 너무 많은 힘을 정점에서 사용해 허리 통증을 일으킬 위험이 있다.

24. 캣 스트레치 닐링 (M) Cat Stretch Kneeling (M)

1/3 Alternatively: Kneeling Forward Push Through

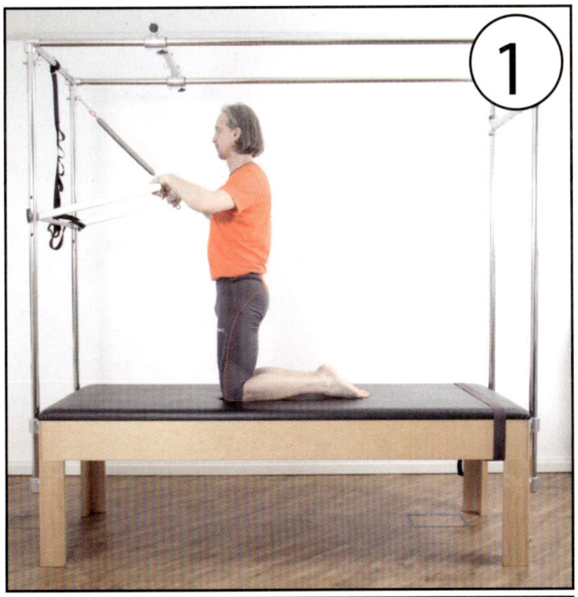

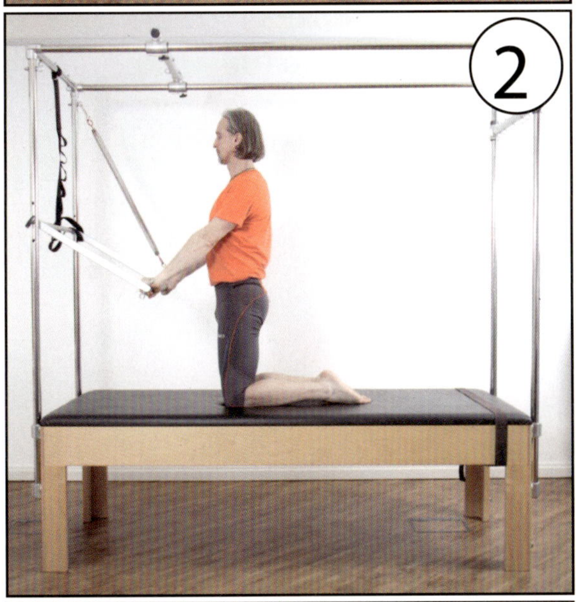

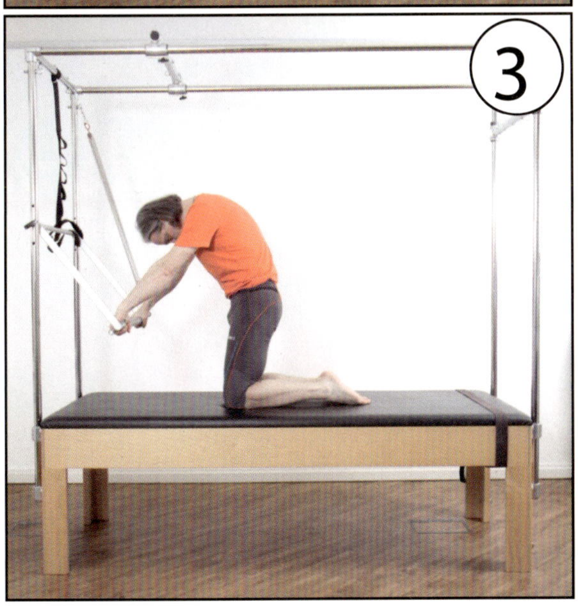

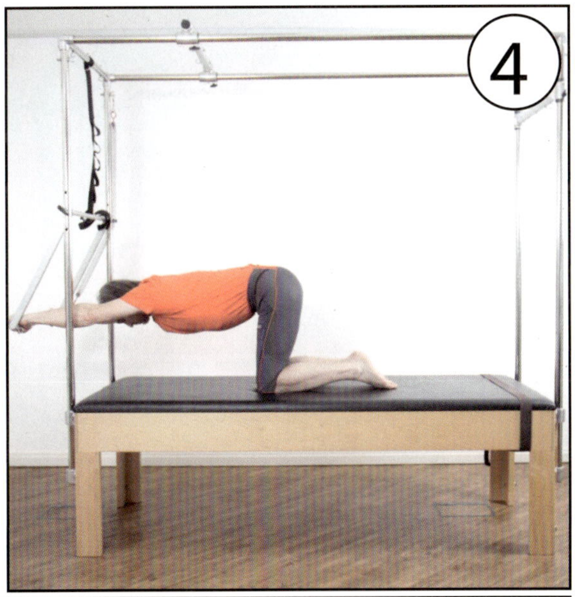

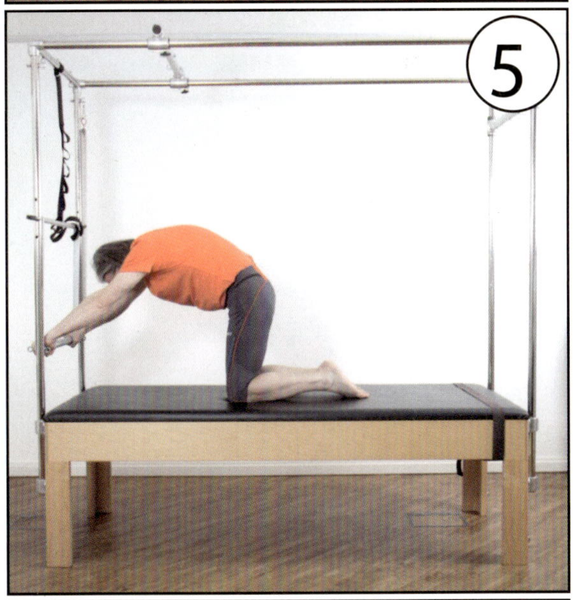

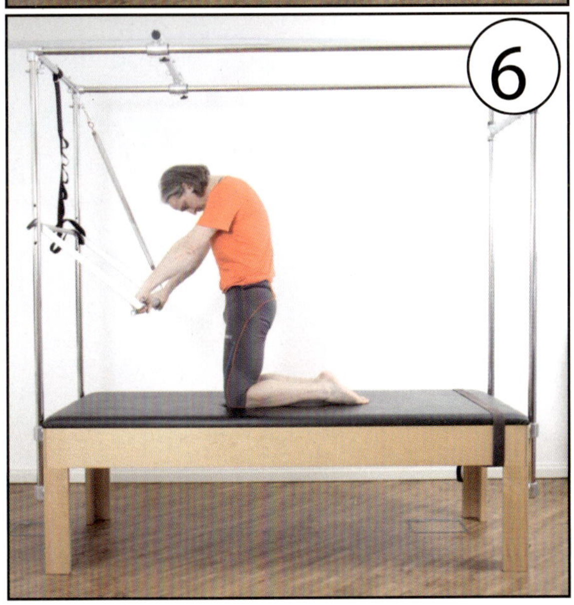

24. 캣 스트레치 닐링 (M) Cat Stretch Kneeling (M)

2/3 Alternatively: Kneeling Forward Push Through

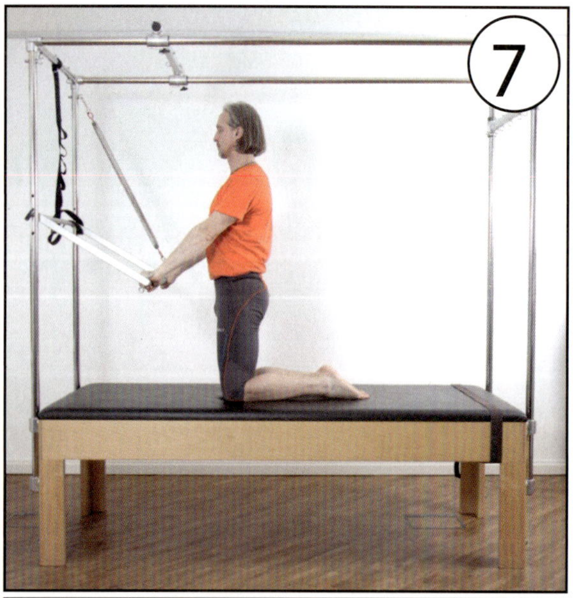

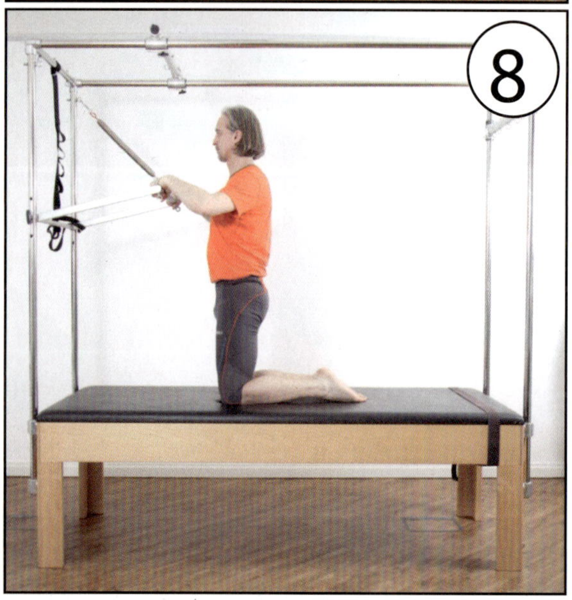

24. 캣 스트레치 닐링 (M) Cat Stretch Kneeling (M)
3/3 Alternatively: Kneeling Forward Push Through

시작 자세: 위에서 스프링 1-2개

2개의 스프링을 이용해 푸쉬 쓰루 바를 아래로 밀면 운동 시작할 때 더 어려워진다. 2개의 스프링은 몸을 아래로 굴리고 스트레칭 할 때 더 안정적인 균형추(counterweight)를 제공한다. 푸쉬 쓰루 바와 무릎 앉은 자세와의 거리는 가깝게 유지한다. 양손은 위에 있는 푸쉬 쓰루 바를 잡고, 적어도 어깨 넓이 정도로 잡아준다. 양팔은 굽힌다.

운동 목적:

배 근육과 엉덩관절 굽힘뿐만 아니라 위팔세갈래근, 앞쪽 어깨세모근, 가슴근과 넓은등근을 강화한다.
어깨뼈를 움직이는 근육의 안정화.
굽힘과 폄을 목적으로 하는 척추 가동성.

운동 실행: 3-10회

그림 2-3: 푸쉬 쓰루 바를 아래로 누른 다음 푸쉬 쓰루 바에 따라 몸을 아래로 둥글게 말아서 캣 스트레치 (cat stretch) 자세를 만든다.
그림 4: 그 후에 푸쉬 쓰루 바에 따라 몸을 매트와 평행하게 될 때까지 늘린다.푸쉬 쓰루 바가 앞으로 밀수록 상체가 스트레칭된다. 머리가 아래를 향하고 귀 옆까지 팔을 늘려준다.
그림 5-7: 등을 천천히 둥글게 말아 올려준다. 팔은 상체가 다시 완전히 똑바로 설 때까지 쭉 뻗은 채로 유지한다.
그림 8: 푸쉬 쓰루 바가 시작 자세로 돌아왔을 때 팔을 굽혀준다.

흔한 실수:

엉덩이는 무릎 위쪽에 있지 않고 앞뒤로 움직인다.
손목이 운동 중에 충분히 안정되지 않아서 불필요하게 등쪽 폄이 된다.
실수로 머리가 내려간다.

변형 또는 응용 동작:

어깨 스트레칭을 증가시키기 위해 매트를 향해 머리를 숙인다. 어깨 문제를 가진 경우에는 "캣 스트레치 위드 싸이 스트레치(Cat Stretch with Thigh Stretch)"의 응용동작으로 시행하고 푸쉬 쓰루 바는 캐딜락의 두 폴 사이까지만 위치시킨다.
그림 1-2와 그림 7-8에서 누르는 단계의 응용 동작은 양손을 손가락이 서로 마주보게 하고 푸쉬 쓰루 바에 손을 얹고, 푸쉬 쓰루 바는 손목 중앙에서 중지까지 위치시키고 팔꿈치는 바깥쪽을 향하게 한다.

금기증/주의점:

예를 들어, 윤활주머니염 같은 압력에 민감한 무릎.

25. 캣 스트레치 닐링 싱글 레그 (M) Cat Stretch Kneeling Single Leg (M) 1/3

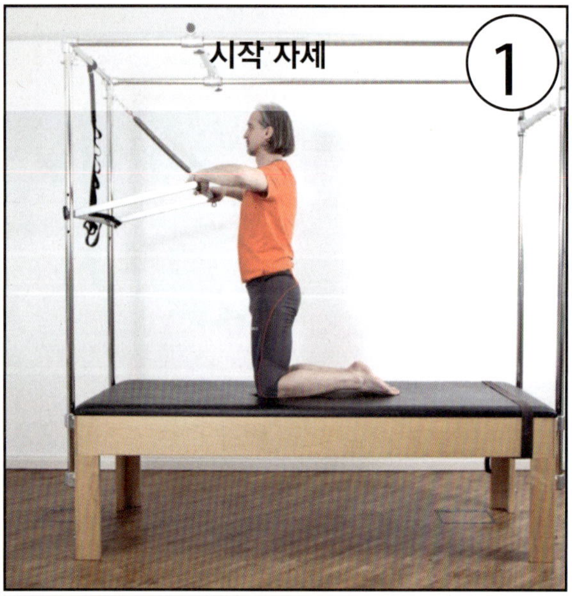

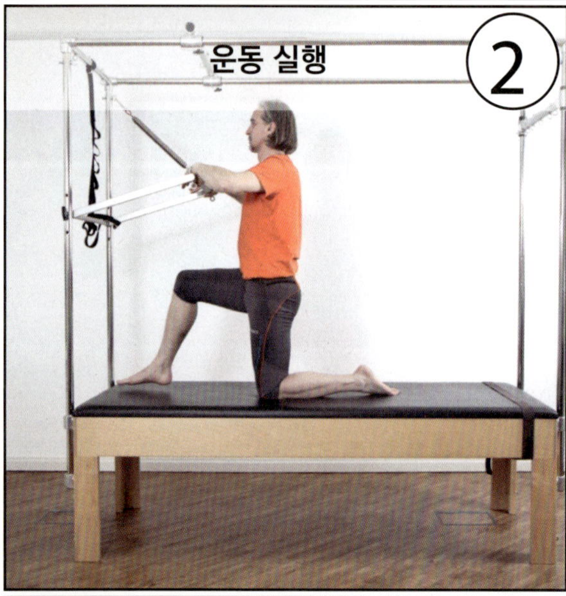

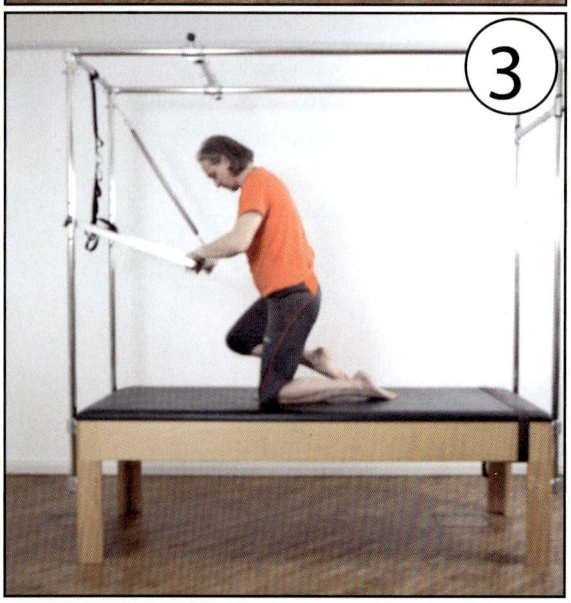

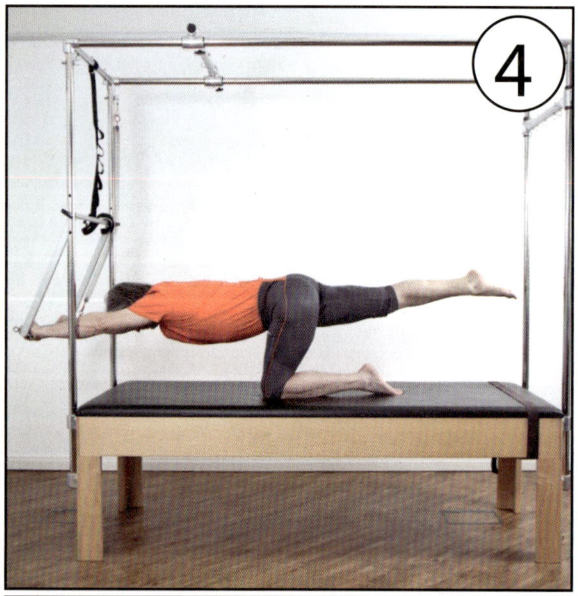

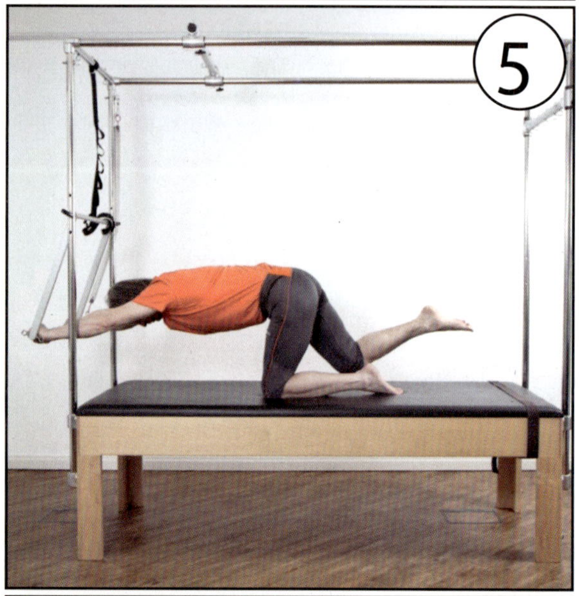

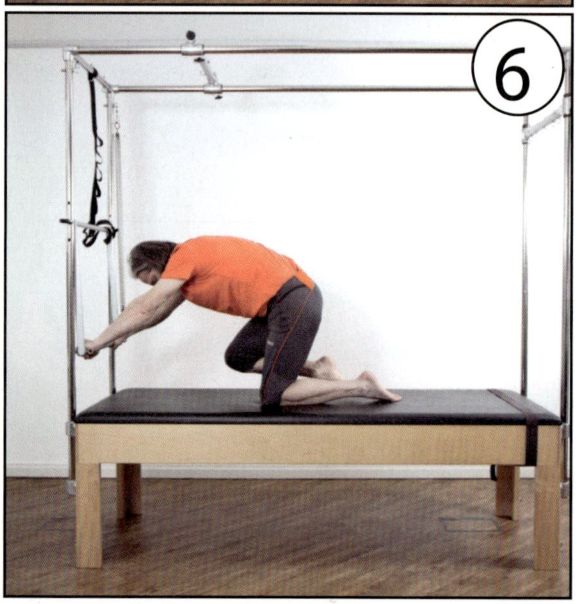

25. 캣 스트레치 닐링 싱글 레그 (M) Cat Stretch Kneeling Single Leg (M) 2/3

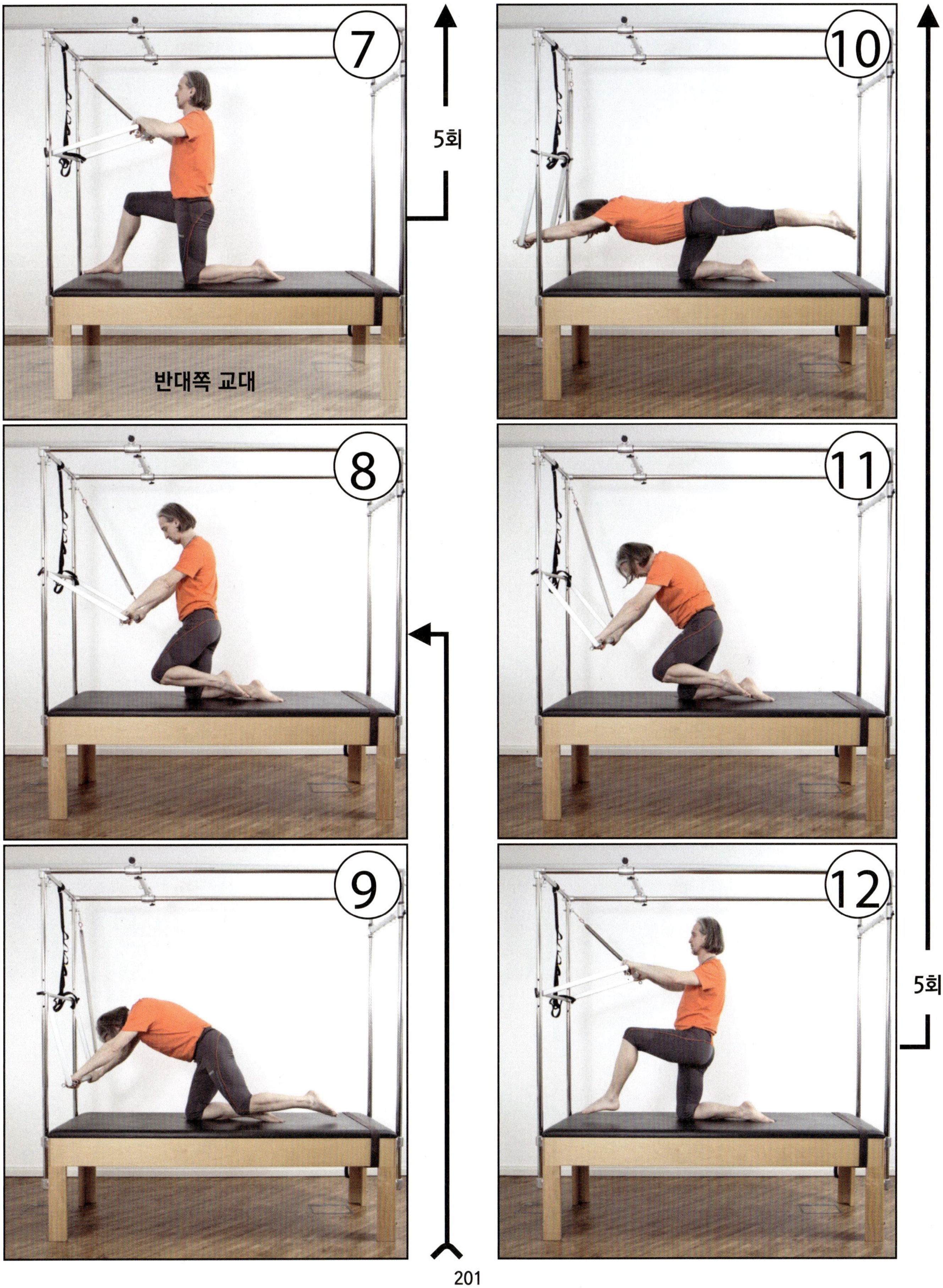

25. 캣 스트레치 닐링 싱글 레그 (M) Cat Stretch Kneeling Single Leg (M) 3/3

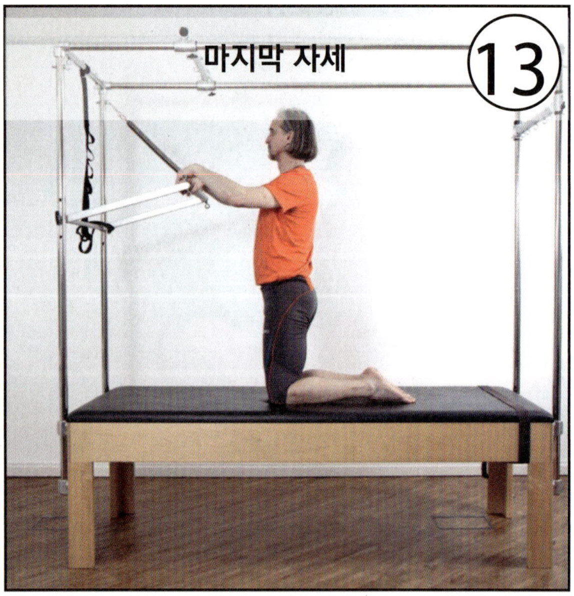

시작 자세: 위에서 스프링 1-2개

2개의 스프링을 이용해 푸쉬 쓰루 바를 아래로 밀면 운동 시작할 때 더 어려워진다. 두 개의 스프링은 몸을 아래로 굴리고 스트레칭 할 때 더 안정적인 균형추(counterweight)를 제공한다. 푸쉬 쓰루 바와 무릎 앉은 자세와의 거리는 가깝게 유지한다. 양손은 위에 있는 푸쉬 쓰루 바를 잡고, 적어도 어깨 넓이 정도로 잡아준다. 양팔은 굽힌다.

운동 목적:

배 근육과 엉덩관절 굽힘뿐만 아니라 위팔세갈래근, 앞쪽 위팔세모근, 가슴근과 넓은등근을 강화한다.
어깨뼈를 움직이는 근육의 안정화.
척추 가동성.

운동 실행: 3-10회

그림 2: 오른쪽 다리를 몸 앞으로 가져오고 발은 매트에서 약간 띄워준다. **그림 3:** 오른쪽 다리를 몸 뒤로 가져가면서 푸쉬 쓰루 바를 아래로 눌러준다. **그림 4:** 푸쉬 쓰루 바를 따라 캣 스트레치 자세로 둥글게 말아주고, 푸쉬 쓰루 바를 앞으로 이동시키면서 상체와 오른쪽 다리가 늘어나도록 한다. 머리, 상체, 골반, 다리는 일직선을 유지한다. 머리가 아래를 향하고 팔은 귀 양쪽을 향해 붙인다. **그림 5–7:** 다리를 굽히고 골반 뒤기울임으로 시행해서 고양이 등처럼 만들면서 천천히 말아 올려준다. 다시 오른쪽 다리를 몸 앞으로 가져와 굽힌다. 발은 내려놓지 않는다. 3~10회 반복 후 반대쪽도 시행한다(**그림 8–12**).

흔한 실수:

뒤에서 보면 몸이 한쪽으로 기울어져 있다. 손목은 운동을 시행하는 동안 충분히 안정되지 않고, 등쪽 폄이 된다.

변형 또는 응용 동작:

경험이 부족한 고객에게는 권장하지 않는 응용동작은 들어올린 팔과 반대쪽 다리(예를 들어, 오른쪽 다리와 왼쪽 팔)를 몸 옆으로 가져가는 것이다.

금기증/주의점:

예를 들어, 윤활주머니염 같은 압력에 민감한 무릎.
이 동작은 균형 운동이기 때문에, 푸쉬 쓰루 바에서 떨어지거나 놓칠 위험이 있다.

26. 캣 스트레치 위드 싸이 스트레치 (T) Cat Stretch with Thigh Stretch (T) 1/3

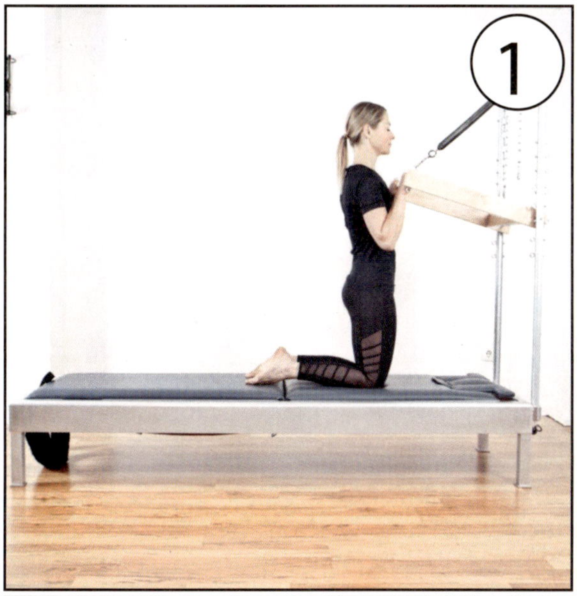

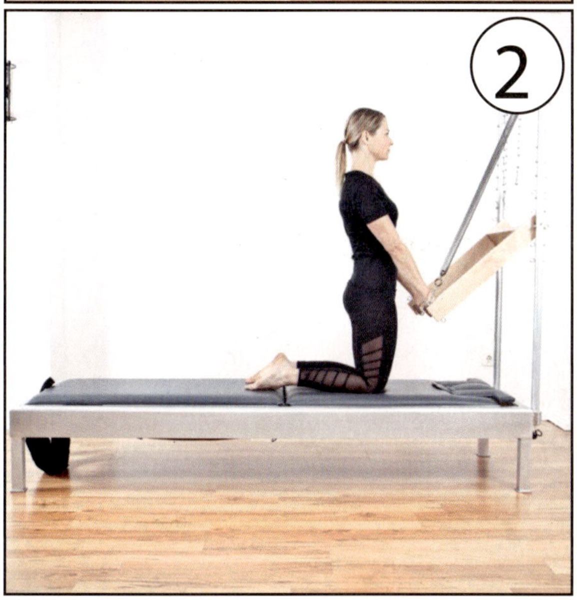

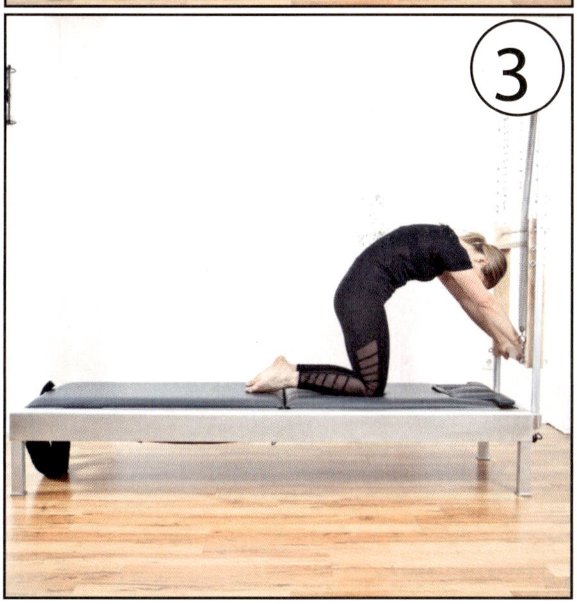

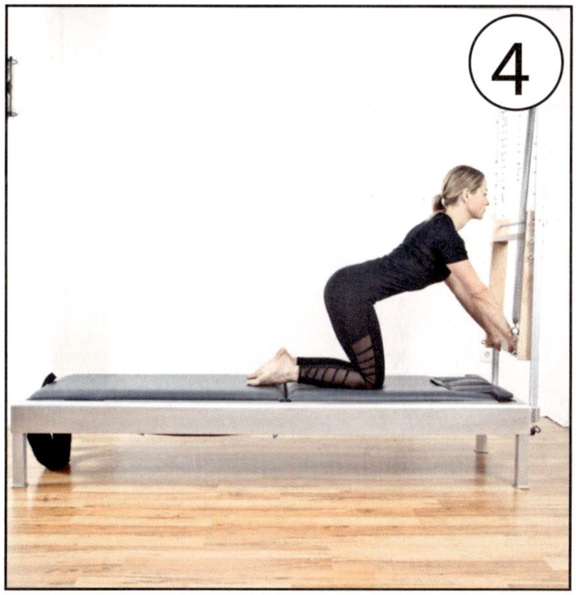

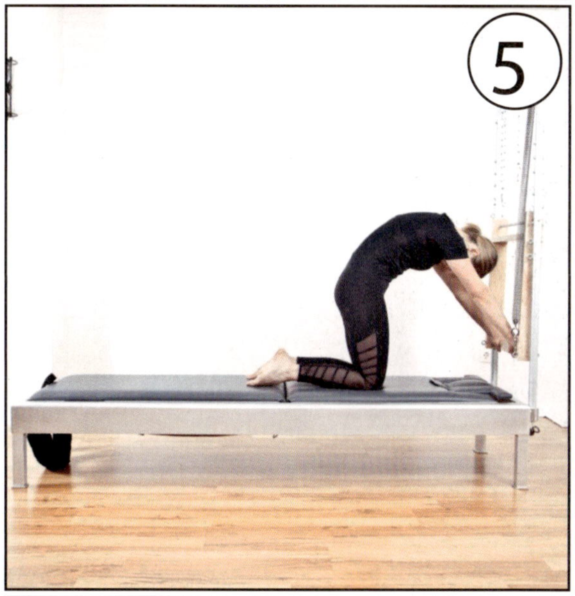

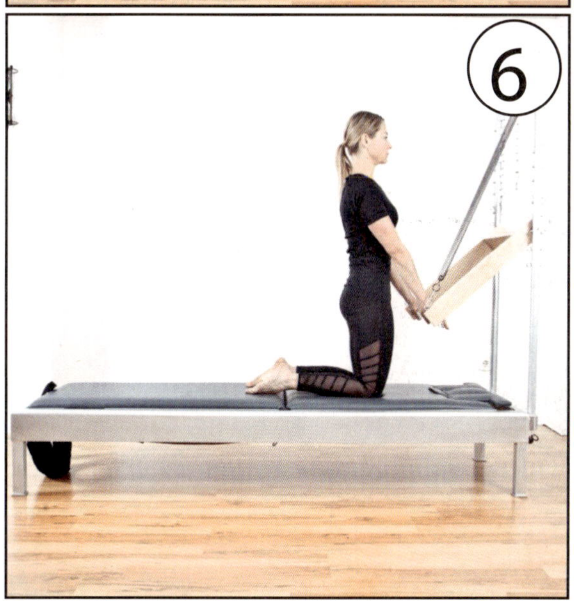

26. 캣 스트레치 위드 싸이 스트레치 (T) Cat Stretch with Thigh Stretch (T) 2/3

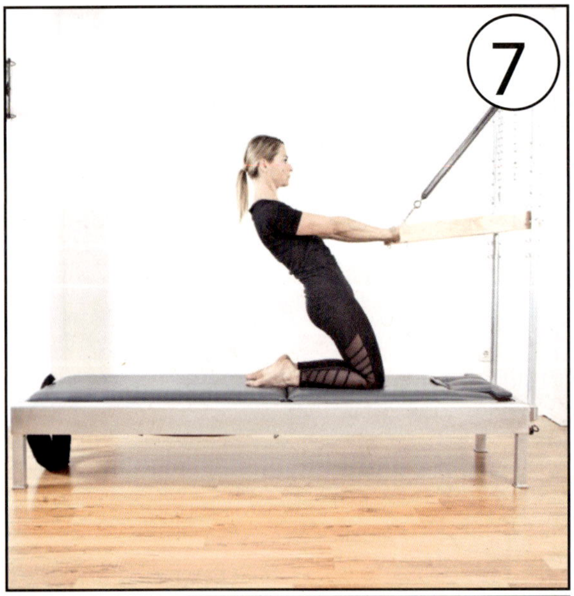

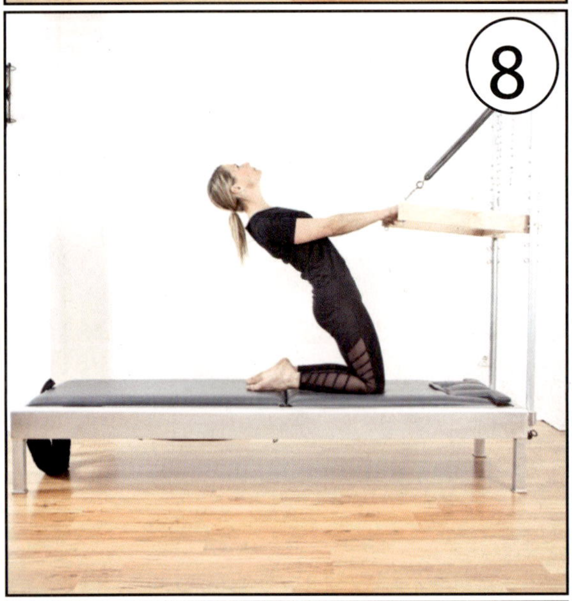

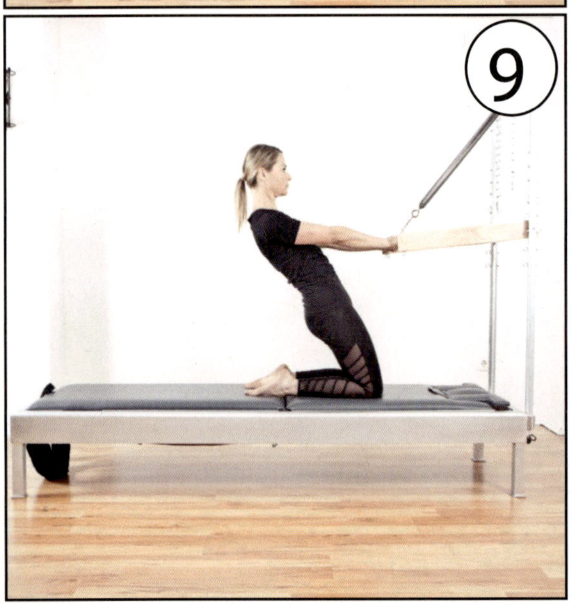

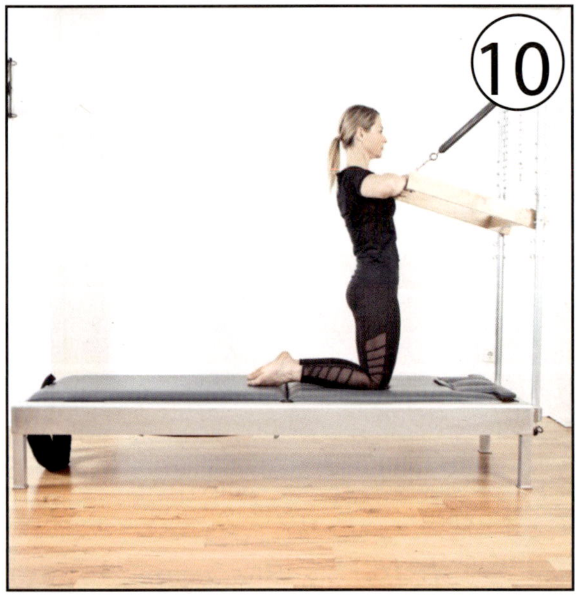

26. 캣 스트레치 위드 싸이 스트레치 (T) Cat Stretch with Thigh Stretch (T) 3/3

시작 자세: 위에서 스프링 1-2개

2개의 스프링을 이용해 푸쉬 쓰루 바를 아래로 밀면 운동 시작할 때 더 어려워진다. 2개의 스프링은 몸을 아래로 굴리고 스트레칭 할 때 더 안정적인 균형추(counterweight)를 제공한다. 푸쉬 쓰루 바와 무릎 앉은 자세와의 거리는 가깝게 유지한다. 양손은 위에 있는 푸쉬 쓰루 바를 잡고, 적어도 어깨 넓이 정도로 잡아준다. 양팔은 굽힌다.

운동 목적:

배 근육과 엉덩관절 굽힘뿐만 아니라 위팔세갈래근, 앞쪽 위팔세모근, 가슴근과 넓은등근을 강화한다.
어깨뼈를 움직이는 근육의 안정화.
굽힘과 폄을 목적으로 하는 척추 가동성.

운동 실행: 3-10회

그림 2: 몸의 움직임 없이 푸쉬 쓰루 바를 완전히 아래로 누른다.
그림 3: 푸쉬 쓰루 바를 따라 캣 스트레치 자세로 둥글게 아래로 말아준다. 푸쉬 쓰루 바는 캐딜락의 양쪽 폴 사이에 도달하면 움직임을 멈춘다.
그림 4: 머리와 가슴부터 시작해 상체를 약간 과하게 스트레칭 시켜준다("해피 캣"-happy cat).
그림 5-6: 골반부터 시작해서 몸을 볼록하게 만들면서 천천히 말아 올린다. 상체가 완전히 골반부터 시작하여 다시 몸을 말아준 상태를 만들고 천천히 감아 올린다. 상체가 다시 완전히 똑바로 될 때까지 팔은 늘린 상태를 유지한다.
그림 7: 무릎을 굽히고 무릎에서 머리까지 편 상태를 유지하면서 조절된 방식(싸이 스트레치 자세)으로 뒤로 넘어간다.
그림 8: 엉덩이 위치를 유지하면서 가슴은 부드럽게 펴준다.
그림 9: 다시 싸이 스트레치 자세로 돌아온다.
그림 10: 다리의 힘(다리를 능동적으로 움직임)이용하거나 팔을(팔을 능동적으로 움직임)굽혀 똑바른 자세로 돌아간다. 푸쉬 쓰루 바는 시작 자세로 가져간다.

흔한 실수:

캣 스트레치를 하는 동안 엉덩이는 무릎 위에 있지 않고 앞이나 뒤로 움직인다.
손목이 운동 중에 충분히 안정되지 않아서 불필요하게 등쪽 폄이 된다.

변형 또는 응용 동작:

푸쉬 쓰루 바를 잡는 대신 손가락을 펴고 뒤로 기대면서 푸쉬 쓰루 바를 능동적으로 누른다. 그림 1-2의 누르는 단계의 응용동작은 양손을 손가락이 서로 마주 보게 하고 푸쉬 쓰루 바에 손을 얹고, 푸쉬 쓰루 바는 손목 중앙에서 중지까지 위치시키고 팔꿈치는 바깥쪽을 향하게 한다. 푸쉬 쓰루 바는 아래로 누르면서, 양손으로 잡는다.

금기증/주의점:

예를 들어, 윤활주머니염 같은 압력에 민감한 무릎.

27. 로테이드 캣 스트레치 닐링 (M) Rotated Cat Stretch Kneeling (M) 1/3

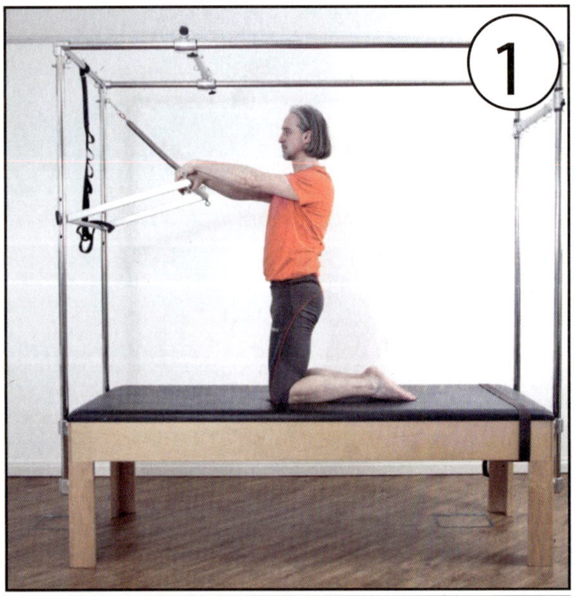

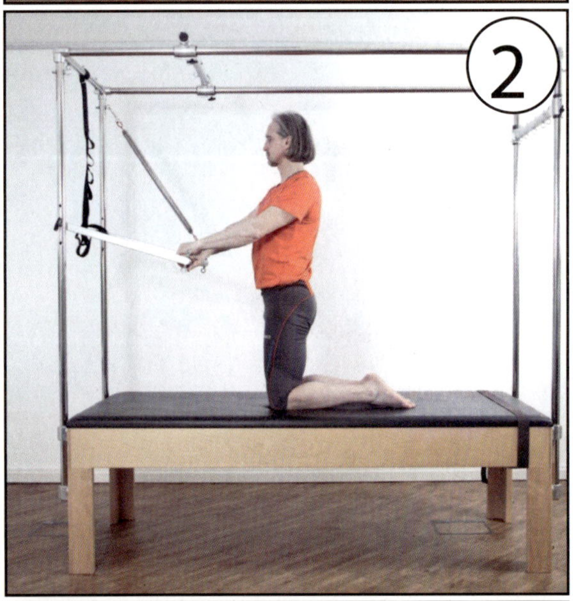

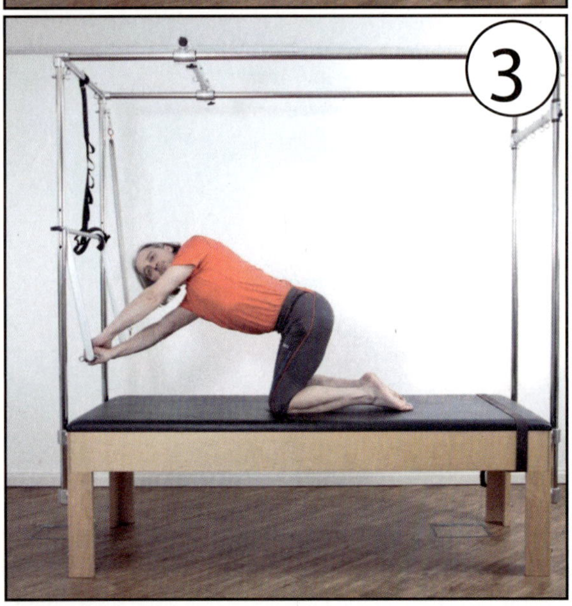

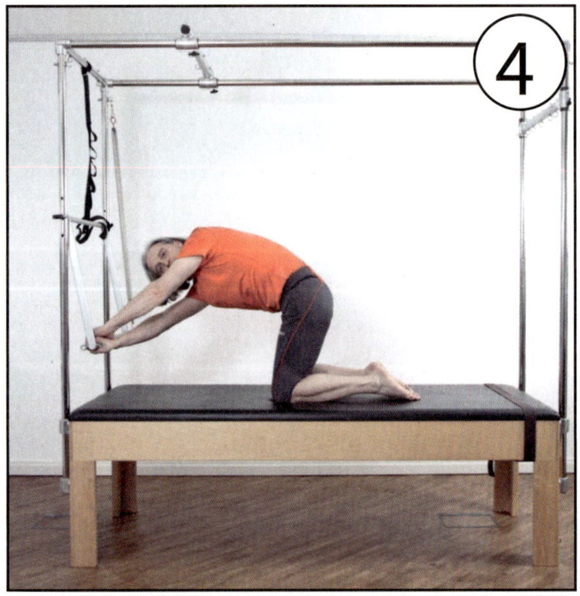

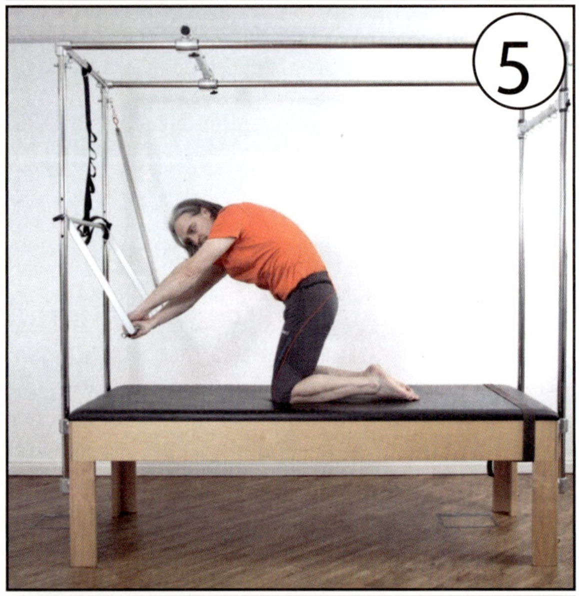

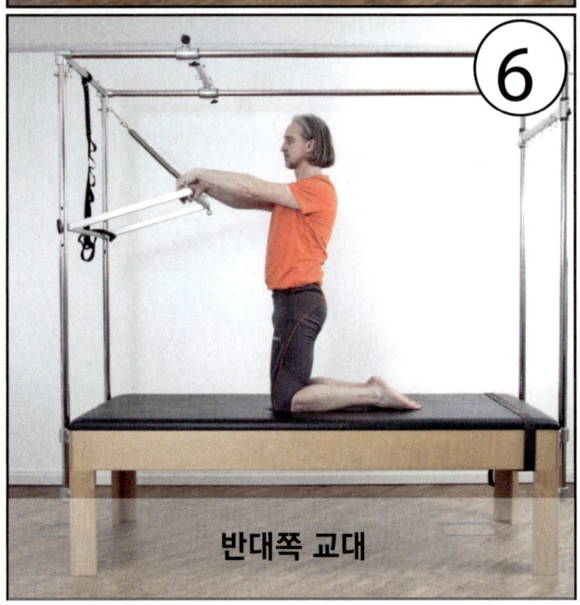

27. 로테이드 캣 스트레치 닐링 (M) Rotated Cat Stretch Kneeling (M) 2/3

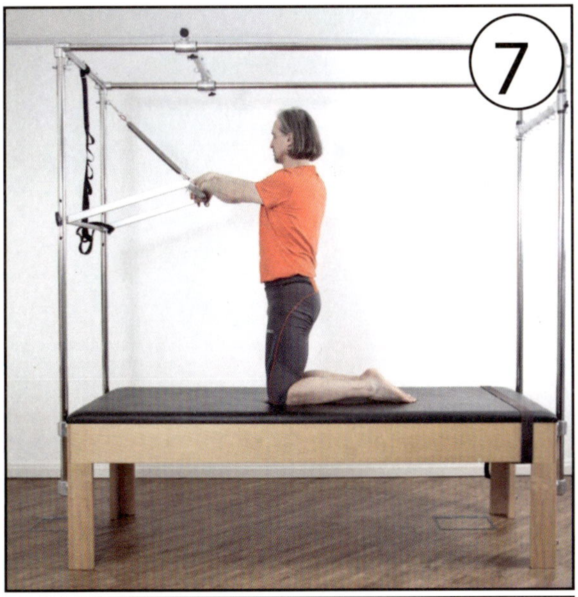

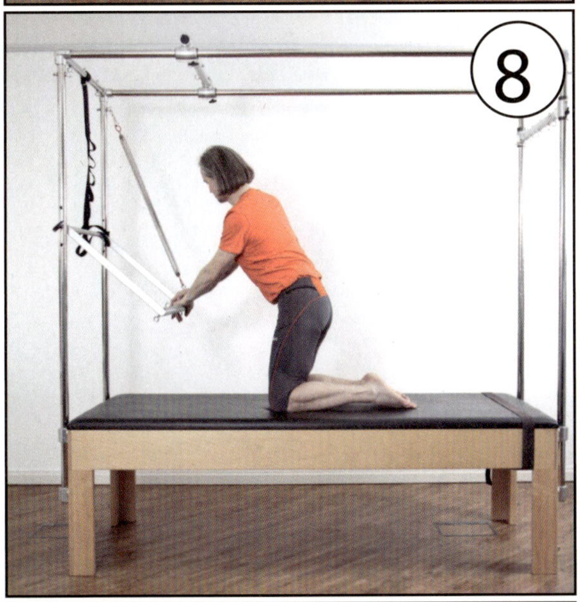

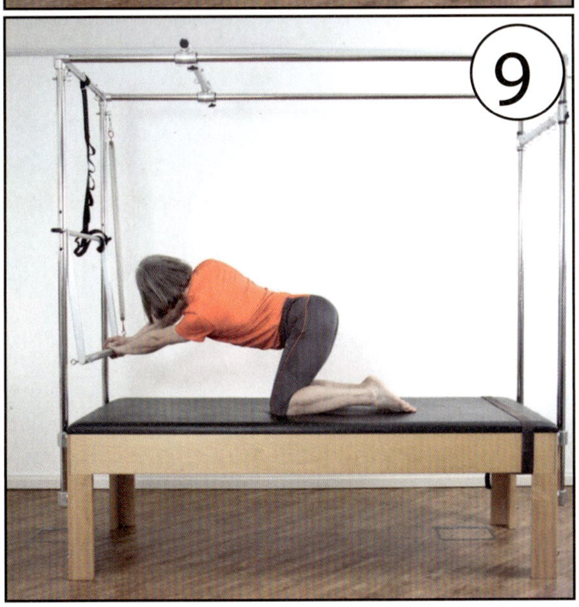

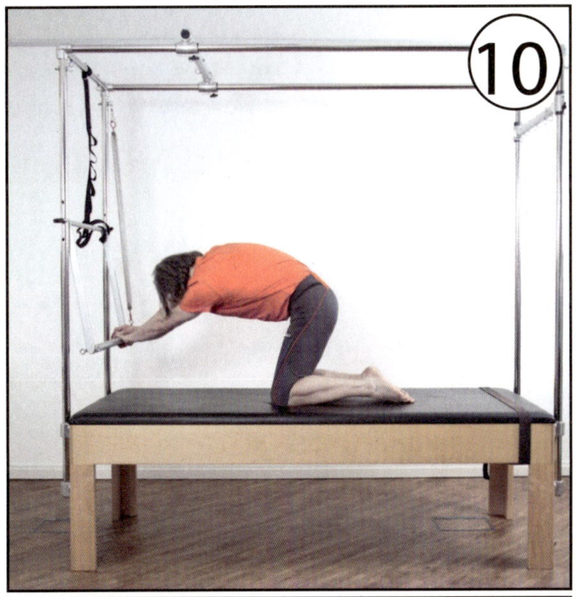

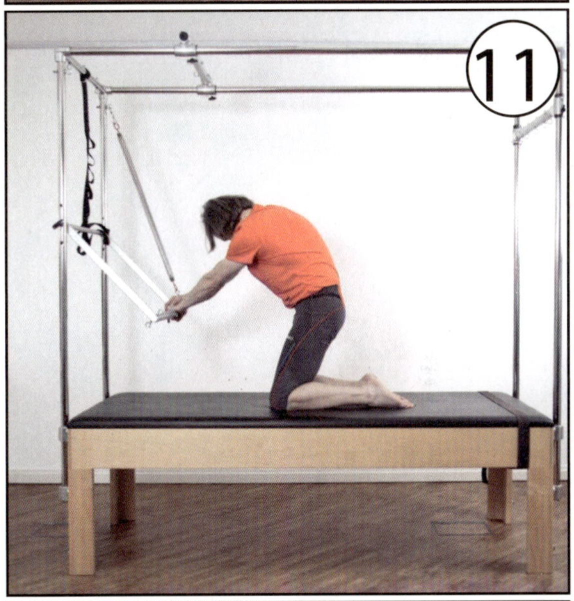

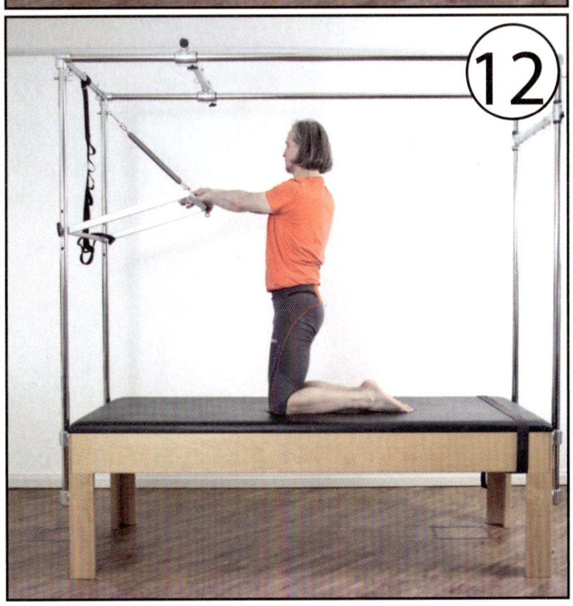

27. 로테이드 캣 스트레치 닐링 (M) Rotated Cat Stretch Kneeling (M) 3/3

시작 자세: 위에서 스프링 1개

푸쉬 쓰루 바(Push–Through–Bar)와 무릎 앉은 자세와의 거리를 가깝게 유지한다.
오른손으로 푸쉬 쓰루 바의 왼쪽 끝을 대고 잡는다. 오른손 위에 왼쪽 손을 놓는다.

운동 목적:

척추의 가동성.
등 근육과 배 근육이 일부 강화.
어깨 안정화.

운동 실행: 부위 당 3-5회

그림 2: 양 팔이 늘어날 때까지 푸쉬 쓰루 바를 누른다. 상체는 똑바로 세운다.
그림 3: 먼저, 몸통의 연장선을 유지하면서 엉덩 관절을 구부리고 동시에 몸통을 왼쪽으로 회전한다 (왼쪽 어깨 위로, 오른쪽 어깨가 아래가 되게). 과신장으로 펌을 계속한다.
그림 4–6: 골반은 뒤기울임으로 시작하여 상체를 굽힌(큰 c자 곡선)자세로 가져오고 시작 자세로 돌아갈 때까지 말아 올려준다. 손 위치를 바꾼다.

그림 7: 왼손을 왼쪽 푸쉬 쓰루 바 위와 멀어지게 놓고 잡는다. 오른손을 왼손 위에 놓는다
그림 8–9: 먼저, 몸통의 연장선을 유지하면서 엉덩 관절을 구부리고 동시에 몸통을 오른쪽으로 회전한다 (오른쪽 어깨 위로, 왼쪽 어깨가 아래가 되게). 과신장으로 펌을 계속한다.
그림 10 – 12: 골반은 뒤기울임으로 시작하여 상체를 굽힌(큰 c자 곡선)자세로 가져오고 시작 자세로 돌아갈 때까지 말아 올려준다.

흔한 실수:

회전 중 과 스트레칭의 부족

변형 또는 응용 동작: -

금기증/주의점:

예를 들어, 윤활주머니염 같은 압력에 민감한 무릎.

28. 쓰레딩 더 니들 (M) Threading the Needle (M)
1/4

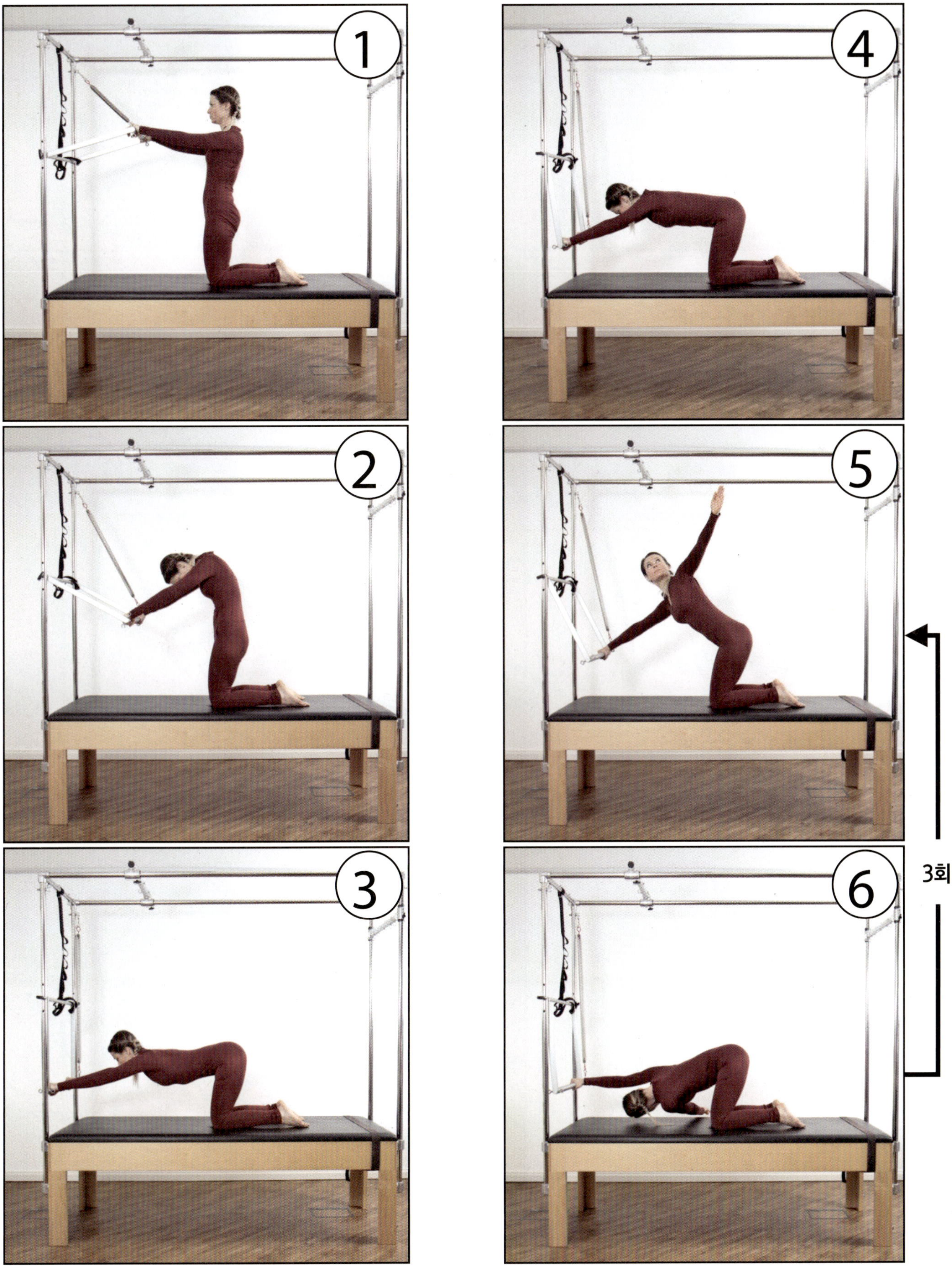

28. 쓰레딩 더 니들 (M) Threading the Needle (M) 2/4

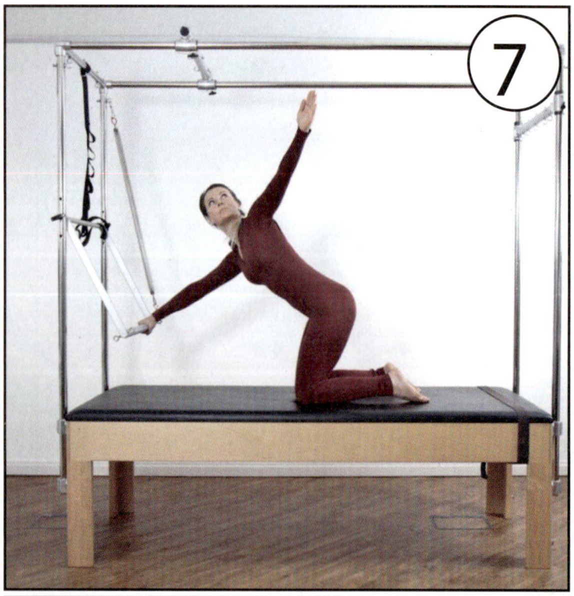

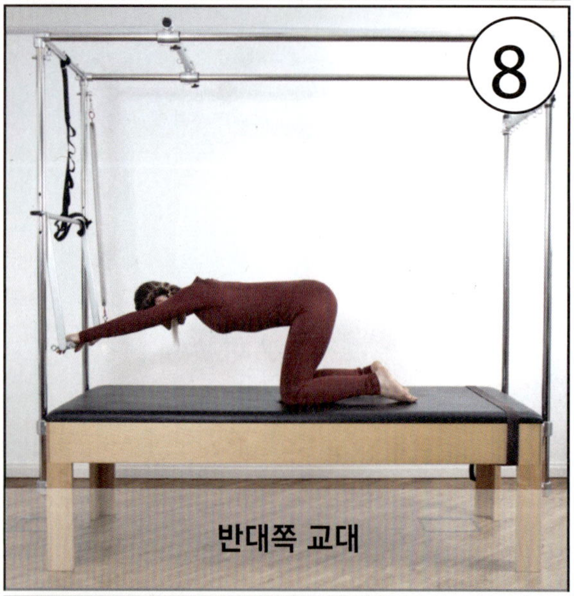

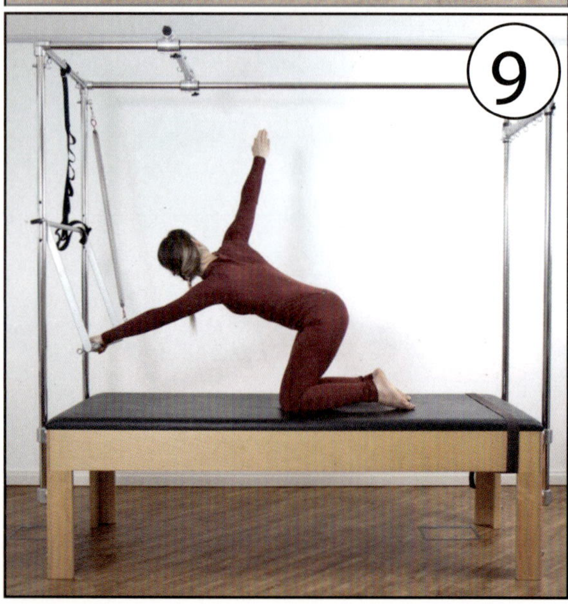

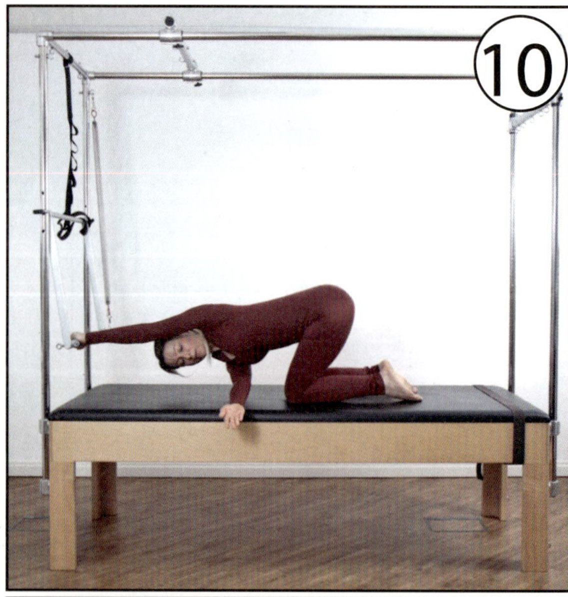

3회

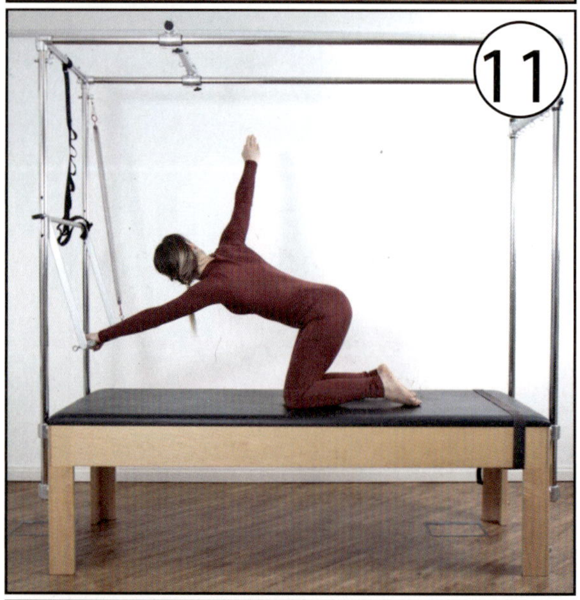

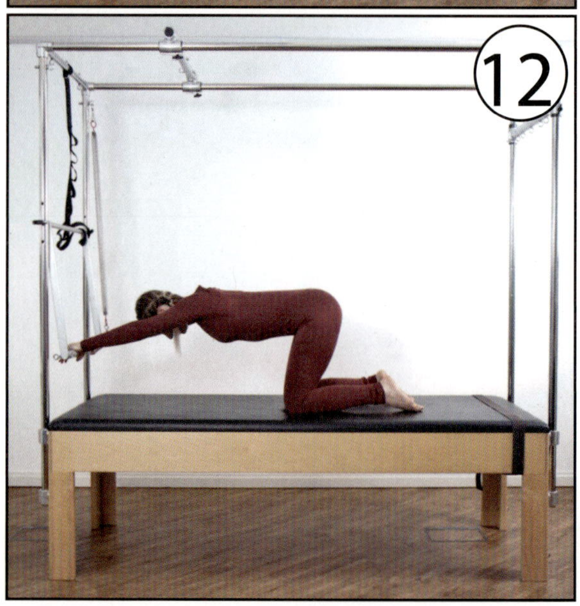

28. 쓰레딩 더 니들 (M) Threading the Needle (M) 3/4

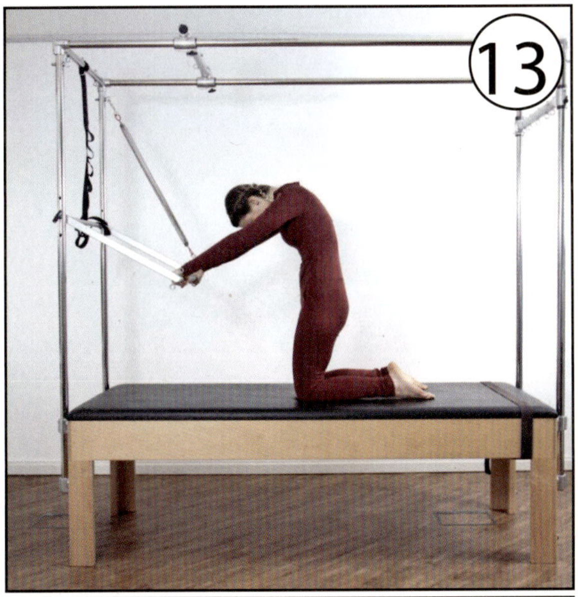

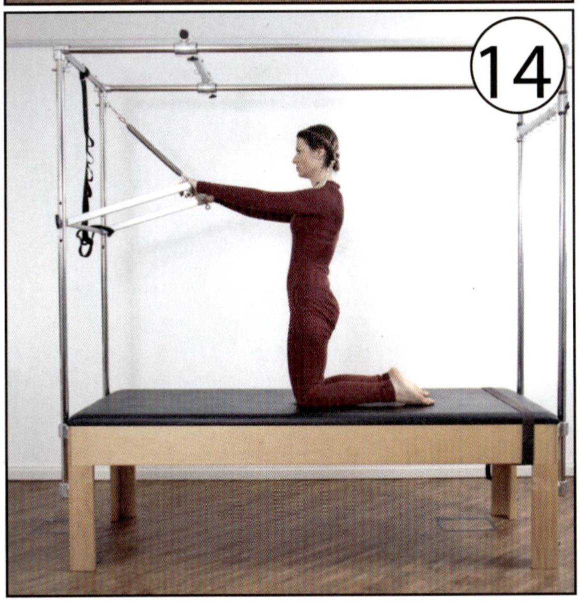

28. 쓰레딩 더 니들 (M) Threading the Needle (M) 4/4

시작 자세: 위에서 스프링 1개

무릎 앉은 자세에서 푸쉬 쓰루 바와의 거리를 한팔 정도 넓이를 유지한다. 양손은 위에 있는 푸쉬 쓰루 바를 잡고, 적어도 어깨 너비 정도로 잡는다. 양팔을 푸쉬 쓰루 바에 얹고 *스프링을 아직 늘리지는 않는다.*

운동 목적:

척추의 가동성.
등 근육과 배 근육이 약간 강화됨.
어깨 안정화.

운동 실행: 부위 당 3-5회

그림 2-3: 푸쉬 쓰루 바를 아래로 누르고 캣 스트레치 자세로 둥글게 되도록 말아 내린다. 그 후에 푸쉬 쓰루 바에 따라 몸을 매트와 평행하게 될 때까지 늘린다. 그 자세에서 바로 약간 과신장("해피 캣")을 한다. 머리는 대각선으로 반쯤 앞을 향하게 하고 귀는 팔위에 위치한다.
그림 4: 그 후에 푸쉬 쓰루 바를 캐딜락 매트와 평행 한 위치로 돌린다.
그림 5: 왼손은 팔을 뻗은 채로 폴을 향해 놓고 상체는 왼쪽으로 회전한다. 회전을 계속하기 위해 푸쉬 쓰루 바를 뒤로 약간 가져온다. 이렇게 하면 상태가 약간 대각선 위치에 놓이게 된다. 양 팔은 신장된 상태를 유지한다.
그림 6: 다시 뒤로 돌려서 왼쪽 팔을 아래로 뻗어서 오른쪽 무릎 앞으로 가져온다. 몸은 오른쪽으로 돌리고 (오른쪽 어깨가 위쪽에 있고 왼쪽 어깨가 아래에 위치함) 푸쉬 쓰루 바는 다시 앞으로 민다.
그림 7: 세 번째 반복 후 네 번째 회전에서는 왼쪽 편을 위쪽으로 돌려준다.
그림 8: 푸쉬 쓰루 바에 양손을 가져간다. 반대쪽으로 교대한다.

그림 9: 오른손은 팔을 신장시킨 상태에서 바를 놓고 상체는 오른쪽으로 회전한다. 회전을 계속하기 위해 푸쉬 쓰루 바를 약간 당겨준다. 이렇게 하면 상태가 약간 대각선 위치에 놓이게 된다. 양 팔은 신장된 상태를 유지한다.
그림 10: 다시 뒤로 회전하고 오른쪽 팔을 아래로 뻗어서 왼쪽 무릎 앞으로 가져온다. 몸은 왼쪽으로 돌리고 (왼쪽 어깨가 위쪽에 있고 오른쪽 어깨가 아래에 위치함) 푸쉬 쓰루 바는 다시 앞으로 민다.
그림 11: 세 번째 반복 후 네 번째 회전에서는 왼쪽 편을 위쪽으로 돌려준다.
그림 12-14: 푸쉬 쓰루 바에 양손을 가져간다. 골반 뒤기울임에서 시작해서 몸을 둥글게하고 척추를 하나씩 차례대로 말아 올린다.

흔한 실수:

골반이 안정성을 유지하지 못한다.

변형 또는 응용 동작: -

금기증/주의점:

한쪽 팔 자세는 어깨에 상당한 부담을 준다.
따라서 어깨 이상이 없는 사람에게만 운동을 시행한다.
예를 들어, 윤활주머니염 같은 압력에 민감한 무릎.

29. 캣 스트레치 인투 플랭크 (M) Cat Stretch into Plank (M)
1/3

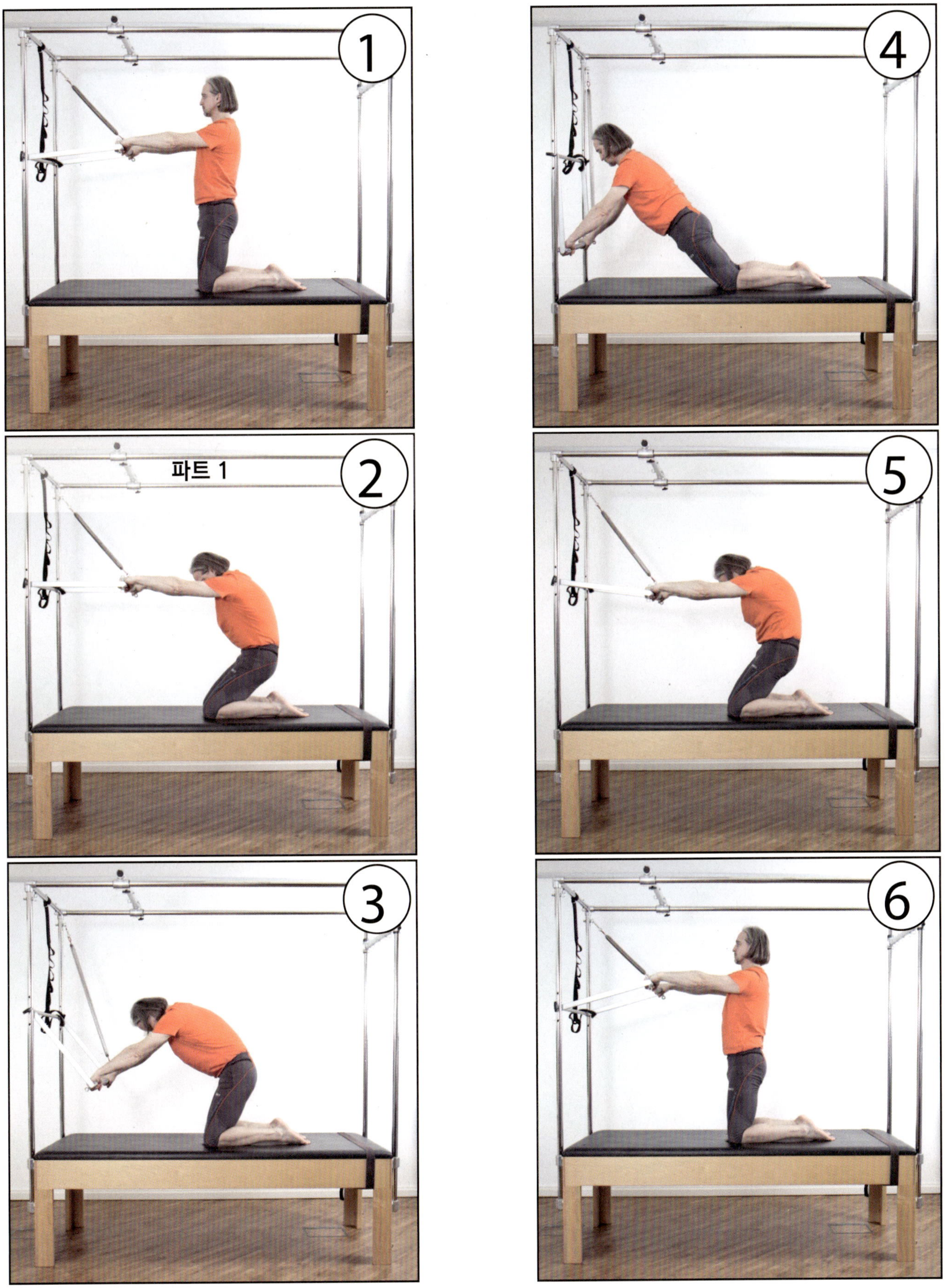

29. 캣 스트레치 인투 플랭크 (M) Cat Stretch into Plank (M) 2/3

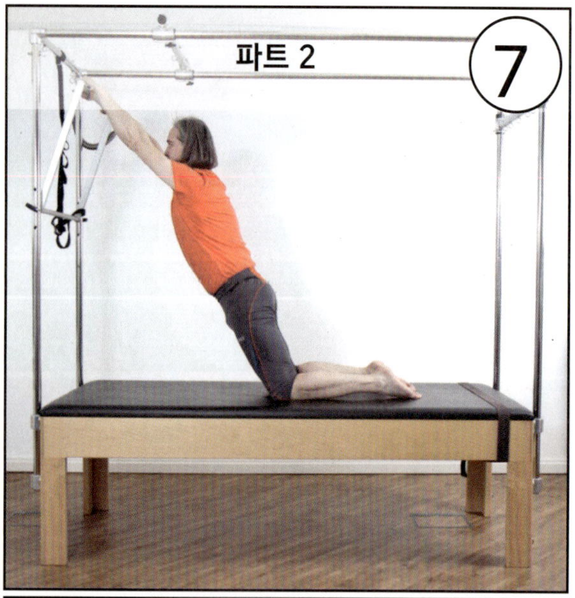

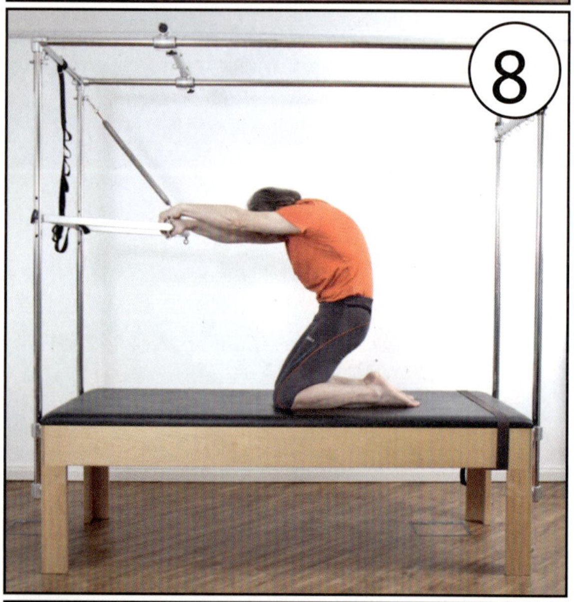

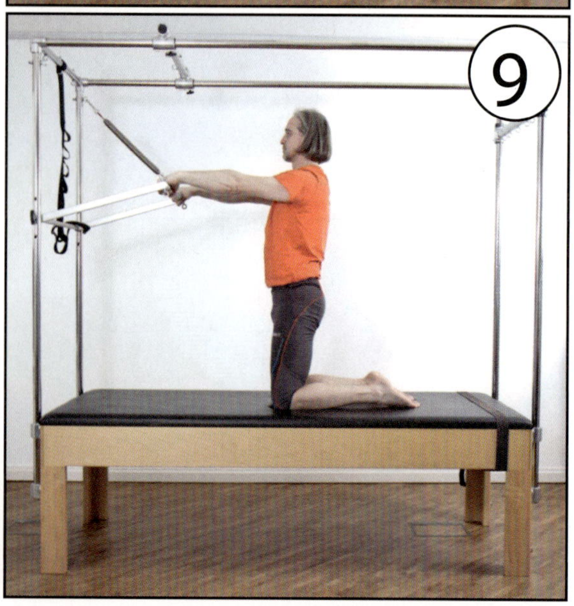

29. 캣 스트레치 인투 플랭크 (M) Cat Stretch into Plank (M) 3/3

시작 자세: 위에서 스프링 1-2개

푸쉬 쓰루 바에서 한팔 길이정도의 거리를 둔다. 손은 위에서 푸쉬 쓰루 바를 잡고 어깨너비 이상으로 잡는다.
팔은 푸쉬 쓰루 바 위에 있고, 스프링은 아직 늘리지 않는다.

운동 목적:

배, 등, 어깨, 가슴 근육 강화.
파트 2: 어깨와 가슴 근육의 추가적인 스트레칭.

운동 실행: 5회

파트 1

그림 2: 몸을 뒤로 가져오면서 무릎에서부터 머리까지 곡선을 만든다. 배를 당겨서 운동을 시작한다. 무릎에서 머리로 다시 구부러지게 한다. 배를 당겨서 운동을 시작한다. 마치 허리띠로 배를 뒤쪽으로 당기는 느낌이다.
그림 3: 곡선을 유지하고 팔과 상체 사이 각도가 90°가 될 때까지 바를 아래로 누른다.
그림 4: 90° 각도를 유지하면서 엉덩이를 앞쪽으로 가져오고 플랭크 자세를 취하면서 무릎에서 머리까지 일직선을 유지한다. 푸쉬 쓰루 바는 캐딜락의 수직 기둥 사이에 위치한다.
그림 5-6: 몸을 뒤로 가져오면서 곡선을 만든다. 다시 배를 당겨서 운동을 시작한다
(마치 허리띠로 배를 뒤쪽으로 당기는 느낌이다). 이제 자세를 바로잡고 시작 자세로 돌아간다.

파트 2

그림 7: 이제 푸쉬 쓰루 바를 앞쪽과 위쪽으로 밀어주고 무릎에서 머리까지 직선이 형성될 때까지
엉덩이를 앞쪽으로 가져온다. 어깨의 유연성과 강도에 따라 팔은 이 선을 따른다.
그림 8-9: 몸을 뒤로 가져오면서 곡선을 만든다. 다시 배를 당겨서 운동을 시작한다
(허리띠로 배를 뒤쪽으로 당기는 느낌이다). 이제 자세를 바로잡고 시작 자세로 돌아간다.

흔한 실수:

파트 1: 푸쉬 쓰루 바를 너무 멀리 밀어서 캐딜락 프레임의 수직 기둥 뒤에 위치한다.
결과적으로 플랭크에 들어갈 힘이 부족하다.
파트 2: 푸쉬 쓰루 바가 너무 많이 올라간다. 어깨가 과도하게 긴장된다. 몸이 매달린 것처럼 된다.

변형 또는 응용 동작:

일직선으로 앞으로 나아가는 대신 약간 오버 스트레칭을 한다(그림 7).

금기증/주의점:

예를 들어, 윤활주머니염 같은 압력에 민감한 무릎.
어깨에 문제가 있는 경우.

30. 필 굿 스트레치 (M) Feel Good Stretches (M) 1/3

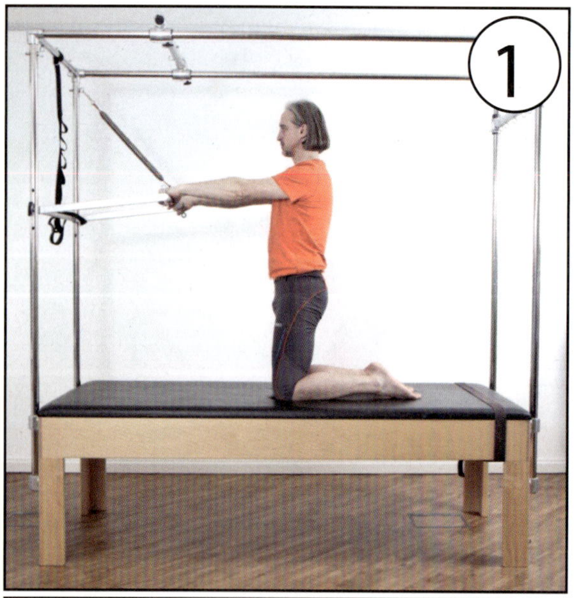

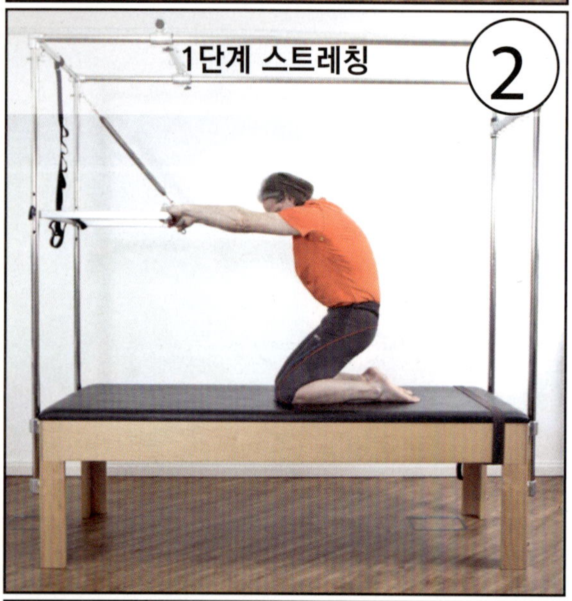

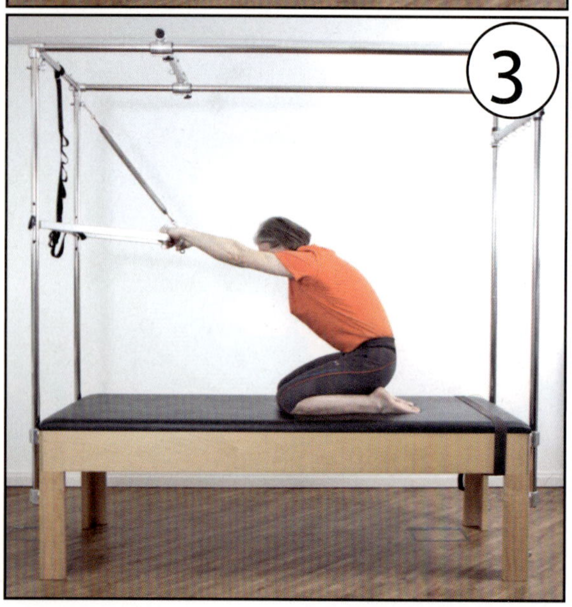

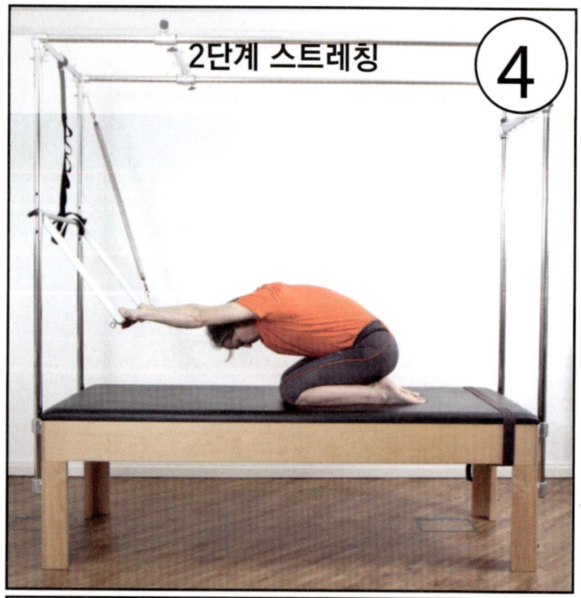

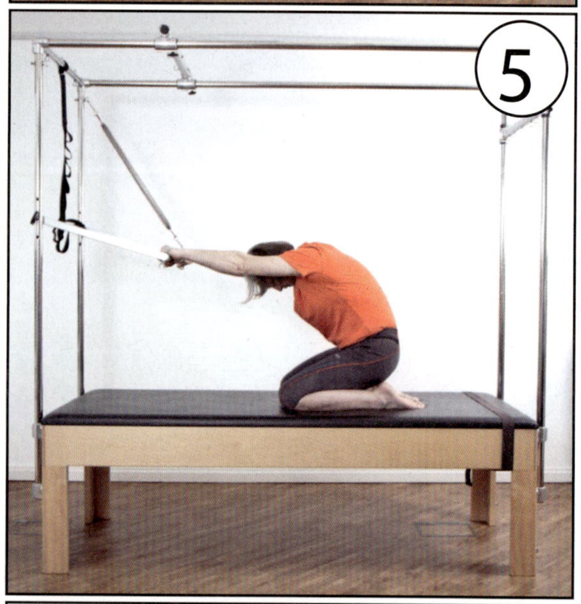

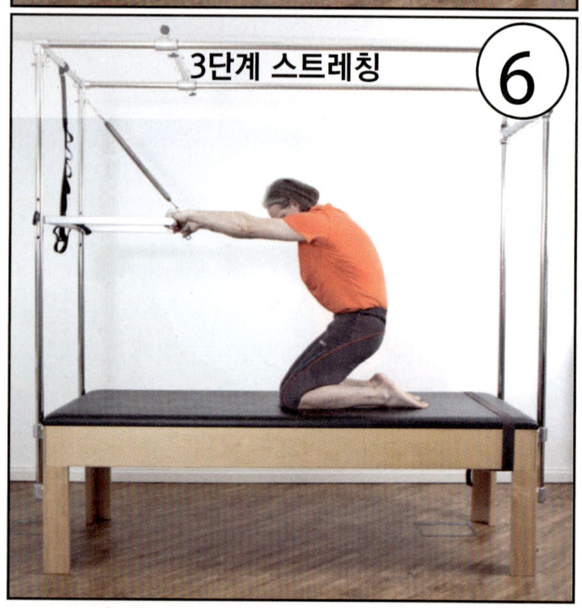

30. 필 굿 스트레치 (M) Feel Good Stretches (M) 2/3

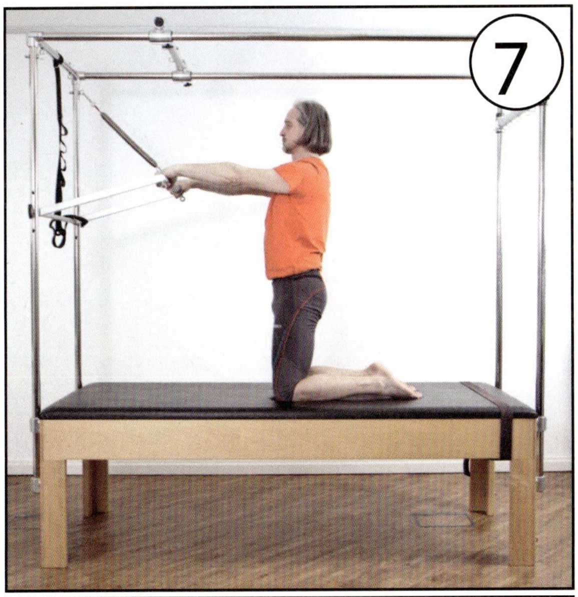

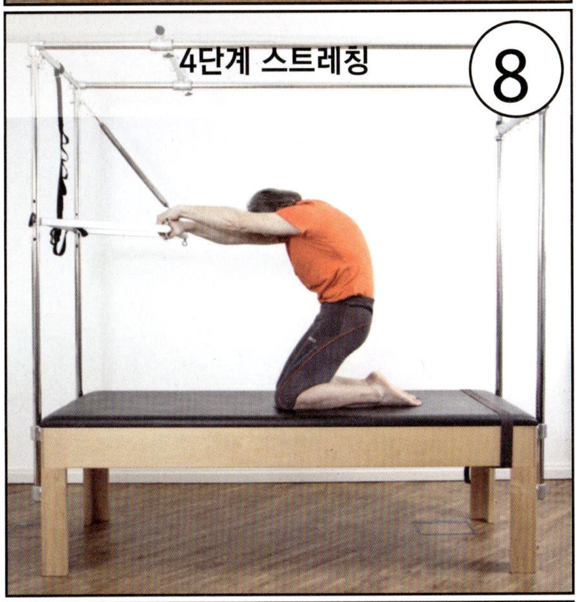

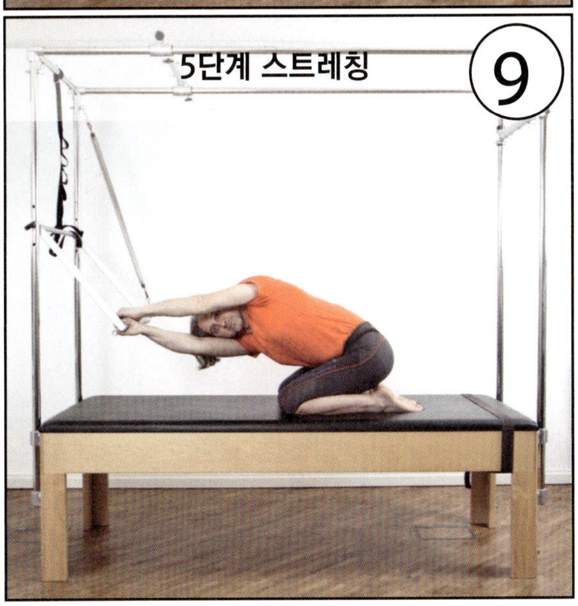

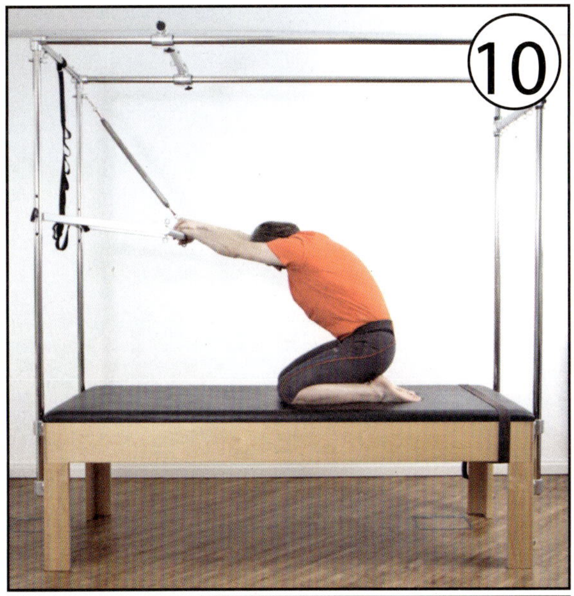

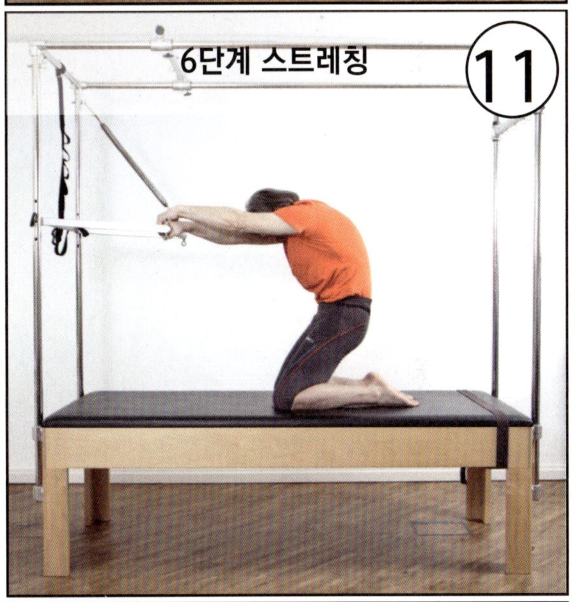

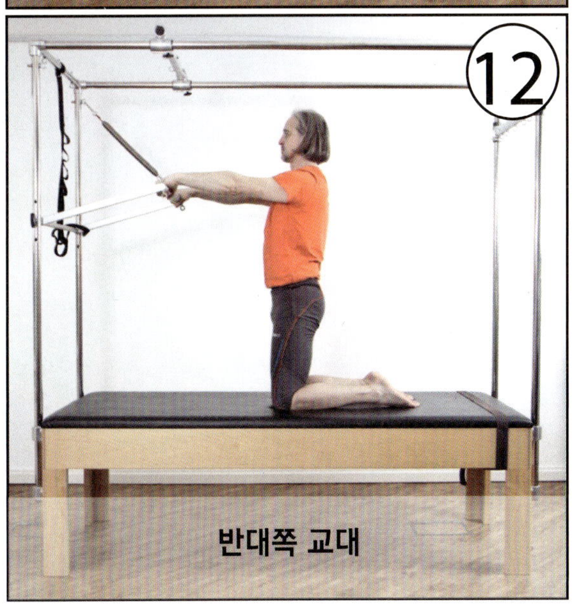

30. 필 굿 스트레치 (M) Feel Good Stretches (M) 3/3

시작 자세: 위에서 스프링 1-2개

무릎 앉은 자세에서 푸쉬 쓰루 바와의 거리를 한팔 정도 넓이를 유지한다. 양손은 위에 있는 푸쉬 쓰루 바를 잡고, 적어도 어깨 너비 정도로 잡는다. 양팔은 푸쉬 쓰루 바에 놓고 스프링은 아직 늘리지 않는다.

운동 목적:

어께, 넓은등근, 등과 상체의 측면 스트레칭.

운동 실행: 1회

그림 2: 몸을 뒤로 가져오면서 무릎에서부터 머리까지 곡선을 만든다. 배를 당겨서 운동을 시작한다. 무릎에서 머리로 다시 구부러지게 한다. 배를 당겨서 운동을 시작한다. 마치 허리띠로 배를 뒤쪽으로 당기는 느낌이다.
<u>1단계 스트레칭–몸통을 뒤로 젖히고(torso back),</u> 3~5회 호흡한다. **그림 3:** 몸통을 둥글게 유지하면서 앉는다.
그림 4: 머리가 푸쉬 쓰루 바의 앞과 아래쪽 움직임을 이끈다. 머리는 편안하게 두고 어깨가 스트레칭이 될 때까지 체중을 이동한다. 발뒤꿈치에 엉덩이가 놓여있는 그림의 위치에서 아직 신장되는 것이 느껴지지 않으며 체중을 더 앞으로 실어준다. 이것은 또한 엉덩이가 발뒤꿈치에서 떨어질 수도 있다. 머리도 매트에 닿을 수 있다.
<u>2단계 스트레칭–앞쪽 어깨,</u> 3~5회 호흡한다. **그림 5–6:** 몸을 뒤로 가져오면서 곡선을 만든다. 다시 배를 당겨서 운동을 시작한다(마치 허리띠로 배를 뒤쪽으로 당기는 느낌이다). 엉덩이를 발뒤꿈치에서 들어 올린다. 전체 등을 신장시킨다. <u>3단계 스트레칭(스트레칭 단계 1과 같은)–몸통을 뒤로 젖히고,</u> 3~5 회 호흡한다.
그림 7: 이제, 자세를 바로잡고 시작 자세로 돌아간다. **그림 8:** 오른손을 왼쪽으로 가져오고 왼손을 오른손 위에 놓는다. 몸을 뒤로 가져오면서 머리에서 무릎까지 곡선을 만든다. 이제 상체를 오른쪽으로 옮긴다. 엉덩이도 약간 움직일 수 있다. 어깨는 같은 높이로 유지한다. <u>4단계 스트레칭–오른쪽 넓은등근과 옆구리,</u> 3~5회 호흡한다. 몸을 다시 중앙으로 가져온다. **그림 9:** 푸쉬 쓰루 바를 앞쪽과 아래쪽으로 민 다음 몸을 왼쪽(왼쪽 어깨 위로, 오른쪽 어깨 아래)으로 돌리면서 머리는 두 팔 사이에 둔다. 편안한 느낌이 들 경우 머리를 오른팔 쪽으로 놓을 수 있다. 발뒤꿈치에 엉덩이가 놓여있는 그림의 위치에서 아직 신장되는 것이 느껴지지 않으며 체중을 더 앞으로 실어준다. 이것은 또한 엉덩이가 발뒤꿈치에서 떨어질 수도 있다.
<u>5단계 스트레칭 – 오른쪽 어깨와 옆구리,</u> 3~5회 호흡한다.
그림 10–11: 상체를 뒤로 회전시키면서 다시 곡선을 만든다. 이제 엉덩이를 발뒤꿈치에서 띄운다. 전체 등을 신장시킨다. <u>6단계 스트레칭(1단계 스트레칭과 같이)–몸통을 뒤로 젖히고(torso back),</u> 3~5회 호흡한다.
그림 12: 다시 자세를 바로잡고 시작 자세로 돌아간다.
반대쪽으로 교대: 왼손을 바의 오른쪽 가장자리에 가져가고 오른손을 왼손 위에 놓는다.

흔한 실수:

스트레칭으로 너무 빨리 들어가면 몸이 보호 반사를 유발시킬 수 있다.
따라서 스트레칭은 힘들게 느껴지면 안 된다.

변형 또는 응용 동작: -

금기증/주의점:

예를 들어, 윤활주머니염 같은 압력에 민감한 무릎.
어깨에 문제가 있는 경우.

31. 티져 레그 다운 (T) Teaser Legs Down (T)
1/3

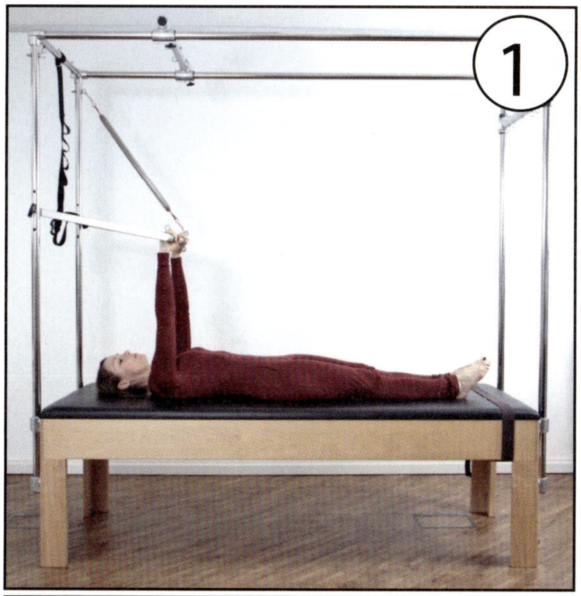

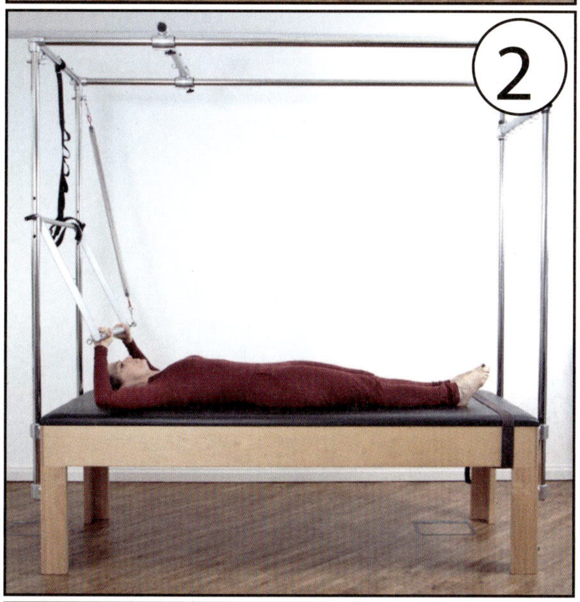

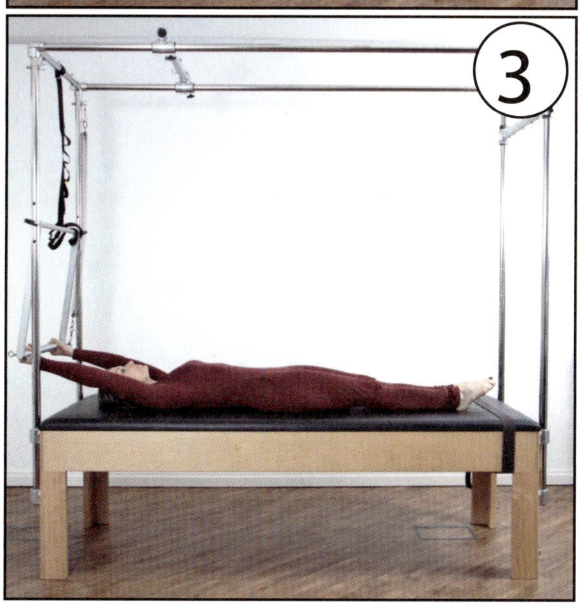

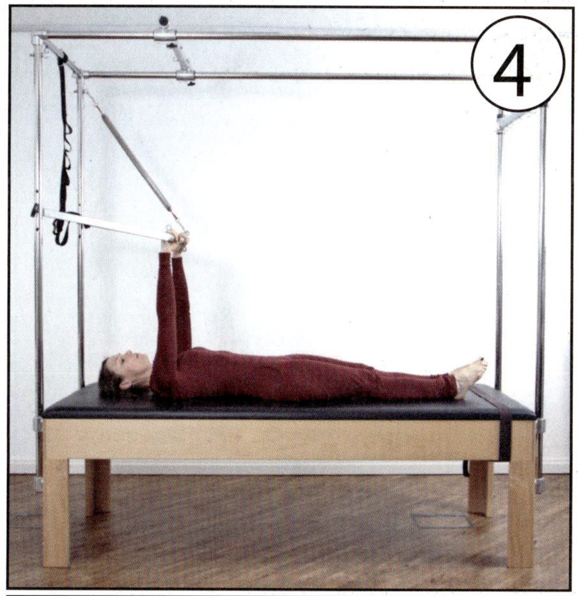

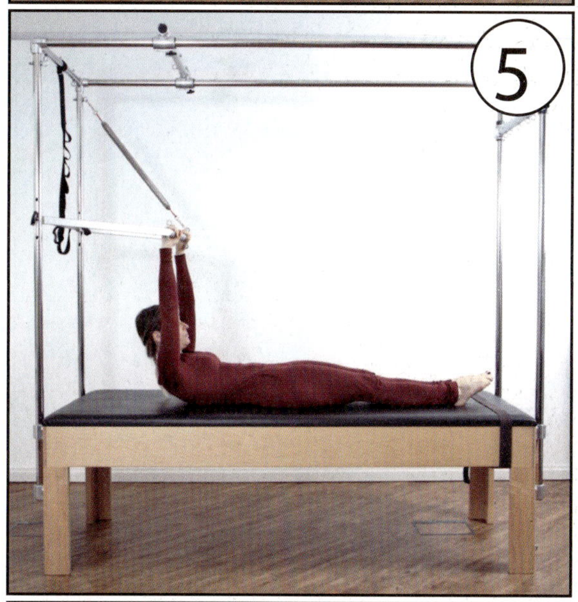

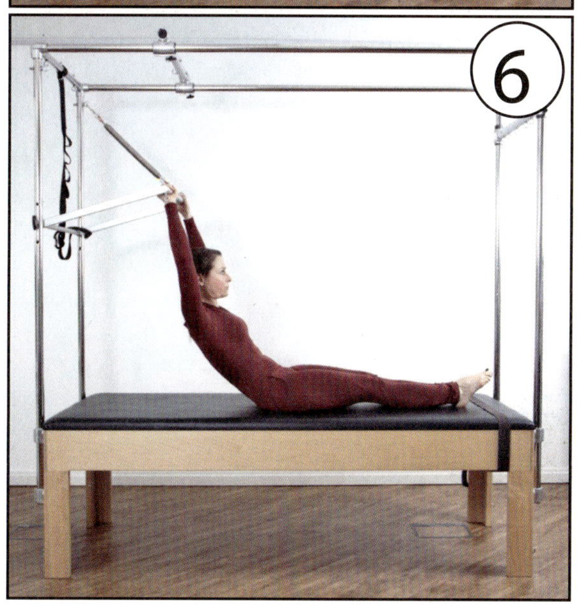

31. 티져 레그 다운 (T) Teaser Legs Down (T) 2/3

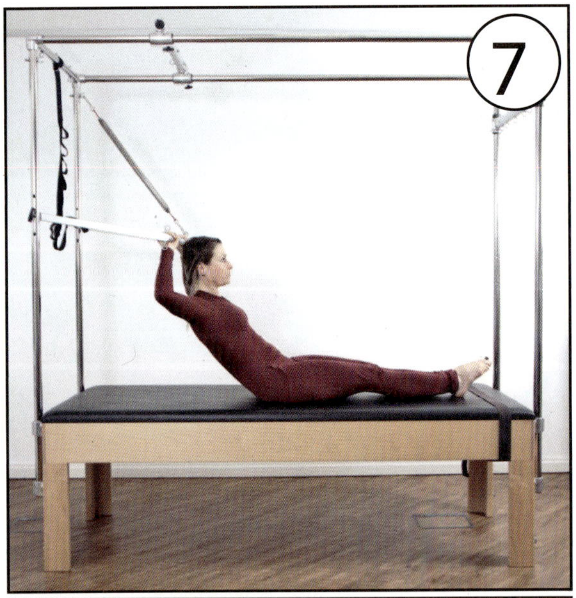

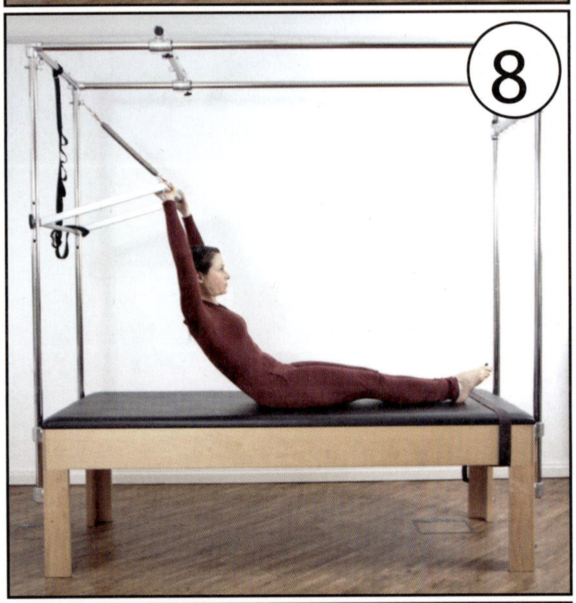

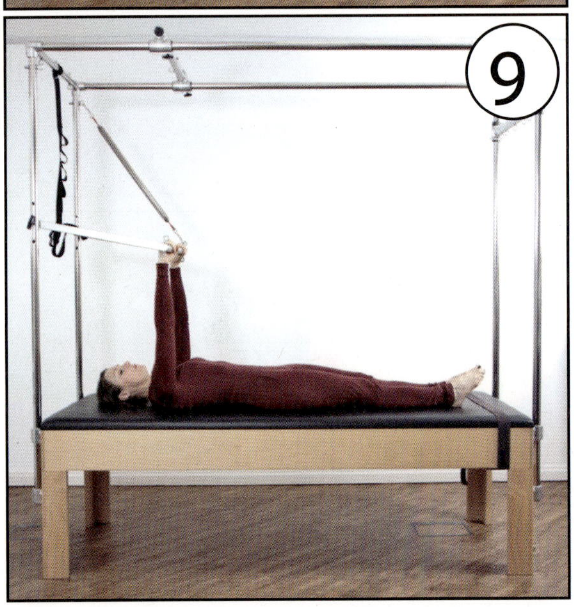

31. 티저 레그 다운 (T) Teaser Legs Down (T) 3/3

시작 자세: 위에서 스프링 1-2개

스프링이 많을수록 몸을 말아 올리기 쉽고 푸쉬 쓰루 바로 뒤로 밀기는 더 어려워진다.
머리는 스프링 걸이를 향하게 바로 누운자세를 취한다. 양 손은 넓게 해서 푸쉬 쓰루 바를 잡는다. 푸쉬 쓰루 바를 잡고 있을 때는 양팔이 수직이 되도록 누운 자세를 만든다. 다리는 쭉 뻗어서 매트에 내려놓고 약간 바깥쪽 회전시킨다. 발은 작은 V자를 만들어서 뻗고 안쪽 허벅지는 긴장을 유지한다.

운동 목적:

척추와 어깨의 가동성.
배 근육 강화.

운동 실행: 3-7회

그림 2-3: 팔꿈치를 넓힌 상태에서 푸쉬 쓰루 바를 아래로 당긴 다음 머리 위쪽을 향해 뒤쪽으로 당겨준다.
그림 4: 푸쉬 쓰루 바를 다시 가져온다.
그림 5-6: 머리를 들고 척추를 하나씩 차례대로 말아 올려준다. 자세는 둥글게 유지한다.
그림 7: 몸의 위치를 바꾸지 않고 팔꿈치를 굽히고 가능하다면 머리 뒤로 푸쉬 쓰루 바를 당긴다.
그림 8-9: 팔을 다시 펴고 시작 자세로 돌아갈 때까지 척추를 하나씩 차례대로 아래로 굴려준다(roll down).

흔한 실수:

시작 자세에서 프레임과 푸쉬 쓰루 바가 너무 가까움-캐딜락 모델과 푸쉬 쓰루 바의 높이에 따라 - 머리 위로 넘길 수 없다.
어깨는 귀 쪽으로 당기고, 목은 옆에서 보면 안 보인다.
등은 말아 올린 후 무의식적으로 신장된다.
티저 자세에서 머리 뒤쪽으로 푸쉬 쓰루 바를 당기기 위해(그림 7) 머리를 앞으로 굽힌다.

변형 또는 응용 동작:

준비에서는(역자 주: 본 동작을 시행하기 힘들 때 단계를 낮춰서 하는 방법 프리 필라테스 pre-pilates 라고도 함) 두 다리를 굽히고 매트에 발을 붙인다.
굽힌 다리로 하는 응용동작, 한쪽 팔의 응용동작은 푸쉬 쓰루 바 근처나 머리 뒤에서 다른 손으로도 수행할 수 있다.
이 경우 몸을 말아 올리는 동안 회전을 수행할 수도 있다.
몸을 말아 올린 후에는 의식적으로 등을 스트레칭한다. 그 후에 머리 뒤로 푸쉬 쓰루 바를 당기는 것을 건너뛴다(그림 7).

금기증/주의점:

어깨 문제가 있는 경우, 푸쉬 쓰루 바를 머리 뒤로 밀거나(그림 3) 당기지 않는다(그림 7).

32. 티져 위드 원 레그 (M) Teaser with One Leg (M)
1/3

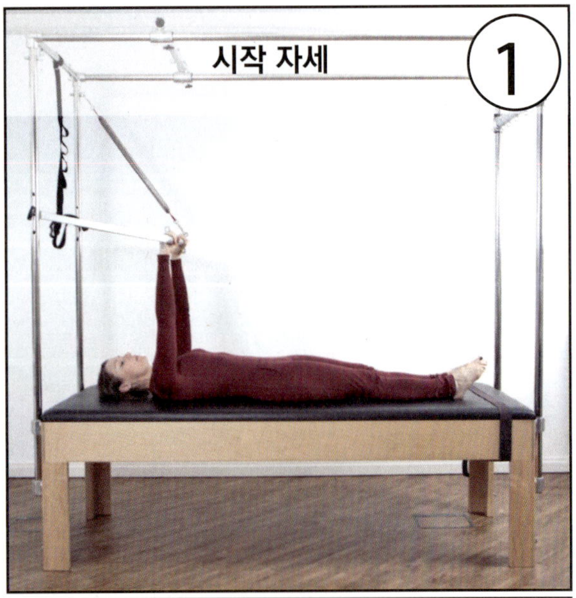

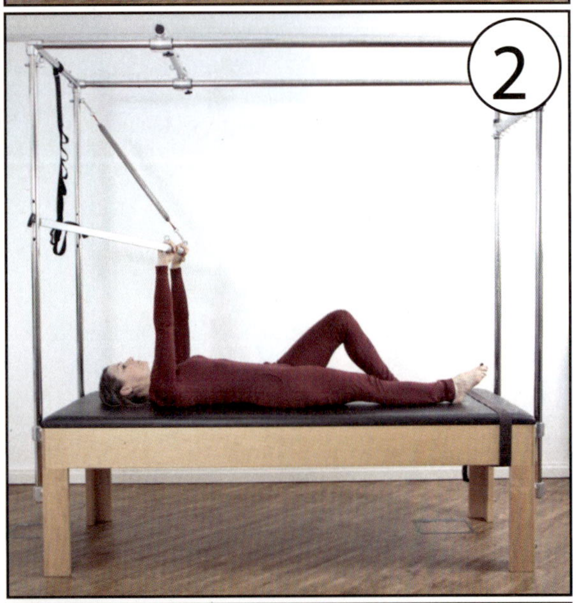

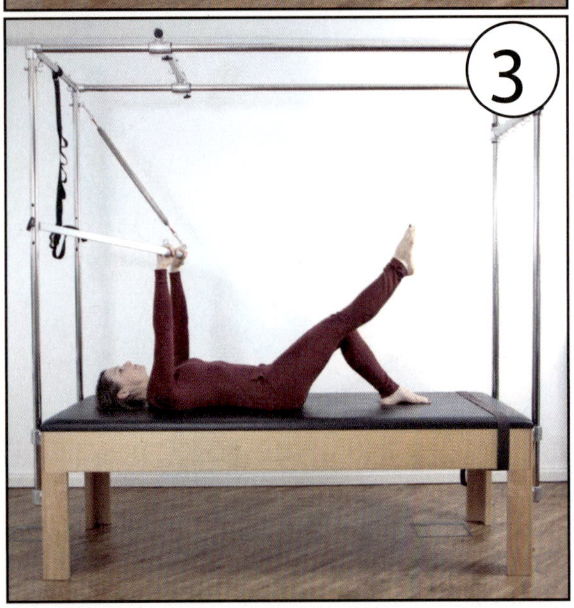

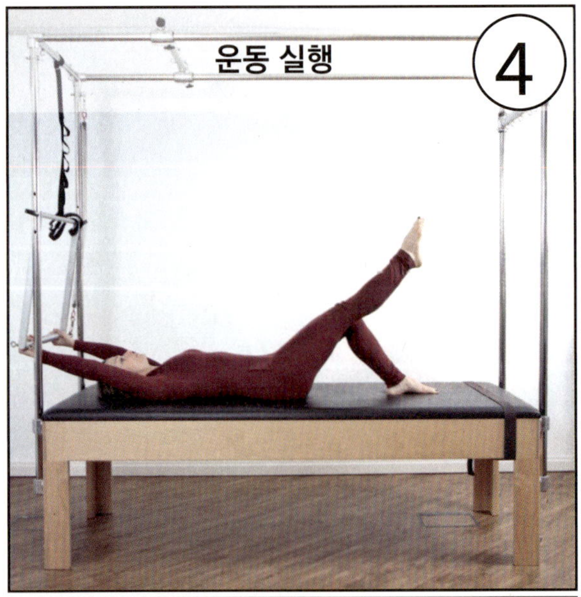

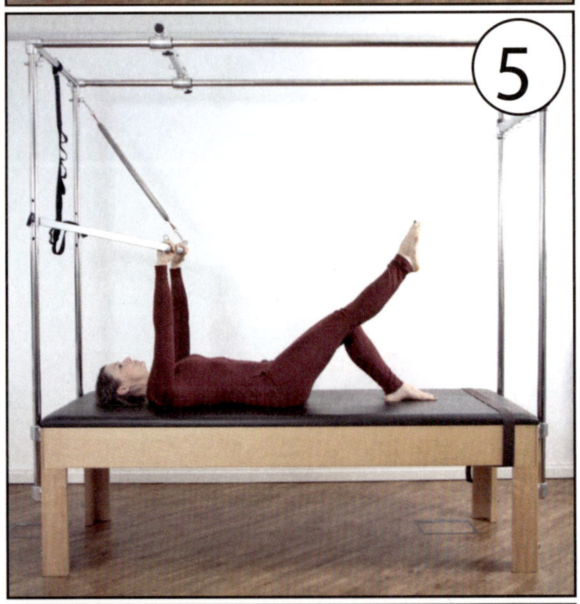

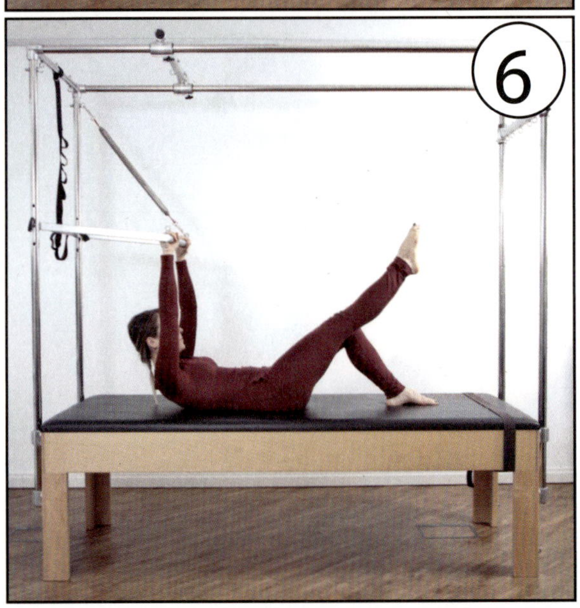

32. 티져 위드 원 레그 (M) Teaser with One Leg (M) 2/3

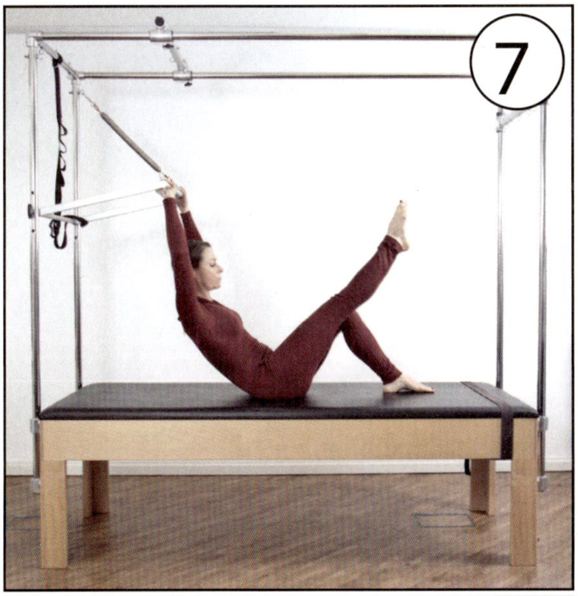

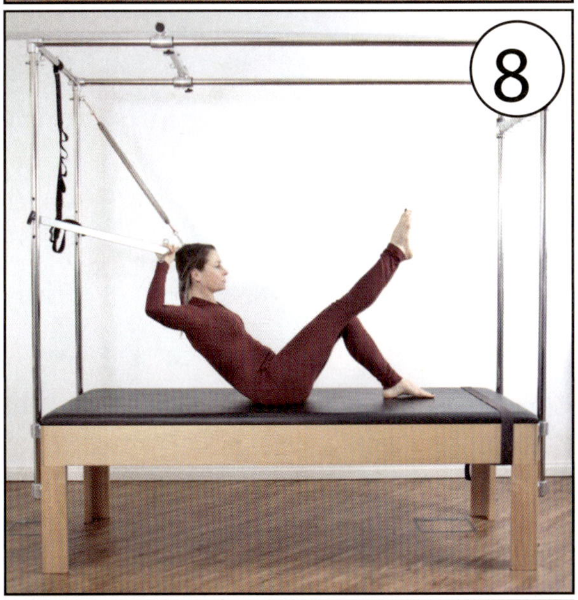

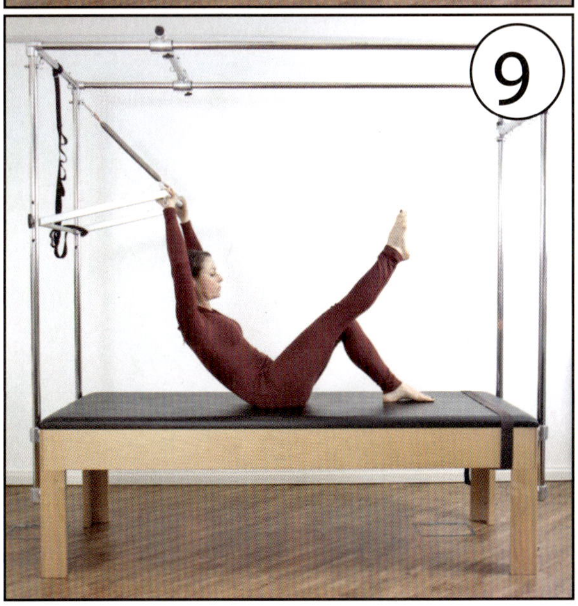

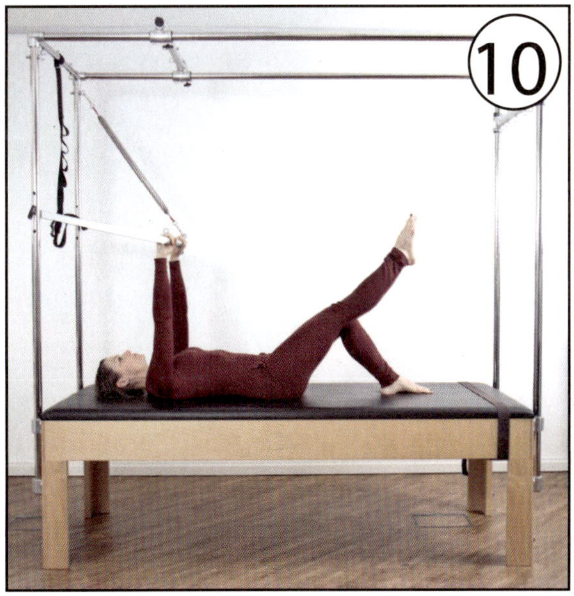

32. 티져 위드 원 레그 (M) Teaser with One Leg (M) 3/3

시작 자세: 위에서 스프링 1-2개

스프링이 많을수록 몸을 말아 올리기 쉽고 푸쉬 쓰루 바로 뒤로 밀기는 더 어려워진다.
머리는 스프링 걸이를 향하게 바로 누운자세를 취한다. 양 손은 넓게 해서 푸쉬 쓰루 바를 잡는다. 푸쉬 쓰루 바를 잡고 있을 때는 양팔이 수직이 되도록 누운 자세를 만든다. 다리는 쭉 뻗어서 매트에 내려놓고 약간 바깥쪽 회전시킨다. 발은 작은 V자를 만들어서 뻗는다. **그림 2:** 이제 왼쪽 다리를 약간 굽힌다. 왼쪽 다리를 많이 굽힐수록 오른쪽 다리의 각도 변화도 더 생긴다. 반대의 경우도 마찬가지다. **그림 3:** 오른쪽 다리를 양쪽 무릎이 같은 높이가 될 때까지 들어 올린다. 허벅지 안쪽은 긴장을 유지한다.

운동 목적:

척추와 어깨의 가동성.
배 근육과 깊은 엉덩관절 굽힘근 강화.

운동 실행: 부위 당 3-5회

그림 4: 팔꿈치를 넓힌 상태에서 푸쉬 쓰루 바를 아래로 당긴 다음 머리 위쪽을 향해 뒤쪽으로 당겨준다.
그림 5: 푸쉬 쓰루 바를 다시 가져온다.
그림 6-7: 머리를 들고 척추를 하나씩 차례대로 말아 올려준다. 자세는 둥글게 유지한다.
그림 8: 몸의 위치를 바꾸지 않고 팔꿈치를 굽히고 가능하다면 머리 뒤로 푸쉬 쓰루 바를 당긴다.
그림 9-10: 팔을 다시 펴고 시작 자세로 돌아갈 때까지 척추를 하나씩 차례대로 말아서 내려준다(roll down).
3-5 회를 반복한다.

반대쪽으로 교대한다.

흔한 실수:

시작 자세에서 프레임과 푸쉬 쓰루 바가 너무 가까움-캐딜락 모델과 푸쉬 쓰루 바의 높이에 따라 - 머리 위로 넘길 수 없다.
어깨는 귀 쪽으로 당기고, 목은 옆에서 보면 안 보인다.
등은 말아 올린 후 무의식적으로 신장된다.
티저 자세에서 머리 뒤쪽으로 푸쉬 쓰루 바를 당기기 위해(그림 8) 머리를 앞으로 굽힌다.

변형 또는 응용 동작:

몸을 말아 올린 후에는 의식적으로 등을 스트레칭한다. 그 후에 머리 뒤로 푸쉬 쓰루 바를 당기는 것을 건너뛴다 (그림 8).

금기증/주의점:

어깨 문제가 있는 경우, 푸쉬 쓰루 바를 머리 뒤로 밀거나(그림 4) 당기지 않는다(그림 8).

33. 풀 티져 (T) Full Teaser (T)
1/3

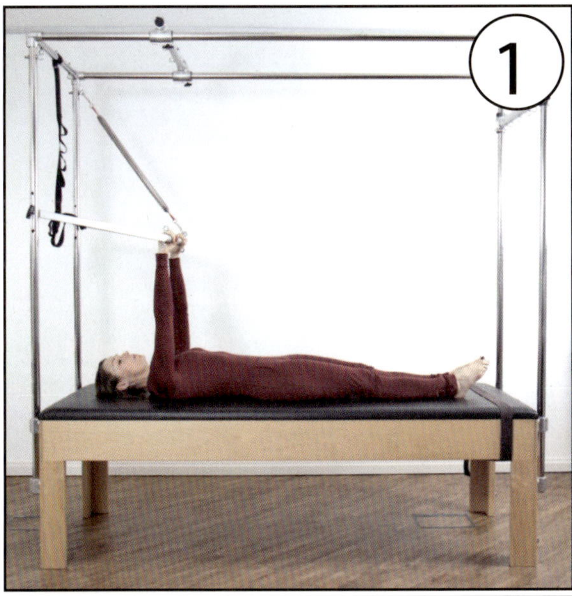

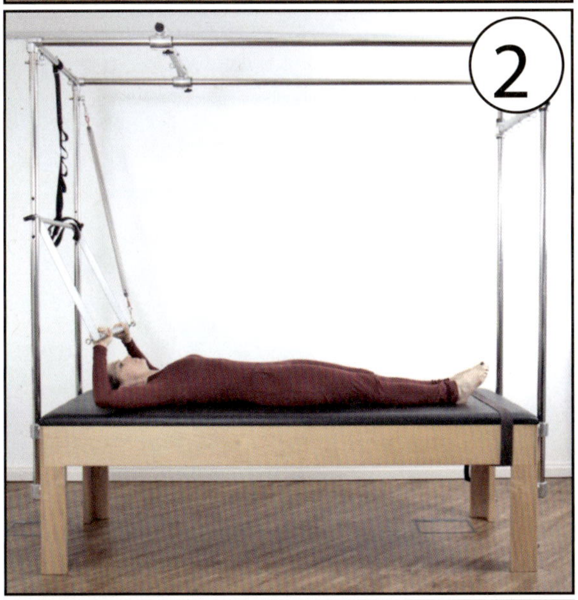

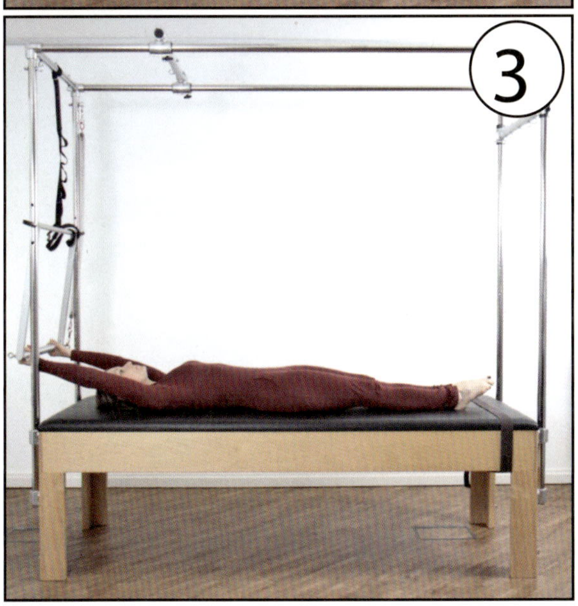

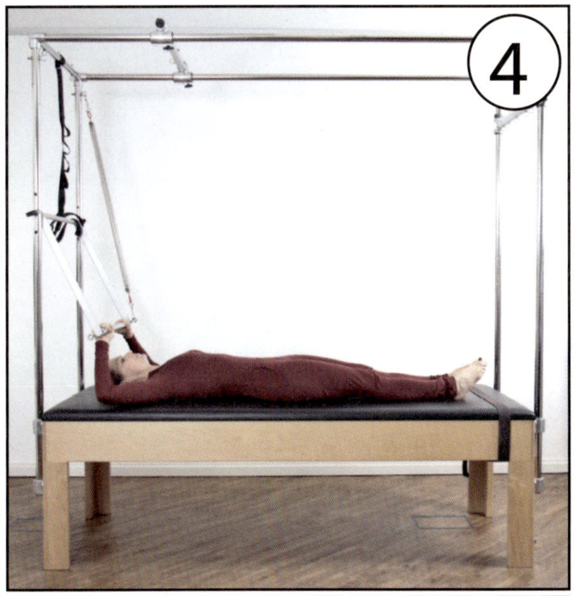

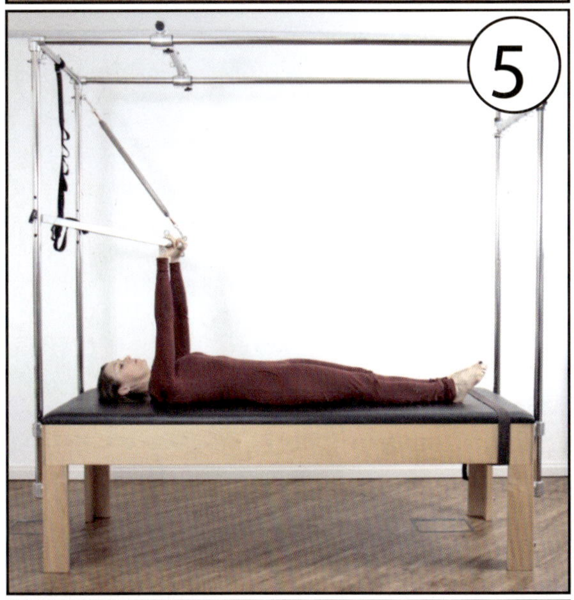

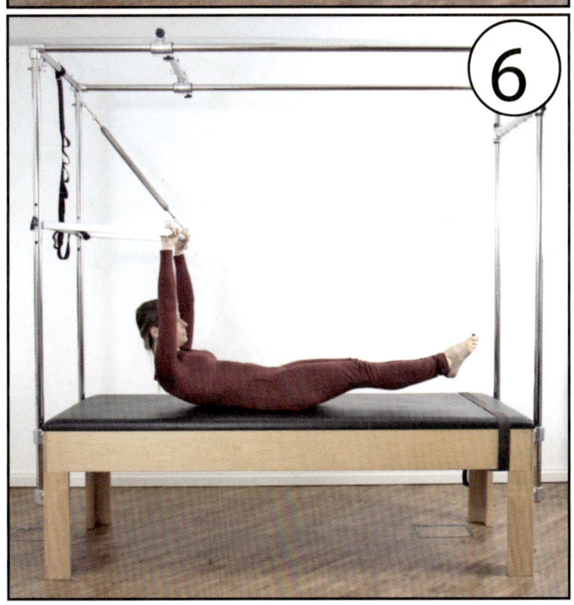

33. 풀 티져 (T) Full Teaser (T)
2/3

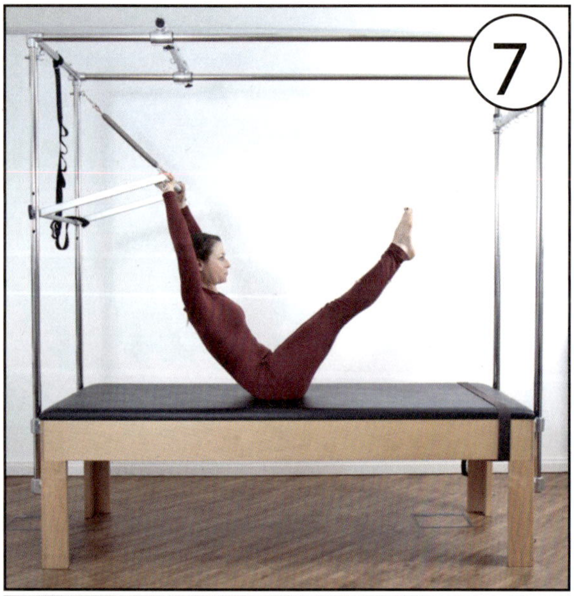

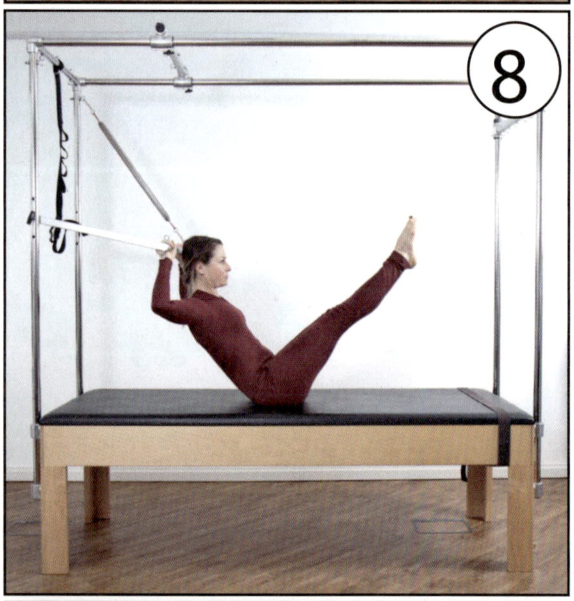

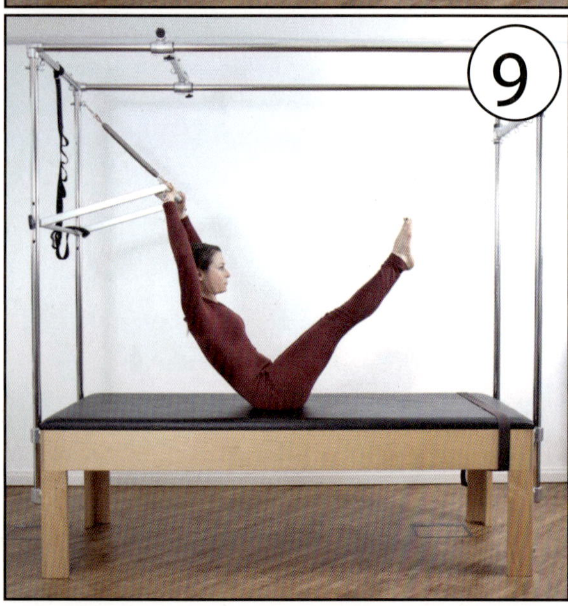

3회

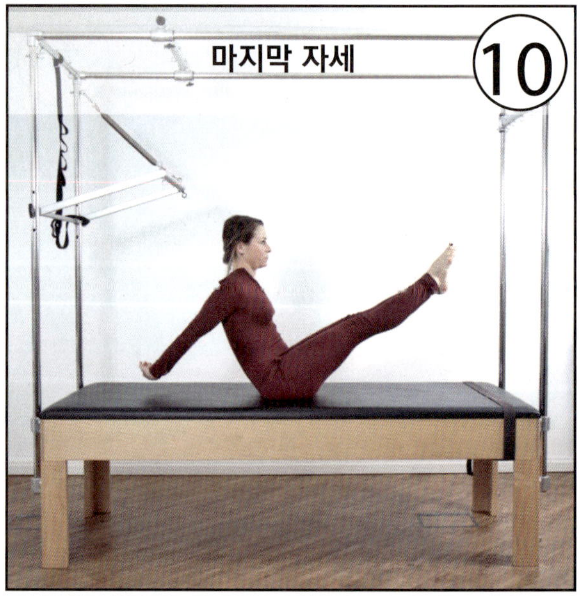

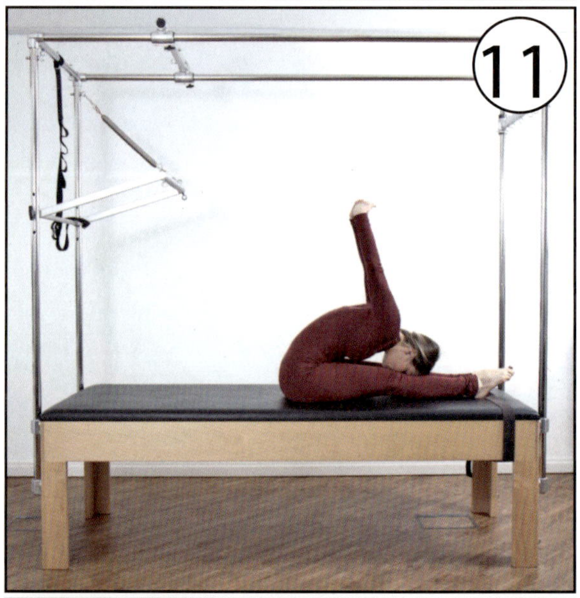

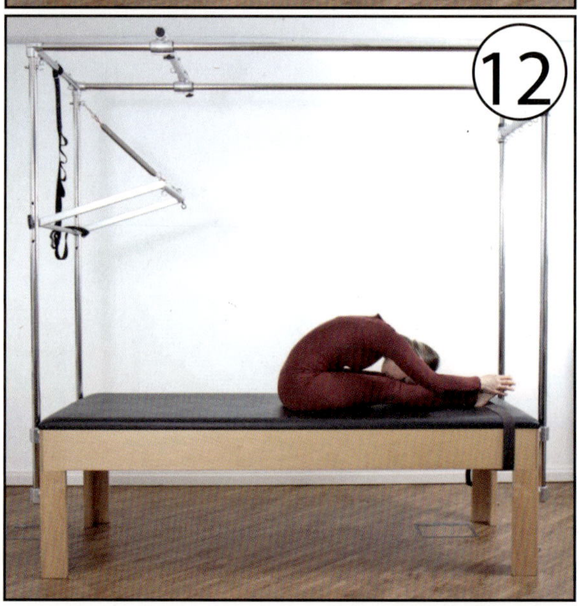

33. 풀 티져 (T) Full Teaser (T)
3/3

시작 자세: 위에서 스프링 1-2개

스프링이 많을수록 몸을 말아 올리기 쉽고 푸쉬 쓰루 바로 뒤로 밀기는 더 어려워진다.
머리는 스프링 걸이를 향하게 바로 누운자세를 취한다. 양 손은 넓게 해서 푸쉬 쓰루 바를 잡는다. 푸쉬 쓰루 바를 잡고 있을 때는 양팔이 수직이 되도록 누운 자세를 만든다. 다리는 쭉 뻗어서 매트에 내려놓고 약간 바깥쪽 회전시킨다. 발은 작은 V자를 만들어서 뻗고 안쪽 허벅지는 긴장을 유지한다.

운동 목적:

척추와 어깨의 가동성.
배 근육과 깊은 엉덩관절 굽힘근 강화.

운동 실행: 3-7회

그림 2–3: 팔꿈치를 넓힌 상태에서 푸쉬 쓰루 바를 아래로 당긴 다음 머리 위쪽을 향해 뒤쪽으로 당겨준다.
그림 4–5: 푸쉬 쓰루 바를 다시 가져온다. **그림 6–7:** 머리와 등뼈를 들어올리고 어깨뼈가 매트에 거의 닿지 않도록 한다. 중심을 향해 배 근육을 안과 위쪽으로 당기고 캐딜락에서 허리뼈를 안정화시킨다. 이제는 작은 V자를 만들어서 다리를 살짝 들어 올린다. 다리는 올리면서 척추를 하나씩 차례대로 말아 올린다. 자신이 최대한 도달할 수 있는 가장 높은 위치까지 올리고 그곳에서 반올림 자세를 유지한다. **그림 8–9와 1:** 몸의 자세를 유지하고 팔꿈치를 굽히고 가능하면 머리 뒤로 푸쉬 쓰루 바를 당긴다. 팔을 다시 뻗고 시작 자세로 돌아갈 때까지 척추를 하나씩 차례대로 말아 내리면서 동시에 다리도 내린다. **그림 10:** 마지막 반복 후 그림 9처럼 시행한 이후에 다시 말아내려 가는 대신에 다리와 몸 위치를 유지하면서 푸쉬 쓰루 바를 놓는다. 팔을 바깥쪽으로 움직인 후 손가락을 몸 뒤쪽에서 교차시킨다. 팔을 뻗어준다. **그림 11–12:** 여러분 몸 앞에 다리를 조절하면서 같은 각도로 내려놓고 최대한 몸을 앞쪽으로 숙인다. 이는 매트에서 시행하는 "부메랑(Boomerang)" 운동과 비슷하다. 다리를 내려놓을 때 상체를 앞으로 숙이고 팔을 최대한 위로 신장시킨다.

흔한 실수:

시작 자세에서 프레임과 푸쉬 쓰루 바가 너무 가까움–캐딜락 모델과 푸쉬 쓰루 바의 높이에 따라 – 머리 위로 넘길 수 없다. 어깨는 귀 쪽으로 당기고, 목은 옆에서 보면 안 보인다.
등은 말아 올린 후 무의식적으로 신장된다.
티저 자세에서 머리 뒤쪽으로 푸쉬 쓰루 바를 당기기 위해(그림 7) 머리를 앞으로 굽힌다.

변형 또는 응용 동작:

준비에서는 두 다리를 굽히고 매트에 발을 붙인다.
굽힌 다리로 하는 응용동작, 한쪽 팔의 응용동작은 푸쉬 쓰루 바 근처나 머리 뒤에서 다른 손으로도 수행할 수 있다.
이 경우 몸을 말아 올리는 동안 회전을 수행할 수도 있다.
몸을 말아 올린 후에는 의식적으로 등을 스트레칭한다. 그 후에 머리 뒤로 푸쉬 쓰루 바를 당기는 것을 건너뛴다(그림 7).

금기증/주의점:

어깨 문제가 있는 경우, 푸쉬 쓰루 바를 머리 뒤로 밀거나(그림 3) 당기지 않는다(그림 7).

34. 풀 티져 스프링 프롬 빌로우 (T) Full Teaser Spring from Below (T) 1/2

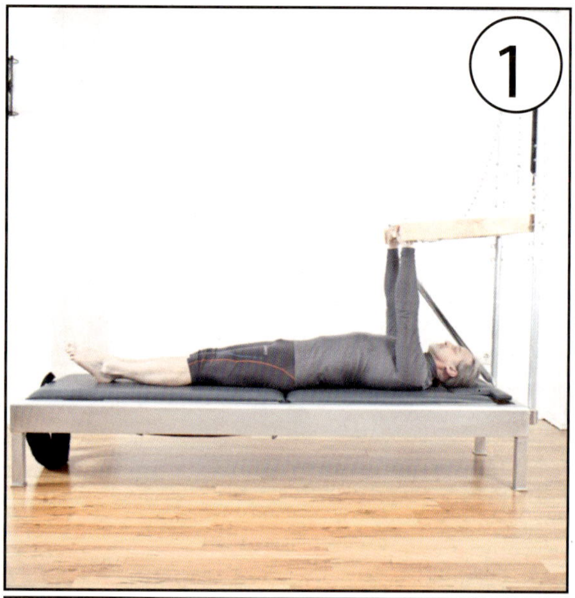

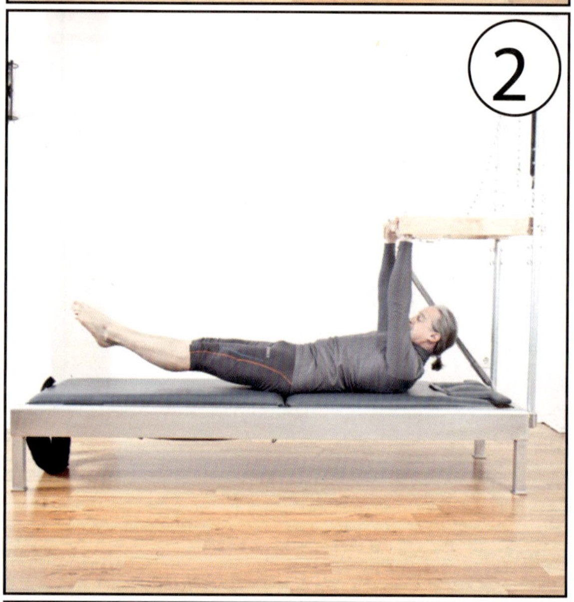

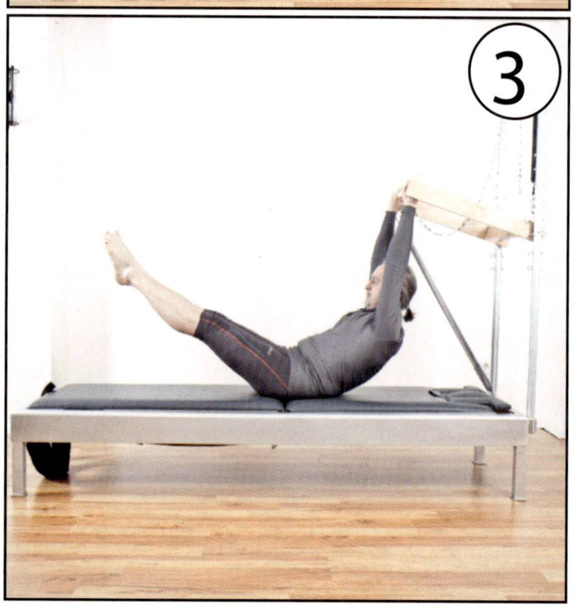

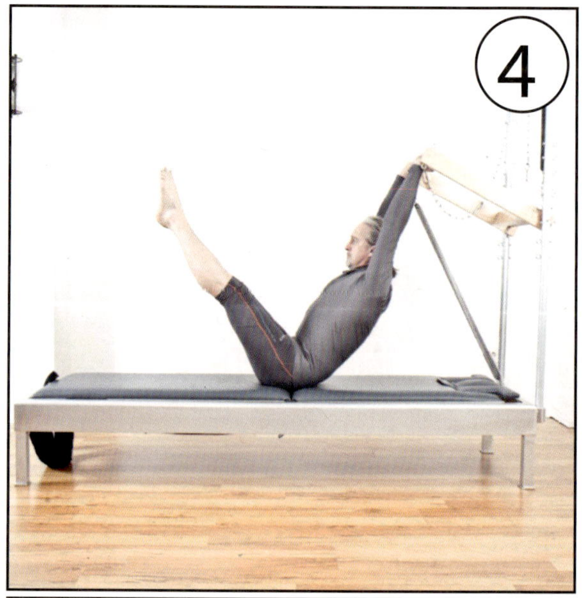

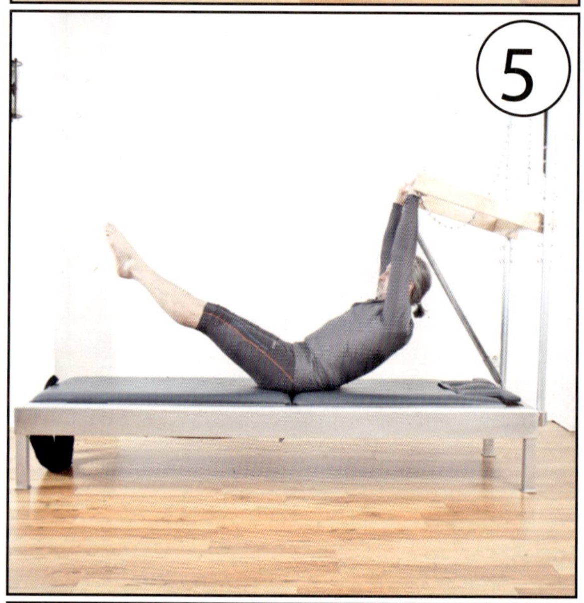

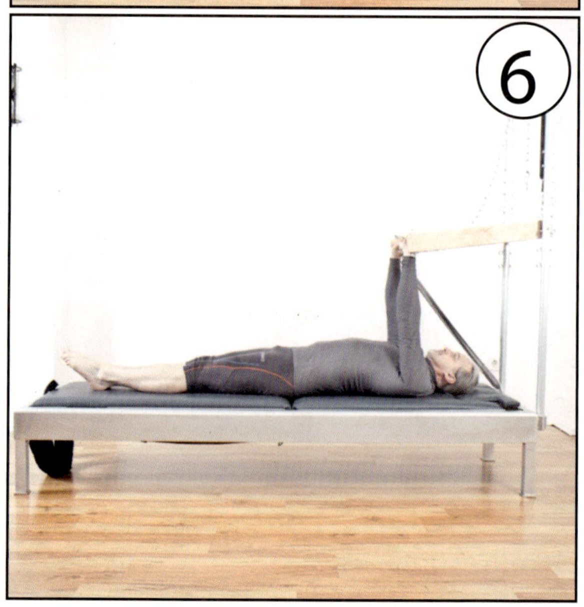

34. 풀 티져 스프링 프롬 빌로우 (T) Full Teaser Spring from Below (T) 2/2

시작 자세: 밑에서 스프링 1개

위쪽의 스프링은 척추에 더 큰 부담을 유발하기 때문에 전통적으로 남성에게 적합한 운동이다(금기증/주의점 참고). 머리는 스프링 걸이를 향하게 바로 누운자세를 취한다. 양 손은 넓게 해서 푸쉬 쓰루 바를 잡는다. 푸쉬 쓰루 바를 잡고 있을 때는 양팔이 수직이 되도록 누운 자세를 만든다. 다리는 쭉 뻗어서 매트에 내려놓고 약간 바깥쪽 회전시킨다. 발은 작은 V자를 만들어서 뻗고 안쪽 허벅지는 긴장을 유지한다.

운동 목적:

척추와 어깨의 가동성.
배 근육과 깊은 엉덩관절 굽힘근 강화.

운동 실행: 3-7회

그림 2-4: 머리와 등뼈를 들어올리고 어깨뼈가 매트에 거의 닿지 않도록 한다. 중심을 향해 배 근육을 안과 위쪽으로 당기고 캐딜락에서 허리뼈를 안정화 시킨다. 이제는 작은 V자를 만들어서 다리를 살짝 들어 올린다. 다리는 올리면서 척추를 하나씩 차례대로 말아 올린다. 자신이 최대한 도달할 수 있는 가장 높은 위치까지 올리고 그곳에서 반올림 자세를 유지한다.
그림 5-6: 시작 자세로 돌아갈 때까지 척추를 하나씩 차례대로 말아 내리면서 동시에 다리도 내린다.

흔한 실수:

시작 자세에서 프레임과 푸쉬 쓰루 바가 너무 가까움—캐딜락 모델과 푸쉬 쓰루 바의 높이에 따라 – 머리 위로 넘길 수 없다.
어깨는 귀 쪽으로 당기고, 목은 옆에서 보면 안 보인다.
등은 말아 올린 후 무의식적으로 신장된다.

변형 또는 응용 동작:

다리는 매트에 놓아둔다.
다리는 매트에 놓아두고 등뼈만 말아 올린다.
"티저 위드 원 레그(Teaser with One Leg)"의 응용동작.

금기증/주의점:

척추의 병력이나 급성 질환이 있는 경우에는 이 운동을 건너뛴다.

35. 티져 리버스 (M) Teaser Reverse (M) 1/3

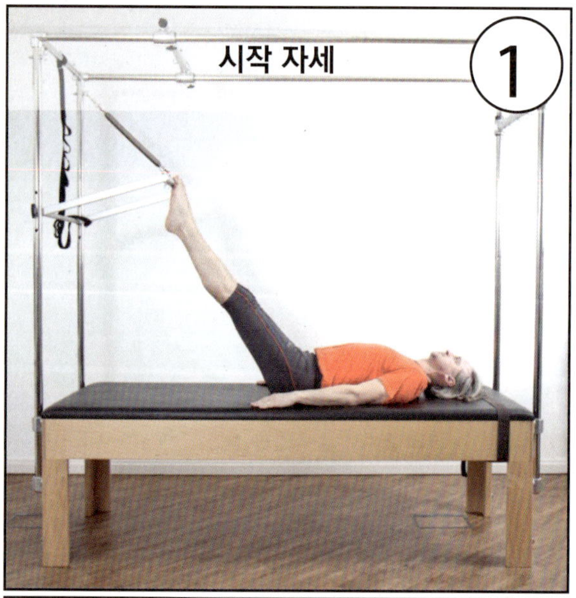

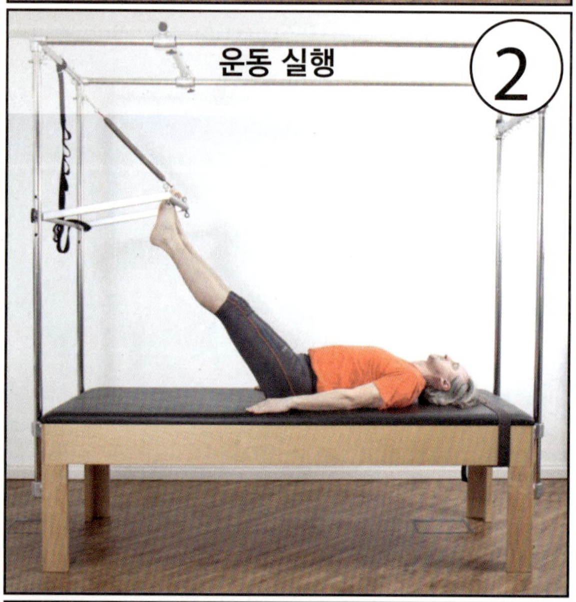

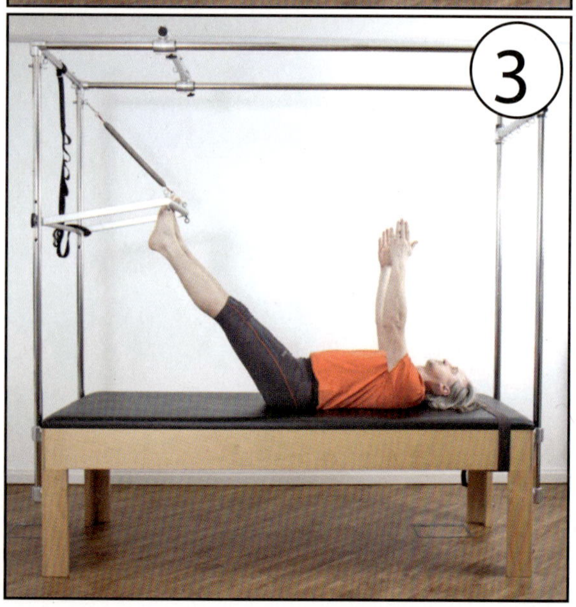

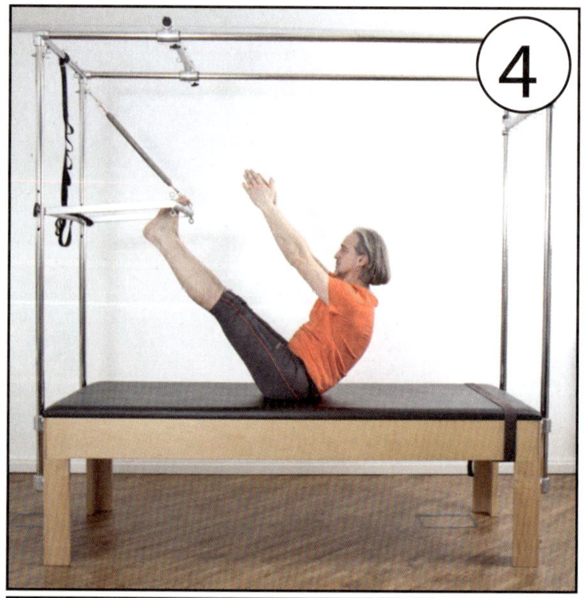

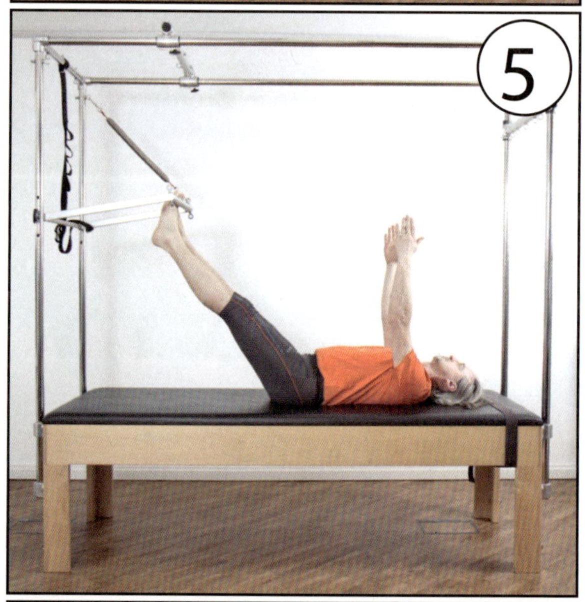

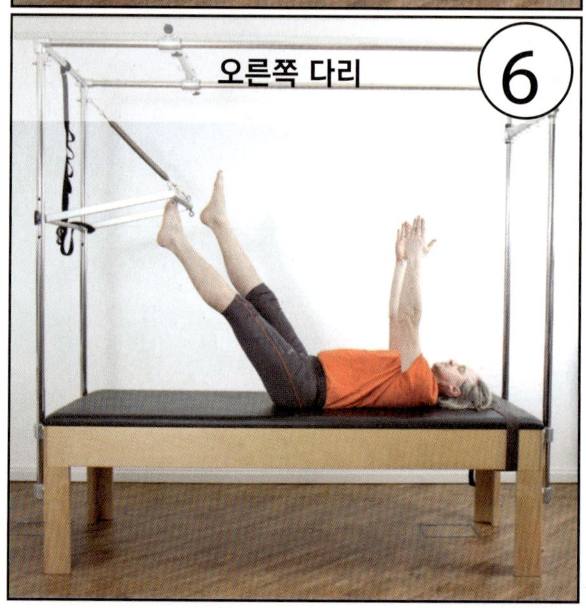

35. 티져 리버스 (M) Teaser Reverse (M) 2/3

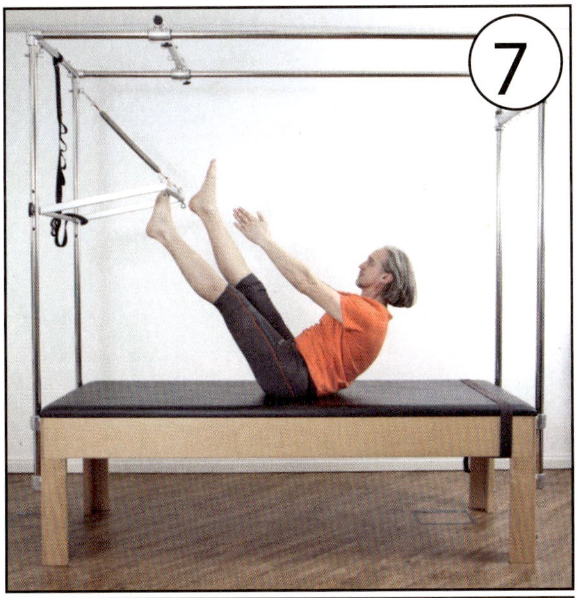

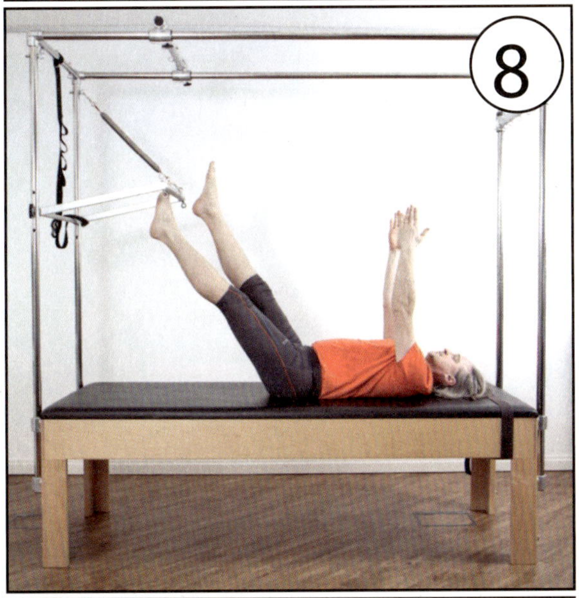

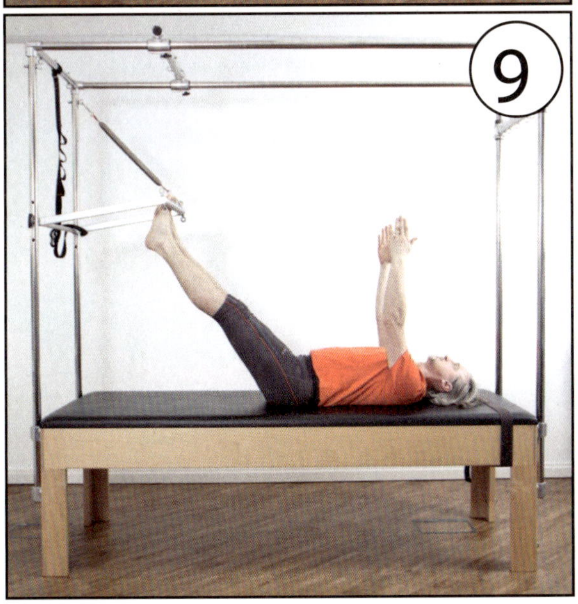

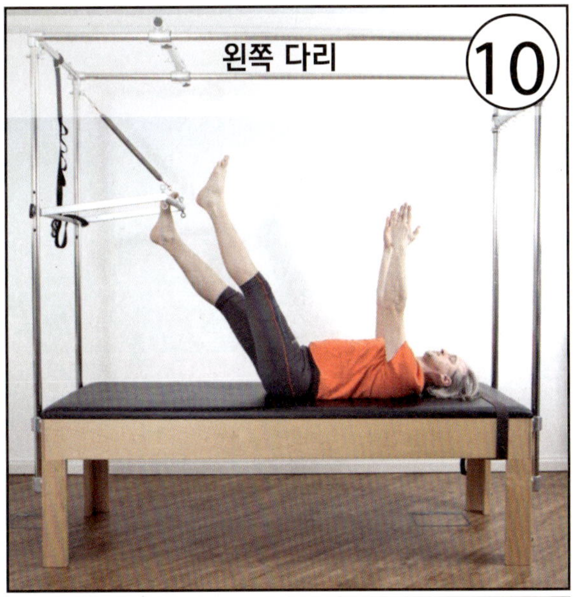

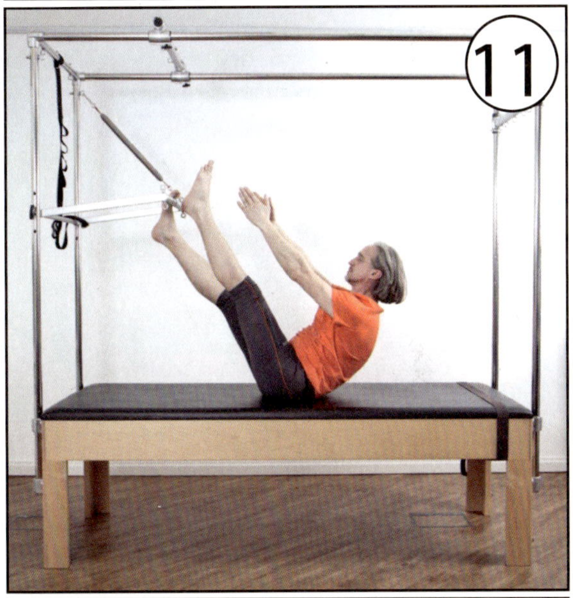

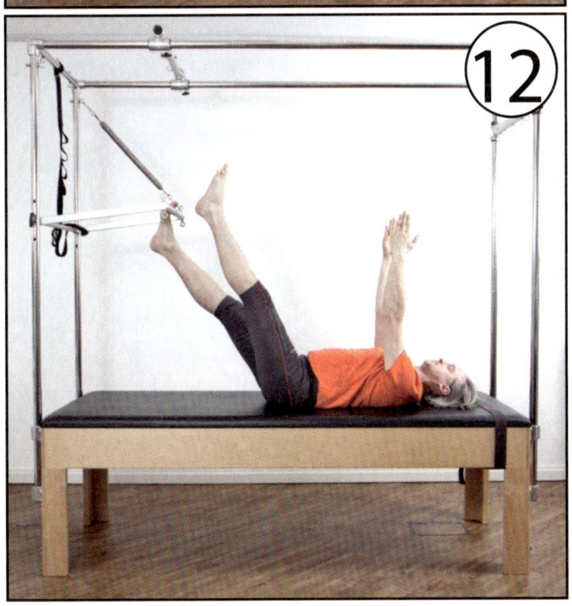

35. 티져 리버스 (M) Teaser Reverse (M) 3/3

시작 자세: 위에서 스프링 1-2개(스프링 2개는 경험자만)

바로 누운 자세에서 양팔은 옆구리에 놓고 발은 스프링 걸이를 향하게 한다. 먼저 다리를 편 상태에서 양발을 수직 캐딜락 기둥에 댄다. 거기에서부터 여전히 다리를 쭉 뻗은 상태에서 발가락 바깥쪽을 푸쉬 쓰루 바에 대고 놓는다. 이 동작이 쉽지 않다면, 눕는 위치를 적절히 조절한다. 이제 발가락을 푸쉬 쓰루 바 안쪽에 걸어서 고정하고 다리는 최대한 뻗는다.

운동 목적:

척추와 어깨의 가동성.
배 근육, 깊은 엉덩관절 굽힘근 강화, 발 올림근 강화.

운동 실행: 3-5회

그림 3: 팔을 위로 뻗고 손바닥은 서로 마주보게 한다.
그림 4: 머리를 들어 앞쪽을 바라본다. 등은 계속 둥글게 만들어 준 상태에서 최고 높이에 갈 때까지 척추를 하나씩 차례대로 천천히 말아 올린다. 팔은 다리와 평행하게 만든다.
그림 5: 이제 척추를 하나씩 차례대로 말아 내리면서 머리를 내려 놓는다.
그림 6: 푸쉬 쓰루 바에 있는 오른발을 떼서 다리를 약간 들어 올린다. 오른발은 뻗어준다.
그림 7-8: 다시 몸을 말아 올려서 티저를 하고 몸을 뒤로 말아 내려간다.
그림 9: 양 발은 푸쉬 쓰루 바 안쪽으로 가져온다. 그리고 나서 다리를 바꾼다.
그림 10-12: 왼쪽 다리로 운동을 반복한다.

흔한 실수:

이 운동은 엉덩관절 굽힘근으로 대부분 시행한다.

변형 또는 응용 동작:

손을 머리 뒤로 하고 시행한다.

금기증/주의점:

척추의 병력이나 급성 질환이 있는 경우에는 이 운동을 건너뛴다.

36. 리버스 푸쉬 쓰루 (T) Reverse Push Through (T)
1/4

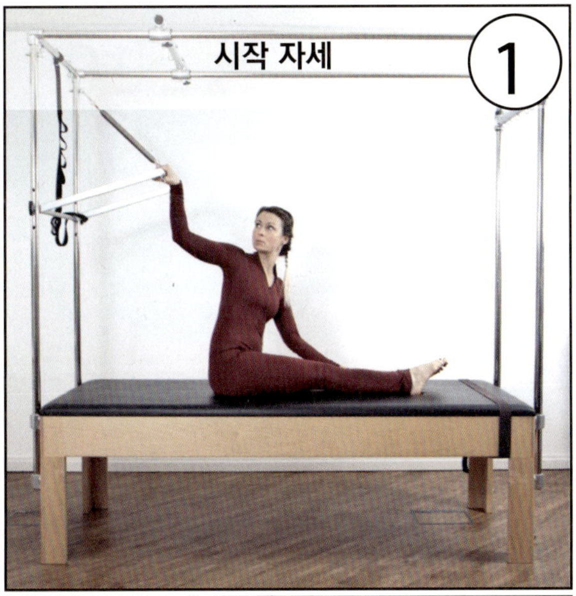

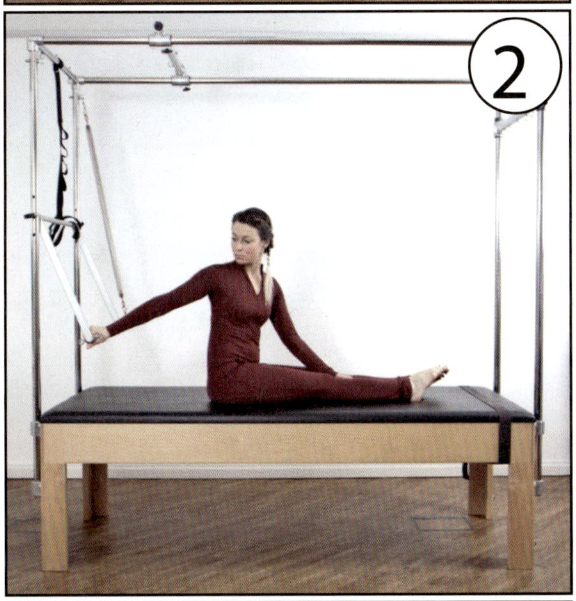

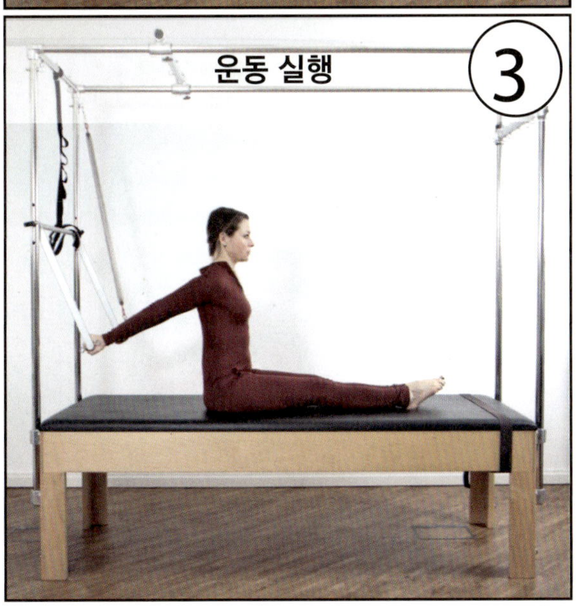

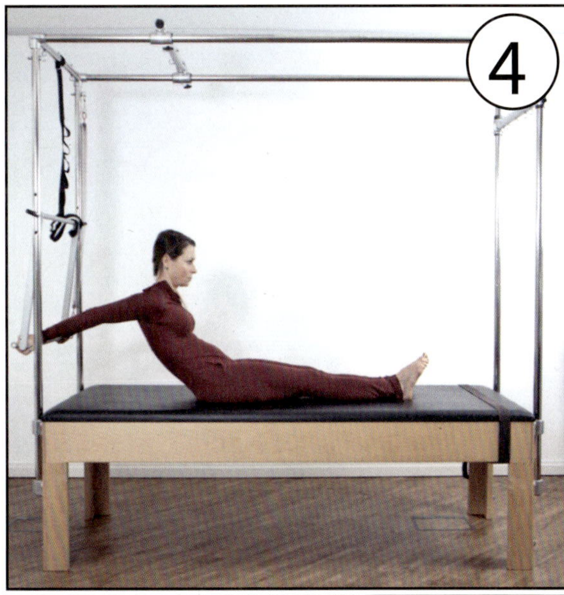

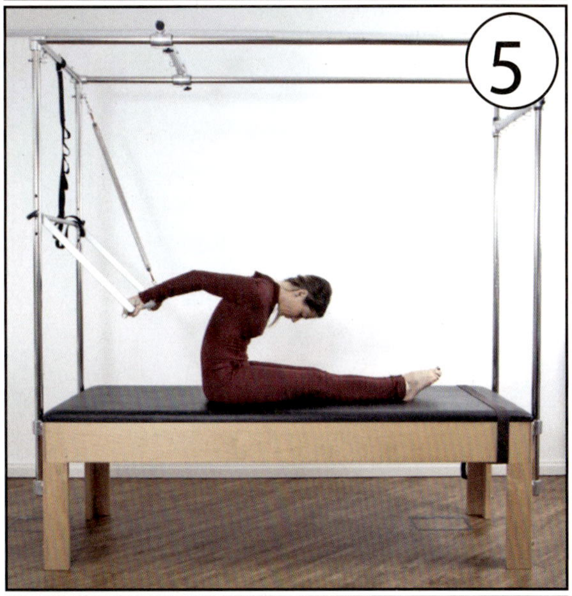

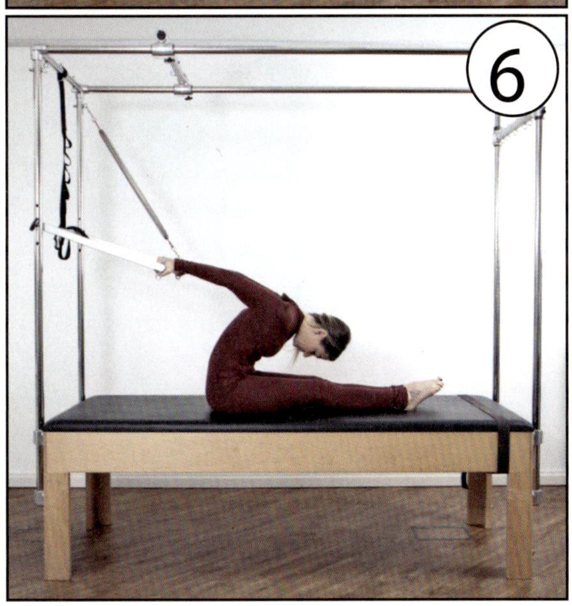

36. 리버스 푸쉬 쓰루 (T) Reverse Push Through (T) 2/4

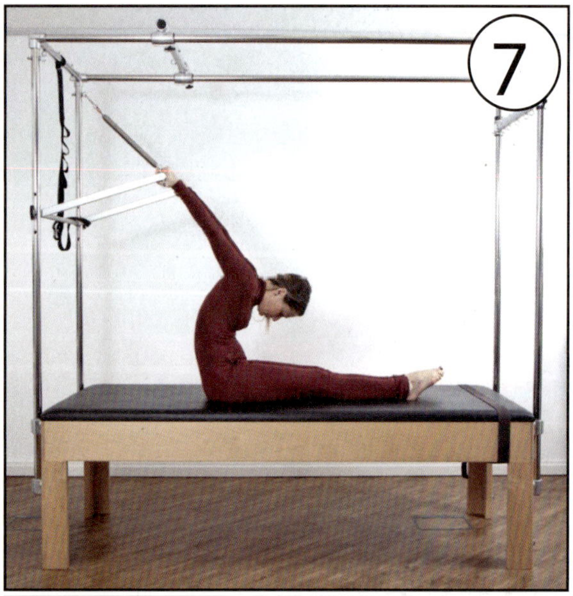

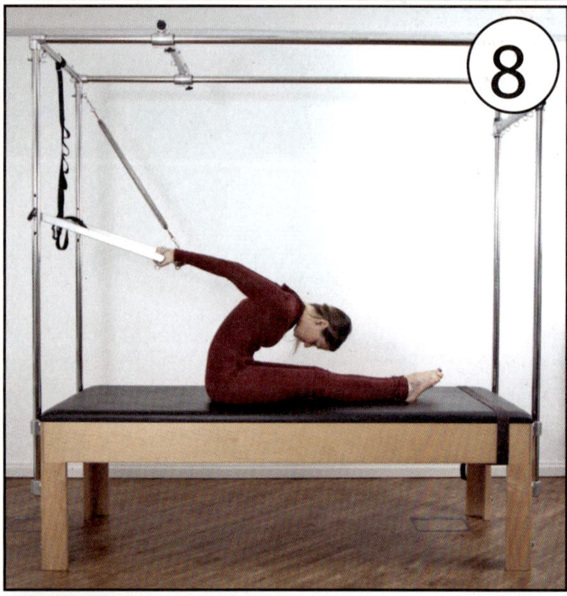

3회

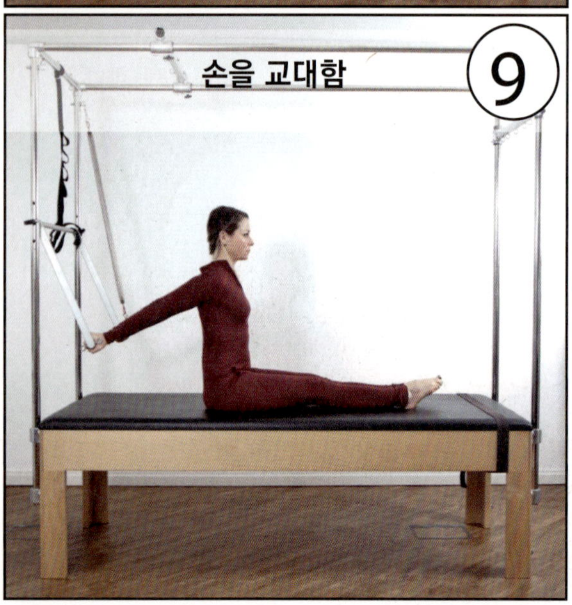

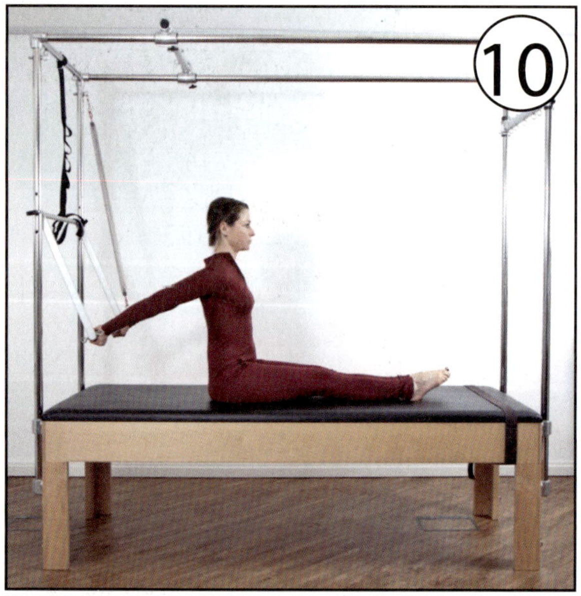

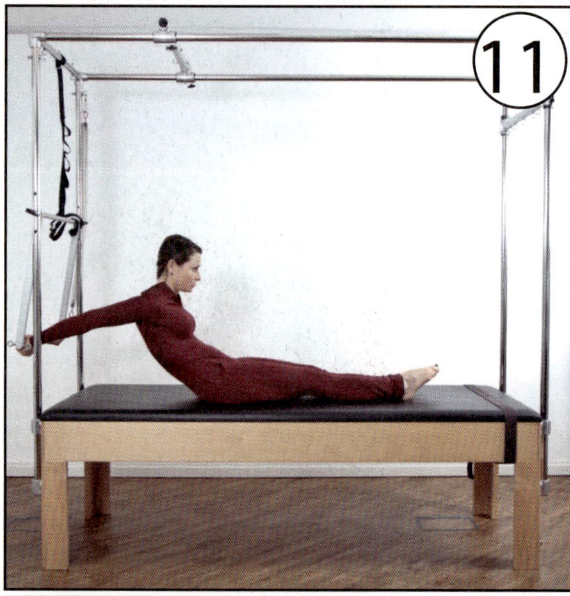

3회

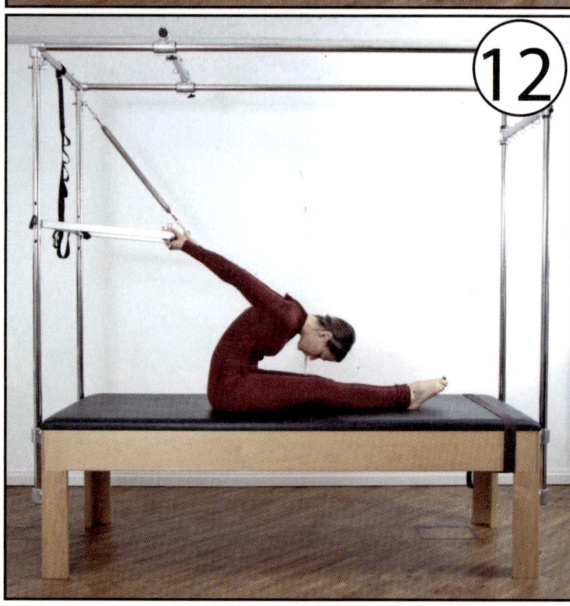

36. 리버스 푸쉬 쓰루 (T) Reverse Push Through (T) 3/4

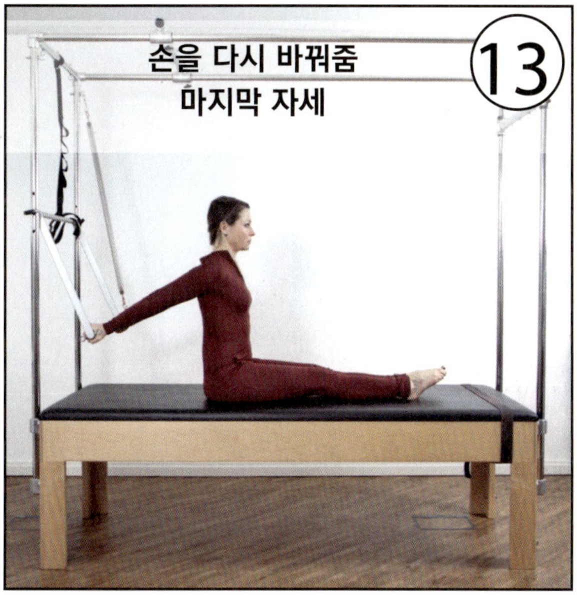

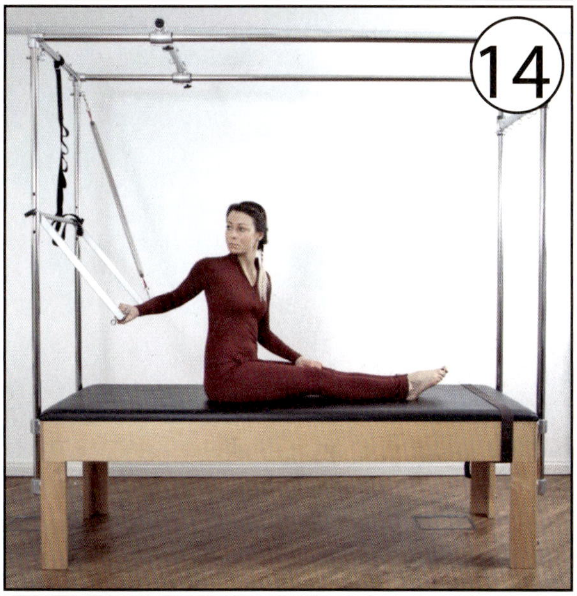

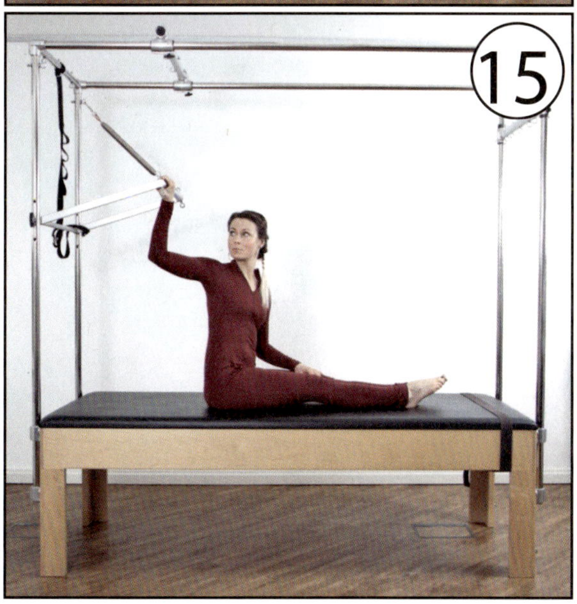

36. 리버스 푸쉬 쓰루 (T) Reverse Push Through (T) 4/4

시작 자세: 위에서 스프링 1개

스프링 걸이를 등지고 앉아 다리를 뻗거나(표준) 무릎 사이는 벌리고 발바닥은 반대쪽 무릎에 서로 맞닿아 있는 양반다리로 만든다(특히, 과체중인 사람에게 적합하다). 푸쉬 쓰루 바는 운동 시작 시 상체를 똑바로 세울 수 있는 수직 캐딜락 폴 사이에 오도록 거리를 조절한다. 운동을 시작하기 위해 몸통을 한쪽으로 돌린다. 위쪽에 있는 푸쉬 쓰루 바에 손을 대고(손바닥이 아래쪽을 향하게) 아래로 밀어준다. 이제 몸통을 다시 돌리고 다른 손으로 푸쉬 쓰루 바를 잡는다. 양손의 거리가 운동의 난이도를 결정한다. 전통적인 푸쉬 쓰루 바는 기존 제한 사항이 있는 사람이 양손 버전을 수행할 경우에는 너무 좁을 수 있다(변형부분 참고). 양팔은 팔꿈치 관절에 너무 부담이 되지 않도록 완전히 펴지 않는다.

운동 목적:

어깨 관절의 가동성.

운동 실행: 3-5회

그림 3-4: 배를 안으로 당긴다. 어깨에서 기분 좋은 신장이나 어깨 관절 끝 범위에 도달할 때까지 골반에서부터 상체까지 조절하면서 뒤쪽으로 몸을 말아준다.
그림 5-6: 이제 곡선을 유지하고 상체를 앞으로 숙인다.
그림 7: 시선을 아래로 내려다보면서 어깨 관절 끝 범위에 갈 때까지 팔을 뒤쪽으로 들어준다. 몸이 더 유연하다면, 가슴을 위쪽으로 밀어 올려서 푸쉬 쓰루 바를 더 멀리 보내준다.
그림 8: 그 후에 조심스럽게 푸쉬 쓰루 바를 다시 가져온다. 운동의 이 부분을 3~5회 반복한다.

그림 9-10: 손 모양을 바꾼다. 손바닥이 위로 향하도록 푸쉬 쓰루 바에서 손을 차례대로 돌린다. 푸쉬 쓰루 바를 뒤쪽으로 밀어주고 다시 위로 올려준다. 운동의 이 부분을 3~5회 반복한다.

그림 13-15: 운동을 끝내기 위해서는 먼저 손 모양을 다시 바꾼다. 손바닥이 아래쪽을 향하도록 한다. 그 후에 한 손으로 놓고 몸을 푸쉬 쓰루 바를 잡고 있는 손 쪽으로 돌린다. 푸쉬 쓰루 바의 스프링이 늘어나지 않는 상태가 될 때까지 조심스럽게 바를 위로 가져간다.

흔한 실수:

운동하는 동안 팔꿈치가 무의식적으로 편다. 이것은 위쪽 방향으로 움직일 때는 덜 나쁘다.
그러나 뒤쪽으로 움직일 때 체중의 일부가 팔에 실리기 때문에 많은 부하가 팔꿈치에 가해진다.

변형 또는 응용 동작:

제한된 어깨 가동성이 있는 사람은 한 번에 한 팔로 이 운동을 수행한다. 푸쉬 쓰루 바가 손쪽에서 가까워지거나 멀어짐에 따라서 가동성 강도를 미세하게 조절할 수 있다. 푸쉬 쓰루 바에서 멀어질수록 신장을 더욱 강해진다.

금기증/주의점:

어깨 제한이 있는 경우는 운동을 강사의 감독 아래에서 시행해야만 한다. 강사는 항상 푸쉬 쓰루 바에 손을 올려놓아서 언제라도 고객의 운동을 중단할 수 있다. 어깨 문제가 있는 경우는 운동이 과도한 신장을 유발할 수 있다.

37. 랫 풀 (M) Lat Pull (M)

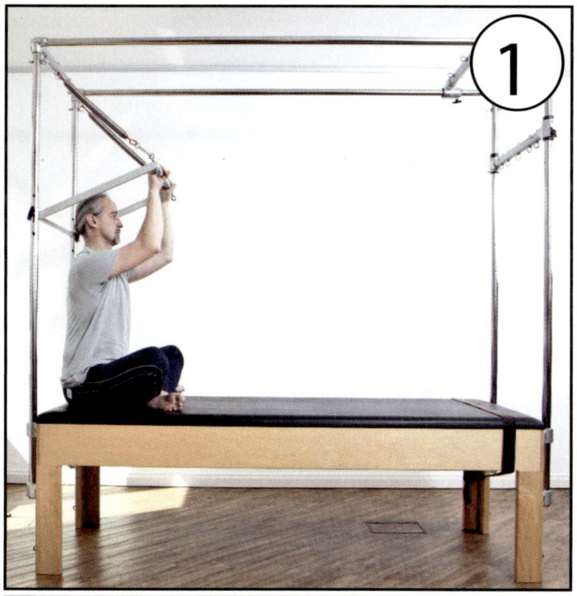

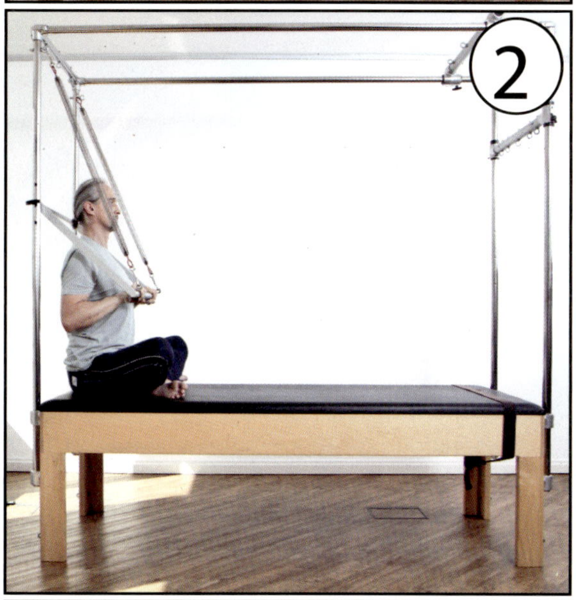

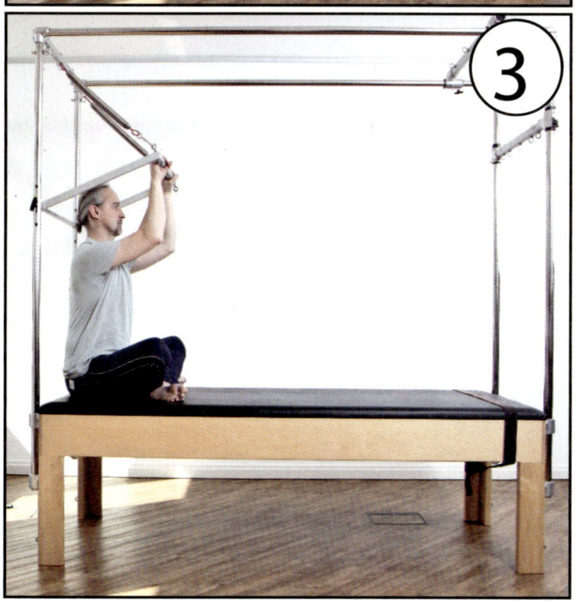

시작 자세: 위에서 스프링 1-2개

스프링 걸이를 등지고 앉아 상체를 완전히 세울 수 있는 자세가 되도록 다리를 놓는다. 머리는 푸쉬 쓰루 바 프레임의 중앙에 위치한다. 양손은 푸쉬 쓰루 바 안쪽에 어깨너비 이상으로 놓는다. 스프링은 아직 늘리지 않는다. 팔꿈치는 서로 평행하게 유지한다.

운동 목적:

자연스럽게 올라간 갈비뼈로 상체를 최대한 똑바로 세우는 법을 배운다.

운동 실행: 5-10회

그림 2: 위팔두갈래근을 최대한 적게 쓰고 등(latissimus dorsi)을 사용해 푸쉬 쓰루 바를 내린다. 팔꿈치는 몸을 스치듯이 움직인다. 풀업 바를 당기는 것처럼 몸통을 올린다.
그림 3: 그 후에 스프링이 늘어나지 않을 때까지 조절된 움직임으로 푸쉬 쓰루 바를 다시 위로 가져온다.

흔한 실수:

시작 자세에서 몸이 펴지지 않고 뒤로 기대어 있는데, 특히 허리뼈에서 많이 볼 수 있다.
푸쉬 쓰루 바를 움직일 때 넓은등근을 사용하지 않고 위팔두갈래근을 이용한다.

변형 또는 응용 동작: -

금기증/주의점:

바에 너무 가까이 앉으면, 푸쉬 쓰루 바를 머리 위로 당길 수 없다.

38. 랫 풀 원 암(앨런 허드만) Lat Pull One Arm (Alan Herdman) 1/2

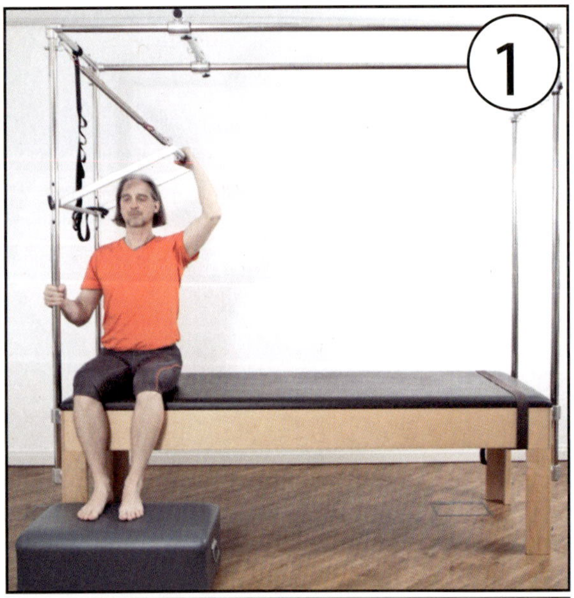

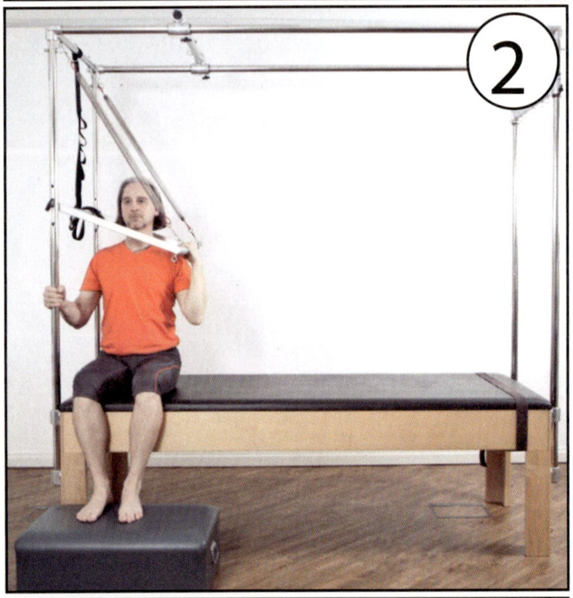

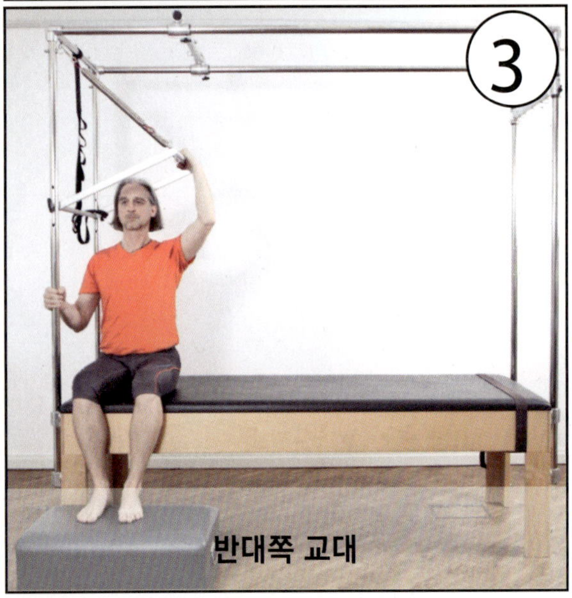

38. 랫 풀 원 암(앨런 허드만) Lat Pull One Arm (Alan Herdman) 2/2

시작 자세: 위에서 스프링 1-2개

푸쉬 쓰루 바 프레임 중앙에 머리를 위치시키고 캐딜락 옆쪽으로 앉는다. 타워에서 운동을 수행할 때는 상체가 완전히 똑바르게 될 수 있는 자세로 다리를 가져온다. 캐딜락에서 운동을 시행할 때는 발아래에 리포머 박스를 놓아 보조해 줄 수 있다(그림 참조). 수직 캐딜락 기둥에 가까운 손으로 폴을 잡아준다. 푸쉬 쓰루 바에 가까운 손은 손바닥이 귀를 향하고 몸 약간 앞쪽에서 바의 바깥쪽을 잡는다. 그래서 손은 머리보다 약간 앞쪽에 위치한다. 팔꿈치는 편안하게 늘어뜨려 준다.

운동 목적:

앞쪽 사슬(위등세모근, 어깨세모근, 위팔두갈래근)이 아닌 뒤쪽 사슬(아래등세모근, 넓은등근)을 통한 팔을 움직이는 법을 배운다.

운동 실행: 5-10회

그림 2: 위팔두갈래근의 이완을 유지하면서(다른 손으로 만져서 운동을 하는 동안 살펴본다) 등(넓은등근)에서 시작해 푸쉬 쓰루 바를 아래로 당긴다. 팔꿈치는 가능한 한 몸 가까이로 움직인다. 풀업 바에서 몸을 일으키듯이 몸통을 들어 올린다.

그림 3: 그 후에 스프링이 늘어나지 않을 때까지 조절된 움직임으로 푸쉬 쓰루 바를 다시 위로 가져온다.

흔한 실수:

시작 자세에서 몸이 펴지지 않고 뒤로 기대어 있는데, 특히 허리뼈에서 많이 볼 수 있다.

푸쉬 쓰루 바를 움직일 때 넓은등근을 사용하지 않고 위팔두갈래근을 이용한다.

변형 또는 응용 동작:

푸쉬 쓰루 바 안쪽에 앉는 대신에 바깥쪽에 앉는다.

위팔과 아래팔 사이 각도를 정확하게 90°를 만든다.

반대쪽 팔은 매트 위에 놓는다.

푸쉬 쓰루 바를 아래로 당긴 후에 푸쉬 쓰루 바에서 자유로운 손으로 바를 당긴 손처럼 똑같이 흉내낸다. 앞쪽에서 보면 모습이 대칭적이다. 이제 아래쪽에서부터 상체 회전을 시작한다. 척추뼈는 서로 위에 놓인 디스크처럼 움직인다. 먼저 푸쉬 쓰루 바의 당기는 힘을 늦추지 말고 스프링 걸이를 향해 회전한다. 그 후에 시작 자세로 다시 돌아가서 아래쪽에서부터 시작해 반대쪽도 회전한다. 3~5회 반복한다.

금기증/주의점:

몸이 정확히 중앙에 앉지 않거나 뒤로 기울어진 경우, 푸쉬 쓰루 바로 머리를 칠 위험이 있다.

39. 리버스 랫 풀 (M) Reverse Lat Pull (M) 1/2

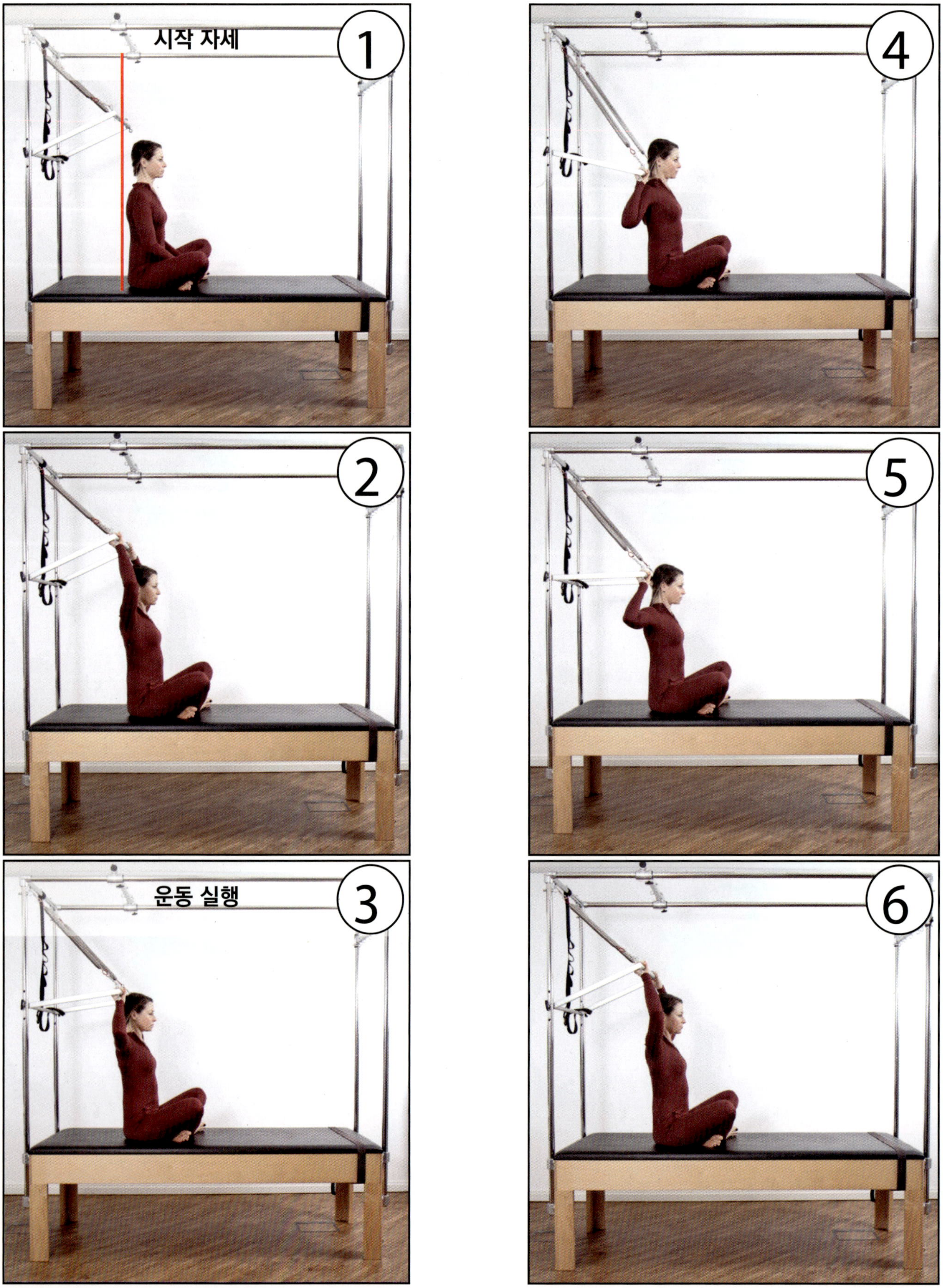

39. 리버스 랫 풀 (M) Reverse Lat Pull (M) 2/2

시작 자세: 위에서 스프링 1-2개

스프링 걸이를 등지고 푸쉬 쓰루 바의 추선(plumb line) 바로 앞쪽으로 양반다리를 하고 앉는다(그림 1의 빨간색 줄 참조). 머리를 앞으로 내밀지 않고 머리 뒤로 푸쉬 쓰루 바가 지나갈 수 있도록 완전히 똑바로 앉은 자세를 만든다. 스프링 걸이를 등지고 손바닥 안쪽으로 푸쉬 쓰루 바를 잡는다. 팔꿈치는 바깥쪽으로 굽힌다.

운동 목적:

아래등세모근과 넓은등근의 강화.
가슴 근육의 가벼운 스트레칭.

운동 실행: 5-7회

그림 3-4: 어깨뼈를 아래로 움직이면서 동시에 팔꿈치를 아래로 내려서 푸쉬 쓰루 바를 머리 뒤로 가져온다. 몸통의 위치는 그대로 유지한다.
그림 5-6: 스프링이 다시 늘어나지 않을 때까지 천천히 장력을 줄이고 조절된 상태에서 푸쉬 쓰루 바를 다시 가져온다.

흔한 실수:

푸쉬 쓰루 바에 너무 가까이 앉아 있다. 운동 시작 시 신체 자세가 똑바르지 않다.
푸쉬 쓰루 바가 이동할 공간을 만들기 위해 머리가 앞으로 나온다.
움직임이 기본적으로 팔을 굽혀 위팔두갈래근에 의해 수행한다.

변형 또는 응용 동작: -

금기증/주의점: -

40. 프레스 다운 (T) Press Down (T)

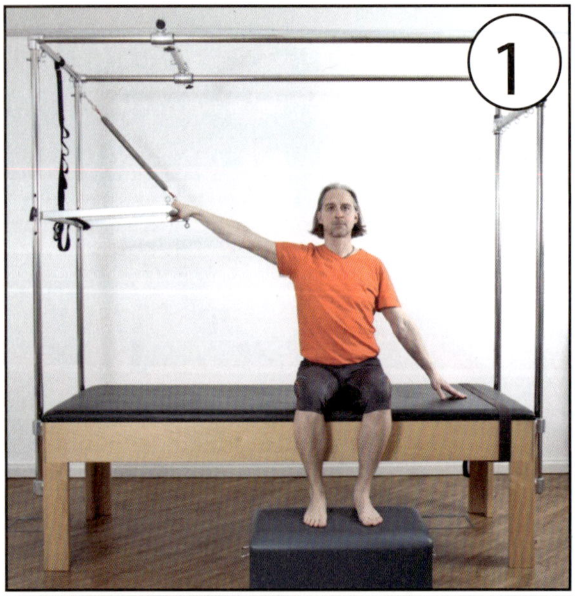

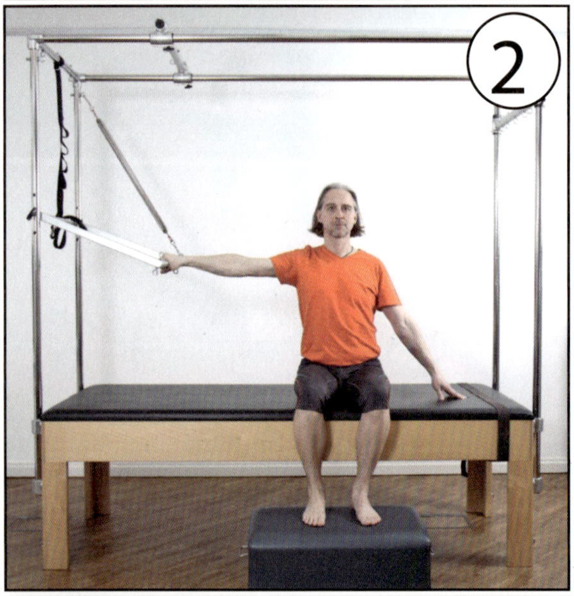

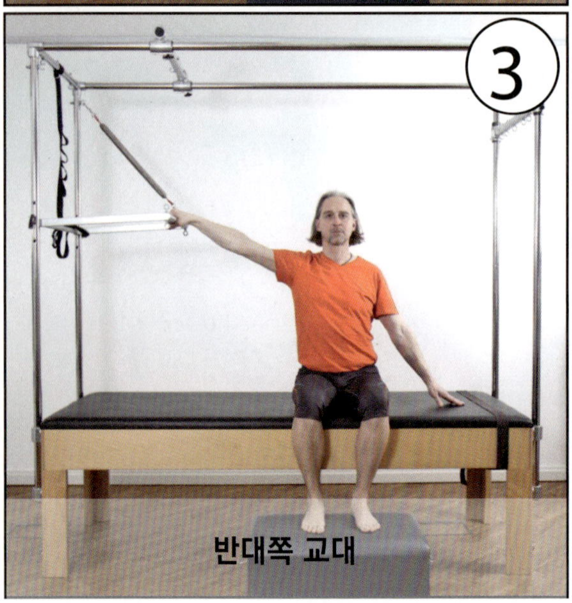

시작 자세: 위에서 스프링 1개

캐딜락 옆쪽으로 앉는다. 푸쉬 쓰루 바를 잡고 있는 팔이 신장되도록 푸쉬 쓰루 바와의 거리를 조절한다. 어깨를 바로 펴서 푸쉬 쓰루 바를 잡는다. 다른 손은 가볍게 매트에 대고 있는다. 가능하다면 리포머 박스 위에 발을 올린다.
스프링은 아직 늘리지 않는다.

운동 목적:

어깨 내림근의 강화.

운동 실행: 3-7회

상체를 움직이거나 푸쉬 쓰루 바를 놓지 않고
바를 최대한 아래로 누른다.

흔한 실수:

어깨 뒤쪽 사슬을 사용하여 푸쉬 쓰루 바를 아래로 내리는 대신 어깨를 앞으로 회전시켜 가슴 근육을 더 집중적으로 사용한다.

변형 또는 응용 동작:

이 운동은 무릎 선 자세에서도 시행할 수 있다.
민감한 어깨의 경우는 손을 앞쪽으로 놓을 수도 있다.
현대식 캐딜락(modern cadillacs)에서는 스프링 걸이를 내려서 스프링 힘을 줄여줄 수 있다.

금기증/주의점: -

41. 머메이드 (T) Mermaid (T)

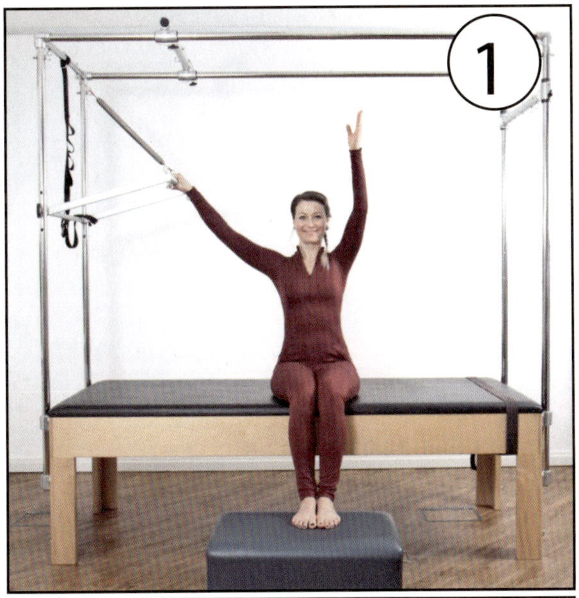

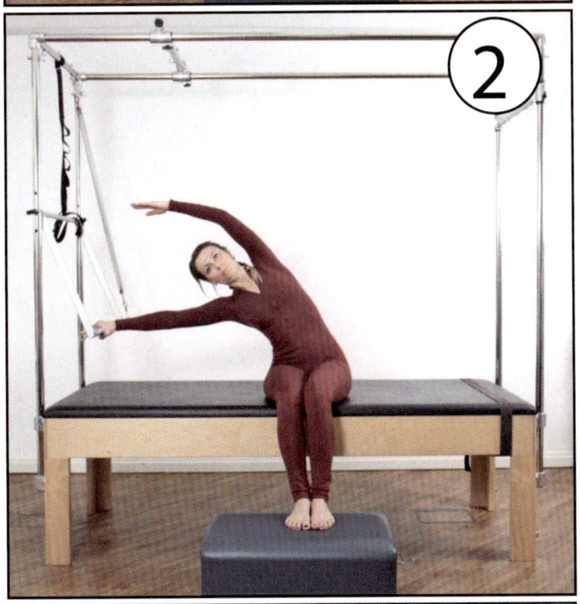

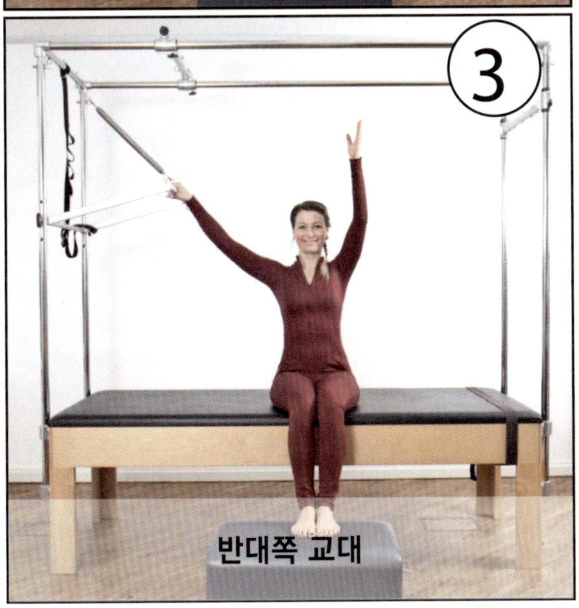

시작 자세: 위에서 스프링 1개

캐딜락 옆쪽으로 앉는다. 푸쉬 쓰루 바를 잡고 있는 팔이 신장되도록 푸쉬 쓰루 바와의 거리를 조절한다. 어깨를 바로 펴서 푸쉬 쓰루 바를 잡는다. 다른 팔은 가능한 한 귀쪽으로 올린다. 어깨를 으쓱거리지 않는다. 가능하다면 리포머 박스 위에 발을 올린다. 스프링은 아직 늘리지 않는다.

운동 목적:

배빗근, 플랭크 근육(배가로근, 배바깥빗근, 배안쪽빗근, 갈비사이근, 허리네모근), 등근육, 넓은등근, 갈비사이근, 아래뒤톱니근의 신장.

운동 실행: 3-5회

그림 2: 먼저 팔을 뻗은 상태에서 푸쉬 쓰루 바를 어깨 높이보다 약간 낮아질 때까지 누른다. 그 후에 상체의 가쪽 굽힘을 하면서 푸쉬 쓰루 바를 계속 밀어준다. 양쪽 엉덩이에 똑같은 무게가 실리도록 유지한다. 가쪽 굽힘을 시행하는 동안 상체의 양쪽은 마치 커다란 공 위에서 몸을 굽혀주는 것처럼 신장시킨다. 그 후에 다시 똑바로 앉아 조절된 움직임으로 푸쉬 쓰루 바를 다시 위로 가져간다.

흔한 실수:

어깨가 당겨져 올라간다.
옆으로 굽히는 동안 머리가 앞으로 나가고 상체가 회전되거나 뒤로 기울어진다. 또한 아래쪽 척추가 늘어나는 것이 아니라 무너지거나 압박된다.

변형 또는 응용 동작:

이 동작은 무릎을 꿇고도 진행 할수 있다.
추가 응용동작– 민감한 어깨일 경우 손을 좀 더 앞쪽에 위치해도 된다.
팔이 수직으로 들리는 것을 방해하는 어깨 문제가 있는 경우, 손을 가슴에 놓고 수행할 수 있다. 또 다른 대안은 팔을 위쪽으로 늘리지 않고 팔꿈치를 굽히고 손을 머리위에 올려놓고 진행한다. 손바닥은 위로 향하게 하고 엄지손가락은 앞을 향하도록 한다(팔의 안쪽돌림).
현대식 캐딜락에서는 스프링 걸이를 내려서 스프링 힘을 줄여줄 수 있다.

금기증/주의점: -

42. 머메이드-배리에이션 1 (M) Mermaid-Variation 1 (M) 1/2

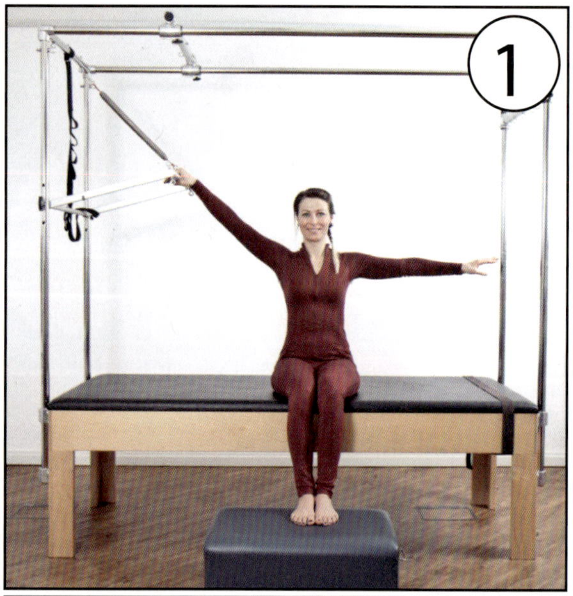

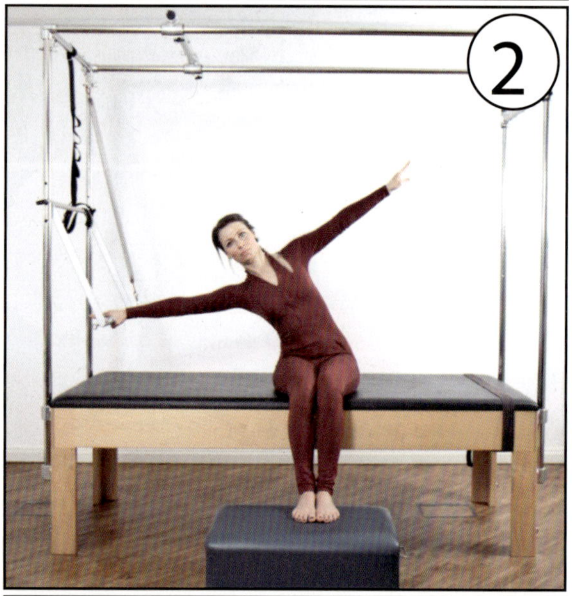

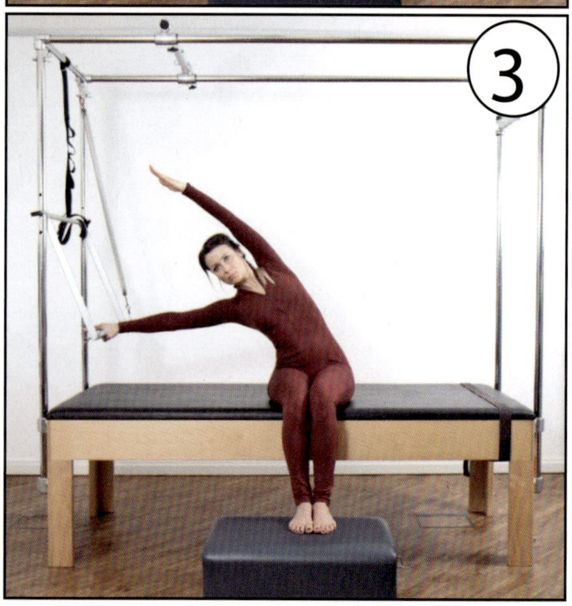

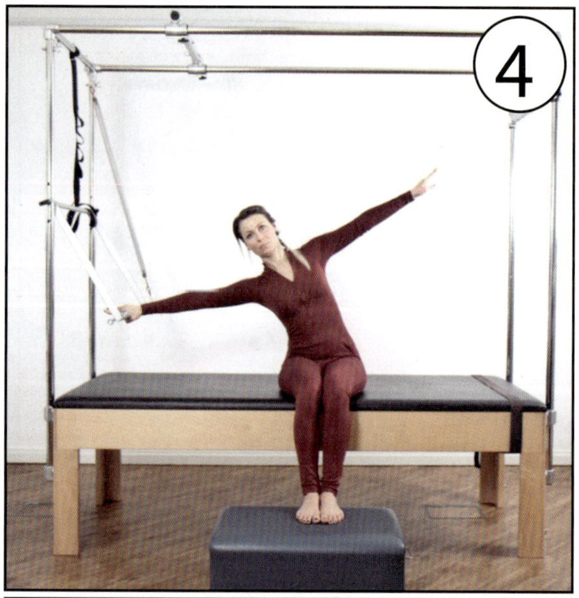

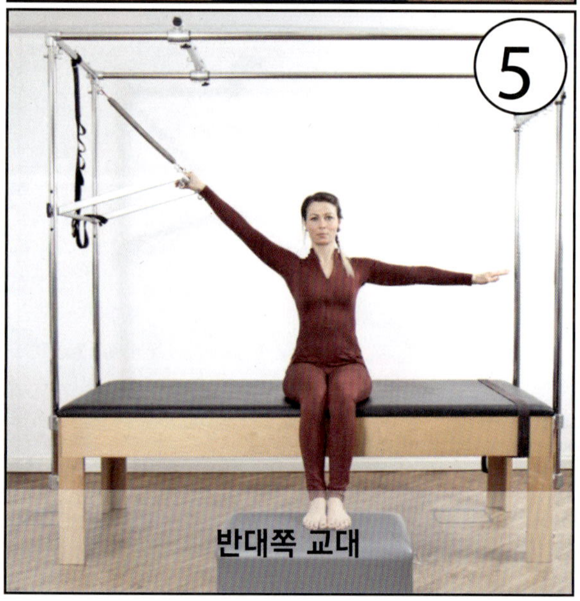

42. 머메이드-배리에이션 1 (M) Mermaid-Variation 1 (M) 2/2

시작 자세: 위에서 스프링 1개

캐딜락에 옆으로 걸터앉는다. 푸쉬-쓰루-바 (푸쉬 쓰루 바)를 잡고있는 팔이 늘어날 수 있도록
푸쉬-쓰루-바까지의 거리를 정한다. 어깨를 편 방향으로 푸쉬 쓰루 바를 잡는다.
다른 한 팔은 어깨높이만큼 옆으로 뻗어올린다.
가능하다면 발을 리포머-박스에 올려놓는다. 스프링은 아직 늘어나지 않은 상태이다.

운동 목적:

배빗근, 측면의 근육(배가로근, 배바깥빗근, 배속빗근, 갈비사이근, 허리네모근), 뒤쪽 근육, 넓은등근, 갈비사이근, 아래뒤톱니근의 스트레칭.

운동 실행: 3-5회

그림 2: 먼저, 팔을 뻗은 상태에서 푸쉬 쓰루 바를 어깨 높이보다 약간 낮게 누른다. 그 후에 상체를 옆으로 굽혀 푸쉬 쓰루 바를 계속 밀어낸다. 양쪽 엉덩이의 압력(체중)이 동일하게 유지되도록 한다. 상체를 옆으로 굽히는 동안 커다란 공 위로 구부러지는 것처럼 상체의 양쪽 옆면이 모두 스트레칭 되도록 한다. 바깥쪽 팔은 어깨의 각도를 90°로 일정하게 유지한다. 손바닥은 아래를 향하도록 한다.
그림 3-4: 팔을 편 상태로 귀 옆으로 가지고 오며, 손바닥은 푸쉬 쓰루 바를 향하도록 바깥쪽으로 돌린다.
그 후에 팔을 다시 회전시키며 각도가 90°가 되도록 되돌린다.
그림 5: 다시 똑바로 앉아서 푸쉬 쓰루 바를 조절된 방식으로 들어올린다.

흔한 실수:

어깨가 당겨져 올라간다.
옆으로 굽히는 동안 머리가 앞으로 나가고 상체가 회전되거나 뒤로 기울어진다.
또한 아래쪽 척추가 늘어나는 것이 아니라 무너지거나 압박된다.

변형 또는 응용 동작:

이 동작은 무릎을 꿇고도 진행 할수 있다.
추가 응용동작은 다음 동작에서 설명된다.
민감한 어깨일 경우, 손을 좀더 앞쪽에 위치해도 된다.
바깥쪽 팔을 위로 뻗는 대신 구부려서 머리에서부터 위쪽으로 주먹 폭 정도의 거리에 손을 놓는다.
손바닥은 위로 향하게 하고 엄지손가락은 앞을 향하도록 한다(팔의 안쪽돌림).
현대식 캐딜락에서는 스프링 걸이를 내려서 스프링 힘을 줄여줄 수 있다.

금기증/주의점: -

43. 머메이드-베리에이션 1 온 박스 (M) Mermaid-Variation 1 on Box (M) 1/2

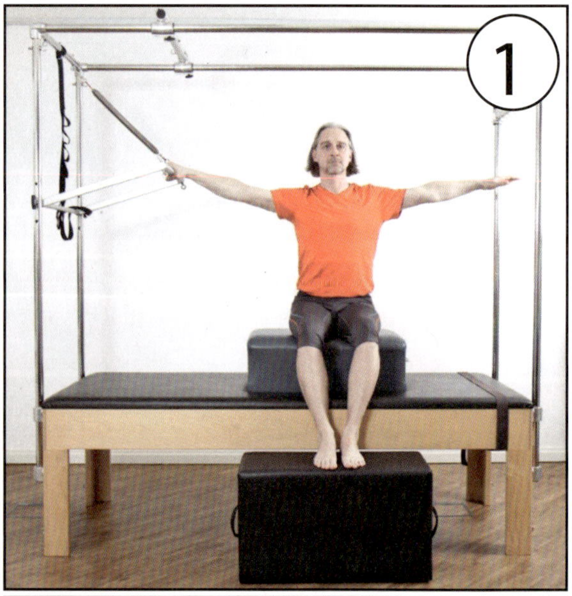

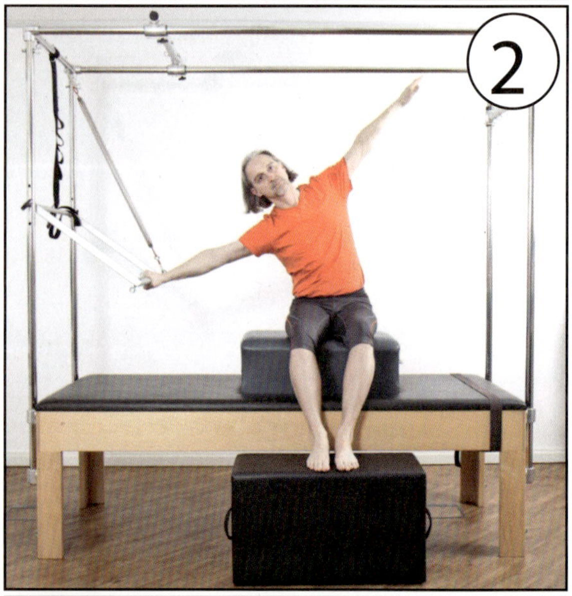

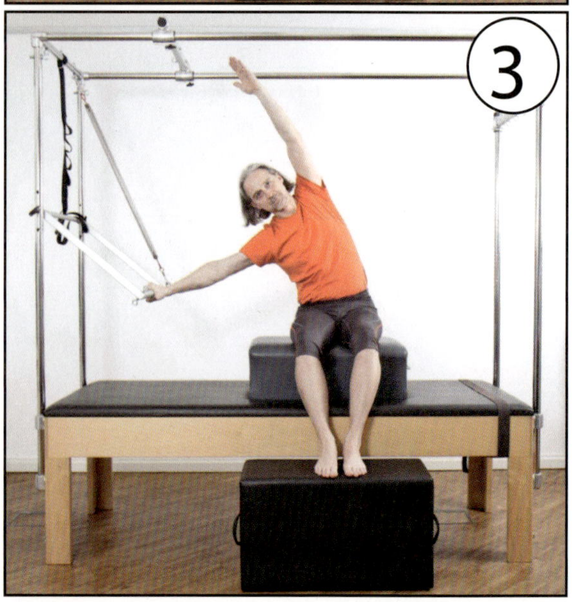

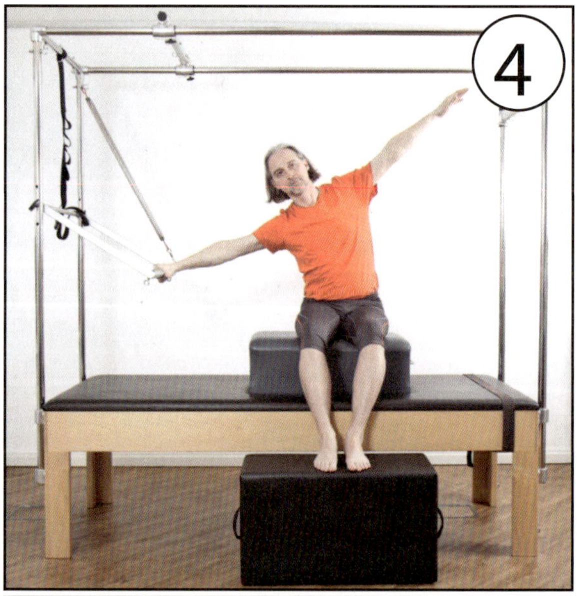

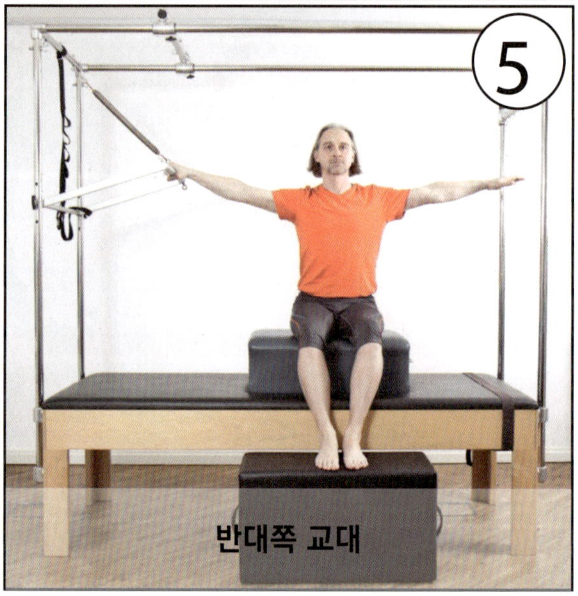

43. 머메이드-베리에이션 1 온 박스 (M) Mermaid-Variation 1 on Box (M) 2/2

시작 자세: 위에서 스프링 1개

캐딜락 위에 리포머 박스를 두고 옆을 보고 그 위에 앉는다. 푸쉬-쓰루-바를 잡고 있는 팔이 늘어날 수 있도록 푸쉬-쓰루-바까지의 거리를 정한다. 어깨를 편 방향으로 푸쉬 쓰루 바를 잡는다.
다른 한 팔은 어깨높이만큼 옆으로 뻗어올린다.
가능하다면 발을 리포머-박스에 올려놓는다. 스프링은 아직 늘어나지 않은 상태이다.

운동 목적:

배빗근, 측면의 근육(배가로근, 배바깥빗근, 배속빗근, 갈비사이근, 허리네모근), 뒤쪽 근육, 넓은등근, 갈비사이근, 아래뒤톱니근의 스트레칭.

운동 실행: 3-5회

그림 2: 먼저, 팔을 뻗은 상태에서 푸쉬 쓰루 바를 어깨 높이보다 약간 낮게 누른다. 그 후에 상체를 옆으로 굽혀 푸쉬 쓰루 바를 계속 밀어낸다. 양쪽 엉덩이의 압력(체중)이 동일하게 유지되도록 한다. 상체를 옆으로 굽히는 동안 커다란 공 위로 구부러 지는 것처럼 상체의 양쪽 옆면이 모두 스트레칭 되도록 한다. 바깥쪽 팔은 어깨의 각도를 90°로 일정하게 유지한다. 손바닥은 아래를 향하도록 한다.
그림 3-4: 팔을 편 상태로 귀 옆으로 가지고 오며, 손바닥은 푸쉬 쓰루 바를 향하도록 바깥쪽으로 돌린다.
그 후에 팔을 다시 회전시키며 각도가 90°가 되도록 되돌린다.
그림 5: 다시 똑바로 앉아서 푸쉬 쓰루 바를 조절된 방식으로 들어올린다.

흔한 실수:

어깨가 당겨져 올라간다.
옆으로 굽히는 동안 머리가 앞으로 나가고 상체가 회전되거나 뒤로 기울어진다.
또한 아래쪽 척추가 늘어나는 것이 아니라 무너지거나 압박된다.

변형 또는 응용 동작:

이 동작은 무릎을 꿇고도 진행 할수 있다.
추가 응용동작은 다음 동작에서 설명된다.
민감한 어깨일 경우, 손을 좀더 앞쪽에 위치해도 된다.
바깥쪽 팔을 위로 뻗는 대신 구부려서 머리에서부터 위쪽으로 주먹 폭 정도의 거리에 손을 놓는다.
손바닥은 위로 향하게 하고 엄지손가락은 앞을 향하도록 한다(팔의 안쪽돌림).
현대식 캐딜락에서는 스프링 걸이를 내려서 스프링 힘을 줄여줄 수 있다.

금기증/주의점: -

44. 머메이드-베리에이션 2 (M) Mermaid-Variation 2 (M) 1/2

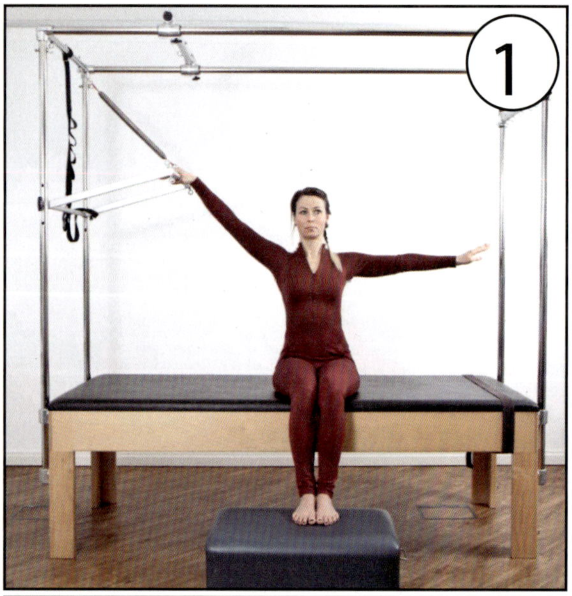

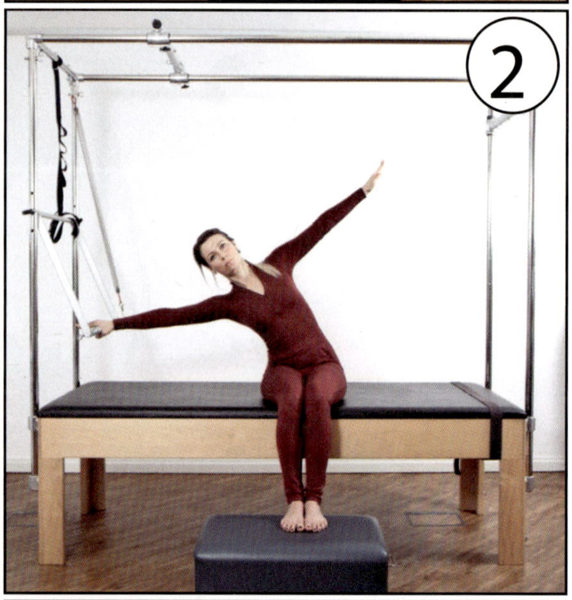

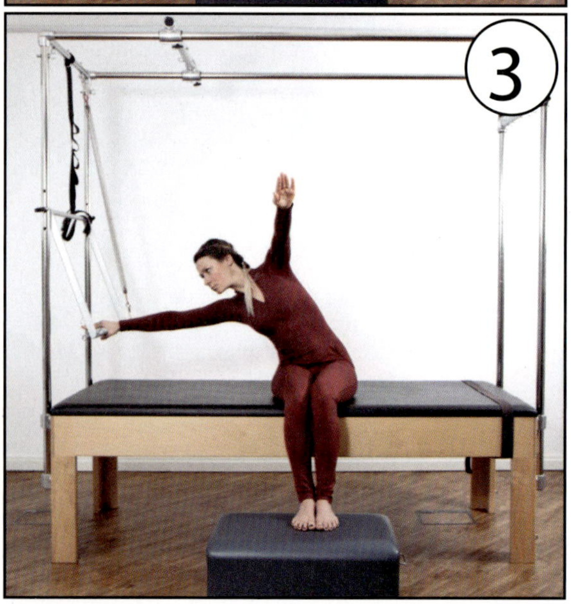

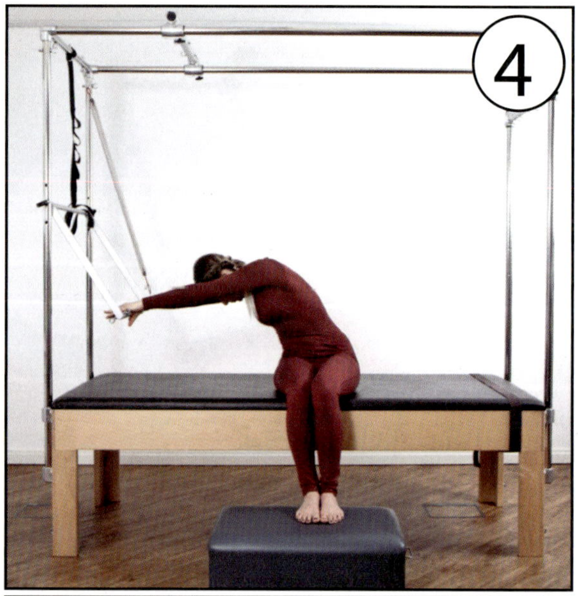

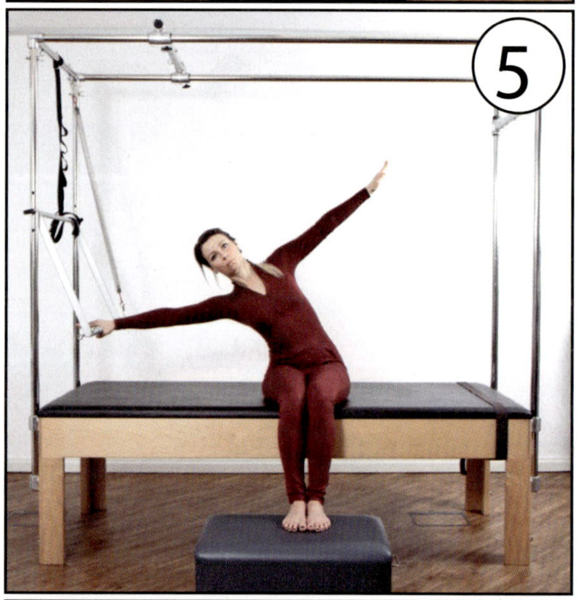

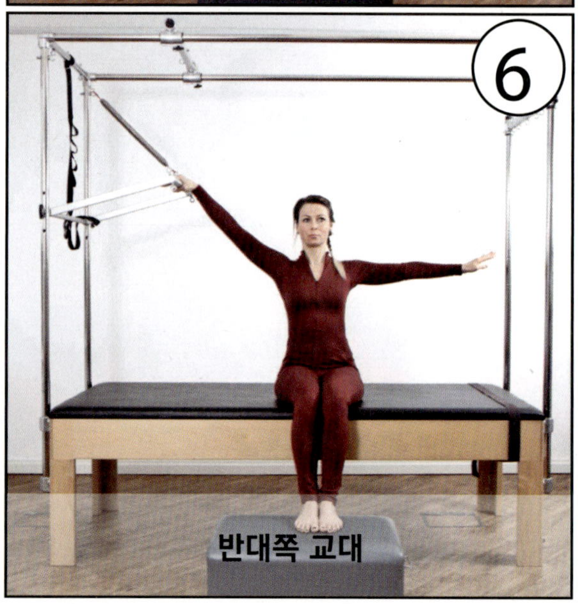

44. 머메이드-베리에이션 2 (M) Mermaid-Variation 2 (M) 2/2

시작 자세: 위에서 스프링 1개

캐딜락에 옆으로 걸터앉는다. 푸쉬-쓰루-바 (푸쉬 쓰루 바)를 잡고있는 팔이 늘어날 수 있도록 푸쉬-쓰루-바까지의 거리를 정한다. 어깨를 편 방향으로 푸쉬 쓰루 바를 잡는다.
다른 한 팔은 어깨높이만큼 옆으로 뻗어올린다.
가능하다면 발을 리포머-박스에 올려놓는다. 스프링은 아직 늘어나지 않은 상태이다.

운동 목적:

배빗근, 측면의 근육(배가로근, 배바깥빗근, 배속빗근, 갈비사이근, 허리네모근), 뒤쪽 근육, 넓은등근, 갈비사이근, 아래뒤톱니근의 스트레칭.

운동 실행: 3-5회

그림 2: 먼저, 팔을 뻗은 상태에서 푸쉬 쓰루 바를 어깨 높이보다 약간 낮게 누른다. 그 후에 상체를 옆으로 굽혀 푸쉬 쓰루 바를 계속 밀어낸다. 양쪽 엉덩이의 압력(체중)이 동일하게 유지되도록 한다. 상체를 옆으로 굽히는 동안 커다란 공 위로 구부러 지는 것처럼 상체의 양쪽 옆면이 모두 스트레칭 되도록 한다. 바깥쪽 팔은 어깨의 각도를 90°로 일정하게 유지한다. 손바닥은 아래를 향하도록 한다.
그림 3-5: 상체를 앞쪽으로 회전하며, 팔은 90°를 유지한 상태로 몸통을 따라간다. 몸통이 최대로 회전이 되었다면 양손을 푸쉬 쓰루 바에 놓일때까지 앞쪽으로 더 움직인다. 머리는 아래를 보도록 한다. 그 후에 상체를 다시 옆으로 굽힌 상태로 돌아온다. 몸통을 회전하는 동안 푸쉬 쓰루 바가 움직이지 않도록 한다.
그림 6: 다시 똑바로 앉아서 푸쉬 쓰루 바를 조절된 방식으로 들어올린다.

흔한 실수:

어깨가 당겨져 올라간다.
옆으로 굽히는 동안 머리가 앞으로 나가고 상체가 회전되거나 뒤로 기울어진다.
또한 아래쪽 척추가 늘어나는 것이 아니라 무너지거나 압박된다.

변형 또는 응용 동작:

이 동작은 무릎을 꿇고도 진행 할수 있다.
추가 응용동작은 다음 동작에서 설명된다.
민감한 어깨일 경우, 손을 좀더 앞쪽에 위치해도 된다.
푸쉬 쓰루 바에 양손을 가능한 멀리 놓는다. 팔을 쭉 뻗은상태에서 푸쉬 쓰루 바를 위로 올렸다가 아래로 내린다. 3~5회를 반복한다.
현대식 캐딜락에서는 스프링 걸이를 내려서 스프링 힘을 줄여줄 수 있다.

금기증/주의점: -

45. 머메이드-베리에이션 2 온 박스 (M) Mermaid-Variation 2 on Box (M) 1/2

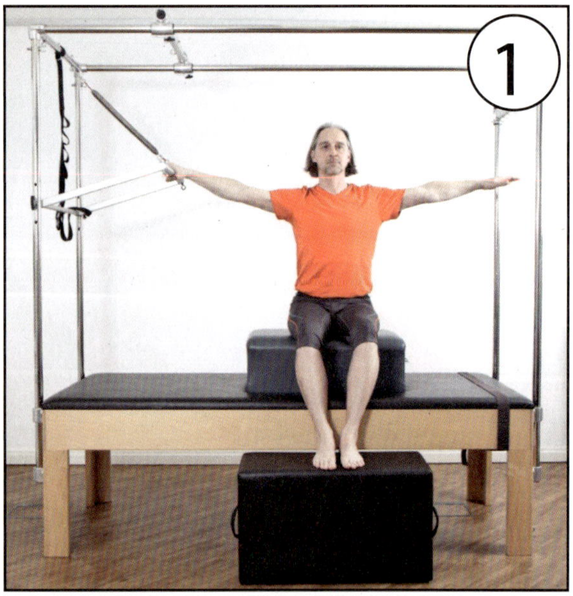

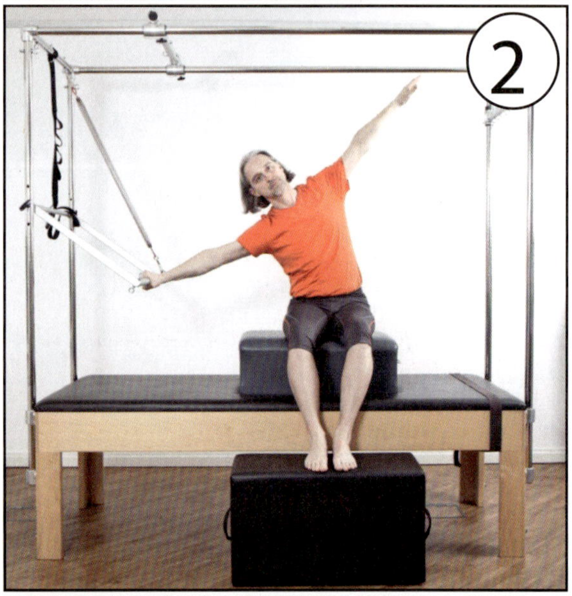

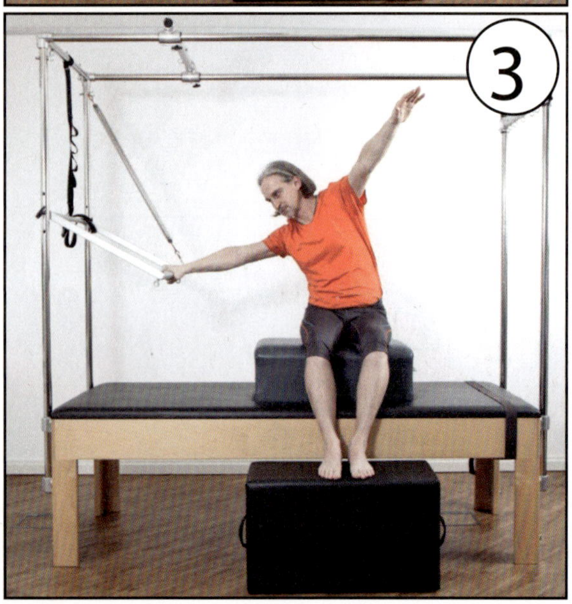

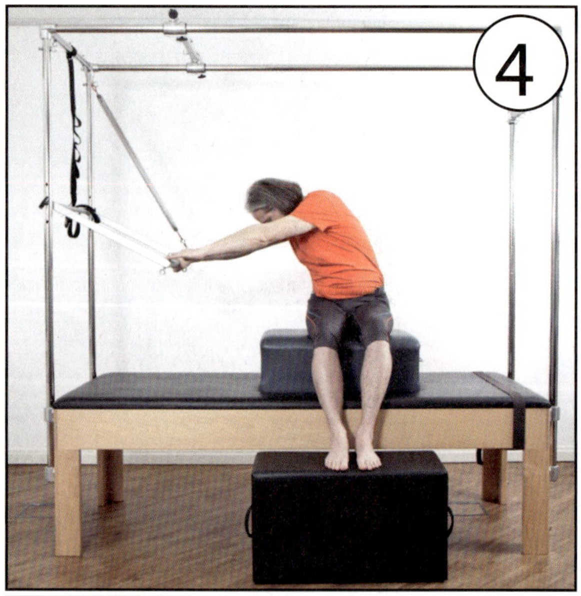

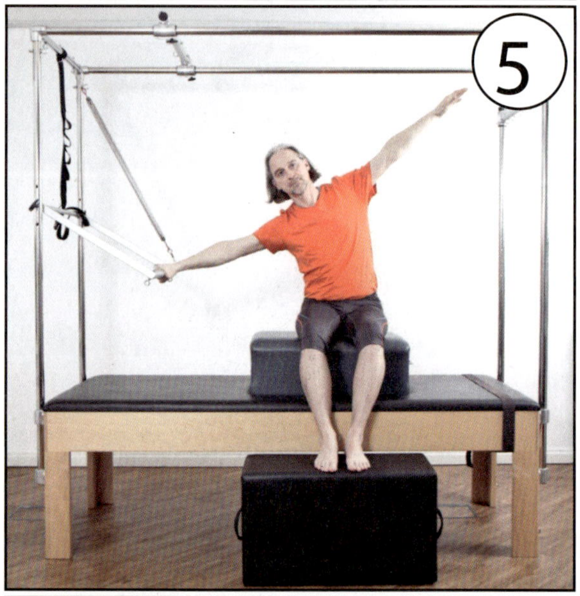

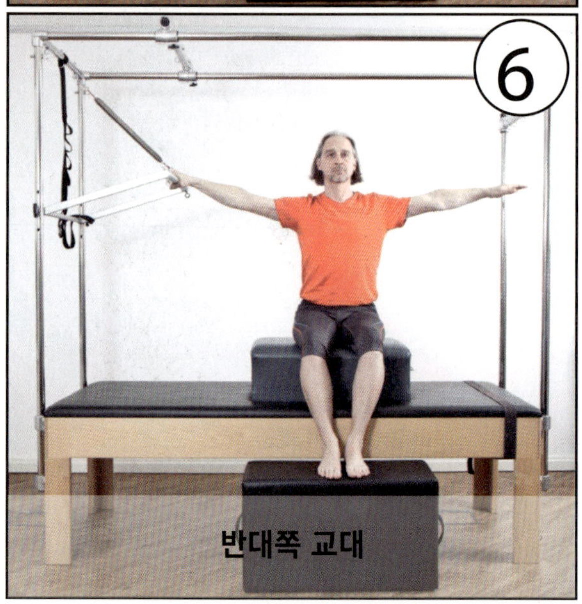

45. 머메이드-베리에이션 2 온 박스 (M) Mermaid-Variation 2 on Box (M) 2/2

시작 자세: 위에서 스프링 1개

캐딜락 위에 리포머 박스를 두고 옆을 보고 그 위에 앉는다. 푸쉬-쓰루-바 (푸쉬 쓰루 바)를 잡고있는 팔이 늘어날 수 있도록 푸쉬-쓰루-바까지의 거리를 정한다. 어깨를 편 방향으로 푸쉬 쓰루 바를 잡는다.
다른 한 팔은 어깨높이만큼 옆으로 뻗어올린다.
가능하다면 발을 리포머-박스에 올려놓는다. 스프링은 아직 늘어나지 않은 상태이다.

운동 목적:

배빗근, 측면의 근육(배가로근, 배바깥빗근, 배속빗근, 갈비사이근, 허리네모근), 뒤쪽 근육, 넓은등근, 갈비사이근, 아래뒤톱니근의 스트레칭.

운동 실행: 3-5회

그림 2: 먼저, 팔을 뻗은 상태에서 푸쉬 쓰루 바를 어깨 높이보다 약간 낮게 누른다. 그 후에 상체를 옆으로 굽혀 푸쉬 쓰루 바를 계속 밀어낸다. 양쪽 엉덩이의 압력(체중)이 동일하게 유지되도록 한다. 상체를 옆으로 굽히는 동안 커다란 공 위로 구부러 지는 것처럼 상체의 양쪽 옆면이 모두 스트레칭 되도록 한다. 바깥쪽 팔은 어깨의 각도를 90°로 일정하게 유지한다. 손바닥은 아래를 향하도록 한다.
그림 3-5: 상체를 앞쪽으로 회전하며, 팔은 90°를 유지한 상태로 몸통을 따라간다. 몸통이 최대로 회전이 되었다면 양손을 푸쉬 쓰루 바에 놓일때까지 앞쪽으로 더 움직인다. 머리는 아래를 보도록 한다. 그 후에 상체를 다시 옆으로 굽힌 상태로 돌아온다. 몸통을 회전하는 동안 푸쉬 쓰루 바가 움직이지 않도록 한다.
그림 6: 다시 똑바로 앉아서 푸쉬 쓰루 바를 조절된 방식으로 들어올린다.

흔한 실수:

어깨가 당겨져 올라간다.
옆으로 굽히는 동안 머리가 앞으로 나가고 상체가 회전되거나 뒤로 기울어진다.
또한 아래쪽 척추가 늘어나는 것이 아니라 무너지거나 압박된다.

변형 또는 응용 동작:

이 동작은 무릎을 꿇고도 진행 할수 있다.
추가 응용동작은 다음 동작에서 설명된다.
민감한 어깨일 경우, 손을 좀더 앞쪽에 위치해도 된다.
푸쉬 쓰루 바에 양손을 가능한 멀리 놓는다. 팔을 쭉 뻗은상태에서 푸쉬 쓰루 바를 위로 올렸다가 아래로 내린다.
3회-5회를 반복한다.
현대식 캐딜락에서는 스프링 걸이를 내려서 스프링 힘을 줄여줄 수 있다.

금기증/주의점: -

46. 사이드 벤드 (M) Side Bend (M)
1/3

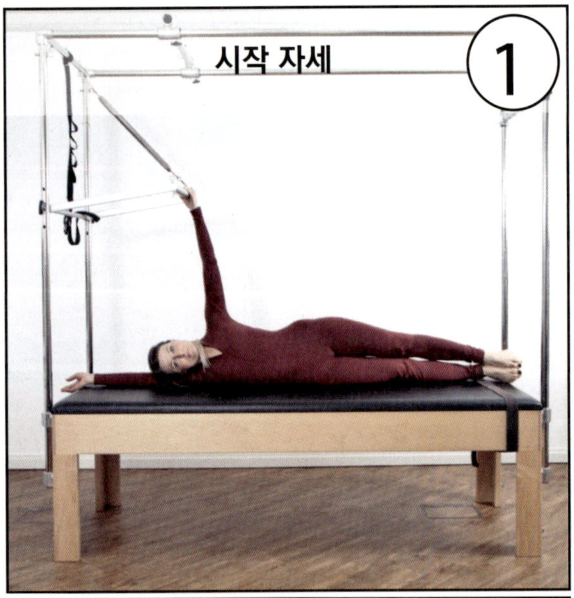

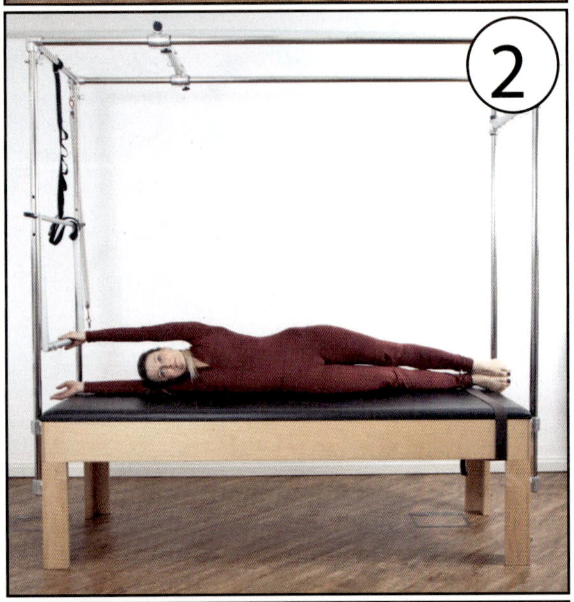

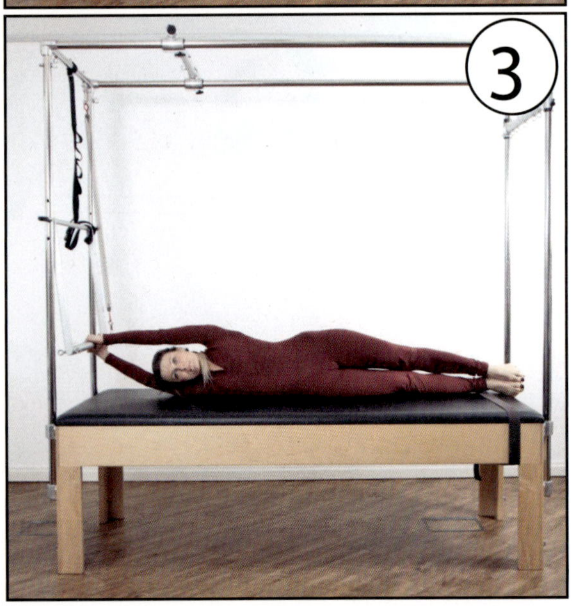

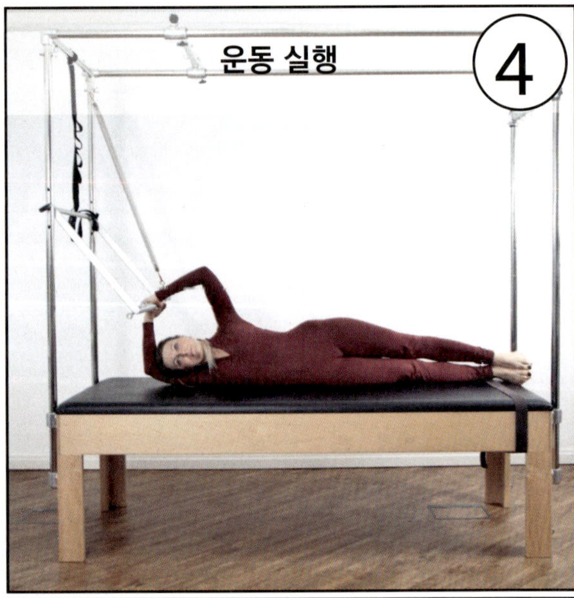

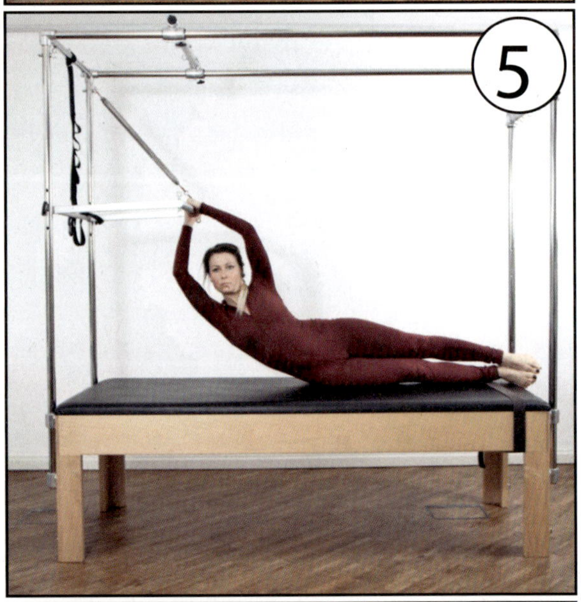

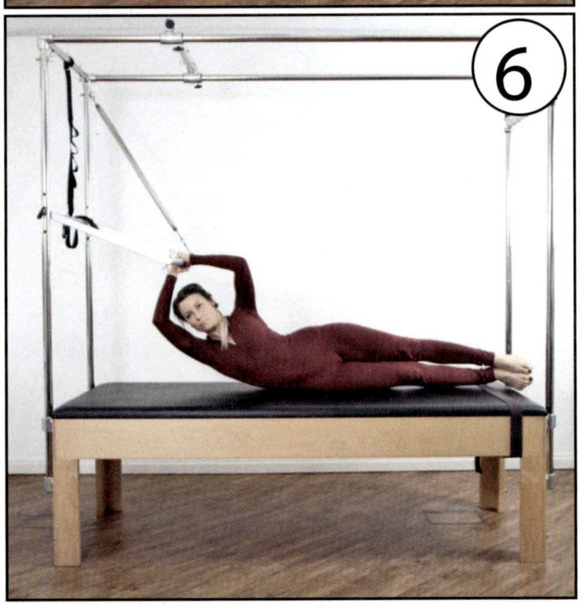

46. 사이드 벤드 (M) Side Bend (M)
2/3

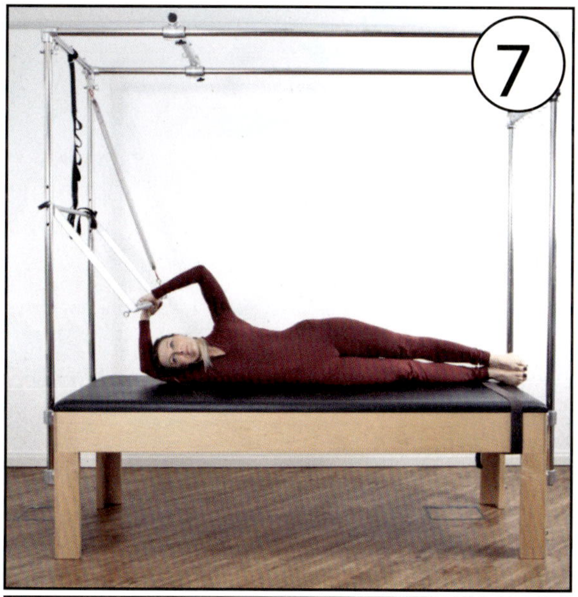

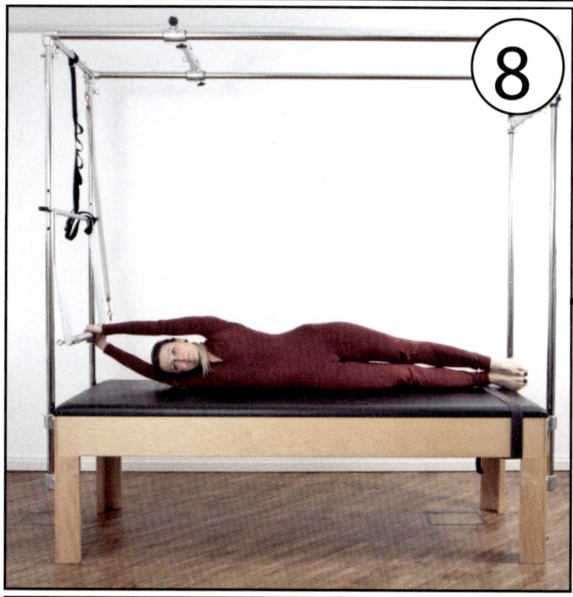

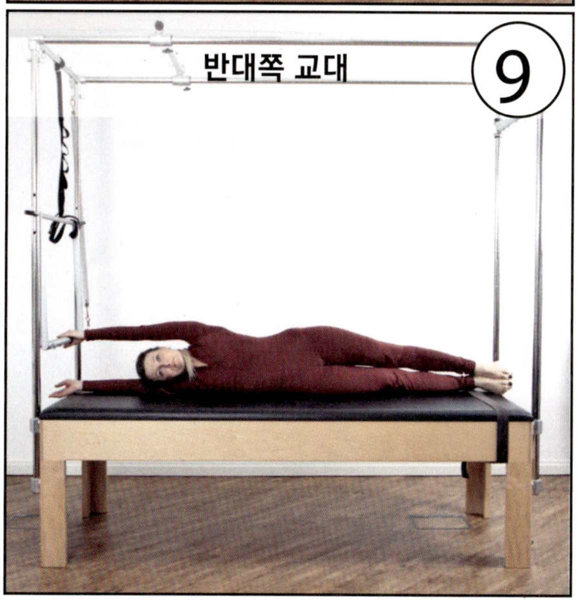

3회

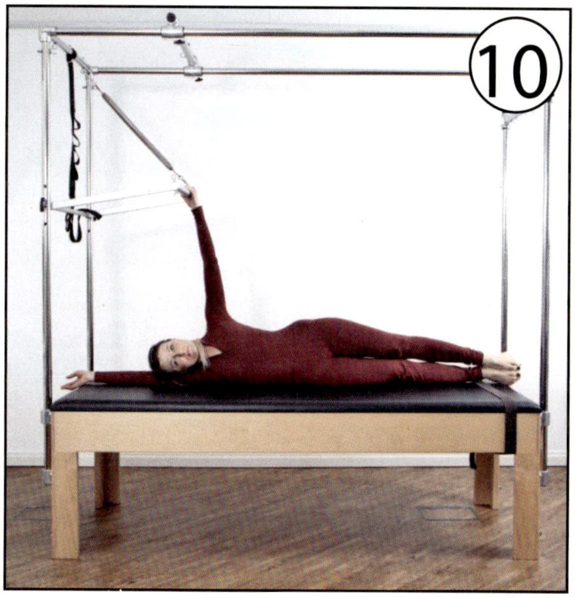

46. 사이드 벤드 (M) Side Bend (M) 3/3

시작 자세: 위에서 스프링 1개

캐딜락 위에 옆으로 누워 몸통의 앞쪽과 뒤쪽에 같은 공간을 남겨둔다. 팔을 뻗은 상태에서 손의 가운데가 캐딜락의 끝 가장자리에 오도록 눕는 위치를 선택한다. 다른 한 손은 바깥에서부터 푸쉬–쓰루–바(푸쉬 쓰루 바)를 잡는다. 어깨, 엉덩뼈능선, 다리, 발은 서로 수직으로 놓여있다. 위쪽에 있는 팔이 완전히 펴질 때까지 푸쉬 쓰루 바를 아래로 당긴다. 이제, 아래쪽에 있는 손으로 푸쉬 쓰루 바를 위쪽 손 뒤로 잡는다.

운동 목적:

견인을 통한 아래쪽의 스트레칭 : 넓은등근, 가슴근, 어깨세모근, 위팔세갈래근.
팔로 누르기를 통한 위쪽의 강화 : 가슴근, 어깨세모근, 위팔두갈래근. C를 안정화시키기 위해, 몸통근육의 양쪽이 활성화 되며, 바깥쪽은 최대 길이로 작용하고, 반대쪽은 최대 단축으로 작용한다.

운동 실행: 3-5회

그림 4–5: 팔꿈치를 구부리고 머리가 두 팔 사이에 위치하도록 한다. 몸통을 옆으로 굽히며 올라와서 팔을 거의 뻗는다. 양 발은 서로의 위에 놓여 있다.
그림 6–8: 시작 자세로 돌아올때까지 상체를 천천히 내린다. 동작을 3~5회 반복한다.
그림 9–10: 반대쪽 운동을 하려할 때는 먼저 푸쉬 쓰루 바를 잡고 있는 아래쪽을 놓은 다음 조절하며 위쪽 손으로 푸쉬 쓰루 바를 다시 가져 온다.

흔한 실수:

올라올 때 아래쪽 팔이 얼굴 앞으로 온다.
올라올 때 골반이 뒤로 기울어진다.
위쪽다리로 아래쪽 다리를 과도하게 누른다.

변형 또는 응용 동작:

가장 높이 올라온 상태에서 완전히 뒤로 굴리지 않고(그림 5), 상체를 위아래로 작게 움직인다 (위 · 아래로 움직이는 동작).
양손으로 푸쉬 쓰루 바를 잡는 대신 그림1에서 푸쉬 쓰루 바를 움직이지 않도록 고정하고 상체를 바로 들어올려 아래쪽 손으로 푸쉬 쓰루 바를 터치한다.

금기증/주의점: -

47. 룰라드 (M) Roulade (M) 1/3

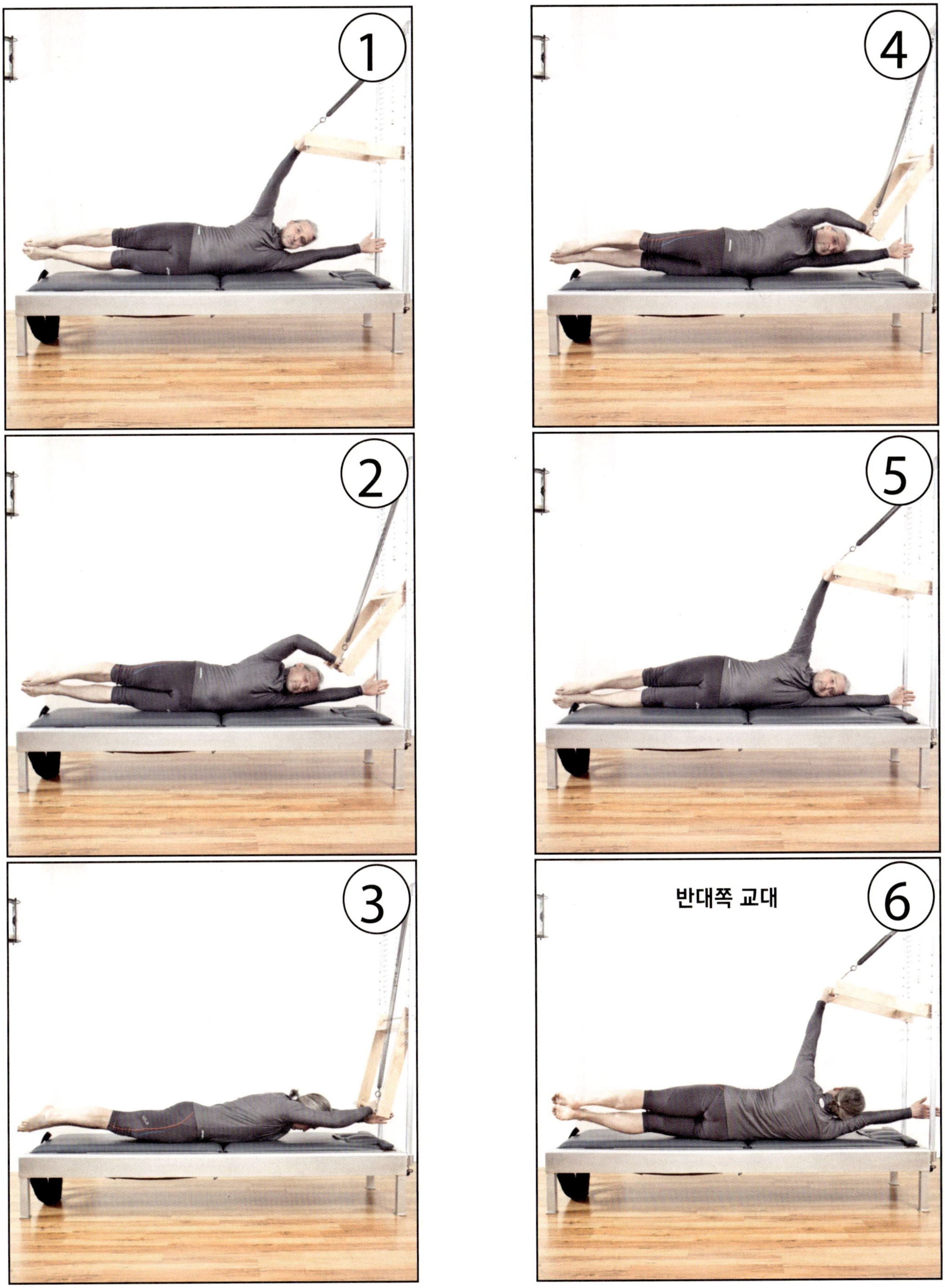

47. 룰라드 (M) Roulade (M)
2/3

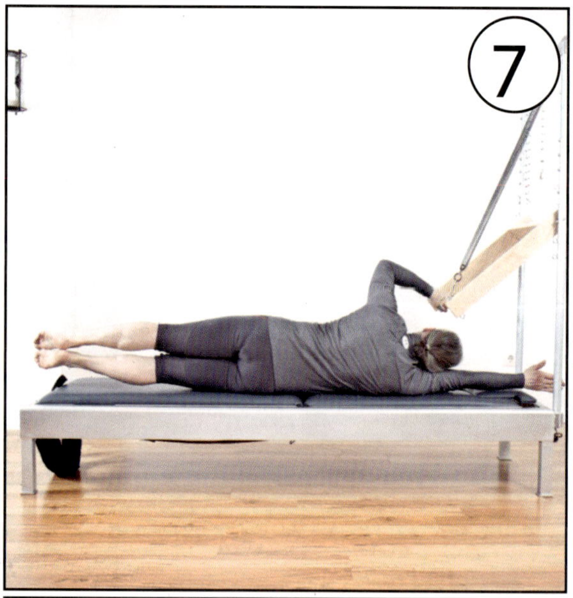

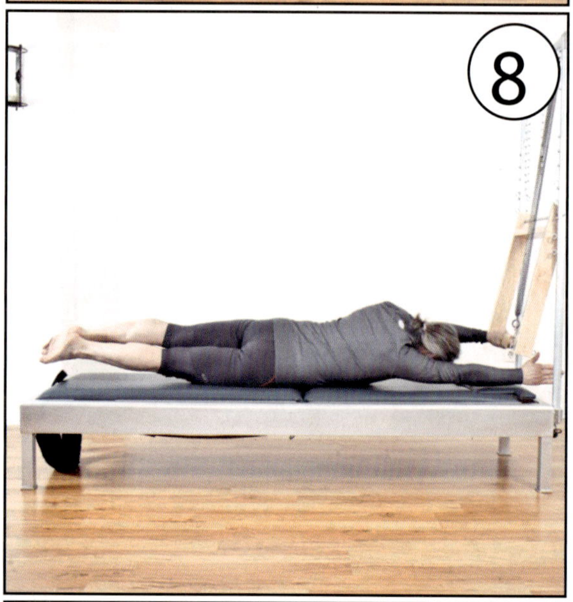

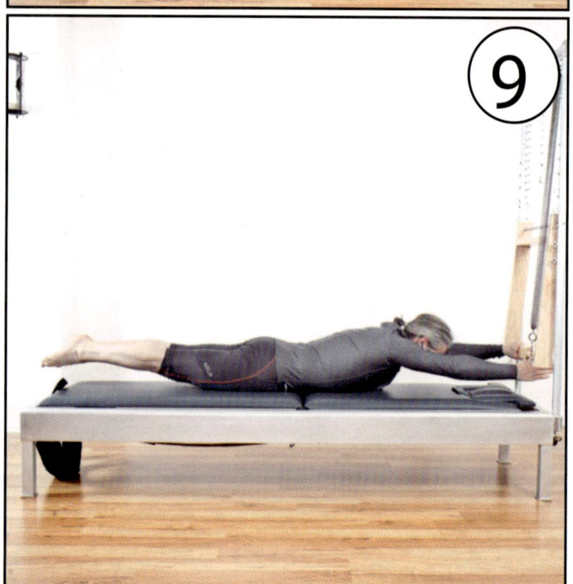

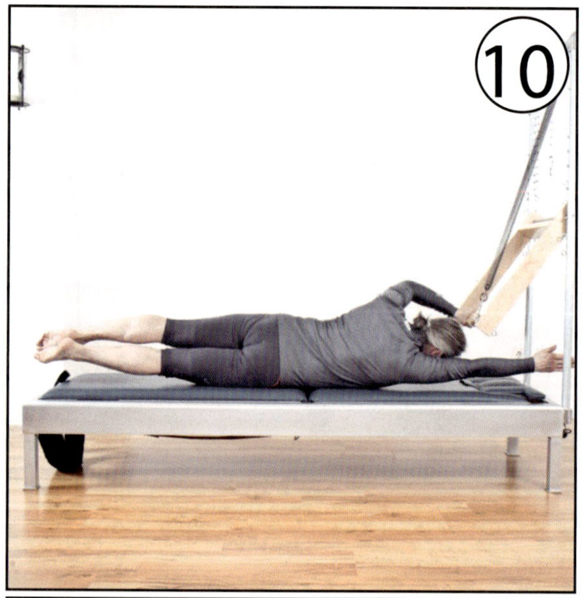

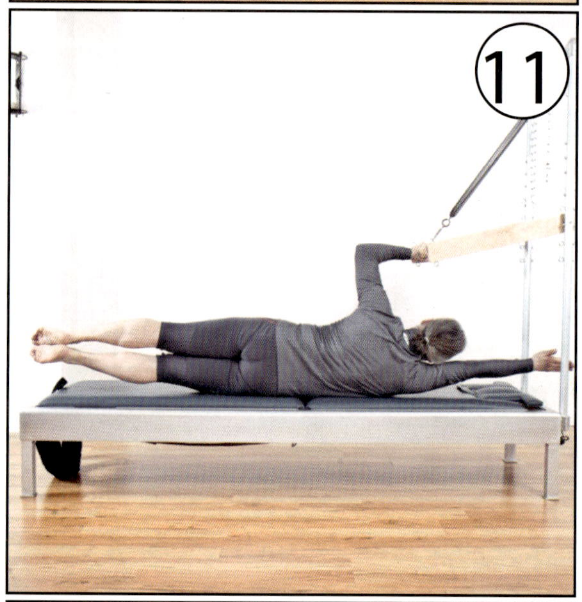

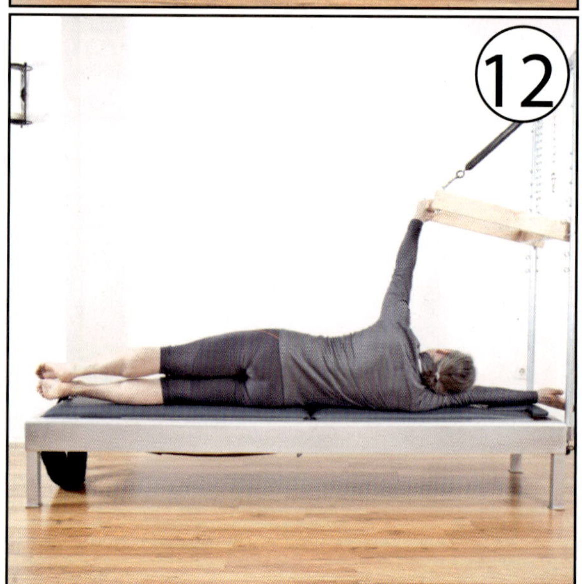

47. 룰라드 (M) Roulade (M) 3/3

시작 자세: 위에서 스프링 1개

시작 자세를 위해, 캐딜락에 엎드린 자세로 눕는다. 머리는 푸쉬-쓰루-바(푸쉬 쓰루 바)방향으로 놓는다. 양손으로 수직 기둥을 잡는다. 팔을 뻗을 수 있도록 거리를 설정한다(그림에 없음). 이제, 양손을 놓고 왼쪽으로 돌아선다. 몸통은 캐딜락 바깥 가장자리에 놓여 있거나 거의 눕혀져 있다. 어깨, 엉덩뼈능선, 다리, 발은 서로 수직으로 놓여있다. 오른손으로 푸쉬 쓰루 바의 가장 바깥쪽 오른쪽 가장자리를 잡는다(그림 5 참조). 다리를 서로 떼지 않고 들어 올린다. 상체도 약간 들어올린다. 그래서 길게 뻗은 왼팔은 머리와 함께 약간 위로 올라간다.

운동 목적:

매트 동작 "로그 롤"(다른 이름 "월러스 롤")의 준비동작.
배빗근, 측면의 근육(배가로근, 배바깥빗근, 배속빗근, 갈비사이근, 허리네모근), 뒤쪽 근육, 엉덩이 근육, 넓은등근, 넙다리근막긴장근, 아래뒤톱니근의 스트레칭.

운동 실행: 3-5회

그림 2-3: 오른쪽 팔꿈치를 구부려 스프링을 늘린다. 조절된 방법으로 몸통을 엎드린 자세로 회전하고, 푸쉬 쓰루 바를 회전을 위한 동적 지지대로 사용한다. 동작이 끝나면, 배가 완전히 닿아있다. 하지만 팔과 다리는 약간 위로 올라가 있다.
그림 4-5: 이제 오른쪽 팔꿈치를 약간 구부리고 푸쉬 쓰루 바의 저항을 이용해 왼쪽으로 돌아눕는다.
오른쪽 팔을 천천히 완전하게 편다. 어깨, 엉덩뼈능선, 다리, 발은 서로 수직으로 놓여있다. 상체와 다리는 여전히 들어 올려져 있다.
3~5회 반복한다.

반대쪽도 시행한다.

흔한 실수:

롤링하는 동안 푸쉬 쓰루 바를 과도하게 사용하는 경우, 이 동작의 목적은 나중에 푸쉬 쓰루 바 없이 이 동작을 수행할수 있는 것이다(그 다음 "로그 롤" / "월러스 롤").
롤링하는 움직임과 푸쉬 쓰루 바의 타이밍이 일치하지 않는다.
엎드린 자세에서 다리를 들 때 허리를 너무 많이 쓰고, 엉덩이근육은 너무 적게 사용된다.
엎드린 자세에서 등뼈 폄이 너무 수동적이며 푸쉬 쓰루 바로만 상체를 위로 올리기 때문에 어깨에 부하가 가해진다.

변형 또는 응용 동작:

다리를 올리지 않는다.

금기증/주의점:

폄 할 때 통증이 있는 허리 문제.
어깨 문제.

48. 스완 프렙 온 더 박스 (M) Swan Prep on the Box (M)

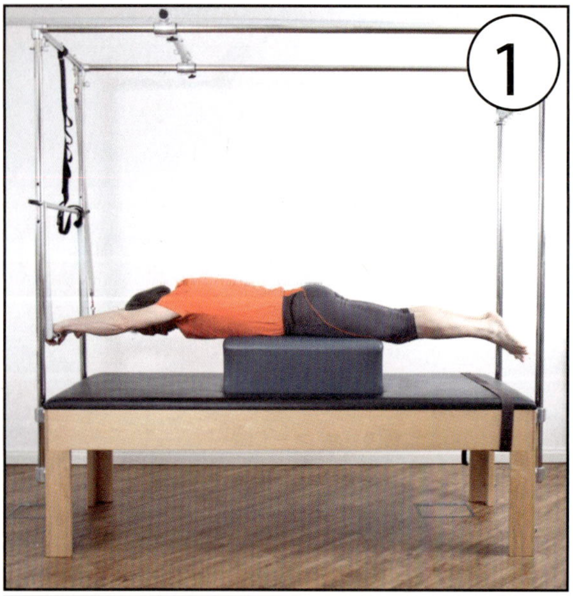

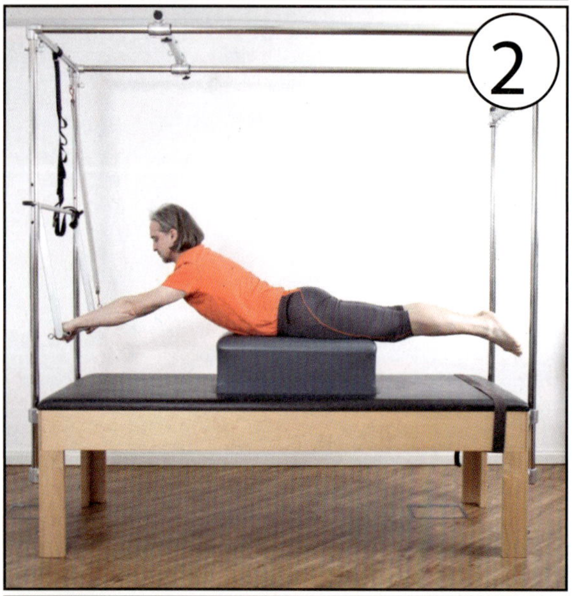

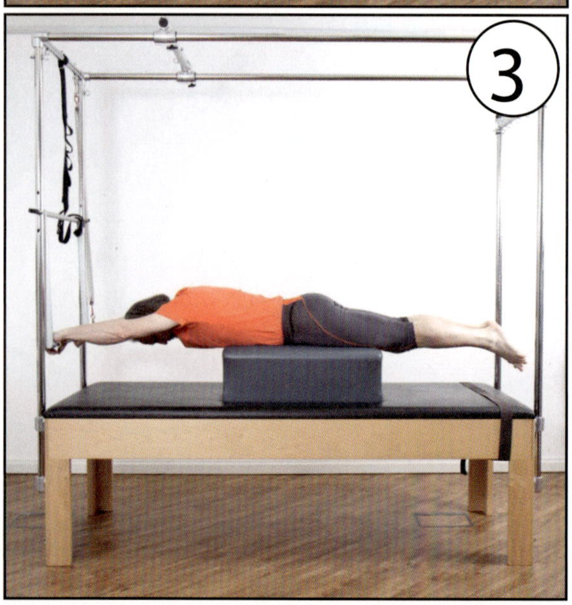

시작 자세: 위에서 스프링 1개(or none)

폄을 할때는 위에서부터 스프링이 받쳐주지만, 시작 자세를 만들기에는 더 어렵다. 이것은 스프링이 없다면 더 쉬워진다. 그러나 폄을 할 때 더 많은 힘이 필요하다.

리포머 박스를 캐딜락 중앙에 놓는다. 푸쉬-쓰루-바(푸쉬 쓰루 바)가 두 개의 수직폴 사이 또는 바로 앞에 오도록 박스 위에 엎드린다. 손은 적어도 어깨너비 이상으로 벌려 푸쉬 쓰루 바를 잡는다. 시선은 아래를 향한다.

운동 목적:

등근육 전체의 강화.
척추의 폄 능력 향상.

운동 실행: 3-7회

그림 2: 머리와 가슴을 들어올려 최대한 높이 올라온다. 배를 안쪽으로 당겨 척추의 긴장을 최대한 고르게 분산시킨다. 올라갈 때는 푸쉬 쓰루 바에서 최대한 힘을 뺀다.
그림 3: 머리와 가슴을 다시 내린다.

흔한 실수:

등뼈의 유연성 부족을 감추기에는 머리가 너무 많이 꺾여있다.
이 움직임이 허리뼈에서 크게 나온다.

변형 또는 응용 동작:

머리 뒤쪽에 한손을 놓는다(스완 프렙 원 암 참조).

금기증/주의점:

폄 할 때 통증이 있는 허리 문제.
어깨 문제.

49. 슈파인 숄더 디프레셔 (M) Supine Shoulder Depressors (M)

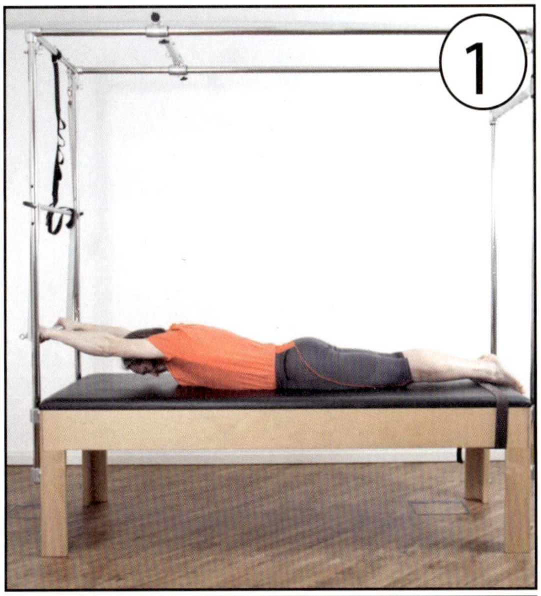

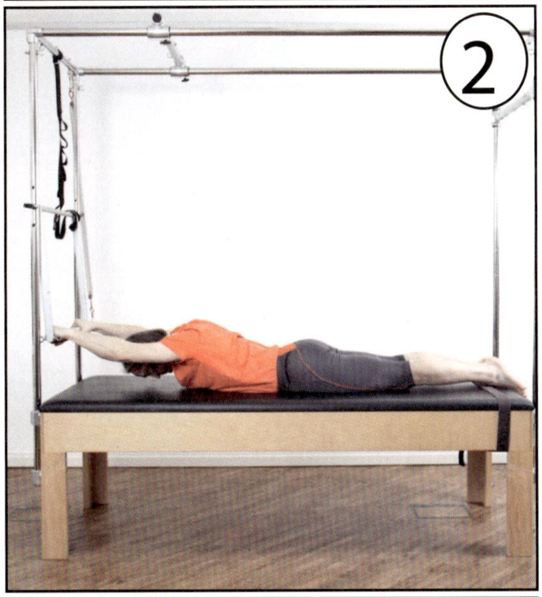

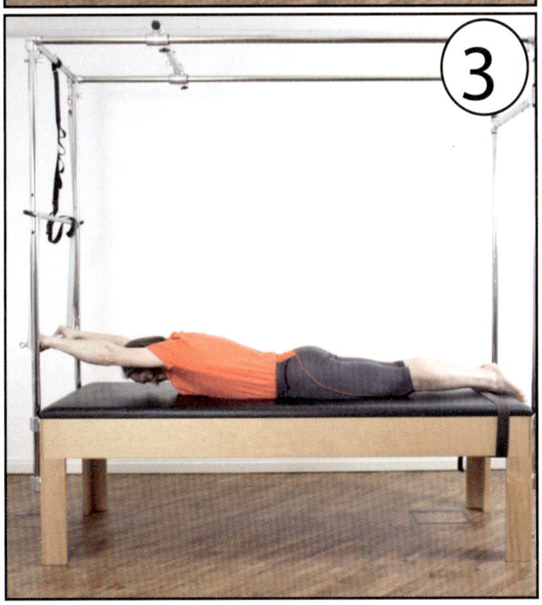

시작 자세: 위에서 스프링 1개(or none)

스프링은 운동에 영향을 미치지 않는다.
캐딜락에 엎드린 자세로 눕는다. 머리는 푸쉬-쓰루-바(푸쉬 쓰루 바)를 향하고 있다. 손은 수직 기둥을 잡는다. 팔을 뻗을수 있도록 거리를 설정한다(그림에 없음). 스프링을 걸지 않는다면, 양손을 어깨 넓이로 푸쉬 쓰루 바에 올려 놓는다. 스프링을 걸었다면, 먼저 몸통 측면을 대며 옆으로 누워 위팔로 푸쉬 쓰루 바의 반대쪽 가장자리를 잡는다. 팔꿈치를 굽히며 몸을 엎드린 자세로 만든다. 이 움직임이 끝나면 배는 완전히 닿여있는 상태이다. 양손은 푸쉬 쓰루 바 위에 적어도 어깨 넓이보다 넓게 놓여 있다.

운동 목적:

넓은등근, 큰마름근, 큰가슴근의 강화.

운동 실행: 3-7회

그림 2: 푸쉬 쓰루 바를 아래로 밀어내되, 정적이므로 움직임이 없다. 순수한 등척성 수축을 약 3초간 유지한다.
그림 3: 몸을 다시 이완한다.

흔한 실수:

동작을 하는 동안 머리가 너무 수동적이고 아래로 내려간다.

변형 또는 응용 동작: -

금기증/주의점:

어깨 문제.

50. 스완 프렙 (T) Swan Prep (T)

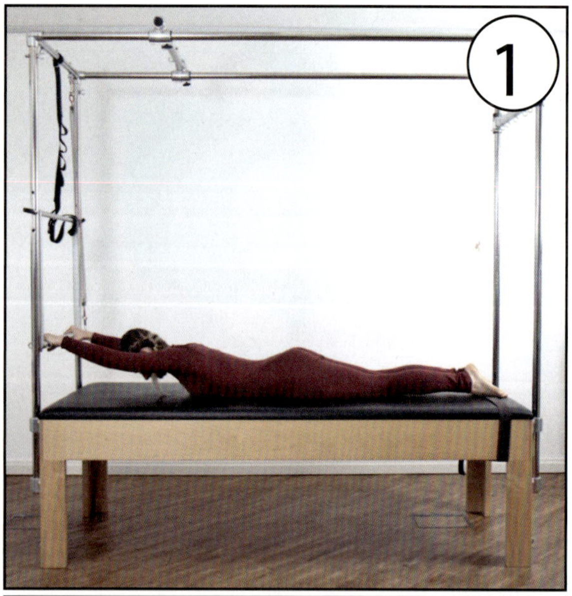

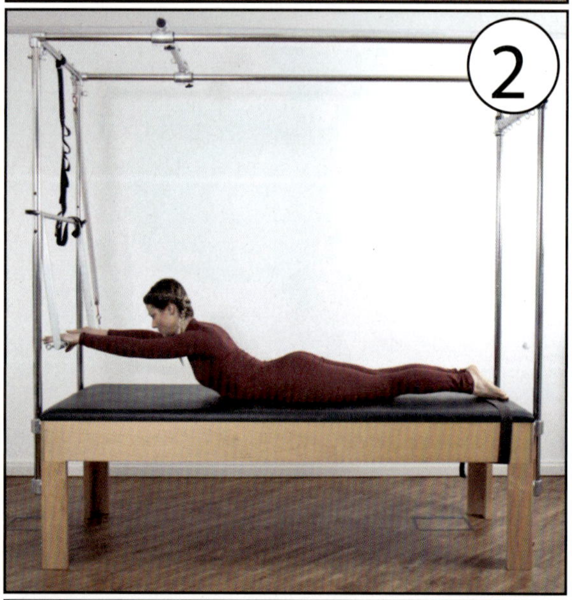

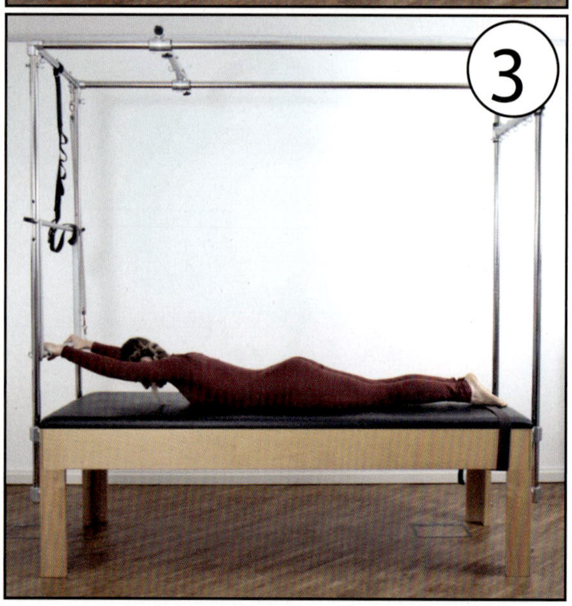

시작 자세: 위에서 스프링 1개(or none)

폄을 할때는 위에서부터 스프링이 받쳐주지만, 시작 자세를 만들기에는 더 어렵다. 이것은 스프링이 없다면 더 쉬워진다. 그러나 폄을 할 때 더 많은 힘이 필요하다.

캐딜락에 엎드린 자세로 눕는다. 머리는 푸쉬-쓰루-바(푸쉬 쓰루 바)를 향하고 있다. 손은 수직 기둥을 잡는다. 팔을 뻗을수 있도록 거리를 실징한다(그림에 없음). 스프링을 걸지 않는다면, 양손을 어깨 넓이로 푸쉬 쓰루 바에 올려 놓는다. 스프링을 걸었다면, 먼저 몸통 측면을 대며 옆으로 누워 위팔로 푸쉬 쓰루 바의 반대쪽 가장자리를 잡는다. 팔꿈치를 굽히며 몸을 엎드린 자세로 만든다. 이 움직임이 끝나면 배는 완전히 닿여있는 상태이다. 양손은 푸쉬 쓰루 바 위에 적어도 어깨 넓이보다 넓게 놓여 있다.

운동 목적:

등근육 전체의 강화.
척추의 폄 능력 향상.

운동 실행: 3-7회

그림 2: 머리와 가슴을 들어올려 최대한 높이 올라온다. 배를 안쪽으로 당겨 척추의 긴장을 최대한 고르게 분산시킨다. 올라갈 때는 푸쉬 쓰루 바에서 최대한 힘을 뺀다.

그림 3: 머리와 가슴을 다시 내린다.

흔한 실수:

등뼈의 유연성 부족을 감추기에는 머리가 너무 많이 꺾여있다.
이 움직임이 허리뼈에서 크게 나온다.

변형 또는 응용 동작:

머리 뒤쪽에 한손을 놓는다(스완 프렙 원 암 참조).

금기증/주의점:

폄 할 때 통증이 있는 허리 문제.
어깨 문제.

51. 스완 프렙 원 암 (T) Swan Prep One Arm (T)

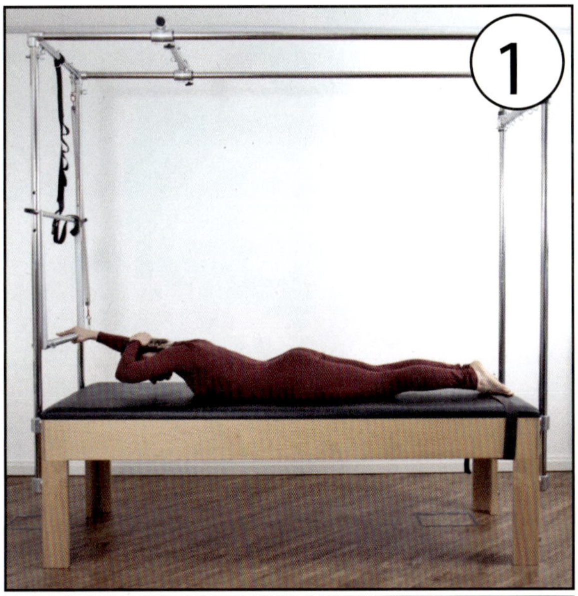

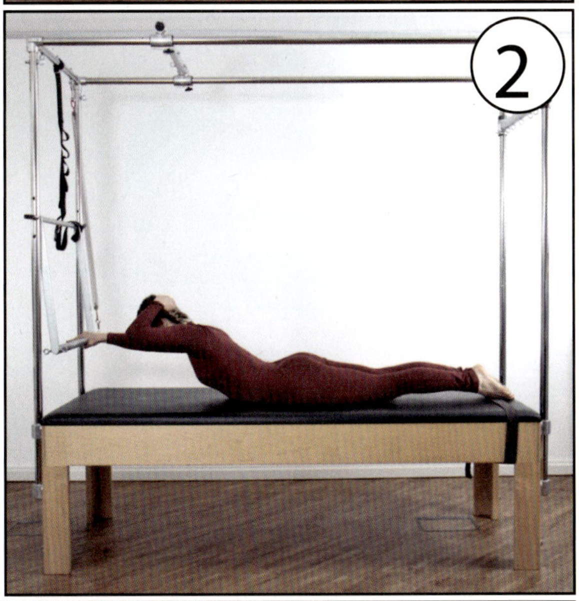

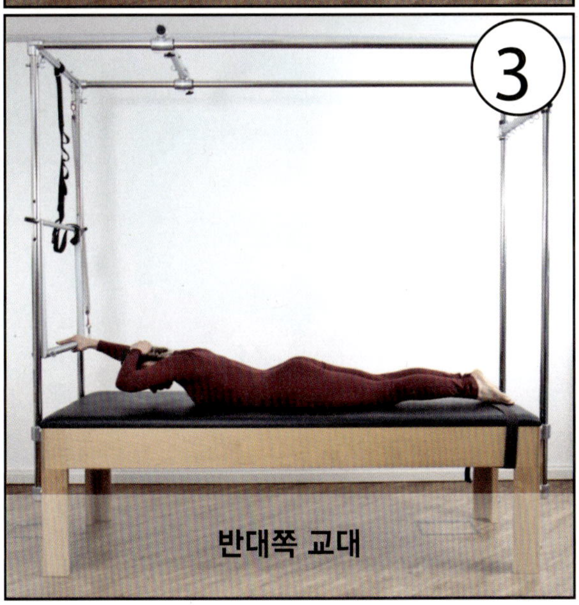

시작 자세: 위에서 스프링 1개(아니면 없이)

폄을 할때는 위에서부터 스프링이 받쳐주지만, 시작 자세를 만들기에는 더 어렵다. 이것은 스프링이 없다면 더 쉬워진다. 그러나 폄을 할 때 더 많은 힘이 필요하다.

캐딜락에 엎드린 자세로 눕는다. 머리는 푸쉬-쓰루-바(푸쉬 쓰루 바)를 향하고 있다. 손은 수직 기둥을 잡는다. 팔을 뻗을수 있도록 거리를 설정한다(그림에 없음). 스프링을 걸지 않는다면, 양손을 어깨 넓이로 푸쉬 쓰루 바에 올려 놓는다. 스프링을 걸었다면, 먼저 몸통 측면을 대며 옆으로 누워 위팔로 푸쉬 쓰루 바의 반대쪽 가장자리를 잡는다. 팔꿈치를 굽히며 몸을 엎드린 자세로 만든다. 이 움직임이 끝나면 배는 완전히 당여있는 상태이다. 양손은 푸쉬 쓰루 바위에 적어도 어깨 넓이보다 넓게 놓여 있다. 이제 왼손을 머리 뒤에 놓는다.

운동 목적:

등근육 전체의 강화.
척추의 폄 능력 향상.

운동 실행: 3-7회

그림 2: 머리와 가슴을 들어올려 최대한 높이 올라온다. 배를 안쪽으로 당겨 척추의 긴장을 최대한 고르게 분산시킨다. 올라갈 때는 푸쉬 쓰루 바에서 최대한 힘을 뺀다.

그림 3: 머리와 가슴을 다시 내린다. 손을 바꿔 진행한다.

흔한 실수:

등뼈의 유연성 부족을 감추기에는 머리가 너무 많이 꺾여있다.
이 움직임이 허리뼈에서 크게 나온다.

변형 또는 응용 동작: -

금기증/주의점:

폄 할 때 통증이 있는 허리 문제.
어깨 문제.

52. 풀 스완 (T) Full Swan (T)

1/3 Alternatively: Push Through On The Stomach

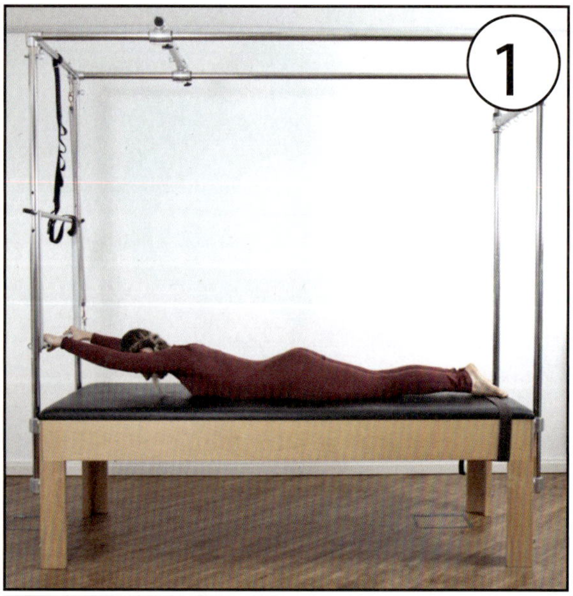

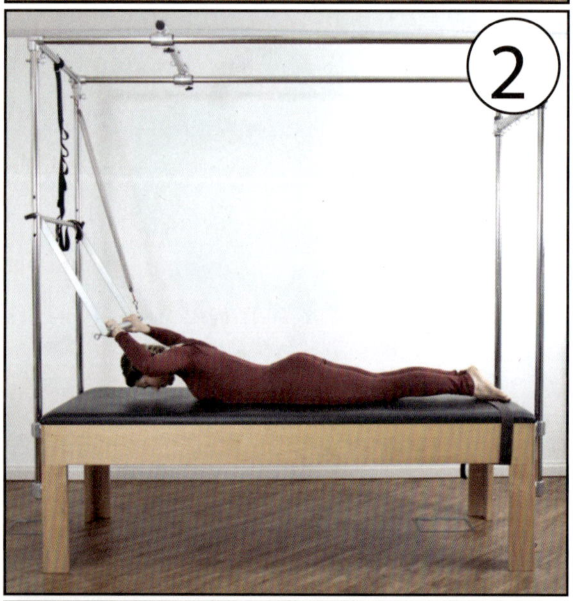

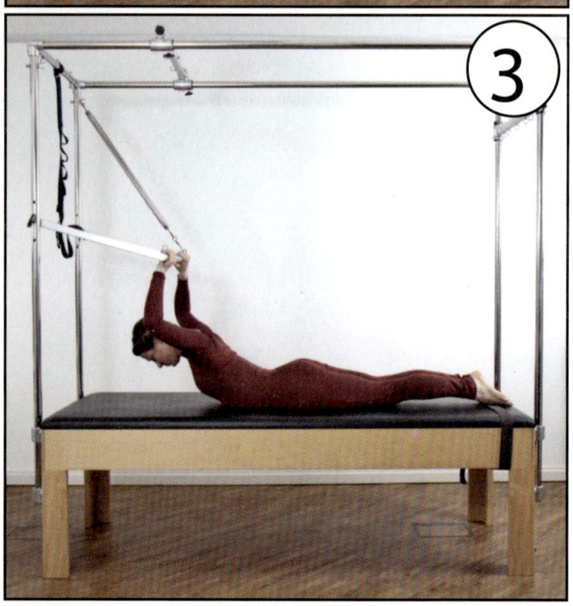

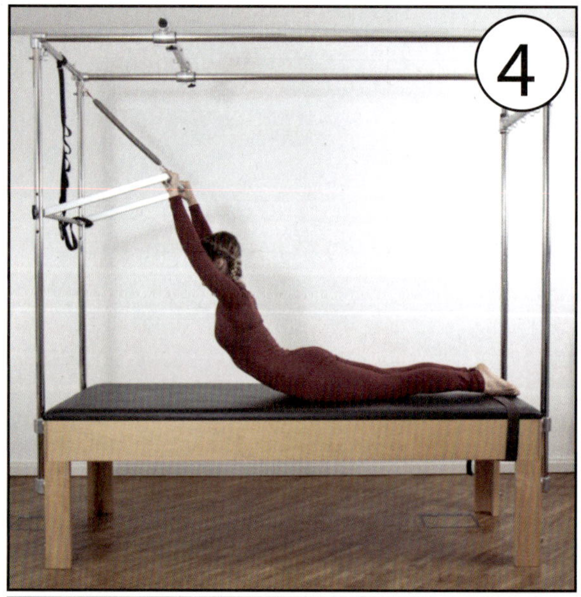

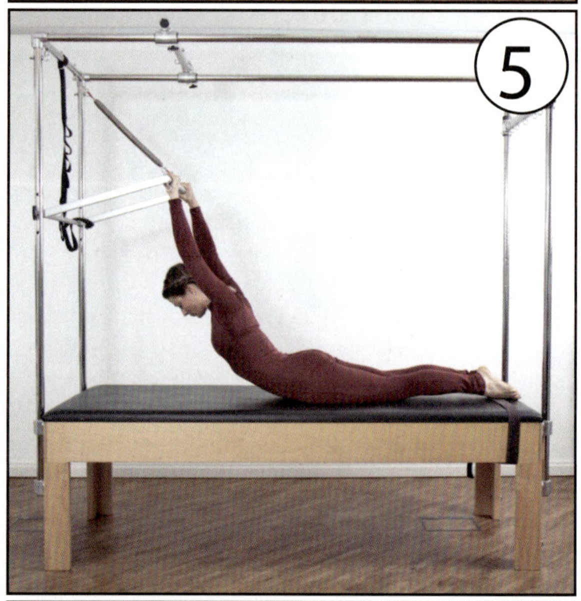

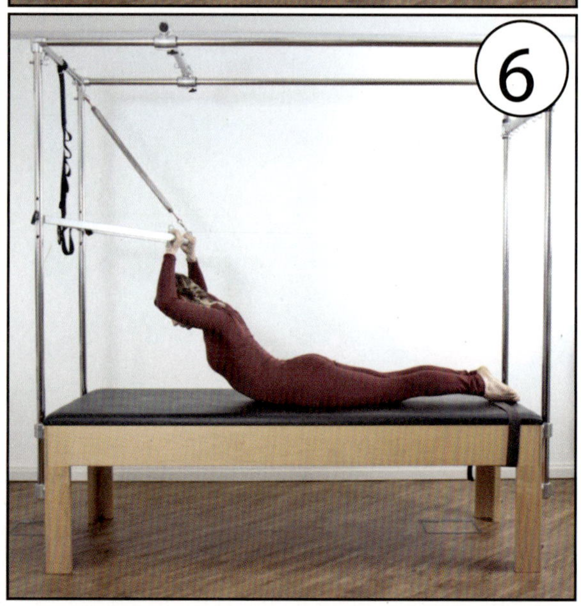

52. 풀 스완 (T) Full Swan (T)

2/3 Alternatively: Push Through On The Stomach

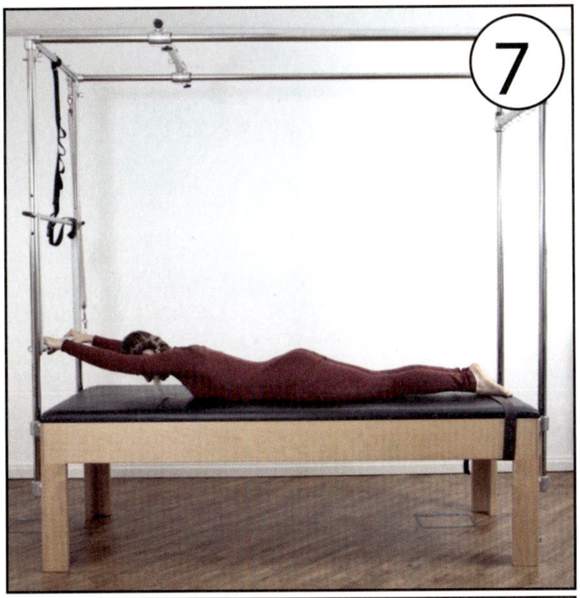

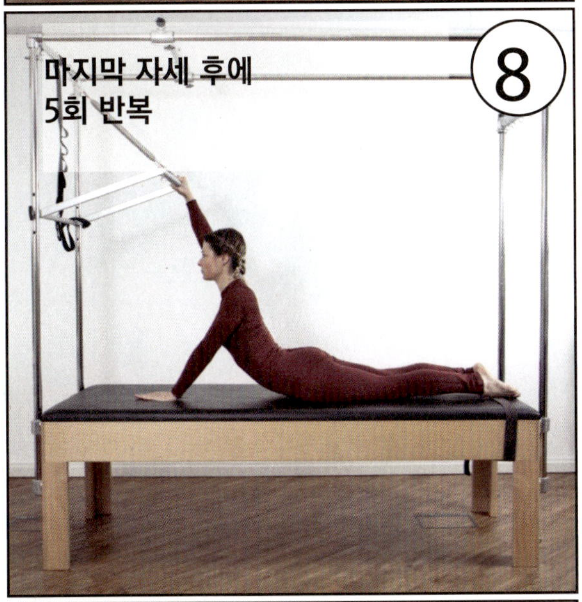

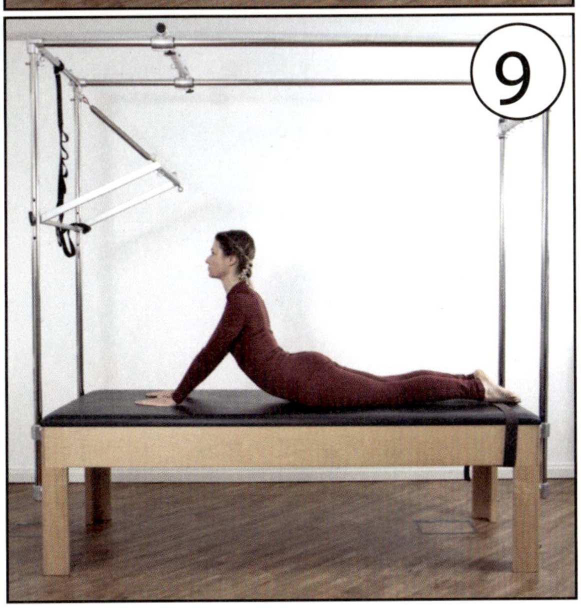

52. 풀 스완 (T) Full Swan (T)

3/3 Alternatively: Push Through On The Stomach

시작 자세: 위에서 스프링 1개(아니면 없이)

폄을 할때는 위에서부터 스프링이 받쳐주지만, 시작 자세를 만들기에는 더 어렵다. 이것은 스프링이 없다면 더 쉬워진다. 그러나 폄을 할 때 더 많은 힘이 필요하다.

캐딜락에 엎드린 자세로 눕는다. 머리는 푸쉬-쓰루-바(푸쉬 쓰루 바)를 향하고 있다. 손은 수직 기둥을 잡는다. 팔을 뻗을수 있도록 거리를 설정한다(그림에 없음). 스프링을 걸지 않는다면, 양손을 어깨 넓이로 푸쉬 쓰루 바에 올려 놓는다. 스프링을 걸있다면, 민저 몸통 측면을 대며 옆으로 누워 위필로 푸쉬 쓰루 바의 반대쪽 가징자리를 잡는다. 팔꿈치를 굽히며 몸을 엎드린 자세로 만든다. 이 움직임이 끝나면 배는 완전히 닿여있는 상태이다. 양손은 푸쉬 쓰루 바 위에 적어도 어깨 넓이보다 넓게 놓여 있다. 이제 왼손을 머리 뒤에 놓는다.

운동 목적:

등근육 전체의 강화.
척추의 폄 능력 향상.

운동 실행: 3-5회

그림 2-4: 먼저, 양쪽 팔꿈치를 구부려 푸쉬 쓰루 바를 머리 위로 밀어낸다. 이로 인해 어깨가 약간 늘어난다. 팔을 최대한 펴고 동시에 상체를 들어 올린다. 처음에는 머리를 아래로 늘어뜨려 어깨를 더 스트레칭 시킨다. 팔을 더 높이 뻗어 올릴수록 머리가 척추와 일직선으로 될 때까지 들어올린다.
그림 5-7: 먼저 머리를 아래로 내린다. 어깨가 스트레칭 되도록 한다. 그 후에 팔을 구부리고 시작위치에 다시 도달할 때까지 조절된 방식으로 상체를 내린다.
3~5회 반복한다.

동작을 끝낸 후 푸쉬 쓰루 바를 동작을 반대 순서로 다시 들어 올린다.
그림 8-9: 또는, 상체가 펴지며 들어 올려져 스프링이 완전히 이완된 상태에서 한손을 캐딜락 매트위로 올려 놓는다. 그리고 나머지 한 손도 매트 위에 올려 놓고(스완 자세) 그에 따라 상체를 내린다.

흔한 실수:

등뼈의 유연성 부족을 감추기에는 머리가 너무 많이 꺾여있다.
이 움직임이 허리뼈에서 크게 나온다.
폄의 범위가 적어 어깨에 과도하게 부하가 가해진다.

변형 또는 응용 동작:

동작의 난이도를 낮추려면 캐딜락의 수직폴까지의 거리를 늘린다.
스완 자세에서 멈춰서 팔꿈치를 구부려 푸쉬 쓰루 바를 머리 위로 보낸 다음 아래로 당겨와 팔을 완전히 펼친다. "스완 프렙"에서과 같은 마지막 자세. 폄을 할 때 높이를 계속 유지한다. 3~5회 반복한다.
"스완 프렙" 또는 "풀 스완"에서와 같이 운동을 끝낸다.

금기증/주의점:

폄 할 때 통증이 있는 허리 문제.
어깨 문제.

53. 숄더 스트레치 (M) Shoulder Stretch (M)

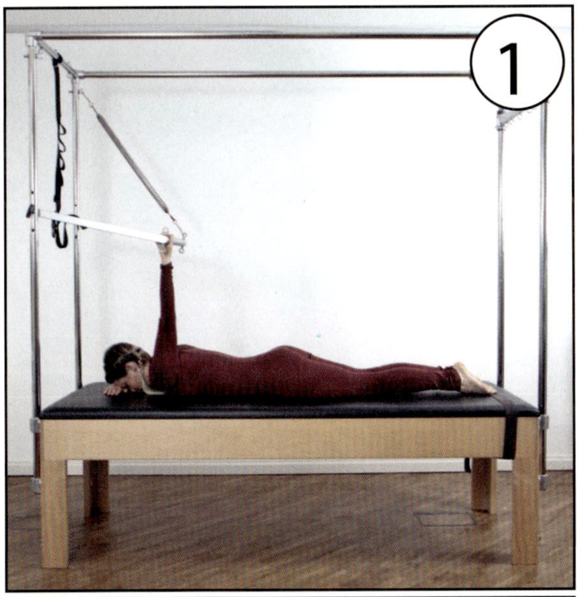

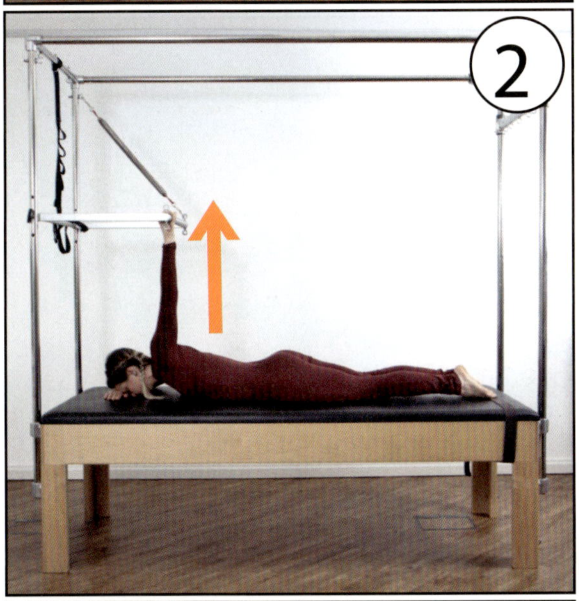

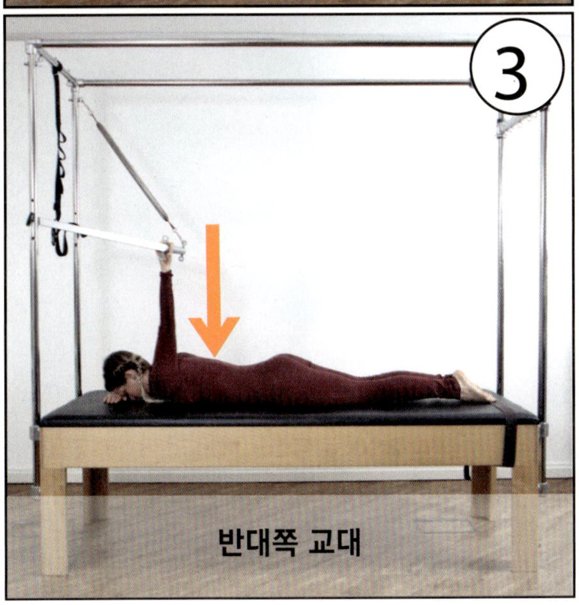

시작 자세: 위에서 스프링 1개

푸쉬-쓰루-바 (푸쉬 쓰루 바)쪽을 바라보고 엎드린다. 머리는 오른쪽 아래팔 또는 오른손 위에 올려놓는다. 왼손으로 푸쉬 쓰루 바를 가능한 안쪽에서부터 왼쪽으로 잡는다. 정확한 위치는 어깨 관절의 유연성에 의해 결정된다. 팔을 수직으로 할수록 스트레칭이 더 요구된다. 스트레칭의 강도를 줄이려면 처음 푸쉬 쓰루 바를 잡은 자세에서 더 멀리 이동한다. 푸쉬 쓰루 바에서 왼손으로, 이것은 오른쪽 귀가 캐딜락의 오른쪽 수직 기둥에 가까워지도록 오른쪽 위 모서리로 이동하는 것을 의미한다. 대부분의 경우 어깨의 제한에도 이 정도의 거리는 충분하다. 이 자세에서도 통증이 없으나 여전히 불가능하다면 이 동작은 건너뛴다. 어깨가 유연해질수록 앞뒤로 미끄럼을 타면서 스트레칭을 강화할 수 있다.

운동 목적:

어깨 근육의 전체적인 스트레칭.

운동 실행: 5-10회

그림 2-3: 뻗어있는 왼팔을 다시 위 · 아래로 움직인다. 어깨는 의식적으로 내림 시킨다. 이렇게 되면 위로 스트레칭 할 때는 바깥 돌림이 되고 아래로 스트레칭 할 때는 안쪽 돌림이 된다. 회전 드라이버를 상상한다.

흔한 실수:

시작 자세에서부터 어깨가 과도하게 압박되어 동작을 실행할 수가 없다.

변형 또는 응용 동작:

시작 자세 참조.

금기증/주의점:

어깨의 급성 문제가 있는 경우, 스트레칭 하지 않는다.

54. 숄더 롤 다운 (T) Shoulder Roll Down (T)

1/3 Alternatively: Parakeet or Sari (after Sari Mejia Santo, Romana's daughter)

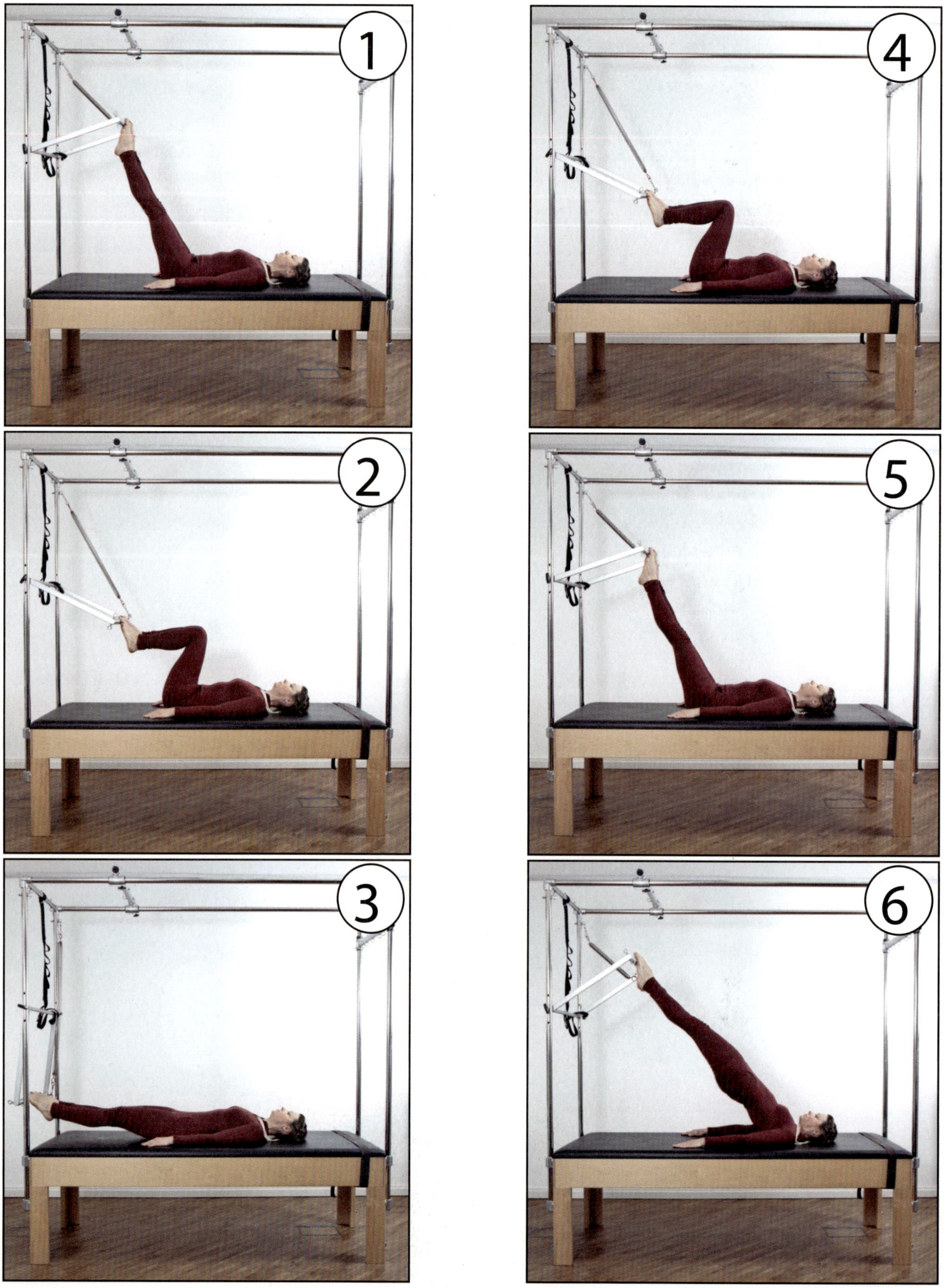

54. 숄더 롤 다운 (T) Shoulder Roll Down (T)

2/3 Alternatively: Parakeet or Sari (after Sari Mejia Santo, Romana's daughter)

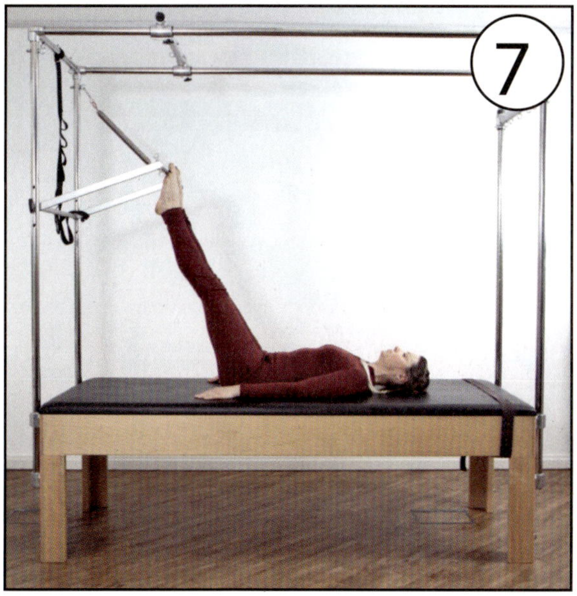

54. 숄더 롤 다운 (T) Shoulder Roll Down (T)

3/3 Alternatively: Parakeet or Sari (after Sari Mejia Santo, Romana's daughter)

시작 자세: 위에서 스프링 1-2개

스프링의 개수는 골반과 척추의 말아 올리는 단계에서는 아무런 차이가 없다. 그러나 다리로 푸쉬-쓰루-바(푸쉬 쓰루 바)를 밀어내는 경우에는 2개의 스프링이 저항이 더 높아 푸쉬 쓰루 바가 뒤로 흔들리거나 발이 미끄러질 위험이 높다. 특히 초보자들의 경우에는 강사가 푸쉬 쓰루 바를 먼저 손으로 잡아 고정한다. 나중에 푸쉬 쓰루 바 축 위에 부착된 안전 스트랩/요가 벨트를 사용하여 미끄러질 때, 푸쉬 쓰루 바가 뒤로 흔들리는 것을 방지할 수 있다. 또는 푸쉬 쓰루 바의 스윙 반경에 스프링 구멍이 있는 경우, 스프링을 대각선으로 부착 할 수도 있다. 이 동작의 시리즈를 위해서는 특히 맨발이나 그립감이 좋은 양말을 신고 실행하는 것이 중요하다. 어떤 경우에도 보통 양말을 신고 운동을 해서는 안 된다.

바로 눕는다. 첫 번째로, 발이 캐딜락의 수직 기둥에 완전히 놓일수 있도록 거리를 선택한다. 이것은 푸쉬 쓰루 바가 전체 길이 축이 있는 경우에만 적용된다. 발끝과 발볼 사이에 푸쉬 쓰루 바를 가져온다. 양다리를 길게 편다. 발끝으로 푸쉬 쓰루 바에 도달할 수 없는 경우, 캐딜락의 눕혀진 위치를 변경하는 대신 가능하면 푸쉬 쓰루 바스프링을 더 낮게 매달아 놓는다. 이것은 보통의 전통적인 캐딜락에서는 가능하지 않다. 이 경우 카라비너로 푸쉬 쓰루 바 스프링을 늘리거나 푸쉬 쓰루 바 스프링을 2개의 레그 스프링으로 교체한다.

운동 목적:

몸통 뒤쪽 전체와 발 근육 강화.
척추의 움직임 증진.

운동 실행: 4회

그림 2-3: 다리를 구부려 푸쉬 쓰루 바를 아래로 당겨서 조절된 방식으로 앞으로 밀어낸다. 양 다리를 완전히 뻗는다. 푸쉬 쓰루 바를 놓치지 않도록 주의한다. **그림 4-5:** 다리를 다시 구부려 푸쉬 쓰루 바를 시작 자세로 되돌린다. **그림 6-7:** 배를 안쪽과 위쪽으로 당기고 어깨에서 발까지 긴 직선을 만들때까지 골반을 뒤기울임 시키며 척추를 하나씩 차례대로 감아 올린다. 롤-업은 발과 어깨 사이에서 이루어 지므로 이것은 푸쉬 쓰루 바를 밀어내지 말아야 한다는 것을 의미한다. 팔은 몸통 자세를 지지하는 데 필요한만큼 캐딜락 매트를 누른다. 동작을 잘 할수록 팔의 지지가 덜 필요하다. 시작 자세로 만들어질 때까지 척추를 하나씩 차례대로 굴린다.

흔한 실수:

다리에 너무 많은 압박이 가해진다. 푸쉬 쓰루 바를 밀어내어 어깨와 목을 긴장시킨다. 마지막 자세에서 완전한 직선이 만들어지지 않는다.

변형 또는 응용 동작:

앞꿈치를 댄 자세에서 발의 근육이 과도하게 사용된다면 발의 아치를 푸쉬 쓰루 바에 놓을수도 있다. 매트 위 몸통의 위치가 변경되지 않았는지 확인하려면, 동작을 반복한 후 푸쉬 쓰루 바에서 다리를 떼어 캐딜락의 수직 기둥쪽으로 편다. 캐딜락 매트 위 몸통의 위치가 바뀌지 않았다면 발은 이전과 같이 캐딜락의 수직기둥에 닿을 것이다.

금기증/주의점:

푸쉬 쓰루 바에 축이 없는 경우에는 캐딜락의 양쪽 수직 기둥쪽으로 밀었을 때 넘어갈 수가 있다.
이 경우 더 먼거리에서 그림 1~5를 생략하고 시행한다.

55. 숄더 롤 다운 + 씨져 (T) Shoulder Roll Down + Scissors (T)

Alternatively: Parakeet or Sari (after Sari Mejia Santo, Romana's daughter)

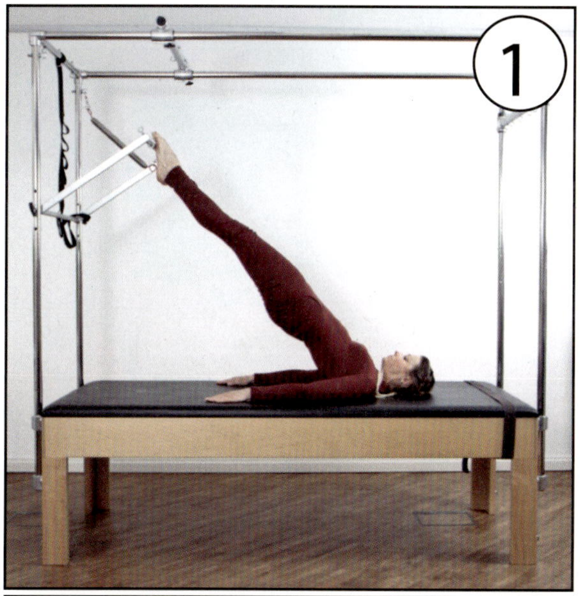

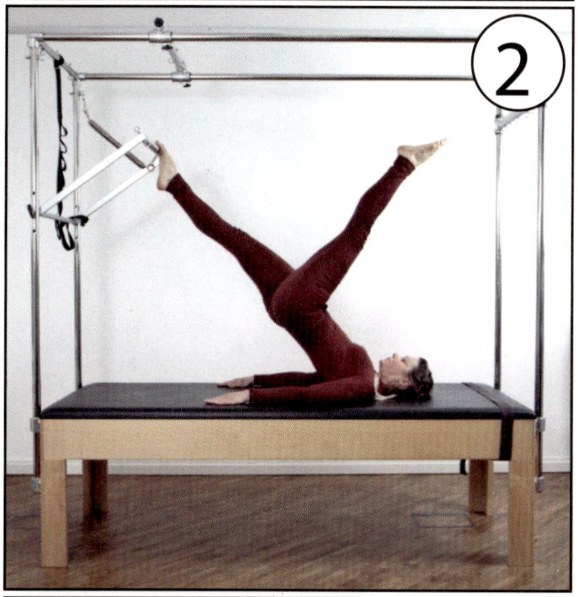

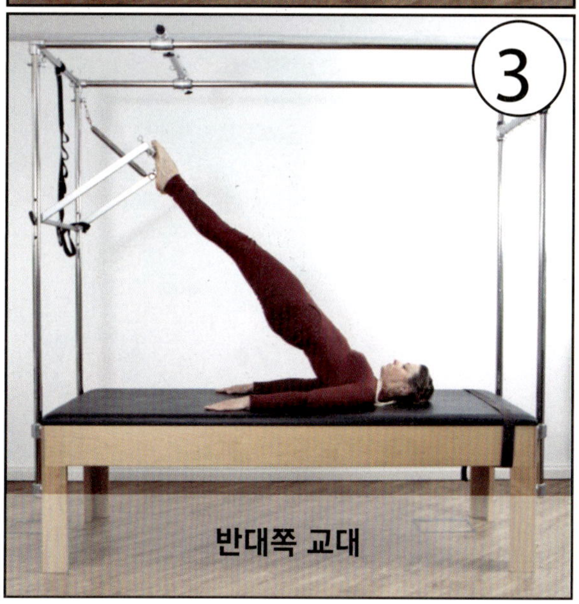

시작 자세: 위에서 스프링 1-2개

"54. 숄더 롤 다운"동작의 들어올린 자세.

운동 목적:

몸통 편측 뒤쪽 전체와 발 근육 강화.
다리 뒤쪽의 스트레칭.

운동 실행: 부위 당 3-5회

그림 2: 한쪽 다리를 머리쪽으로 가져와 스트레칭 된 상태를 유지한다. 몸통 자세는 흔들리지 않는다.

그림 3: 푸쉬 쓰루 바로 다시 가져온다.

동작이 끝나면 척추를 하나씩 차례대로 말아 내린다.

흔한 실수:

다리가 머리를 향해 당겨지는 동시에 골반 옆쪽을 끌어당기고, 골반은 따라서 회전하게 된다.
어깨부터 발끝까지 이어지는 상상속의 직선은 포기되어버리고, 몸통은 힘겹게 버틴다.

변형 또는 응용 동작:

앞꿈치를 댄 자세에서 발의 근육이 과도하게 사용된다면 발의 아치를 푸쉬 쓰루 바에 놓을수도 있다.

금기증/주의점:

이 과정에서 너무 일찍 발가락만 사용된다면 발에 경련이 일어날 수 있다.
이것은 푸쉬 쓰루 바를 놓칠 위험이 있다는 것을 의미한다.

56. 숄더 롤 다운 (M) Shoulder Roll Down + Bicycle Reverse (M)

1/2 Alternatively: Parakeet or Sari (after Sari Mejia Santo, Romana's daughter)

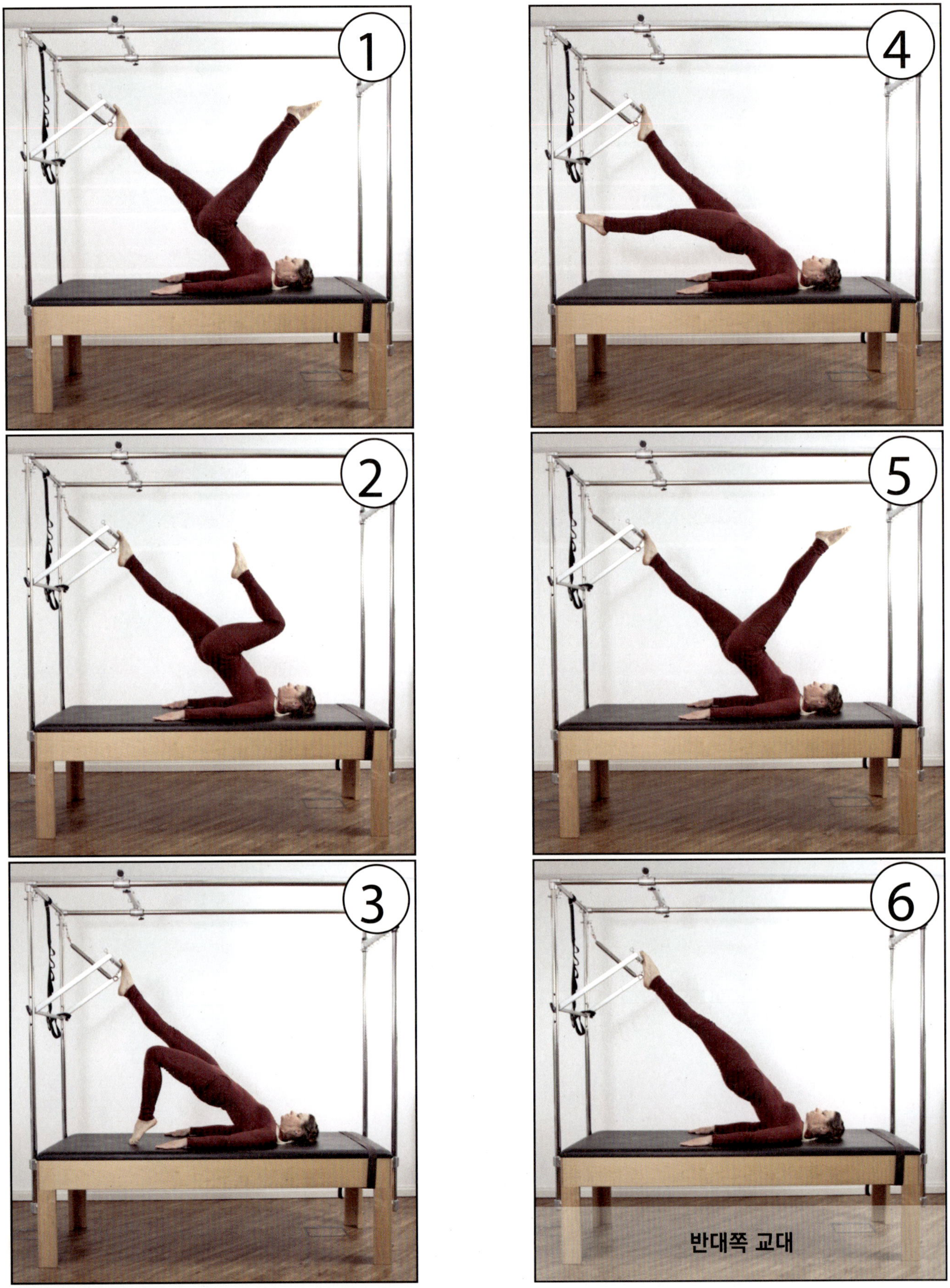

56. 숄더 롤 다운 (M) Shoulder Roll Down + Bicycle Reverse (M)
2/2 Alternatively: Parakeet or Sari (after Sari Mejia Santo, Romana's daughter)

시작 자세: 위에서 스프링 1-2개

"54. 숄더 롤 다운"동작의 들어올린 자세.

운동 목적:

몸통 편측 뒤쪽 전체와 발 근육 강화.
또는 다리 뒤쪽, 엉덩관절 굽힘근, 무릎관절 폄근의 스트레칭.

운동 실행: 부위 당 1-3회

그림 1: 한쪽 다리를 머리쪽으로 가져와 스트레칭 된 상태를 유지한다. 몸통 자세는 흔들리지 않는다.
그림 2-3: 허벅지의 위치를 유지하면서 다리를 구부리고 난 다음, 엉덩관절 폄을 통해 다리를 아래에 있는 캐딜락 매트쪽으로 움직인다. 발은 가능한 몸의 다른 부분을 움직이지 않고 캐딜락 매트에 닿는다.
그림 4-5: 다리를 뻗을 때 발은 가능한 캐딜락 매트를 스치듯 움직인다. 다리를 들어올리고, 계속 뻗은 상태로 푸쉬 쓰루 바를 지나서(약간의 발등굽힘 허용) 다시 머리쪽으로 쭉 뻗는다. 몸통 자세는 흔들리지 않는다.
그림 6: 마지막 동작 후 다리를 푸쉬 쓰루 바로 다시 가져온다.

반대쪽 다리도 시행한다.

동작이 끝나면 척추를 하나씩 차례대로 말아 내린다.

흔한 실수:

앞꿈치를 댄 자세에서 발의 근육이 과도하게 사용된다면 발의 아치를 푸쉬 쓰루 바에 놓을수도 있다.
어깨부터 발끝까지 이어지는 상상속의 직선은 포기되어버리고, 몸통은 힘겹게 버틴다.

변형 또는 응용 동작:

앞꿈치를 댄 자세에서 발의 근육이 과도하게 사용된다면, 발의 아치를 푸쉬 쓰루 바에 놓을수도 있다.

금기증/주의점:

이 과정에서 너무 일찍 발가락만 사용된다면 발에 경련이 일어날 수 있다.
이것은 푸쉬 쓰루 바를 놓칠 위험이 있다는 것을 의미한다.

57. 숄더 롤 다운 + 바이시클 (M) Shoulder Roll Down + Bicycle (M)

1/2 Alternatively: Parakeet or Sari (after Sari Mejia Santo, Romana's daughter)

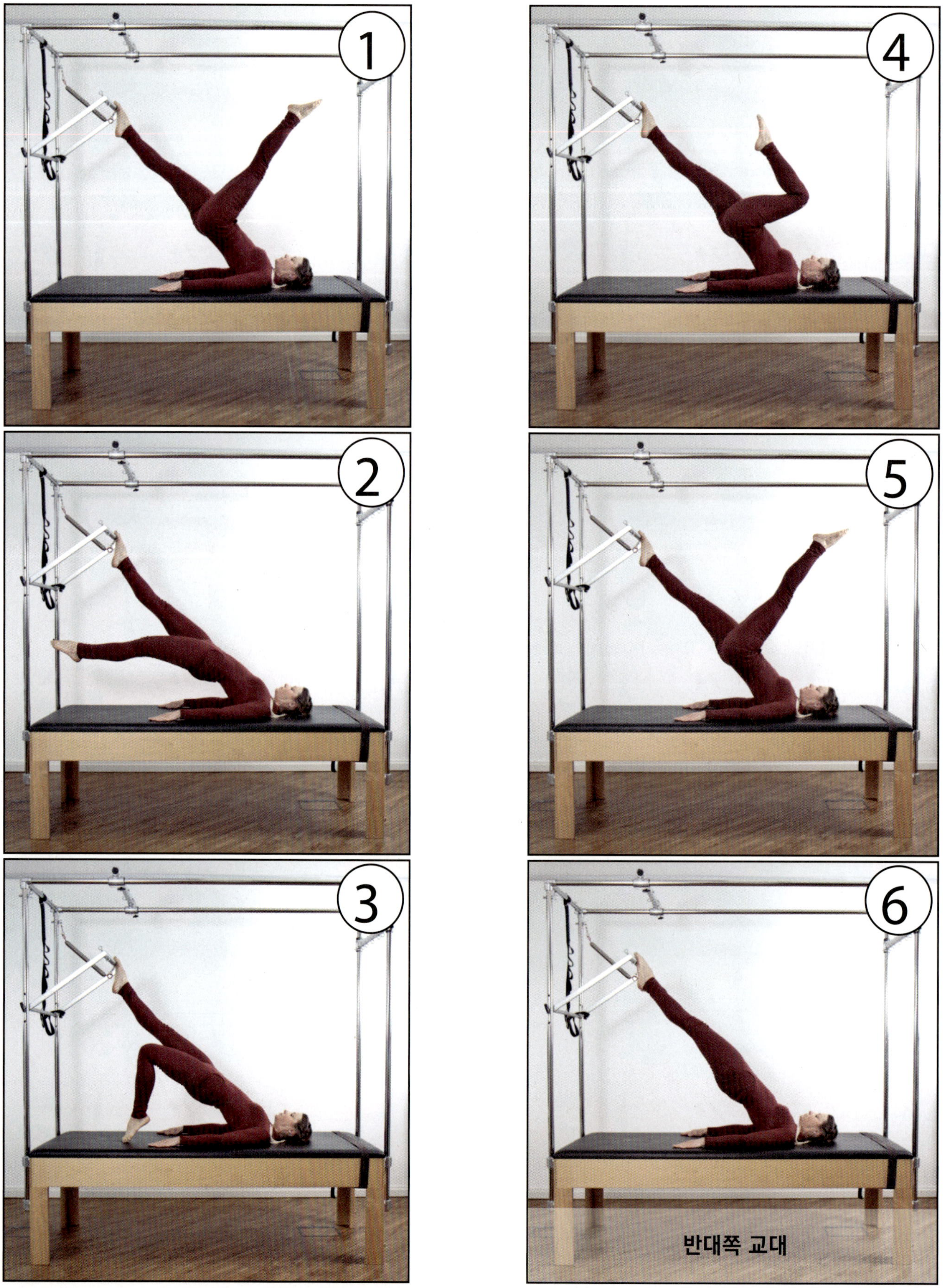

57. 숄더 롤 다운 + 바이시클 (M) Shoulder Roll Down + Bicycle (M)
2/2 Alternatively: Parakeet or Sari (after Sari Mejia Santo, Romana's daughter)

시작 자세: 위에서 스프링 1-2개

"54. 숄더 롤 다운"동작의 들어올린 자세.

운동 목적:

몸통 뒤쪽 전체와 발 근육, 특히 허벅지 뒤쪽 근육(엉덩넙다리근) 강화.

운동 실행: 1-3회

그림 1: 한쪽 다리를 편상태로 유지하면서 머리쪽으로 가져온다. 몸통 자세는 흔들리지 않는다.
그림 2-3: 펴진 다리를 푸쉬 쓰루 바를 지나 가능한 캐딜락 매트 가까이 내리며 몸의 다른 부분은 움직이지 않는다. 다리를 접으며 가능한 캐딜락 매트에 닿고, 발을 머리쪽으로 가져온다.
그림 4-5: 구부러진 다리를 피고 푸쉬 쓰루 바를 지나 아래로 내린다. 시작 자세로 다시 돌아올때만 다리를 편 상태로 머리쪽으로 당겨온다.
그림 6: 마지막 동작 후 다리를 푸쉬 쓰루 바로 다시 가져온다.

반대쪽 다리도 시행한다.

동작이 끝나면 척추를 하나씩 차례대로 말아 내린다.

흔한 실수:

다리가 머리를 향해 당겨지는 동시에 골반 옆쪽을 끌어당기고, 골반은 따라서 회전하게 된다.
어깨부터 발끝까지 이어지는 상상속의 직선은 포기되어버리고, 몸통은 힘겹게 버틴다.

변형 또는 응용 동작:

앞꿈치를 댄 자세에서 발의 근육이 과도하게 사용된다면 발의 아치를 푸쉬 쓰루 바에 놓을수도 있다.
엉덩이가 내려오지 않으면서 다리를 구부려야 한다. 그리고 다시 다리를 길게 편다.

금기증/주의점:

이 과정에서 너무 일찍 발가락만 사용된다면 발에 경련이 일어날 수 있다.
이것은 푸쉬 쓰루 바를 놓칠 위험이 있다는 것을 의미한다.

58. 숄더 롤 다운 + 세미 써클 (M) Shoulder Roll Down Semi Circle (M)

1/2 Alternatively: Parakeet or Sari (after Sari Mejia Santo, Romana's daughter)

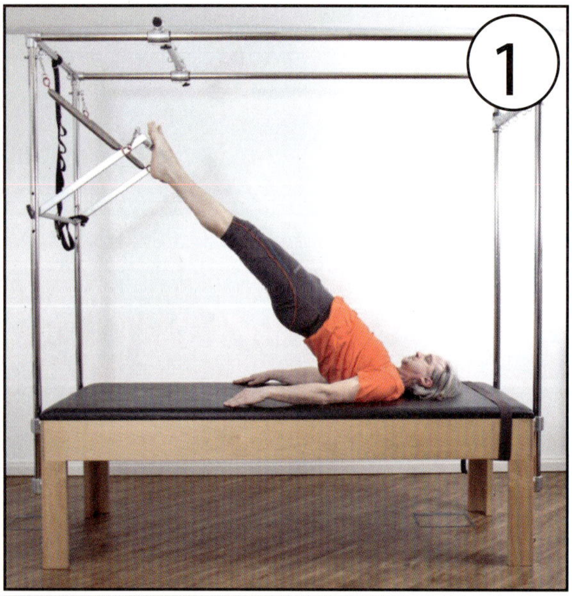

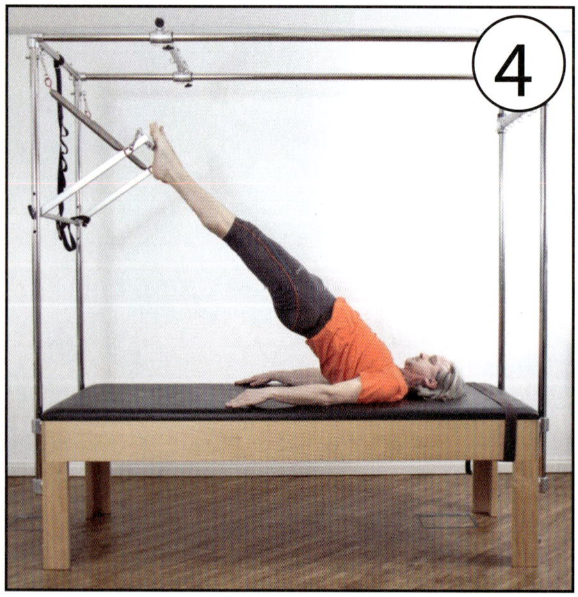

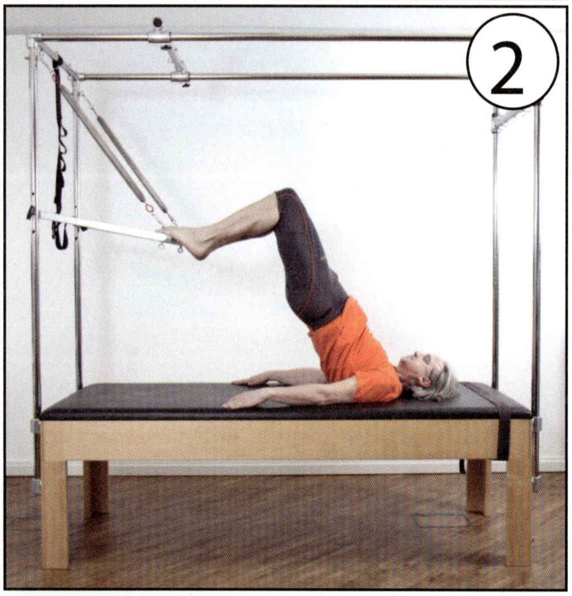

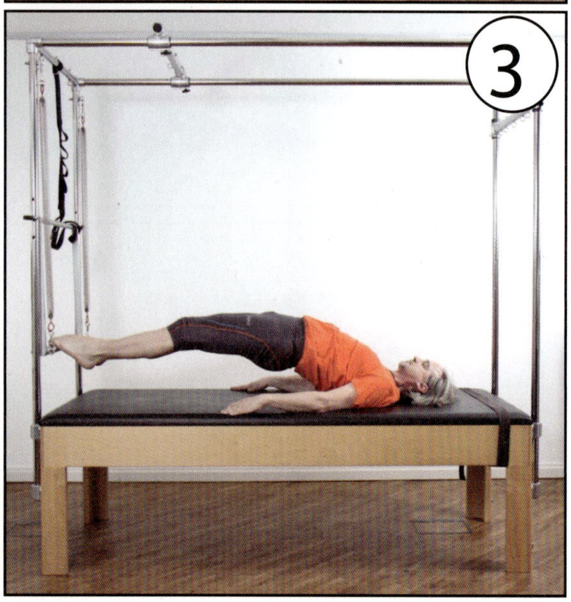

58. 숄더 롤 다운 + 세미 써클 (M) Shoulder Roll Down Semi Circle (M) 2/2 Alternatively: Parakeet or Sari (after Sari Mejia Santo, Romana's daughter)

시작 자세: 위에서 스프링 1-2개

"54. 숄더 롤 다운"동작의 들어올린 자세.
2개의 스프링을 걸면 동작이 훨씬 쉬워진다.

운동 목적:

몸통 편측 뒤쪽 전체와 발 근육 강화.
반대쪽 다리 뒤쪽, 엉덩관절 굽힘근, 무릎관절 폄근 스트레칭.

운동 실행: 부위 당 1-3회

그림 2: 골반 높이를 유지하며 양쪽 다리를 구부린다.
그림 3: 밀어내는 힘과 조절된 방식으로 다리가 완전히 뻗어질 때까지 아래로 내린다. 엉덩이는 계속 올라가 있는 채로 캐딜락 매트에 닿지 않는다. 필요한 만큼 팔로 캐딜락 매트를 눌러 몸통의 자세를 지지한다. 동작을 잘 할수록 팔의 지지가 적어진다.
그림 4: 마지막 동작 후 다리를 구부리고, 골반을 들어올려 발이 올려져 있는 푸쉬 쓰루 바를 다시 가져온다.

동작이 끝나면 척추를 하나씩 차례대로 말아 내린다.

흔한 실수:

내려가는 도중에 푸쉬 쓰루 바가 갑자기 조절 되지 않는다.
양쪽으로 너무 많이 흔들린다.
어깨부터 발끝까지 이어지는 상상속의 직선은 포기되어버리고, 몸통은 힘겹게 버틴다.

변형 또는 응용 동작:

앞꿈치를 댄 자세에서 발의 근육이 과도하게 사용된다면, 발의 아치를 푸쉬 쓰루 바에 놓을수도 있다.

금기증/주의점:

이 과정에서 너무 일찍 발가락만 사용된다면, 발에 경련이 일어날 수 있다.
이것은 푸쉬 쓰루 바를 놓칠 위험이 있다는 것을 의미한다.

59. 스탠딩 롤 다운 (M) Standing Roll Down (M) 1/2

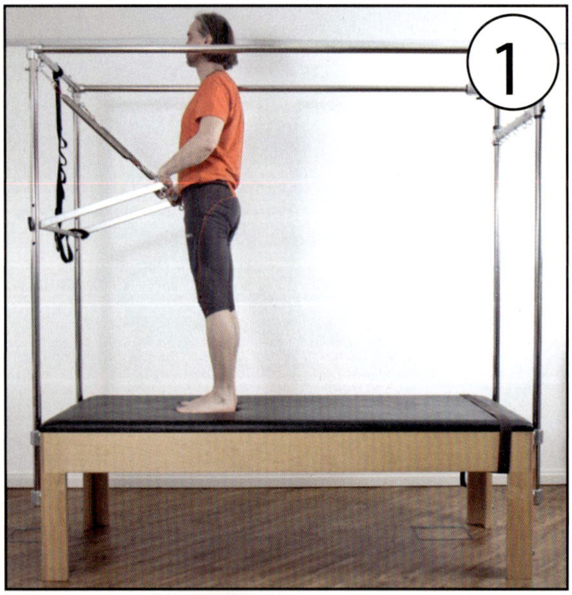

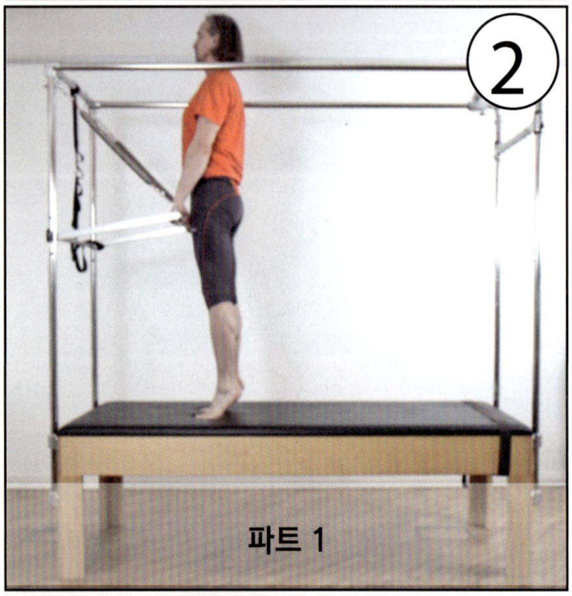

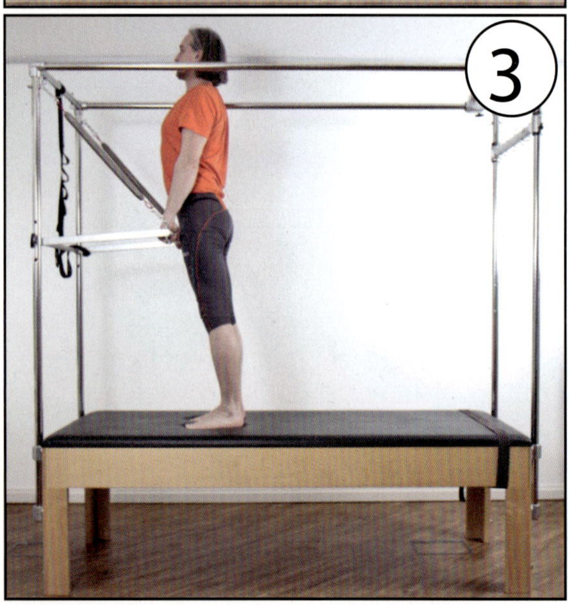

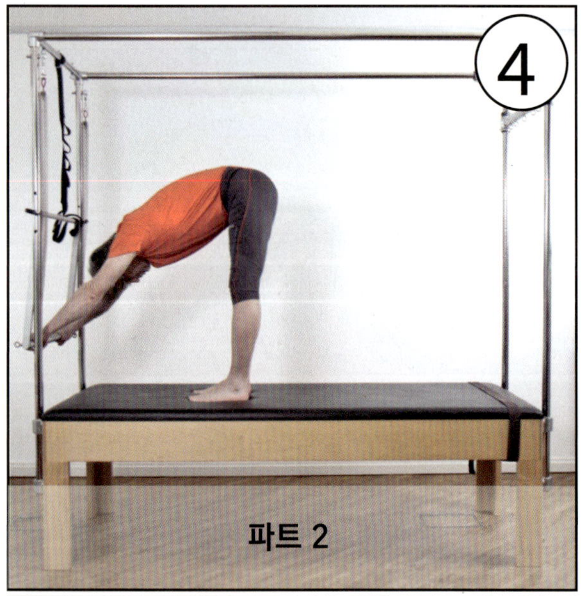

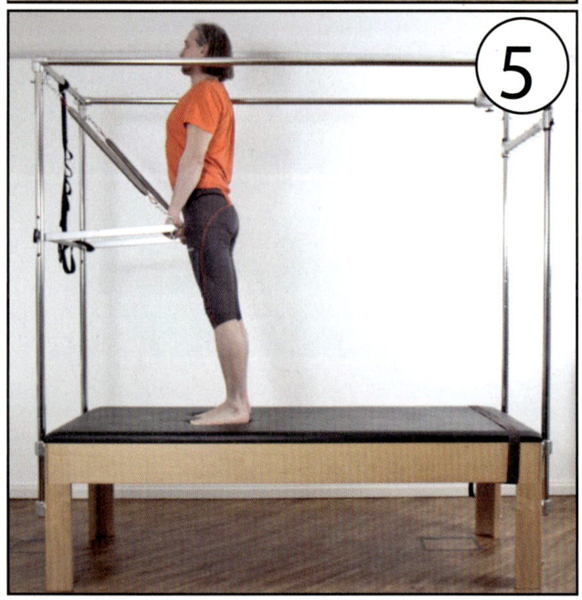

59. 스탠딩 롤 다운 (M) Standing Roll Down (M) 2/2

시작 자세: 위에서 스프링 1-2개

두 개의 스프링을 사용하면 동작 시작시 푸쉬-쓰루-바(푸쉬 쓰루 바)를 아래로 밀 때 조절하기가 더 어려워진다. 또한 두 개의 스프링은 보다 안정적인 무게중심을 제공한다.

캐딜락 위에 가능한 푸쉬 쓰루 바와 가까이 서 있다. 양손을 넓게 벌려 푸쉬 쓰루 바를 잡는다.
발은 골반넓이로 평행하게 한다. 팔은 구부러져있다. 스프링은 아직 늘어나지 않은 상태이다.

운동 목적:

몸통의 최대 폄. 몸통 뒤쪽의 전체적인 스트레칭.

운동 실행: 3-5회

파트 1: 발끝과 발볼로 선다. 무게가 골고루 실리도록 한다.
키를 계속 유지하며 발뒤꿈치를 약간 낮추고 다리 뒤쪽과 몸통을 길게 하여 발을 캐딜락 매트로 다시 가져온다.
파트 2: 배를 안쪽과 위쪽으로 당기고 상체를 앞쪽과 아래쪽으로 둥글게 만다. 다리는 안정적으로 유지된다.
몸통이 말리는 것처럼 푸쉬 쓰루 바를 아래쪽과 앞쪽으로 내린다. 어깨뼈가 뜨지 않도록 한다. 다시 벽에 앉아 있는 것처럼 척추를 하나씩 차례대로 바로 세운다.

흔한 실수:

발끝으로 설 때 주로 체중이 바깥쪽에 실린다.
그림 2에서 3으로 갈 때 몸통의 폄이 발생하지 않는다.
그림 2에서 3으로 갈 때 목의 폄이 일어난다.
그림 3에서 4로 몸을 말아 내릴 때 다리의 안정성이 무너지고, 푸쉬 쓰루 바를 가능한 앞으로 멀리 밀어내려 하여 앞쪽으로 기울어진다.
그림 3에서 4로 롤다운 할 때 어깨뼈의 안정성이 무너지고, 푸쉬 쓰루 바를 가능한 앞으로 멀리 밀어내려 하여 어깨가 귀쪽으로 올라간다.

변형 또는 응용 동작:

파트1을 건너뛰고 파트2와 동작 "62. 스쿼트"를 이어서 진행한다.
파트2를 시행할 때 리포머-박스를 발꿈치와 종아리 뒤쪽에 놓는다. 몸을 말아 내릴 때 종아리가 계속 박스에 위치하도록 한다. 이렇게 하면 앞으로 떨어질 위험이 줄어든다.

금기증/주의점:

몸을 말아 내릴 때 다리의 안정성이 무너지면 앞으로 떨어질 위험이 있다.

60. 스탠딩 롤 다운 리버스 (M) Standing Roll Down Reverse (M) 1/3

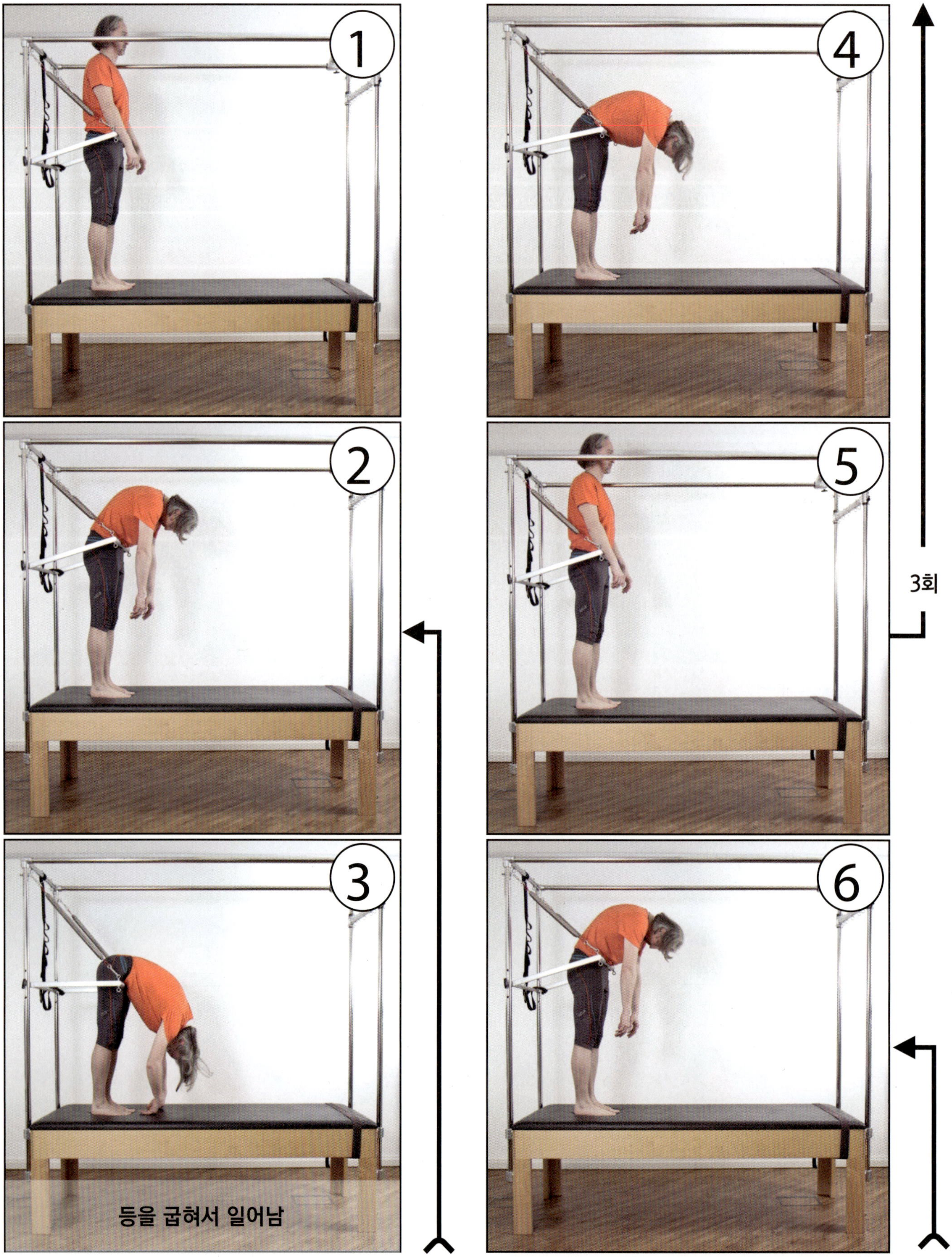

60. 스탠딩 롤 다운 리버스 (M) Standing Roll Down Reverse (M) 2/3

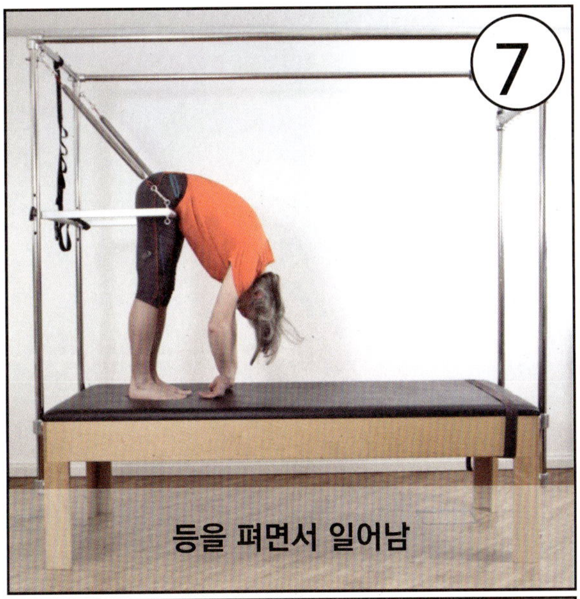

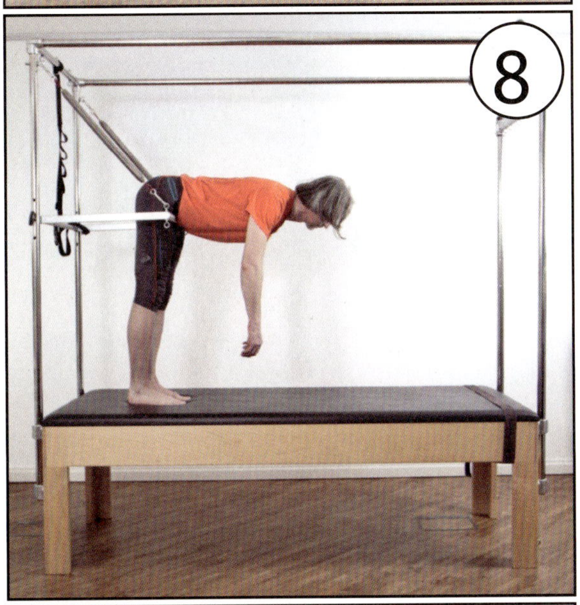

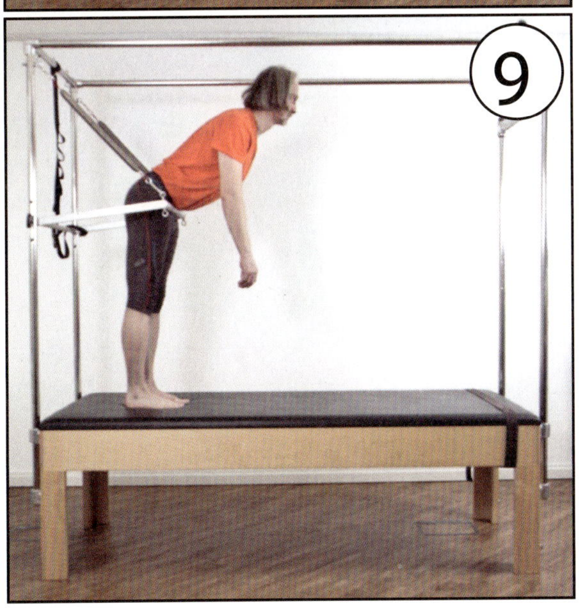

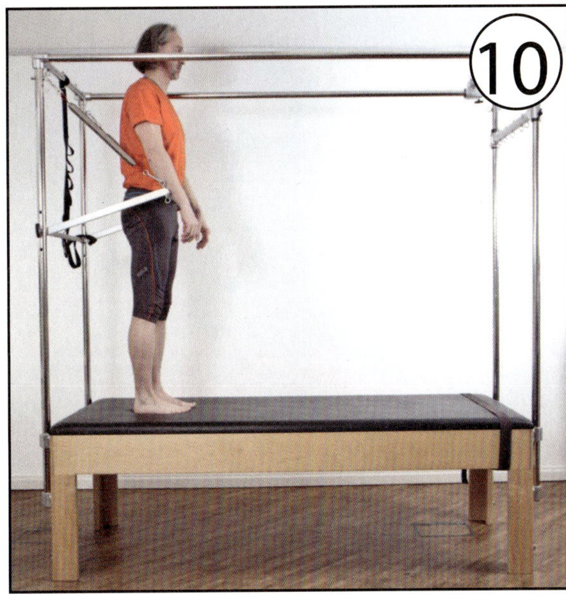

3회

60. 스탠딩 롤 다운 리버스 (M) Standing Roll Down Reverse (M) 3/3

시작 자세: 위에서 스프링 1-2개

푸쉬-쓰루-바(푸쉬 쓰루 바) 안에 선다. 스프링을 등진다. 가능한 푸쉬 쓰루 바 가까이 서서 엉덩뼈 능선 바로 위쪽에 위치하도록 한다. 발은 골반넓이로 평행하게 한다. 체형에 따라 스프링의 높이를 조절해야한다.

운동 목적:

척추 분절력 증진.
척추폄근의 강화.
다리 뒤쪽의 스트레칭.

운동 실행: 파트 당 3회

파트 1
그림 2-3: 등을 둥글게 말아 내리고 푸쉬 쓰루 바에 매달린다.
그림 4-5: 그리고 등을 둥글게 하고 배를 끌어당긴 채 다시 시작 자세로 몸을 말아 올린다.

파트 2
그림 6-7: 등을 둥글게 말아 내리고 푸쉬 쓰루 바에 매달린다.
그림 8-10: 그리고 최대한 등을 먼저 펴고, 등을 위로 뻗는다.

흔한 실수: -

변형 또는 응용 동작: -

금기증/주의점: -

61. 사이드 스탠딩 캣 (M) Side Standing Cat (M)
1/3

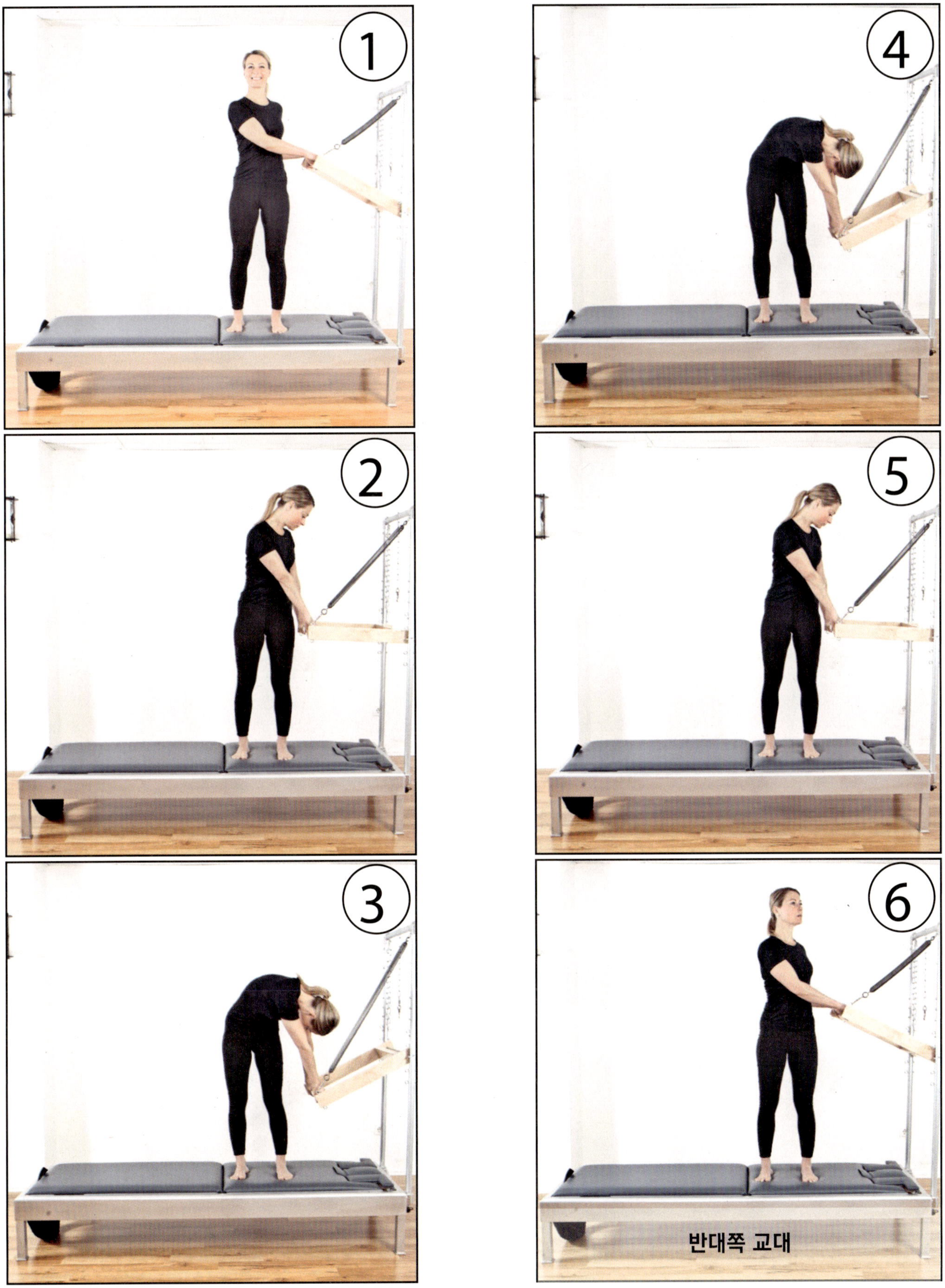

61. 사이드 스탠딩 캣 (M) Side Standing Cat (M)
2/3

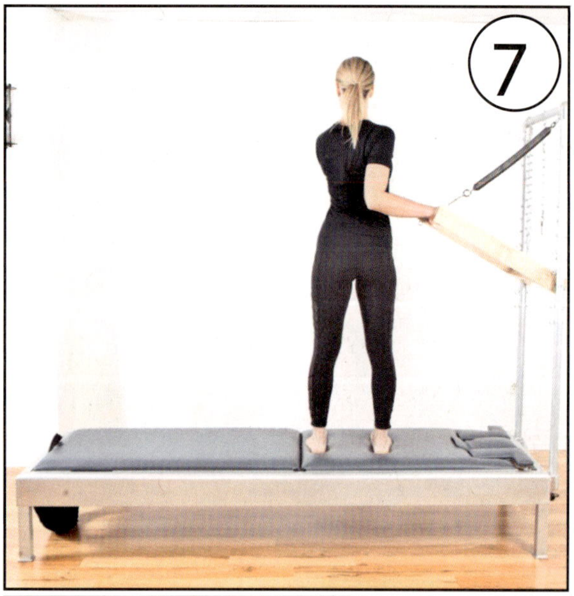

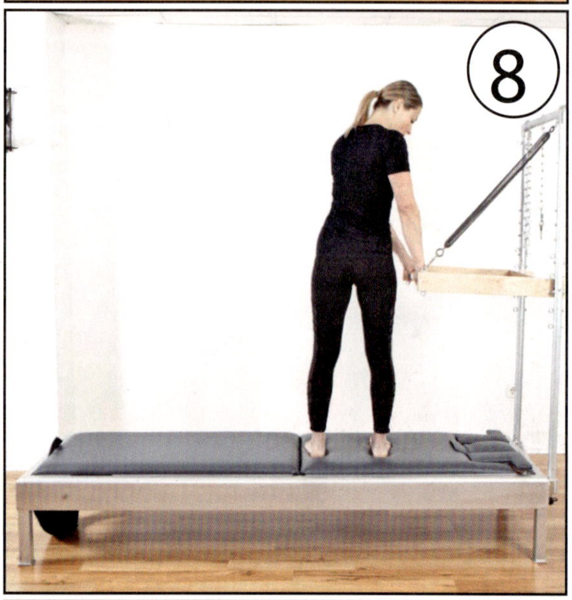

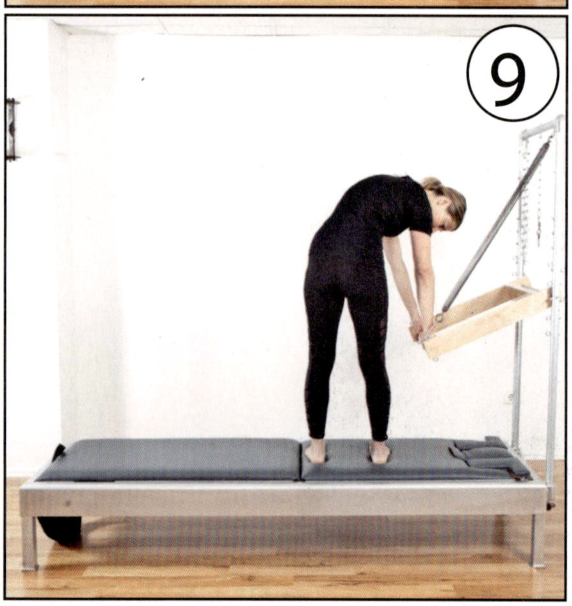

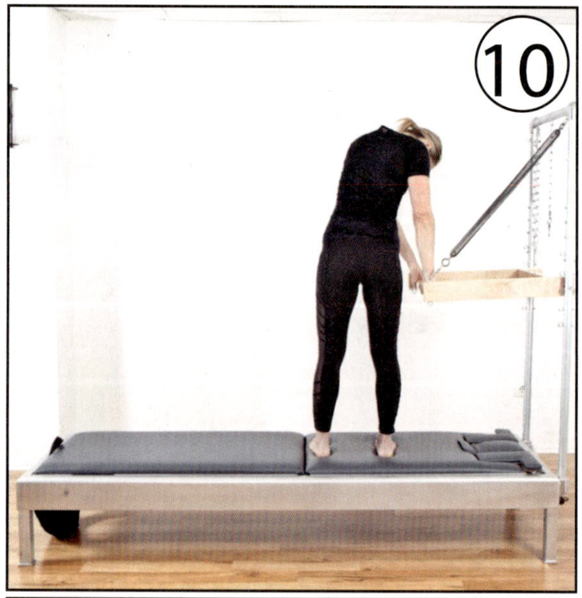

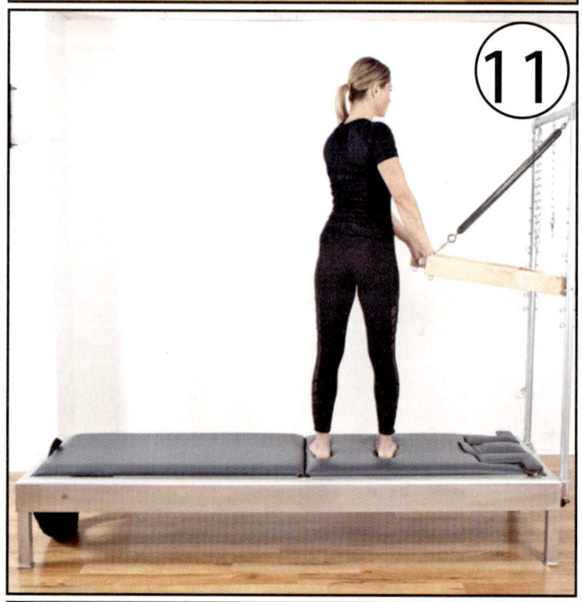

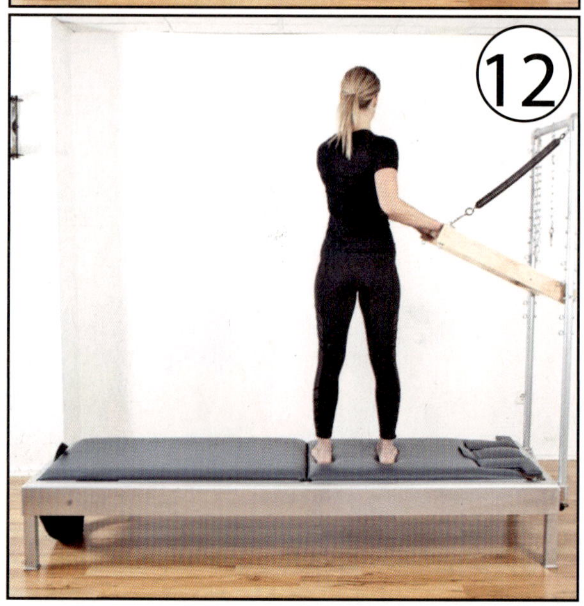

61. 사이드 스탠딩 캣 (M) Side Standing Cat (M) 3/3

시작 자세: 위에서 스프링 1-2개

두 개의 스프링을 사용하면 동작 시작시 푸쉬-쓰루-바(푸쉬 쓰루 바)를 아래로 밀 때 조절하기가 더 어려워진다. 또한 두 개의 스프링은 보다 안정적인 무게중심을 제공한다.

캐딜락 위에 옆으로 선다. 발은 평행하게 골반넓이보다 조금 더 넓게 벌린다. 푸쉬 쓰루 바를 양손으로 편안하게 잡을 수 있는 위치를 선택한다. 팔은 굽혀져 있다. 스프링은 아직 늘어나지 않은 상태이다.

운동 목적:

굽힘과 돌림을 통한 척추의 움직임 증진.
넓은등근과 푸쉬 쓰루 바의 반대쪽 몸통 측면의 스트레칭.

운동 실행: 3-5회

그림 2: 푸쉬 쓰루 바쪽으로 돌아 아래를 쳐다보며 팔을 편다.
그림 3: 상체를 아래쪽으로 둥글게 만다.
그림 4: 머리는 팔 사이의 움직임을 따른다. 골반은 따라서 회전하지 않는다.
그림 5-6: 다시 올라온다.
3~5회 반복한다.

반대쪽도 시행한다.

흔한 실수:

골반이 돌아간다.
머리가 긴장된 상태로 고정되어 있다.

변형 또는 응용 동작: -

금기증/주의점:

급성 요통의 경우, 주의 깊게 동작을 시행해야 한다.

62. 스쿼트 (M) Squat (M)
1/2

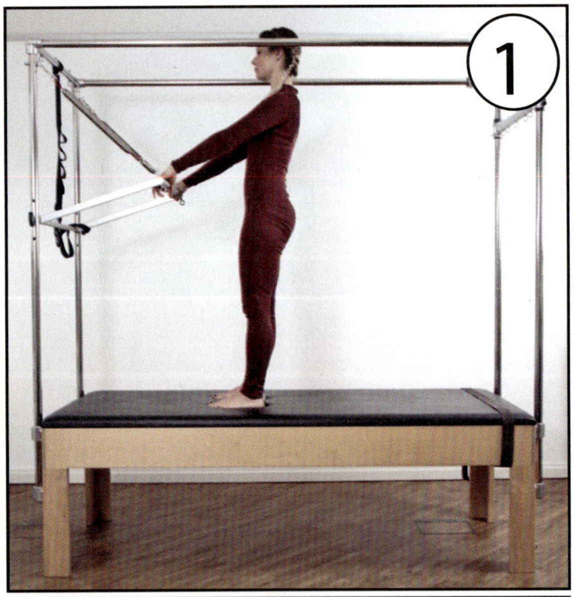

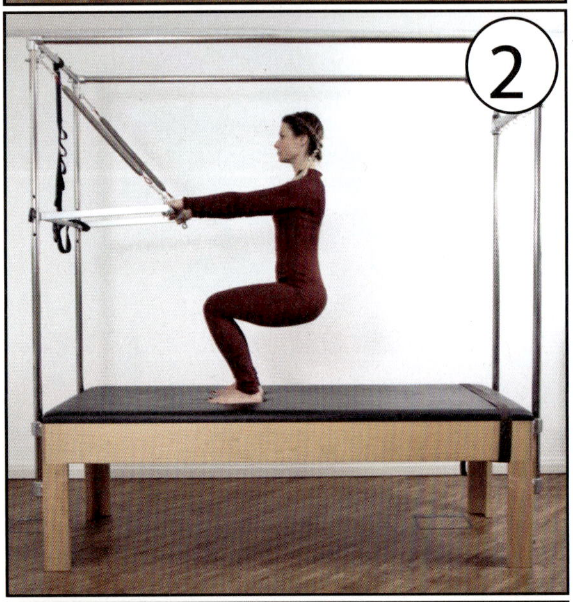

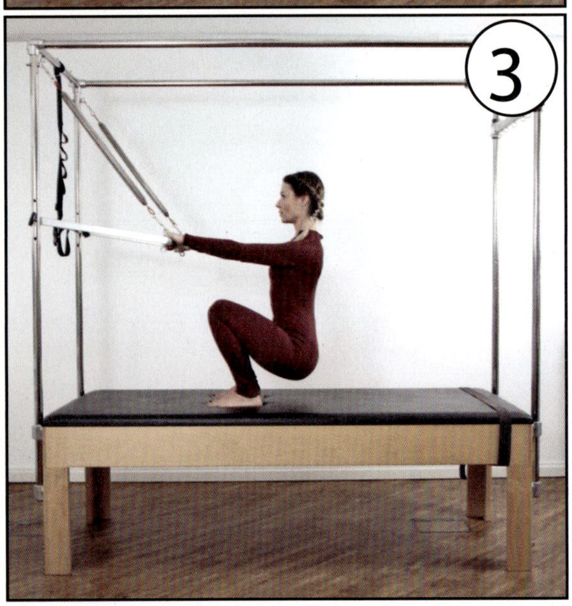

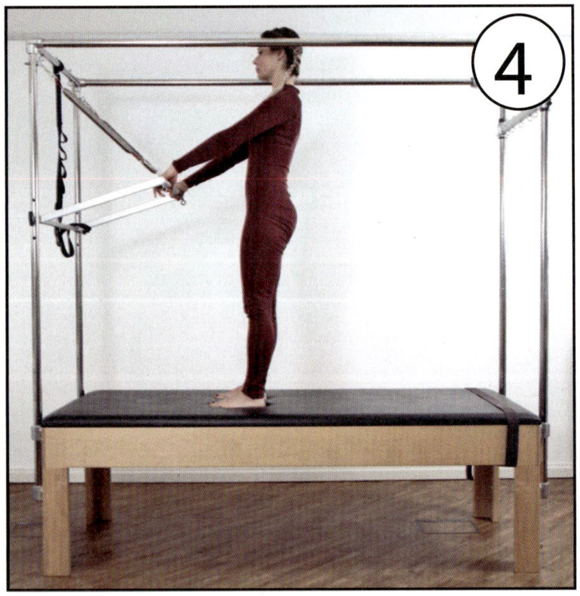

62. 스쿼트 (M) Squat (M) 2/2

시작 자세: 위에서 스프링 1-2개

서서 양손으로 푸쉬-쓰루-바(푸쉬 쓰루 바)를 잡는다. 팔은 뻗어져있다. 몸통은 약간 뒤로 기울어져있다. 무게를 바로 옮기거나 바에 매달린다.

운동 목적:

무릎관절 폄근과 엉덩이 근육의 강화.

운동 실행: 3-10회

그림 2-3: 등을 완전히 똑바로 세운 상태에서 무릎을 굽힌다. 등을 벽에 기대어 앉아 있는 것처럼 움직인다. 무릎은 발끝까지 최대한 앞쪽으로 나온다. 동작의 마지막에서 엉덩이가 아래쪽으로 말릴 수 있다.
그림 4: 그리고 다시 올라온다.

흔한 실수:

아래쪽으로 굽힐 때 엉덩이가 너무 일찍 앞으로 밀려서 등이 더 이상 똑바로 서있지 않게 된다.
무릎이 안쪽으로 모인다.
바에 "매달려" 무릎에 부하를 줄이는 원리는 이해되지 않는다.

변형 또는 응용 동작:

각 횟수 사이에 "59. 스탠딩 롤 다운"을 넣는다.
무릎이 안쪽으로 모인다면, 무릎 사이에 반만 불어 넣은 작은 공을 끼운다.

금기증/주의점:

무릎에 심각한 문제가 있는 경우, 운동을 아주 작게하여 무릎에 부담이 가지 않도록 한다.

63. 스쿼트 싱글 레그 (M) Squat Single Leg (M) 1/2

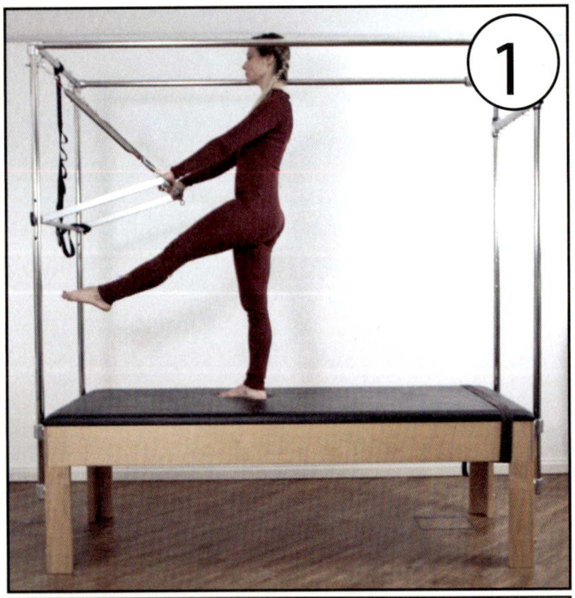

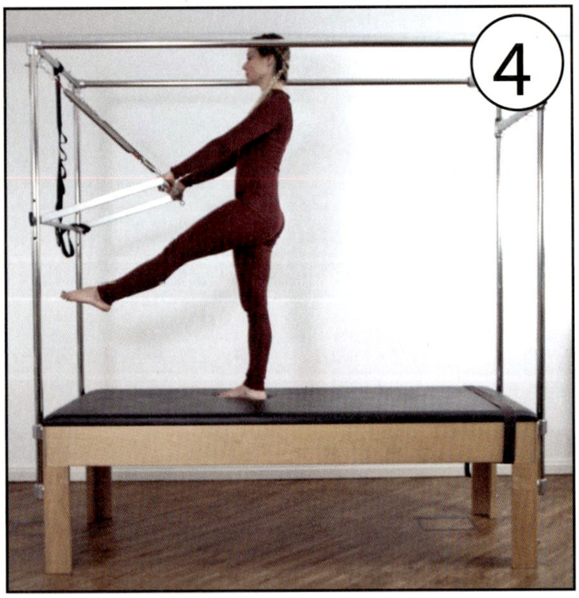

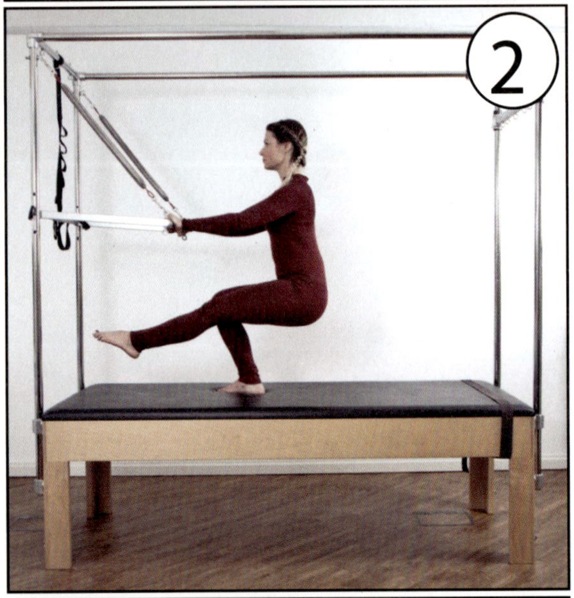

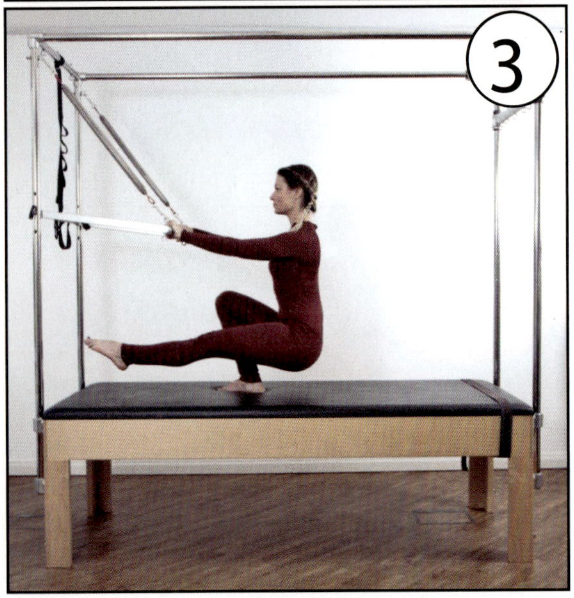

63. 스쿼트 싱글 레그 (M) Squat Single Leg (M) 2/2

시작 자세: 위에서 스프링 1-2개

서서 양손으로 푸쉬-쓰루-바(푸쉬 쓰루 바)를 잡는다. 팔은 뻗어져있다. 몸통은 약간 뒤로 기울어져있다.
무게를 바로 옮기거나 바에 매달린다. 왼다리를 들어올린다.

운동 목적:

무릎관절 폄근과 엉덩이 근육의 강화.
편측 훈련.

운동 실행: 부위 당 3-7회

그림 2-3: 등을 완전히 똑바로 세운 상태에서 무릎을 굽힌다. 등을 벽에 기대어 앉아 있는 것처럼 움직인다.
무릎은 발끝까지 최대한 앞쪽으로 나온다. 동작의 마지막에서 엉덩이가 아래쪽으로 말릴수 있다.
그림 4: 그리고 다시 올라온다.
3~7회 반복한다.

반대쪽도 시행한다.

흔한 실수:

아래쪽으로 굽힐 때 엉덩이가 너무 일찍 앞으로 밀려서 등이 더 이상 똑바로 서있지 않게 된다.
무릎이 안쪽으로 모인다.
바에 "매달려" 무릎에 부하를 줄이는 원리는 이해되지 않는다.

변형 또는 응용 동작:

이 동작을 배울 때는 처음에 들어올린 다리의 발가락을 매트 위에 올려놓는다. 이 다리에 실린 무게를 줄인다.
다음 단계는 발 아래에 문박스를 놓는 것이다.

금기증/주의점:

무릎에 심각한 문제가 있는 경우, 이 동작을 건너뛴다.

64. 런지 (M) Lunge (M)
1/3

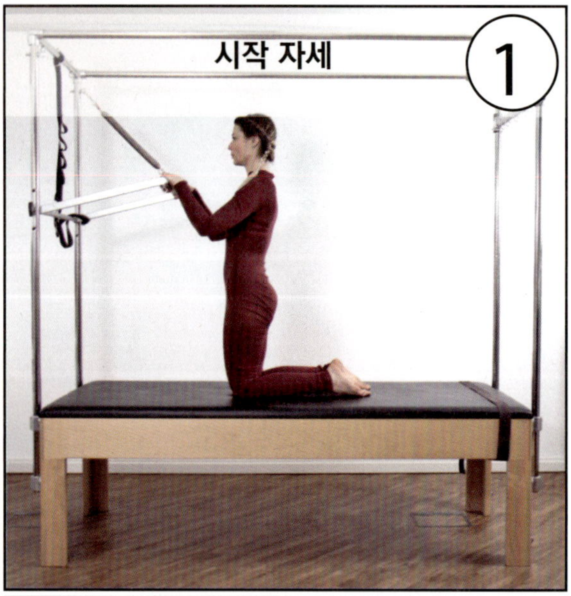

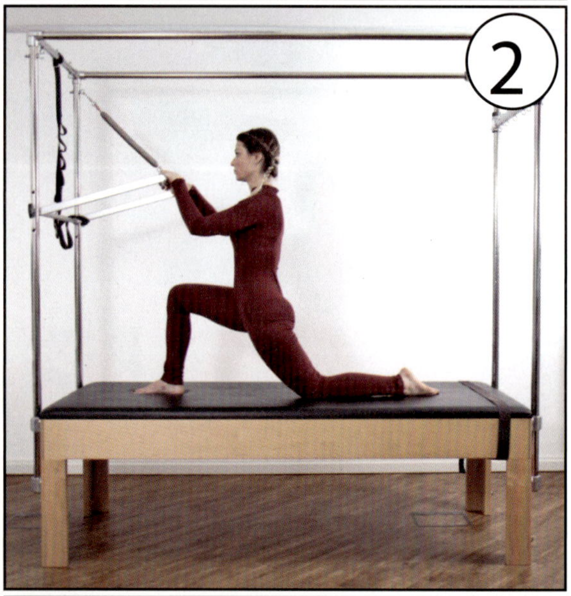

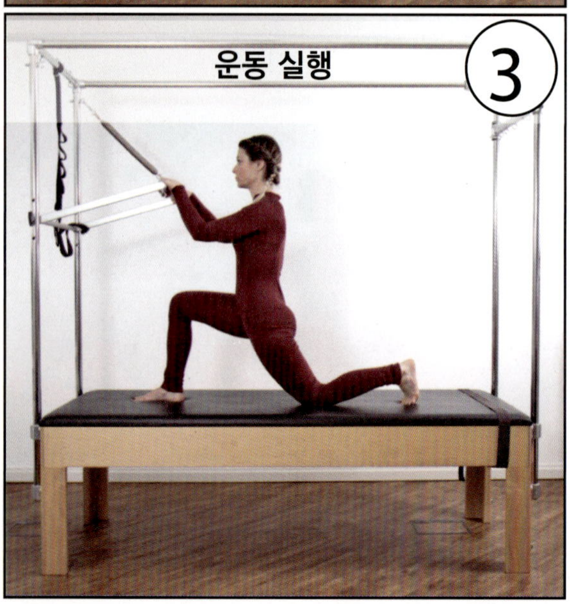

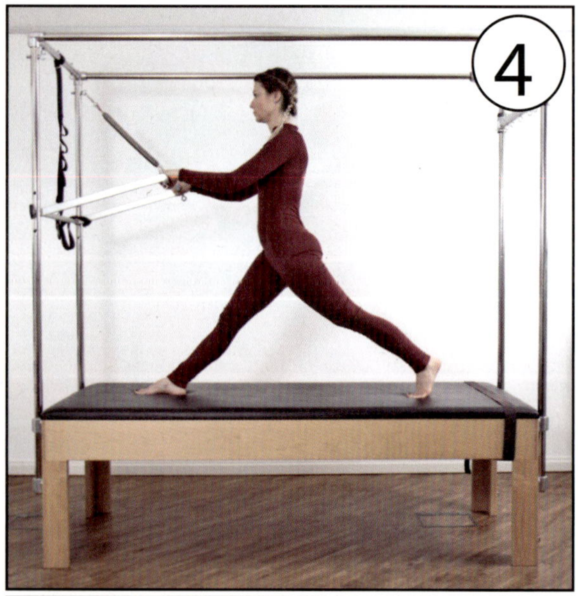

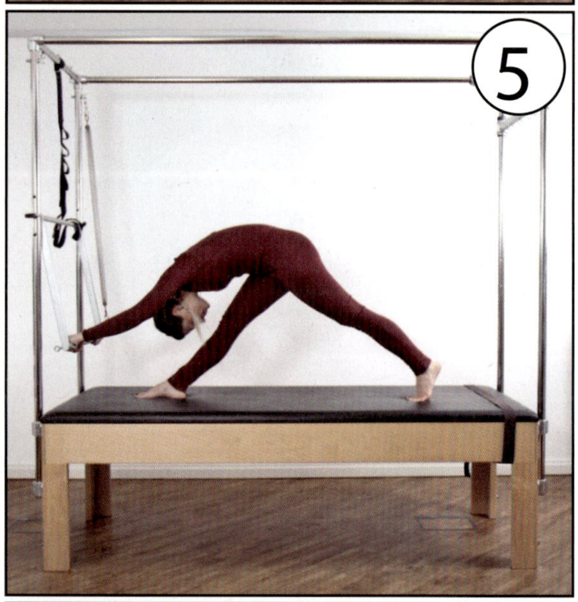

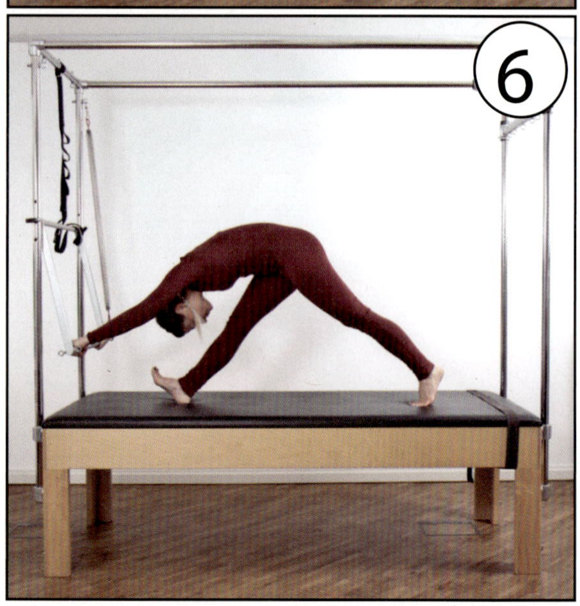

64. 런지 (M) Lunge (M)
2/3

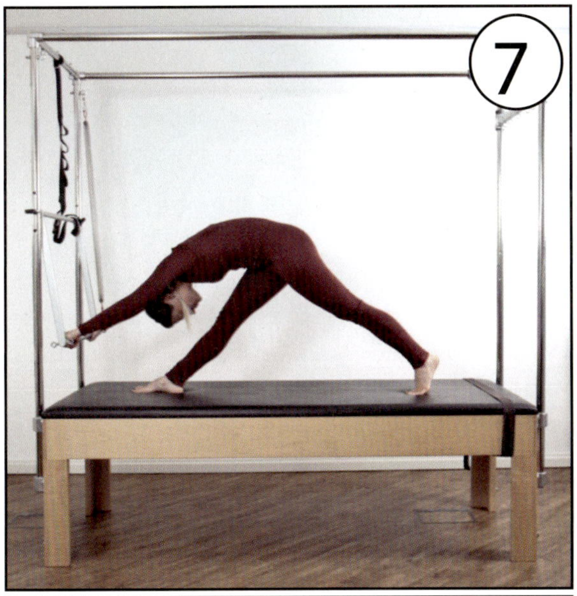

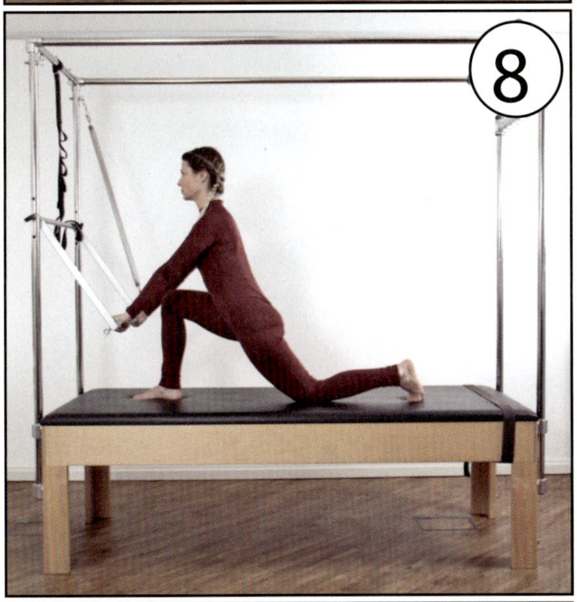

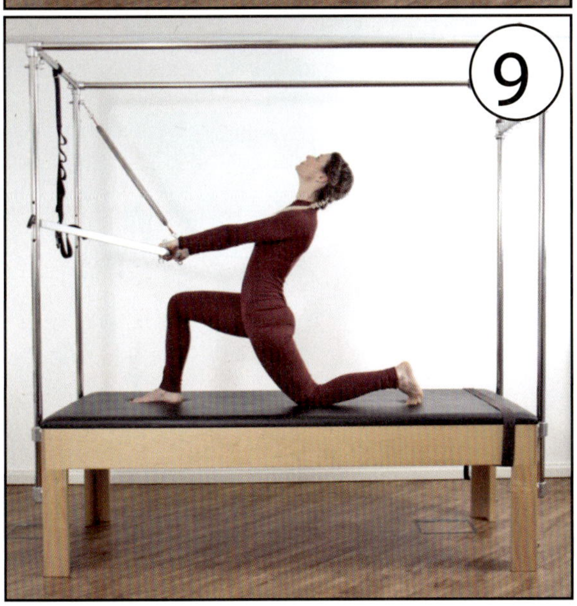

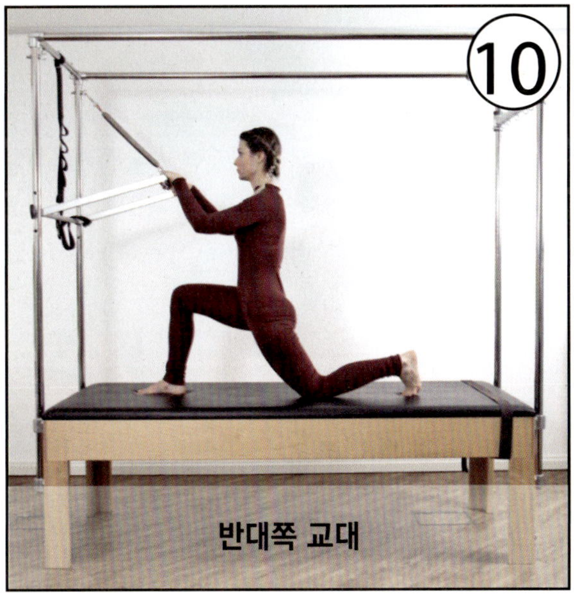

64. 런지 (M) Lunge (M) 3/3

시작 자세: 위에서 스프링 1-2개

두 개의 스프링을 사용하면 동작 시작시 푸쉬-쓰루-바(푸쉬 쓰루 바)를 아래로 밀 때 조절하기가 더 어려워진다. 또한 두 개의 스프링은 보다 안정적인 무게중심을 제공한다.

푸쉬 쓰루 바에 아주가까이 무릎으로 선다. 양손으로 위에서 푸쉬 쓰루 바를 잡고, 적어도 어깨 넓이보다 넓게 잡는다. 팔은 먼저 구부러져 있다. 오른쪽 다리를 앞으로 내밀고, 뒤꿈치를 무릎보다 앞쪽으로 약간 더 멀리 내민다. 무릎을 밖으로 이동하지 않고 푸쉬 쓰루 바를 무릎가까이 가져올수 있다면 거리가 올바르게 선택된 것이다.
오른쪽 무릎과 몸통을 움직이지 않고 왼쪽 다리를 최대한 뒤로 밀어준다.

운동 목적:

다리의 뒤쪽과 깊은 엉덩관절 굽힘근의 스트레칭.
균형 훈련.

운동 실행: 부위 당 3-5회

그림 3: 왼다리는 아래다리를 들어올려 발가락으로 캐딜락 매트위에 선다.
그림 4: 양 다리를 펴며 일어선다.
그림 5: 양다리는 편상태를 유지한다. 상체를 말아 내리면서 푸쉬 쓰루 바를 앞쪽 아래쪽으로 밀어낸다. 어깨뼈가 뜨지 않도록 한다.
그림 6: 오른발을 발등굽힘한다.
그림 7: 오른발을 다시 매트위에 평평하게 놓는다.
그림 8: 푸쉬 쓰루 바를 움직이지 않고 양무릎으로 선다.
그림 9: 팔을 뻗은 상태에서 푸쉬 쓰루 바를 가져오고 상체는 그만큼 뒤로 젖힌다. 동시에 엉덩관절이 약간 앞으로 눌러지게 되고, 무릎 위치는 안정되게 유지된다.
그림 10: 스트레치 단계에서 시작 자세로 돌아온다.
3~5회 반복한다.

반대쪽도 시행한다.

흔한 실수:

무릎 앞쪽이 발가락까지 너무 앞으로 밀린다.
다리 뒤쪽을 뻗을 때, 예를 들어, 오른쪽을 뻗을 때에(그림 5 - 7) 왼쪽 엉덩이가 바깥쪽으로 비틀어진다.
엉덩관절 굽힘근이 스트레칭될 때, 팔이 구부러지거나 무릎 앞쪽이 뒤로 밀려난다(그림 8-9).

변형 또는 응용 동작: -

금기증/주의점:

예를 들어, 윤활주머니염 같은 압력에 민감한 무릎.

65. 스탠딩 푸쉬 다운 프론트 (T) Standing Push Down Front (T)

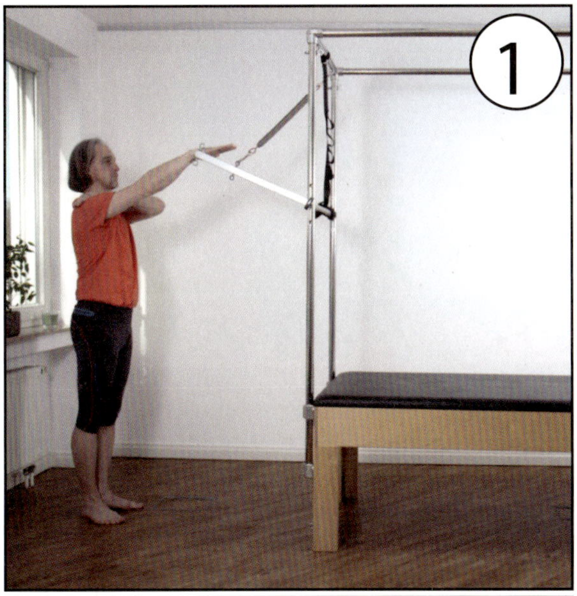

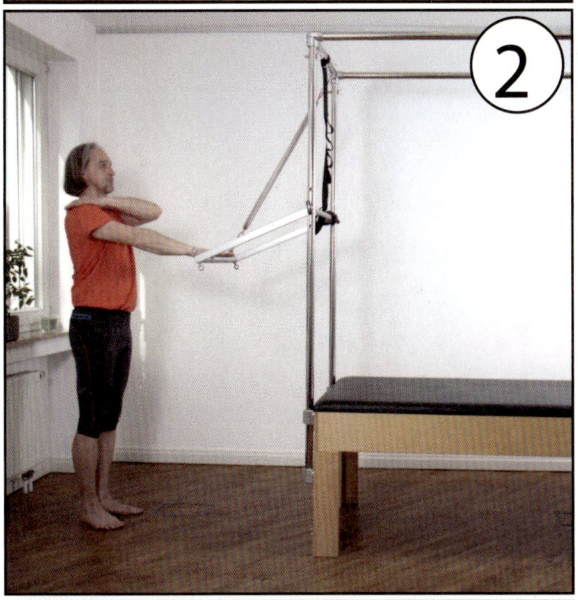

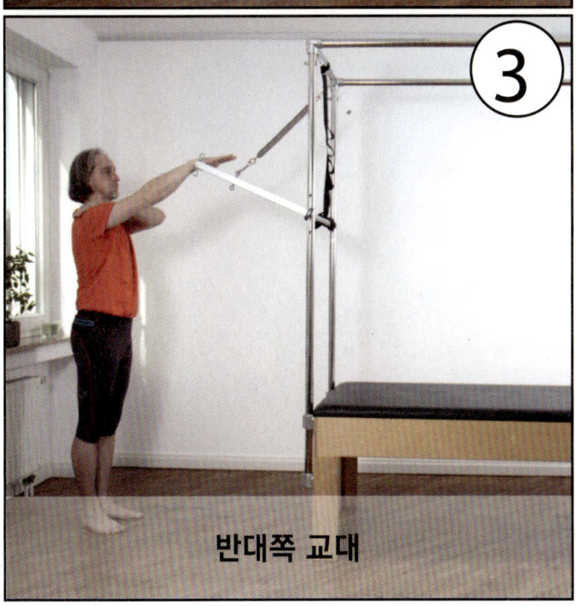

시작 자세: 위에서 스프링 1개

동작은 전통적으로 어깨를 재활시키는데 사용된다.
따라서 스프링의 강도는 수준에 알맞게 선택되어야 한다.
캐딜락 앞쪽에 서서 푸쉬-쓰루-바(푸쉬 쓰루 바)를 마주본다. 팔을 뻗었을 때 오른손의 손바닥이 푸쉬 쓰루 바에 놓이도록 거리를 선택한다. 스프링은 아직 늘어나지 않은 상태이고, 손가락은 펴져 있다. 왼손은 오른쪽 어깨에 올려져 있다.

운동 목적:

넓은등근과 위팔 세갈래근의 강화.

운동 실행: 5-10회

팔을 뻗은 상태에서 푸쉬 쓰루 바가 손바닥에 계속 머물러 있도록 푸쉬 쓰루 바를 아래로 누른다. 스프링이 느슨해질 때까지 푸쉬 쓰루 바를 다시 위로 가져온다.

흔한 실수:

푸쉬 쓰루 바를 너무 멀리까지 누른다.
푸쉬 쓰루 바를 조절된 방식으로 느리게 가져오지 않는다.

변형 또는 응용 동작: -

금기증/주의점: -

66. 백 아치 (T) Back Arch (T)
1/3

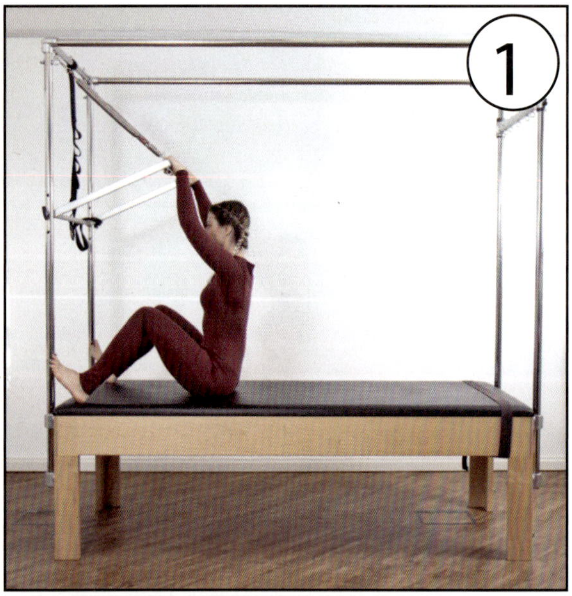

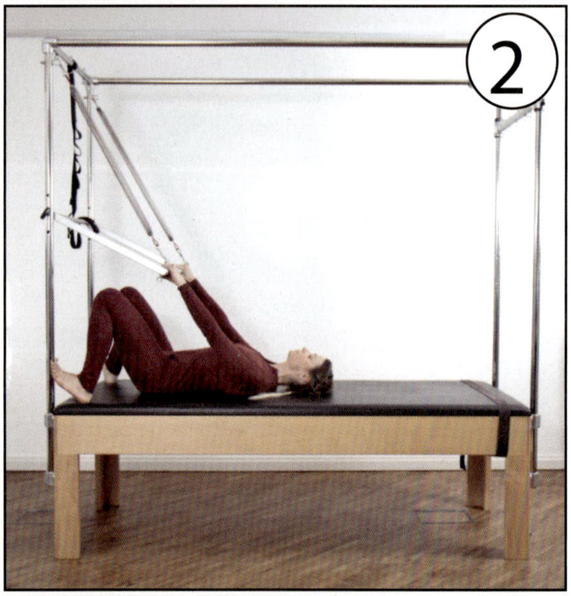

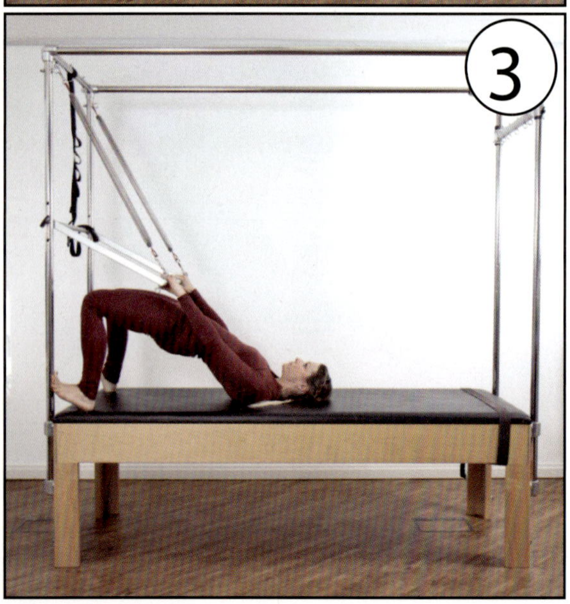

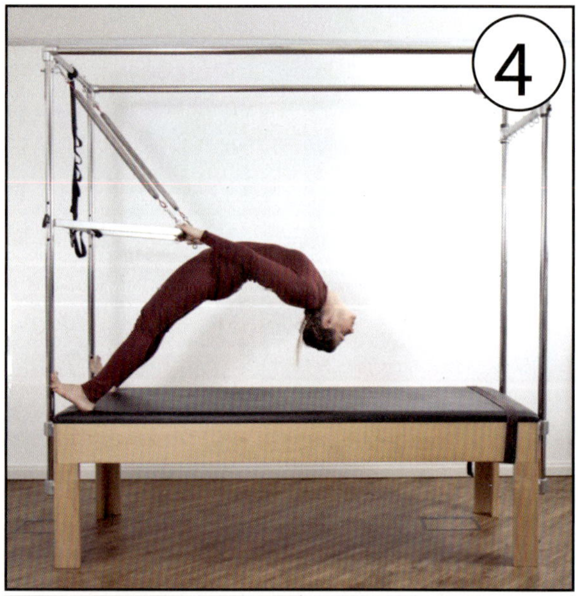

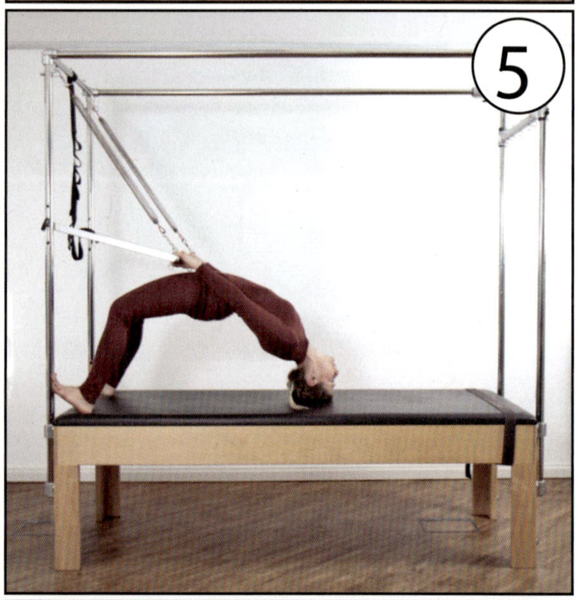

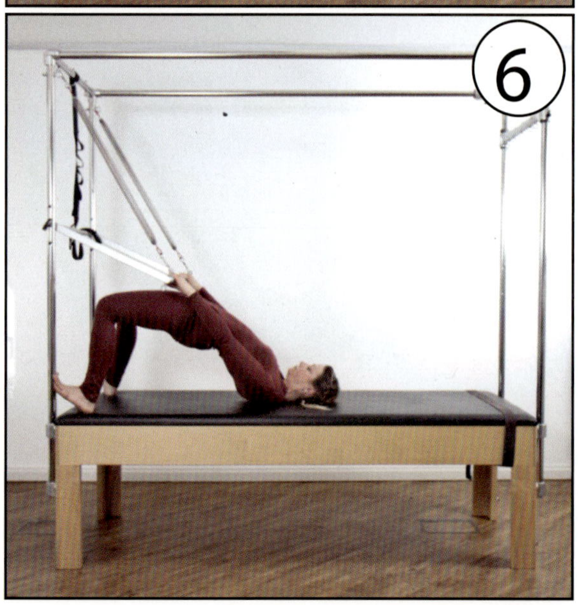

66. 백 아치 (T) Back Arch (T)
2/3

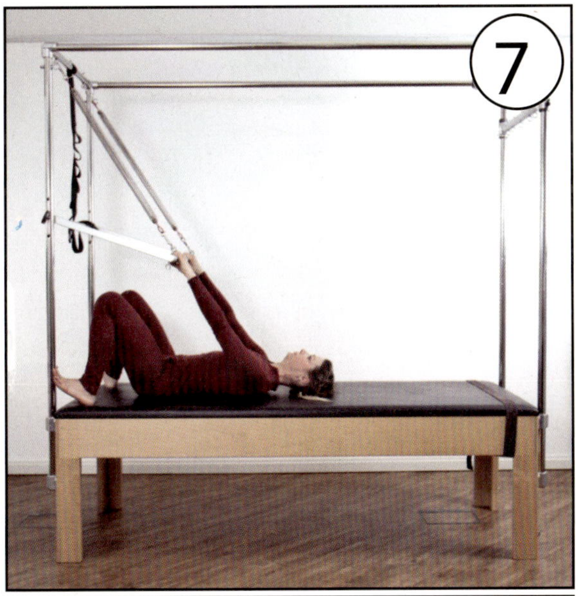

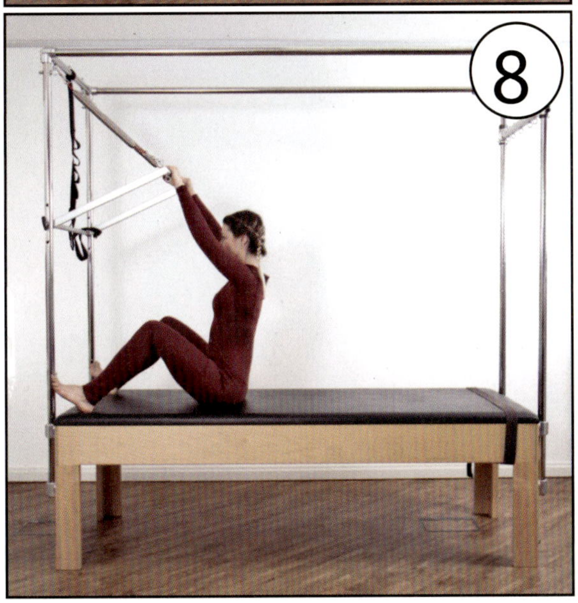

66. 백 아치 (T) Back Arch (T)
3/3

시작 자세: 위에서 스프링 1-2개(스프링 2개는 더 안전함)

스프링의 힘과 부착 높이는 동작에 크게 영향을 미치지 않는다.
발의 볼이 캐딜락의 수직폴이 닿아있다. 다리는 구부러져 있고 발은 발등굽힘 되어있다. 똑바로 앉아있다.
양손으로 푸쉬 쓰루 바의 멀리 있는 가장자리를 잡고 무게의 일부로 그 위에 놓는다.
스프링은 아직 늘어나지 않은 상태이다.

운동 목적:

과신전을 통한 목뼈를 포함한 척추의 움직임증진.
몸통의 뒤쪽 전체 근육 강화, 특히 중간과 위 등세모근, 등 폄근과 엉덩이근육, 어깨뼈의 튀어나옴을 방지함으로써 마름근, 뒤쪽 어깨세모근, 앞톱니근, 손과 아래팔의 근육으로 몸을 들어 올리거나 내릴 때의 다리근육.
엉덩관절 굽힘근, 몸통의 앞쪽, 목의 앞쪽근육의 스트레칭.

운동 실행: 3-5회

그림 2: 배를 안쪽과 위쪽으로 당기고 몸통을 푸쉬 쓰루 바 아래로 적극적으로 당긴다. 그 후에 스프링을 연다. 몸통과 머리는 캐딜락 위에 평평하게 놓여있다.
그림 3: 골반을 뒤기울임 시키고 척추를 하나씩 차례대로 들어올려 과다 폄 상태로 유지한다. 어깨와 머리는 여전히 캐딜락 매트 위에 놓여있다. 배를 계속 뒤로 당겨 허리의 긴장을 고르게 한다.
그림 4: 다리를 완전히 펴고, 매트에서 어깨와 머리를 서서히 들어올린다.
그림 5-7: 다리를 구부린 다음 머리부터 숙이며 부드럽게 내려놓는다.
그림 8: 다리를 부분적으로 뻗음으로써, 스프링이 다시 이완될때까지 똑바로 앉는다. 손을 잠깐 벌렸다 닫는다.

흔한 실수:

몸통의 필요한 과다 폄에 아직 도달하지 않았음에도 불구하고 다리가 펴지려고 한다.
머리가 수동적으로 과도하게 펴져 아래로 매달려있다.
허리가 움푹 들어간다.

변형 또는 응용 동작:

쿠나 보드(또는 스프레드 이글 보드)를 사용해 발의 볼에 대한 긴장을 줄인다.
그림 3까지만 동작을 진행한 다음, 다시 아래로 굴려 내려온다.

금기증/주의점:

협응력, 근력, 가동성이 요구된다. 따라서 너무 이르게 수행한다면 과도한 긴장을 초래할 수 있다.

67. 글루트 푸쉬 (M) Glute Push (M)

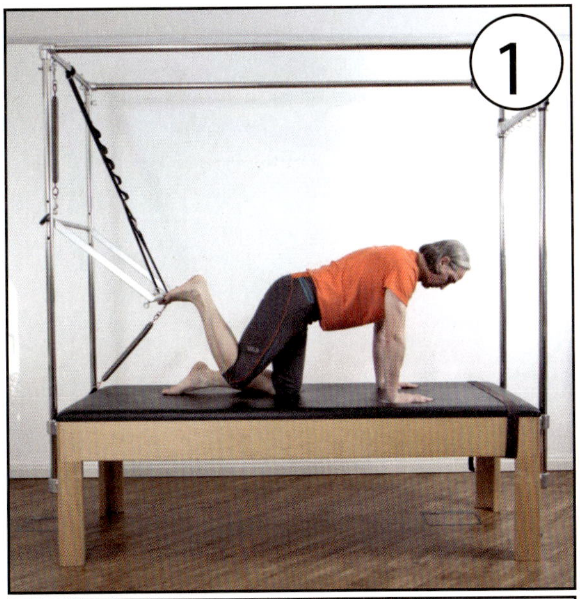

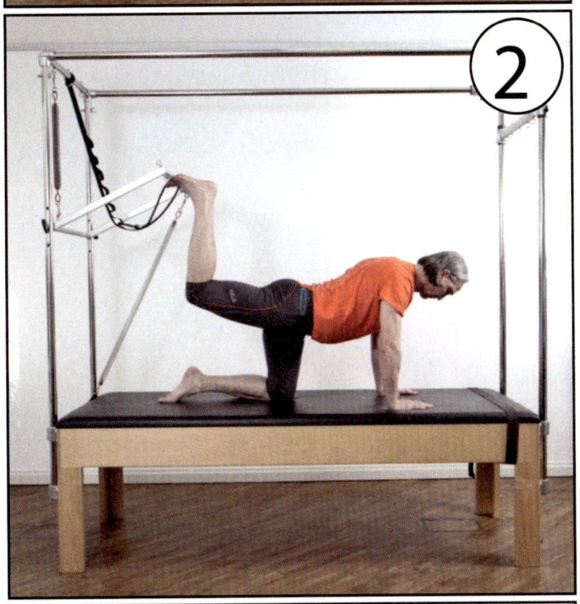

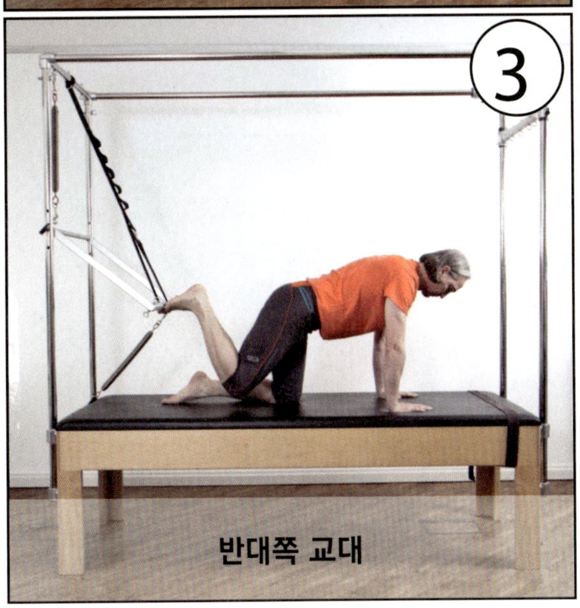

시작 자세: 밑에서 스프링 1개

머리를 푸쉬-쓰루-바(푸쉬 쓰루 바) 반대쪽으로 두고 네발기기자세를 취한다. 양손은 어깨 바로 아래쪽에 위치한다. 골반과 척추를 중립으로 유지한다. 오른쪽 다리를 약간 구부렸을 때 푸쉬 쓰루 바가 자동으로 닿을수 있도록 거리를 선택한다. 발가락과 발의 볼 사이를 푸쉬 쓰루 바에 댄다. 스프링은 아직 늘어나지 않은 상태이다.

운동 목적:

엉덩이 근육과 다리 뒤쪽근육의 강화.
몸통의 근육과 어깨 근육, 회전을 방지하기 위한 배빗근의 약간의 강화.
넙다리곧은근의 스트레칭.

운동 실행: 5-7회

그림 2: 오른쪽 다리를 들어올리고 푸쉬 쓰루 바를 위쪽으로 밀어낸다. 골반을 기울이지 않고 최대한 멀리 밀어낸다. 앞쪽도 위쪽도 오른쪽도 아니다.
그림 3: 그 후에 스프링이 다시 이완될때까지 조절된 방식으로 다리를 다시 아래로 내린다.

5~7회 반복한다.

반대쪽도 시행한다.

흔한 실수:

동작을 하는 동안 머리가 아래로 떨어진다.
허리가 움푹 들어간 자세가 되거나 골반이 앞기울임 된다. 이 동작을 시행할수 없다면 "68. 글루트 푸쉬 위드 박스"동작을 시행한다.
다리가 올라간 쪽의 엉덩이도 위쪽으로 올라간다.

변형 또는 응용 동작:

발의 발가락과 발볼을 사용하여 푸쉬 쓰루 바를 움직이는 대신 발의 아치 또는 발뒤꿈치를 사용한다. 처음 시작할 때 발의 아치를 사용하는 것은 미끄러짐을 방지하기 위해 가장 안전한 옵션이다.

금기증/주의점: -

68. 글루트 푸쉬 위드 박스 (M) Glute Push with Box (M)

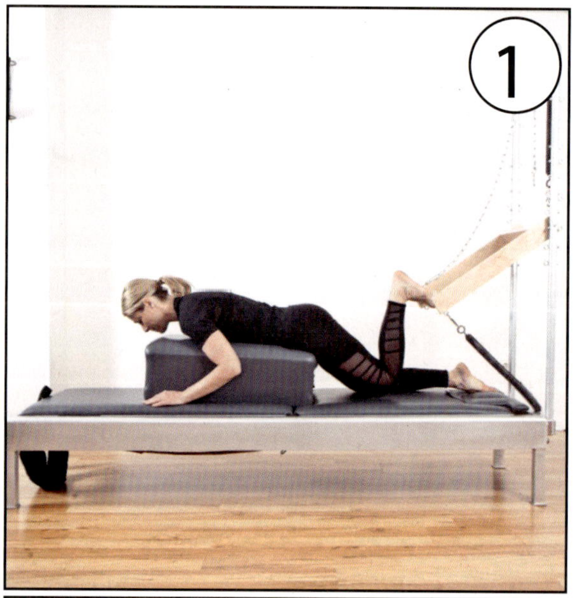

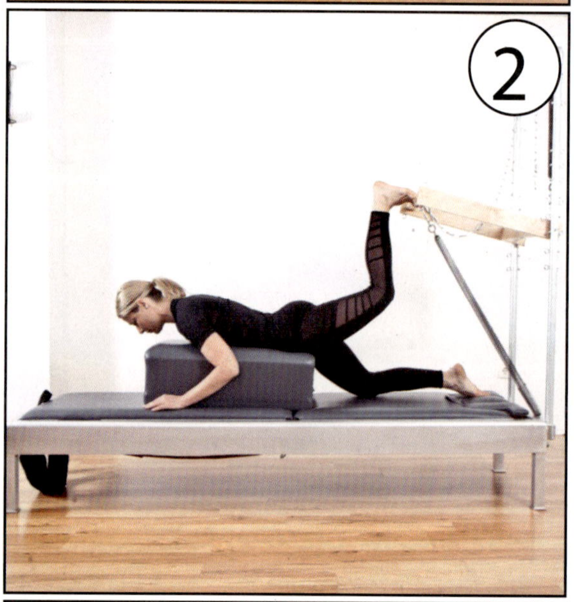

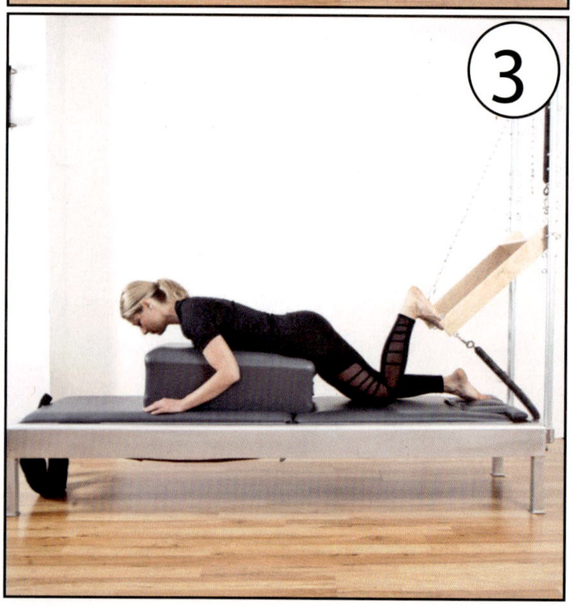

시작 자세: 밑에서 스프링 1개

이 운동은 "67. 글루트 푸쉬"의 준비운동으로 사용될 수 있다.

리포머박스를 캐딜락의 중앙에 놓는다. 푸쉬-쓰루-바(푸쉬 쓰루 바)를 등지고 박스 위에 엎드린다. 다리는 박스 위에 올라가지 않는다. 무릎은 캐딜락 매트 위에 올려져 있다.
골반과 척추를 중립으로 유지한다. 머리는 척추와 같은 라인을 따라간다. 오른쪽 다리를 약간 구부렸을 때 푸쉬 쓰루 바가 자동으로 닿을수 있도록 거리를 선택한다.
양손은 리포머박스 옆 캐딜락 매트 위에 놓여있다.
발가락과 발의 볼 사이를 푸쉬 쓰루 바에 댄다.
스프링은 아직 늘어나지 않은 상태이다.

운동 목적:

엉덩이 근육과 다리 뒤쪽근육의 강화.
회전을 방지하기위한 배빗근의 약간의 강화.
넙다리곧은근의 스트레칭.

운동 실행: 5-7회

그림 2: 오른쪽 다리를 들어올리고 푸쉬 쓰루 바를 위쪽으로 밀어낸다. 골반을 기울이지 않고 최대한 멀리 밀어낸다.
앞쪽도 위쪽도 오른쪽도 아니다.
그림 3: 그 후에 스프링이 다시 이완될때까지 조절된 방식으로 다리를 다시 아래로 내린다.

5~7회 반복한다.

반대쪽도 시행한다.

흔한 실수:

동작을 하는 동안 머리가 아래로 떨어진다.
다리가 올라간 쪽의 엉덩이도 위쪽으로 올라간다.

변형 또는 응용 동작:

발의 발가락과 발볼을 사용하여 푸쉬 쓰루 바를 움직이는 대신 발의 아치 또는 발뒤꿈치를 사용한다. 처음 시작할 때 발의 아치를 사용하는 것은 미끄러짐을 방지하기 위해 가장 안전한 옵션이다.
양손은 각각 꼭대기에, 아래팔은 리포머박스 위에 올려져 있다.

금기증/주의점: -

감사의 말 Acknowledgments

우선 내 아내에게 감사하고 싶다. 필라테스에 관심을 갖기 시작했을 때 필라테스가 단순한 취미생활만이 아닐 것이라는 사실이 아주 빨리 드러났다. 내가 교육을 받은 많은 시간동안 그녀가 우리 가족을 돌볼 때 가졌던 인내심과, 필라테스 장비를 모두 집으로 가지고 와 방 전체를 가득 채웠을 때의 인내심은 잊을 수 없다. 이따금씩 한 동작이 제대로 느껴지지 않아서 한밤중에 몇 시간동안 필라테스 장비에 대해 뒤적거려 그녀의 인내심을 지나치게 억누르기도 했다. 필라테스 스튜디오의 매니저에서 주인, 그리고 강사가 되는 것까지 여러 면에서 도전적이었고, 내 아내 없이는 불가능 했을 것이다. 감사합니다!

이 훈련 매뉴얼을 그녀와 내 아이들에게 바친다.

나는 또한 나의 첫 번째 필라테스 선생님 Mario Alfonso, 또한 필라테스 선생님 Miriam Friedrich Honorio에게 감사를 드린다. Mario Alfonso는 나의 많은 질문에 인내심을 갖고 답해주었고, Miriam Friedrich Honorio의 움직임에 대한 깊은 이해와 특히 움직임의 질에 대한 깊은 이해는 내게 큰 영향을 미쳤다. 나는 또한 매주 나의 피난처 역할을 하는 자이로토닉 스튜디오의 Alexandra Clasen에게 감사하다. 그리고 그와 함께 필라테스와는 또 다른 관점에서 운동의 주제를 풀어나갈 수 있다. 진정한 영감.

특히 2년 동안 함께 멘토링을 하면서 캐딜락의 가능성에 대한 지식을 크게 확장시킨 Kathy Corey에게 감사하다.

더 나아가 특히 정확한 제목과 관련하여 모든 전통 동작을 스스로 검토한 Alice Talkington에게 감사하다.

나는 나의 두 공동 저자인 Ingo Barck박사와 Felicitas Ruthe에게도 감사의 말을 전한다. 그들이 이 책을 위해 투자한 많은 시간과 대체할수 없는 조언들이 없었다면, 이 매뉴얼은 이렇게 세밀하게 완성되는 것이 불가능 했을 것이다.

또한 나의 멋진 그림 모델인 Helena Klimtova와 Frank Staude에게도 많은 감사를 표한다. 이들은 매뉴얼에 필요한 그림을 제공하기 위해서 몇시간 동안 운동하고 땀을 흘렸다. 우선 그 동작을 할 수 있었지만 그들의 환한 미소와 체력은 이 매뉴얼을 더욱더 풍부하게 했다.

마지막으로, 필라테스-파워의 고객, 연습생, 강사들에게 감사하고 싶다. 매일 다른 타입의 신체를 가지고 모든 필라테스 동작을 탐구하고, 해체하고, 재발견할 수 있는 가능성이 없었다면, 이 매뉴얼은 존재하지 않을 것이다.

감사합니다!

2019년 4월, 토니스보스트 Reiner Grootenhuis

저자에 대하여 About the Author

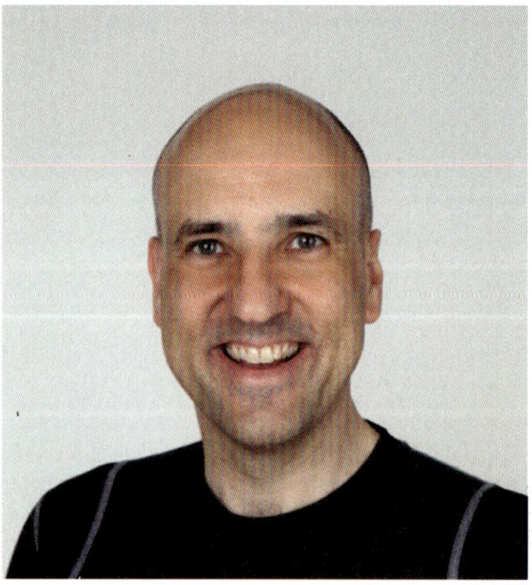

Reiner Grootenhuis는 심리학 학위를 받는 것 외에도, 남부 소림 수도원에서 윙춘의 치유와 무술을 연구했다. 그는 필라테스 교육기관 BASI (Body Arts & Science International)에서 필라테스 매트 및 기구 담당 필라테스 강사로 훈련을 마쳤다. 그는 전 세계에서 가장 큰 필라테스 포럼의 창립자이자 운영자이며 페이스북의 pilates-contrology-forum 페이지에는 9,000명 이상의 필라테스 강사가 가입되어 있다. 2012년 초 그는 토니스보스트에서 필라테스파워 스튜디오를 열었다.

2014년부터는 자신의 필라테스 훈련 프로그램을 제공하고 있으며 이 프로그램의 졸업생과 학생들은 자신들의 스튜디오를 열었다.

같은 해 Kathy Corey에 의해 Joseph Pilates의 출생 도시에서 2년마다 열리는 필라테스 헤리티지 학회의 이사회에 임명되었다.

2015년에는 독일어로 된 운다 체어용 훈련 매뉴얼을 최초로 공개하였으며, 2016년에는 전 세계 최초로 암 체어에 관한 훈련 매뉴얼을 발간하였다.

2016년 1월부터 그는 Kathy Corey의 멘토 프로그램 내에서 이 메소드의 정교함을 연구하고 있다.

2018년 9월 그는 이 캐딜락 매뉴얼의 독일어 버전을 출판했다.

Reiner는 유일한 독일 필라테스 잡지 "Pilates – Das Magazin"와 필라테스 스타일의 잡지와 새로운 국제 필라테스 잡지 "Pilates4you"의 저자다. 2017년 11월부터 그는 정기적으로 글을 쓰는 온라인 잡지 "Pilates Intel"의 필라테스 인텔 전문가이기도 하다.

Reiner는 국제 필라테스 영화 "Tribute to Joseph Pilates"에서 독일 필라테스의 유일한 교사였다.

2018년 9월부터 Reiner는 독일 필라테스 협회의 인증위원회 회원이다.

공동저자에 대하여 About the Co-Authors

Dr. Ingo Barck

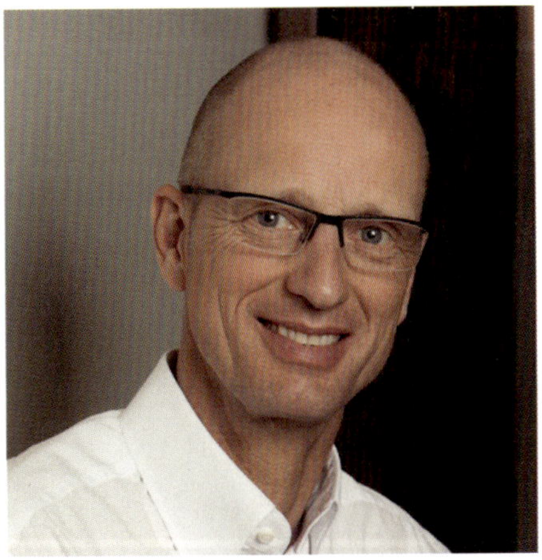

Dr. Ingo Barck박사는 항상 열정적인 운동선수였다. 일생동안 수영, 육상, 조정, 핸드볼, 수중 럭비, 다이빙, 패러글라이딩, 카이트서핑, 철인 3종 경기, 유도 등 다양한 스포츠(인증된 강사/ 장기간 트레이너로 근무)를 해왔다. 오늘날 그는 달리기, 수영, 자전거 경주, 인라인 스케이트, 스키, 웨이크보드 그리고 2013년부터 필라테스를 즐기게 된다.

공인된 의사로서 개인 의료 실습에서 통증 환자를 위한 도수치료사로 일하기 전, 2007년에 정형외과 및 수술 경험과 업계에 대한 통찰력을 얻을수 있었다. 그는 특히 지난 몇 년 동안 인식이 높아진 결합 조직(근막)에 초점을 맞추고 있다.

Felicitas Ruthe

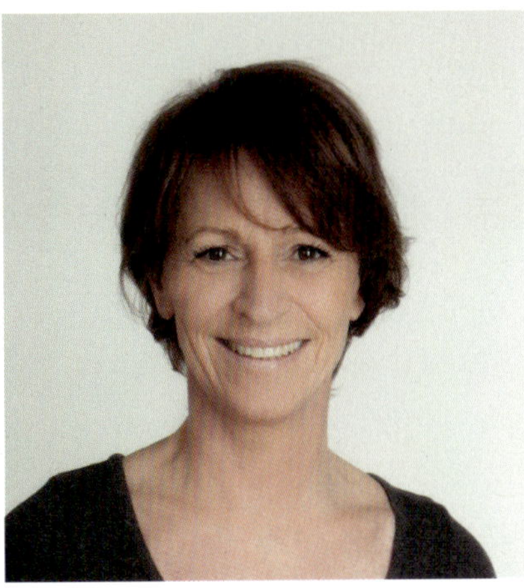

Felicitas는 작업치료사로서 업무의 일환으로 아폴터(수동지도를 통한 지적장애를 가진 아이들의 치료), 기초 자극, 펠덴크라이스와 백트레이닝 등의 분야에서 보바스 훈련과 추가 교육을 마쳤다.

Felicitas는 2012년 남편을 통해 필라테스로 오게 되었는데, 그녀는 필라테스-파워의 필라테스 코스에 함께 참가 했다. 자신의 긍정적인 경험으로 인해, 그녀는 2014년 3월에 필라테스-파워에서 필라테스 교육을 시작하기로 결정했고, 그녀는 2017년 4월에 성공적으로 마쳤다. 그녀의 논문은 골반바닥의 문제에 필라테스가 어떤 영향을 미치는지에 대해 다루고 있다. 그녀의 수업에 그녀는 작업 치료에서 얻은 기능적 지식과 필라테스 방법을 결합했다.

사진 모델에 대하여 About the Photo Models

Biography Helena Klimtova

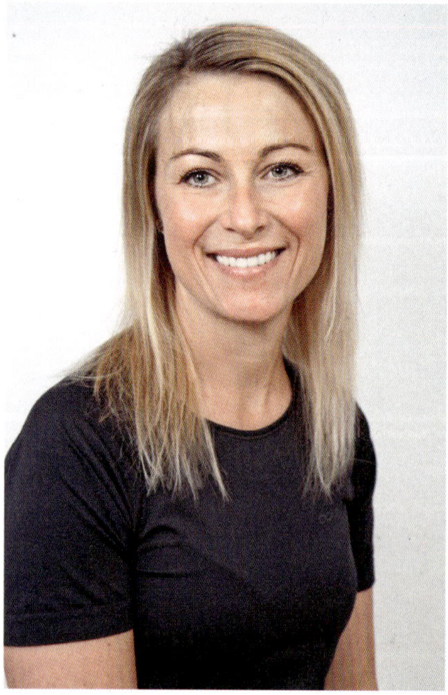

이름은 Helena Klimtova이며 39살이다. 2015년 초에 필라테스를 시작했는데 필라테스-파워에서 필라테스를 공부하기로 결심 했을 정도로 나를 매우 확신시켰다. 필라테스는 12년간의 체조와 리듬체조를 통해 얻은 민첩성과 유연성을 되찾게 해주었지만, 일과 두 아이의 출산으로 다시 잃게 되었다. 필라테스를 하는 동안, 나는 내 몸을 진정으로 통제하고 있다고 느낀다. 스키나 달리기와 같은 다른 스포츠를 할때보다 훨씬 안전하다고 느낀다. 필라테스에 관해서 내가 좋아하는 것은 많은 가능성, 다른 장비, 많은 동작, 특히 동작의 수많은 응용이다(감사합니다 Reiner). 필라테스와 함께라면 훨씬 더 많은 것을 이룰 수 있다는 것을 알기 때문에 매일의 훈련을 고대하고 있다. 필라테스는 매우 "행복한 시간"이고, 나는 칼텐키르헨에 있는 나의 피트 필라테스 스튜디오에서 나의 고객들과 나누고 싶다.

Biography Frank Staude

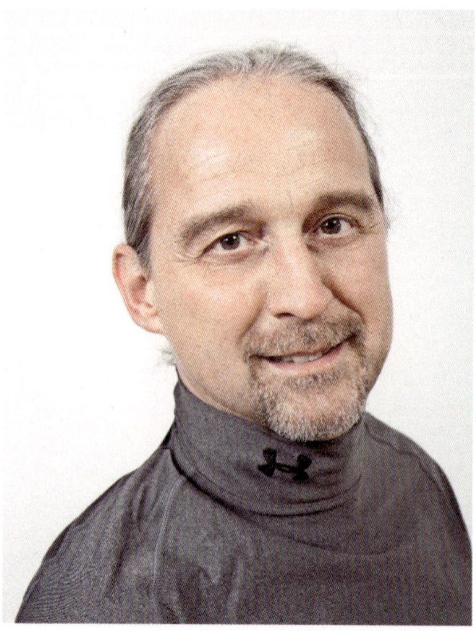

이름은 Frank Staude이며 51살이다. 젊었을 때부터 나는 아름답고 국내외적인 성공을 거두고 있는 트램펄린 체조를 하고 있다. 국가대표팀에서 활동한 후, 나는 내 몸을 유연하고 건강하게 유지하기 위하여 많은 스포츠를 시도했다.

5년 전에 우연히 필라테스를 발견하고 첫 수업을 받았다. 나는 그 이후로 내가 찾고 있는 모든 것을 결합할 수 있는 스포츠(무게가 없는 장비에 다양한 운동을 함으로써 많은 다양성을 가질 뿐만 아니라, 잘 교육된 강사들의 관심으로 힘, 스트레칭, 안정성과 제어력을 소규모 그룹으로 훈련시킨다)를 마침내 발견한 이후 줄곧 감격해왔다. 오늘날 나는 가능한 것을 결정하고 조절한다. 나는 얼마나 많은 가동성을 되찾을수 있는지 보고 계속해서 놀라고 있다.

사진 촬영 장소 Photo Shoot Locations

파인드 유얼셀프 게엠베하, 메어부쉬

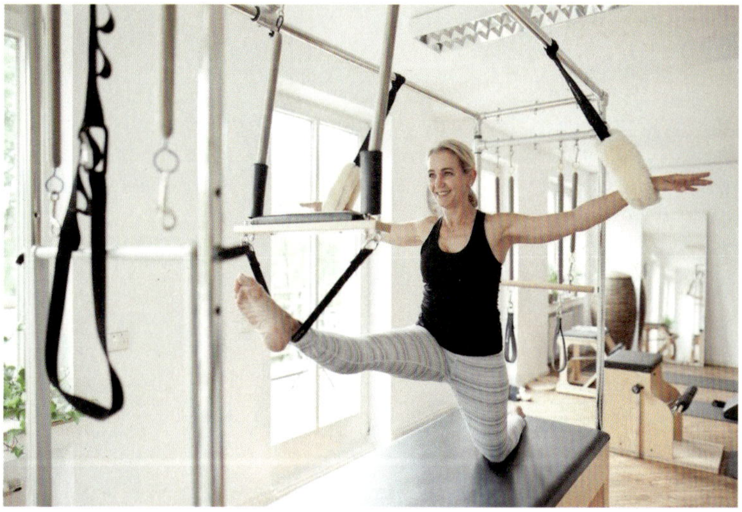

Claudia Linden 그림제공, 파인드 유얼셀프 게엠베하

뒤셀도르프 근처의 메어부쉬에 있는 이 스튜디오는 거의 15년 동안 존재해왔다. 발레 스튜디오에서 전세로 시작하여 수년에 걸쳐 두 번 이사한 후에 발란스드 바디 장비가 완비 된 3개의 교실에 거의 300평방미터의 훈련 공간을 갖춘 넓은 스튜디오로 발전했다.

소유주 Claudia Linden (이전 Holtmanns)은 Lolita San Miguel의 PMMP과정을 마쳤으며, 나아가 메어부쉬에서 자신이 직접 주최하는 Kathy Corey의 포스트 대학원 교육 프로그램에 참여하였다. 그녀는 또한 2년마다 뮌헨글라트바흐에서 열리는 국제유산회의의 이사회 위원이다.

필라테스-파워, 토니스보스트

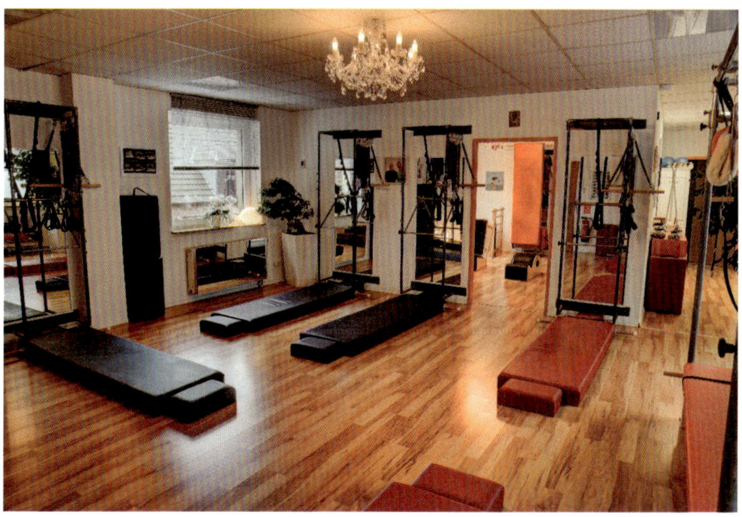

2012년 Reiner Grootenhuis에 의해 설립된 이 스튜디오는 이 지역의 고객과 필라테스 강사 모두에게 빠르게 소문이 났다. 일주일에 거의 50시간의 필라테스 레슨과, 독일 필라테스 협회의 엄격한 기준에 따라 인증된 교육으로, 작은 필라테스 천국이라 할 수 있다.

Joseph Pilates가 만든 모든 필라테스 장비를 필라테스-파워에서 볼 수 있다.

또한, 다른 제조업체의 필라테스를 장비도 사용해 볼수 있다. 서로 다른 장비를 사용하여 동일한 운동을 수행함으로써 각 제조업체의 장 · 단점을 신속하게 발견할 수 있다. 또한 필라테스-파워는 가장 광범위한 필라테스 도서관 중 하나를 가지고 있을 것이다. 오래된 관 공장에 위치한 이 방들은 고객들과 강사들이 높이 평가하는 높은 수준의 아늑함이 있다.